Judith Barkfelt

„BILDER (AUS) DER DEPRESSION“

METAPHORISCHE EPISODEN ÜBER DEPRESSIVE EPISODEN:

SZENARIEN DES DEPRESSIONSERLEBENS

Hartung-Gorre Verlag Konstanz
2003

Bibliografische Information Der Deutschen Nationalbibliothek

Die Deutsche Nationalbibliothek verzeichnet diese Publikation in der Deutschen Nationalbibliografie; detaillierte bibliografische Daten sind im Internet über <http://dnb.dnb.de> abrufbar.

Zugl.: Münster, Univ., Diss., 2003

Erste Auflage 2003, 2. Auflage 2009, **3. Auflage 2026**
Hartung-Gorre Verlag, Säntisblick 26, 78465 Konstanz,
verlag@hartung-gorre.de
Druck: Libri Plureos GmbH, Friedensallee 273, 22763 Hamburg
ISBN 978-3-89649-884-7 und 3-89649-884-3

Ich danke Herrn Professor Dr. Helmut Koch von Herzen für seine stets wohlwollende, ermutigende und fachlich bereichernde Betreuung. Sein außergewöhnliches Engagement für Menschen am Rande unserer Gesellschaft bewegt und beeindruckt mich sehr, weshalb es mich ganz besonders ehrt, ihn meinen Doktorvater nennen zu dürfen.

Ich danke Herrn Professor Dr. Jörg Fengler, dass er sich so freundlich bereit erklärte, als Zweitgutachter zu fungieren.

Ich danke Herrn Professor Dr. Rudolf Schmitt für sein reges Interesse an meinem Thema, seine vielen inhaltlichen Hinweise und Anmerkungen sowie seine freundschaftliche und geduldige Unterstützung.

Ich danke meinem Schwiegervater, Herrn Karl Wiehn, für seine Fotografien –
und nicht zuletzt meinem Mann, Herrn Dr. Tobias Wiehn, der jederzeit bereit war, mir zu helfen und gelegentlich mehr an mich glaubte als ich es selbst tat.

* Die Bezifferung bezieht sich auf die Kapitelzahlen in den davor liegenden Seiten; 9.0 deshalb, weil diese Texte die Basis für die Ausarbeitungen darstellen.

1. Einleitung und einige Worte in eigener Sache

Im Juni 1991 begann ich, „fachfremd, aber belesen", als Co-Therapeutin in einer psychosomatischen Fachklinik zu arbeiten. Ich las autobiographische Schilderungen psychisch kranker AutorInnen zur autodidaktischen Einarbeitung. Schon während der ersten Lektüre, William Styrons Sturz in die Nacht, fielen mir die so eindrücklichen „Bilder" auf, in denen der Autor sein Leid einfing. Neben der Wissensbegierde bezüglich des Inhalts wuchs die Forschungsneugierde bezüglich der depressionsbezogenen Metaphorik. – Veröffentlichte authentische Werke und kleinere schriftliche „Momentaufnahmen" des Befindens der PatientInnen legen ein selbstreflektiertes, oft „sinnliches" und sehr beredtes Zeugnis ab und ermöglichten mir einen direkteren, da persönlicheren Einstieg in die Fachgebiete Psychiatrie, Psychotherapie und Psychosomatik als es die ausschließliche Lektüre nosologischer Fachtexte vermochte. Sie bereichern noch heute mein Verständnis für das Leid der Betroffenen und ihren Umgang damit. Sensibilisiert für ihre Belange sowie für ihre Sprache, achte ich sehr genau auf die sprachlichen Kodierungen der Betroffenen und stimme meine Interventionen i.d.R. auf die mir präsentierten Aussagen ab. – Der sich aus meinen universitären Studien und beruflichen Interessen ergebende interdisziplinäre Ansatz dieser Arbeit möge dank der gewonnenen (metaphorischen) Einsichten das Verständnis für die und die Verständigung mit jenen Menschen verbessern, die unter depressiven Episoden leiden.

1.1. In die Thematik einführende Bemerkung

Diese empirisch begründete und ausgerichtete Untersuchung widmet sich der Alltagsmetaphorik depressiven Erlebens, d.h. den Metaphern, die die AutorInnen für die retrospektive Beschreibung ihres Erlebens einer durchlittenen depressiven Episode heranziehen, wie den metaphorischen Konzeptualisierungen ihres Krankheitserlebens, und berücksichtigt, dass sie die Unbegreiflichkeit und die Unbeschreiblichkeit ihrer Erfahrung betonen. Eine Arbeitshypothese lautet, dass mit Hilfe der „begrifflichen" Sprache die Intensität des Erlebten nicht „begriffen" werden kann, die betroffenen AutorInnen sie deshalb metaphorisch erfassen und sie so sich und anderen „begreifbar" machen[1]. Dieser Kausalzusammenhang wurde bereits von von Kleist (1984), Buchholz und von Kleist (1997), Schmitt (1995, 2000), Kronberger (1999) [illegible] Die Zielsetzung der vorliegenden Untersuchung spiegelt die Zweiteilung des Vorgehens: Deskription metaphorischer Muster und ihre Therapierelevanz. Die metaphern-

[1] Die so erzielte Ein-„Sicht" beinhaltet kein Urteil darüber, ob oder wie umfassend die von ihnen „gezeichneten Bilder" ihrer Einschätzung nach das Erlittene einfangen.

analytisch-synthetisch aus den Texten gewonnenen Erkenntnisse mögen zu einem größeren Verständnis und einer möglichen Sprachsensibilisierung derer beitragen, die mit depressiven Menschen v.a. therapeutisch interagieren. Eine Systematisierung der gefundenen Metaphern und der rekonstruierten zugrunde liegenden Konzepte, auch unter Berücksichtigung der drei eine depressive Episode kennzeichnenden Phasen, verdeutlicht den krankheitsspezifischen Sprachgebrauch; das gezielte Aufgreifen der jeweilig angebotenen metaphorischen Felder intensiviert auf heilsame Weise die Verständigung zwischen depressiven und nicht-depressiven GesprächspartnerInnen.

1.2. Überblick

Ursprüngliches Ziel war, aus veröffentlichten Werken depressiv erkrankter Menschen einen deskriptiven **Bilderkatalog des Depressionserlebens** zu erstellen, um folgende Aspekte zu betrachten:

← Welche Metaphern wählen die AutorInnen zur retrospektiven Schilderung ihres Depressionserlebens?

← Spiegeln sich die drei Phasen einer depressiven Episode in ihrer Bilderwahl?

← Gibt es prototypische (konzeptuelle) Metaphern des Depressionserlebens?

Während der Datenerhebungsarbeit ergaben sich teleologische Fragen:

← Wie lauten die metaphernanalytischen Rekonstruktionen der (metaphorischen) Konzeptualisierungen, losgelöst von den Originaltexten?

← Mit welchen Metaphern (-klassen) sind die Rekonstruktionen zu Szenarien des Depressionserlebens zu vervollständigen?

Diesen Betrachtungen folgte die Frage bezüglich der therapeutischen An- bzw. Verwendung der Untersuchungseinsichten:

← Welchen therapeutischen Nutzen haben die Metaphernanalyseerkenntnisse?

Ein kurzer Überblick über das Vorgehen zeigt die Entwicklung der Untersuchung auf: Neun Bücher wurden nach folgenden Kriterien ausgewählt: Die Titel und / oder Untertitel enthalten Metaphern. Es handelt sich um authentische Werke, d.h., die Betroffenen schildern eigene Depressionserfahrungen. Diese Bücher fallen nicht unter die Rubrik „Ratgeberliteratur". Sie sind in deutscher oder amerikanischer Sprache verfasst. Die AutorInnen sind ExpertInnen in zweierlei Hinsicht: Sie sind Betroffene und zudem literarisch oder psychiatrisch-psychotherapeutisch tätig.

Um herauszufinden, **mit welchen Metaphern die Betroffenen ihr Depressionserleben abbilden**, wurden alle metaphorischen Wendungen markiert und mit ihren jeweiligen Kontexten exzerpiert in neun autorInnengebundene Originalzitatenlisten. Zeitgleich

wurden die ersten Funde in sogenannten „Feldern" gesammelt, die die Metaphern nach ihren semasiologischen, alltagswissens- und erfahrungsbedingten Verwandtschaften gruppierten. Textzäsuren kennzeichnen die drei Phasen einer depressiven Episode, so dass sich eine weitere Frage anschloss: **Welche Bilder verwenden die Betroffenen in welcher Phase?** Angesichts der fast 3300 metaphorischen Wendungen in sehr unterschiedlich umfangreichen Felder-Listen ließ sich überlegen, ob es **prototypische Metaphern und / oder Metaphoriken des Depressionserlebens** gibt. Von therapeutischen Gedanken geleitet, folgte ein neuer Arbeitsschritt. Das Ende einer depressiven Episode nimmt in den Texten wenig metaphorischen Raum ein. Es ist jedoch wichtig, betonen zu können, dass jener so trostlose Zustand ein Ende nimmt – eine Perspektive, die viele Menschen während ihres Depressivseins nicht sehen (können). Nach den **Rekonstruktionen** der den manifesten Metaphern zugrunde liegenden Konzeptualisierungen des Depressionserlebens wurden Metaphern ersonnen, die diese „Aussicht" benennen – die **genesungsorientierten Metaphern** (**GOMs**). Mit ihnen wurden die rekonstruierten Konzeptmetaphern zu **Szenarien des Depressionserlebens** entfaltet. Immer wieder stellte sich die Frage nach der therapeutischen Anwendbarkeit der Analyseergebnisse: **Metaphernsensibilisierte** TherapeutInnen könn(t)en die Bilder (Einzelmetaphern) und Bilderrahmen (konzeptuelle oder Hintergrundmetaphern) aufgreifen, in denen die Betroffenen ihr Leid verstehen und schildern, und diese gezielt für eine validierungs- und genesungsorientierte Verständigung mit ihren PatientInnen einsetzen.
Vor dem Hintergrund der *embodiment*- und der Schema-Theorie widmet sich ein Untersuchungsschritt der **sprachenübergreifenden Metaphorik** am Beispiel von William Styrons Werk.
Da die Betroffenen allesamt die Unbeschreiblichkeit dessen betonen, was sie erlebt haben, aber retrospektiv gerade diese Erfahrungen sehr eloquent in zahl- und derart aufschlussreichen Metaphern schildern, ließe sich in weiteren Arbeiten erforschen, wie ihnen **Schreiben** als ***coping*-Strategie** dient, inwieweit sich die hier geäußerte Hoffnung, dass es ein (Selbst- und Krankheits-) **Verständnis-** wie auch **Verständigungsversuch** ist, bestätigt[2].

Soweit der Fragen- und Ansatzüberblick. Ich stelle nun die Schreibenden, die ProtagonistInnen der Untersuchung vor.

---

[2] Siehe dazu v.a. die Ergebnisse in den Werken in der Folge des Aufrufs von Herrn Professor Dr. H. Koch und Frau Dr. Nicola Keßler (bibliographische Hinweise in Kapitel 8).

2. Vorstellung der AutorInnen[3] und ihrer Werke

Fünf der neun AutorInnen sind US-AmerikanerInnen, vier Deutsche. Die LiteratInnen sowie PsychiaterInnen und/oder PsychotherapeutInnen sind als Betroffene ExpertInnen für die beiden Themen „Schreiben" und „Depression". Sechs von ihnen sind bzw. waren schriftstellerisch oder journalistisch tätig, d.h. sie arbeite(te)n mit Sprache. Drei arbeite(te)n beruflich mit psychisch kranken Menschen. Ich wählte die neun AutorInnen wegen des Bildgehalts ihrer Buchtitel aus, wegen ihrer Tätigkeiten und ihrer Muttersprachen, Deutsch und US-Amerikanisch. Laut den in den Klappentexten gegebenen Informationen stelle ich sie nun kurz in alphabetischer Reihenfolge vor[4]. Da ich an keiner Stelle – die Ausnahme bildet William Styrons Werk (siehe 2.6.) – näher auf die jeweiligen Gesamttexte ein, füge ich hier Anmerkungen zu deren Inhalten ein.

2.1. Die AutorInnen und ihre Werke im Überblick

Karin Dexel schreibt seit 1968. In Wolken über dem Tag (1991) schildert sie ihr „Leben mit einer endogenen Depression" (Untertitel).

Julia, so nennt sie sich im Text, leidet an einer schweren Depression. In der 3. Person Singular erzählt sie ihren Leidensweg in Erinnerungsfragmenten, z.B. ihren stationären Aufenthalt auf einer psychiatrischen Station, aktuellere Erlebnisse und die immer wieder auftretenden, als symptomatisch zu erachtenden Grübeleien über Ursachen und Auswirkungen ihres Depressivseins, v.a. auf ihre Familie. In dem einen beschriebenen Tag lässt sie den Verlauf ihres depressiven Krankseins Revue passieren.

Ursula Goldmann-Posch arbeitet als Redakteurin und beschreibt ihre depressive Erkrankung in Tagebuch einer Depression (1998). Die persönlichen Schilderungen über einen Zeitraum von etwa drei Jahren werden ergänzt durch jeweils relevante Expertenkommentare, die ich nicht analysiere.

Ihre Tagebucheinträge zeichnen eine Odyssee von Arztbesuchen nach, während derer sie Hilfe und eine Erklärung sucht für das, für andere und sie selbst, so schwer verständliche eigene Befinden. „Mit dem Pflichtbewusstsein eines Roboters" geht sie, so lange sie kann, ihrer Tätigkeit als Redakteurin nach. Ursachen für ihre Störung vermu-

[3] Ich nenne die Schreibenden immer mit vollem Namen, weil ich meine, ihnen dies aus Respekt auch vor ihrem Leid schuldig zu sein.

[4] Ich schrieb die sieben zuständigen Verlage mit der Bitte an, Briefe an die AutorInnen weiterzuleiten. Hier relevante Antworten sind integriert.

tet sie in der Beziehung zu ihrem Mann und in ihrer Entwurzelung aus Südtirol. Letztendlich helfen ihr nicht nur Medikamente, sondern auch das „Sich-von-der-Seele-Schreiben".

Ingrid Hahnfeld, Schriftstellerin, lässt, wie Karin Dexel, eine Protagonistin anderen Namens ihre Erfahrung erzählen. Da ich auch dem Klappentext keine Hinweise hinsichtlich der Authentizität des Inhalts entnehmen konnte, schrieb ich sie über den Verlag an. Die Autorin selbst versicherte mir, dass Höllenfahrt (1998) ihr authentisches „Tagebuch einer Depression" (Untertitel) sei.
Als Maria Mantus schildert sie sehr eindrucksvoll ihre im Rahmen einer schweren depressiven Episode auftretenden psychotischen Momente. Die Depersonalisationserlebnisse zuhause wie in der psychiatrischen Klinik spiegeln sich in entsprechenden Erzählerwechseln, 1. Person Singular, wenn Maria erzählt, und 3. Person Singular, wenn sie im wahrsten Sinne des Wortes „sich selbst fremd" ist. „Sich abhanden kommen" ist in diesem ein Jahr umspannenden Text von zentraler Bedeutung.

Kay Redfield Jamison ist Professorin für Psychiatrie an der Johns Hopkins University in Arlington, Virginia, und Autorin von Fachtexten über psychiatrische Erkrankungen und Suizidalität. Zu letzterem Thema lautet der metaphorische Buchtitel Night Falls Fast.
Sie leidet als einzige der neun AutorInnen an einer manisch-depressiven Erkrankung. Meine ruhelose Seele (1999) enthält die so unterschiedlichen Erfahrungen, die sie aufgrund der manischen und der depressiven Episoden erlebt. Ihre Geschichte, die sie chronologisch entfaltet, zeichnet sich durch viel Humor aus; im Prolog findet sich dieser in einer kleinen Anekdote wieder, ansonsten durchgängig auch in einzelnen Formulierungen, was jedoch zu keinem Moment über den Schweregrad ihrer Erkrankung und die massiven Beeinträchtigungen und Auswirkungen hinwegtäuscht. Ihre Manien bezeichnet sie sowohl als „Höhenflüge" wie auch als „Zerstörerin", dennoch ist der Grundtenor ein sehr positiver. Sie kann den PatientInnen und StudentInnen, nach einem öffentlichen Bekenntnis zu ihrer Störung, mehr als nur berufliche Erfahrung und Kompetenz zugute kommen lassen und mit-teilen. Für eine begrenzte Zeit ist Kay Redfield Jamison Martha Mannings (siehe unten) Therapeutin.
Kay Redfield Jamison widmet ein ganzes Kapitel der Fach- und Umgangssprache bezüglich psychischer Störungen. In diesem Zusammenhang zitiere ich einen Satz aus ihren „Regeln für das Leben mit Lithium: 6. [...] Habe weiterhin Geduld. Betrachte die Ähnlichkeit zwischen den Ausdrücken `geduldig sein´ (im Amerikanischen *being pati-*

ent) und `Patient sein´ (*being a patient*).“ Besondere Aufmerksamkeit schenkt sie der Frage der (Selbst-) Stigmatisierung durch diverse Jargonausdrücke.

Dr. Martha Manning, klinische Psychologin und Psychotherapeutin, lehrte an der George Mason University in Arlington, Virginia. Am eigenen Leibe (1996) erfährt sie eine schwere Depression. Weniger der deutsche Untertitel „Von der Psychotherapeutin zur Patientin“ als der US-amerikanische Titel Undercurrents. A Life Beneath the Surface (Unterströmungen. Ein Leben unter der Oberfläche, A.d.V.) bietet ein sehr anschauliches Bild für ihre Krankheitserfahrung.
Noch während sie selbst PatientInnen behandelt, holt sie sich Rat bei einem Kollegen (nicht Kay Redfield Jamison), den sie als „Eingeborenen“ identifiziert, der „das Territorium kennt und als Touristenführer“ (sprich, Therapeut) agiert. Aufgrund ihrer Diagnose erhält sie während einer stationären Behandlung Elektroschocktherapie, die sie fürchtet, die sich jedoch als hilfreich erweist. Sie findet Ruhe während „Stiller Tage“ in einem Trappistenkloster und betont die Heilkraft von Geschichten. Ihr Bericht umfasst einen Zeitraum von zwei Jahren.

John Bentley Mays, Kritiker und Redakteur aus Louisiana, beschreibt sich In den Fängen der schwarzen Hunde (1999). Die Originalausgabe In the Jaws of the Black Dogs (1995) war leider nicht einmal mehr in den USA erhältlich.
Sein gerade bezüglich der Situation Depressiver auch gesellschaftskritisches Werk, nicht nur die Südstaaten betreffend, beinhaltet detaillierte Betrachtungen zur Sprache. Er bezeichnet sein Buch als „geschriebenen Schmerz“. John Bentley Mays verwendet, verglichen mit den anderen AutorInnen, die meisten Metaphern. Er mahnt an, die Rolle der Sprache nicht zu unterschätzen, erfülle sie nun eine kathartische oder eine verschleiernde Funktion. So moniert er zum Beispiel „den Dschungel der `Vielleicht´-Sprache“ des Pharmaunternehmens Eli Lilly zu dessen Medikament Prozac (deutscher Handelsname Fluctin), welches ihm zwar hilft, die Depression aber nicht heilt. Das letzte Kapitel überschreibt er bezeichnenderweise „Kapitulation“.
Im Rahmen seiner fast sechs Jahrzehnte umfassenden Lebensgeschichte schreibt er in Zusammenhang mit einem beruflich begründeten Umzug: „Die Depression war mit mir nach Toronto gekommen – im Schließfach meiner Seele trug ich sie immer bei mir [...]“.

William Styron, Literaturwissenschaftler, Soziologe und Schriftsteller, schildert in Sturz in die Nacht (1991) seine erste, spät auftretende depressive Episode. – Die Lektüre

dieses Buch veranlasste mich, authentische Krankheitsberichte nicht nur des Inhalts wegen zu lesen, sondern sie bezüglich ihrer Metaphorik zu untersuchen. –
William Styron bezeichnet die Depression als eine „ausdrücklich demokratische" „Verzweiflung jenseits der Verzweiflung". Sie könne jede/n treffen. In diesem Zusammenhang nennt er einige bekannte zeitgenössische Personen, die ebenfalls unter depressiven Störungen leiden und litten und, wie er, Angst als eines der vorherrschenden Symptome kennen. Seine Metaphern aus dem Bereich „Schlechtes Wetter" greife ich immer wieder in „Depressionsbewältigungsgruppen" und in Einzelgesprächen mit PatientInnen auf.

Tracy Thompson, Journalistin und wie John Bentley Mays aus dem US-amerikanischen Süden, tauft ihre Depression *the beast* (Die Bestie (1998)). Die „Bestie" definiert sie als „psychischen Güterzug namenloser Verzweiflung".
Sowohl der deutsche Untertitel „Überwindung einer Depression" wie auch der US-amerikanische *A Journey through Depression* weisen auf den Aspekt des (immer wieder) Vorübergehenden dieser chronischen Erkrankung hin. Ihre Erzählung und die eingeflochtenen, mehr als 20 Jahre umfassenden, Tagebucheinträge fokussieren das Thema „Defektsein": Tracy Thompson spürt, dass etwas mit ihr „nicht stimmt" und definiert sich als defekter Mensch mit dem größten Wunsch, „normal" zu sein. Auch sie betont die Bedeutung für und die Auswirkungen ihrer Erkrankung auf zwischenmenschliche Beziehungen. Und wie John Bentley Mays beschäftigt sie sich ausführlich mit der US-amerikanischen Gesellschaftskultur und den häufig sehr unterschiedlichen Süd- und Nordstaaten-Einstellungen.

Dr. Sigrid Wilms, Fachärztin für Psychiatrie, erläutert in Schwarzer Vogel Depression (1999) „die Entwicklung einer Depression und ihre Heilung", so der Untertitel, wenngleich die Erkrankung sie dauerhaft arbeitsunfähig macht.
Sigrid Wilms thematisiert ihre die Ausübung des Berufs der Psychiaterin beeinträchtigenden Abgrenzungsschwierigkeiten. In diesem Zusammenhang betrachtet sie auch die von ÄrztInnen und PatientInnen verwendete Sprache unter etymologischen Aspekten, so z.B. „handeln" und „Hände", „krank sein" und „ge-kränkt werden".
Ihrem „Lebensbericht" schließt sich ein Fach- und Ratgebertext für Betroffene an, den ihre Schwester, ebenfalls Psychiaterin, verfasst und den ich nicht berücksichtige.

Im folgenden benenne ich einige von den Betroffenen thematisierte Punkte, zunächst im tabellarischen Überblick:

2.2. Einige Parameter zur Art und zum Verlauf ihrer depressiven Erkrankungen

	Alkohol	**Medikation**	**Psychose**	**stationäre Behandlung**	**Selbst-Diagnose**	**Suizidalität**
Karin Dexel	nein	ja	nein	ja	Schwermut	ja
Ursula **Goldmann**	nein	ja	ja	nein	Schwermut	ja
Ingrid Hahnfeld	nein	ja	ja	ja	kA	ja
Kay R. Jamison	ja	ja	ja	nein	Quecksilber-krankheit	Suizid-versuch
John B. Mays	ja	ja	?	nein	chronische Depression	ja
Martha Manning	nein	ja	nein	ja (ECT)	melancholischer Typus	„passiv"
William Styron	ja	ja	nein	ja	Schwermut	ja
Tracy Thompson	ja	ja	nein	ja	Defektheit	ja
Sigrid Wilms	nein	ja	nein	nein	rezidiv. Depression	ja

Das Fragezeichen bezieht sich auf Tagebucheinträge, die mich an psychotisches Geschehen denken lassen.

Die Metaphorisierung der Suizidalität thematisiere ich in Kapitel 6.2.3., den Punkt „Medikation" in Kapitel 4.3.4.

Da ich auf die Rolle des Alkohol(konsum)s[5] in den Rekonstruktionen (siehe 6.4.4.) nur dort punktuell eingehe, wo sie metaphorisch bedacht wird, betrachte ich sie hier zusammenfassend. Kay Redfield Jamison, John Bentley Mays, William Styron und Tracy Thompson konsumieren Alkohol als Antidepressivum oder als Anxiolytikum, zur Linderung der Angst. John Bentley Mays (1995:183) sieht in ihm ein vielseitiges Hilfsmittel: „[...] Alkohol als \`Schmiermittel´ für mein \`Eintauchen´ in die Gesellschaft [...] Denn der Alkohol kaschiert die offensichtlichsten Symptome der Depression, die mir am meisten zu schaffen machten – der leere Blick, die unkoordinierten, langsamen Körperbewegungen, die Leichenblässe [...] Ich trank, um die Depression auf Distanz zu halten".

[5] Siehe Schmitt 2002 zur Metaphorik des Alkoholkonsums und der Abstinenz

William Styron (1991:42) personifiziert Alkohol als einen „Freund", einen „nicht ganz stillen Teilhaber" sowie als „tröstlichen, oft verstohlenen Partner", mit dessen Hilfe er seine „Angst und das beginnende Grauen einzudämmen" sucht. Tracy Thompson (1998:286) verleiht Alkohol explizit „Medikamentenstatus", „das beste frei käufliche Heilmittel gegen Anspannung und Angst". – Fazit: Die vier genannten AutorInnen setzen Alkohol vorübergehend sowohl gezielt als auch unreflektiert als Selbst-Therapeutikum ein, um mit ihrer Erkrankung alleine und in Gesellschaft besser zurechtzukommen. Da Angst bzw. deren Bekämpfung eine Rolle spielt, verweise ich an dieser Stelle auf das Kapitel 6.5. und die Angst-Metaphern im Anhang unter A 2.2. Medikation ist Thema in allen rekonstruierten Episoden (siehe 6.4.4.).

2.3. Die Beschreibung des Verlusts der Sprechfähigkeit

Kate Millett[6] zählt nicht zu den neun AutorInnen; ich zitiere sie (1993:353,349), weil ich auf ihre eindrückliche Schilderung, die viele der zu thematisierenden Schlüsselbegriffe enthält, nicht verzichten will: „Während der Depression verschwindet die Welt. Die Sprache selbst. Man hat nichts zu sagen. Nichts. Kein Alltagsgeschwätz, keine Anekdoten. Nichts kann auf der Ebene der Rede riskiert werden. Weil die innere Stimme in ihr eigenes Gespräch vertieft ist: Wie soll ich leben? [...] Die Preisgabe der Sprache ist so zentral, ein solcher Verlust. Die Sprache verschwindet nicht wirklich, sie ist nur einwärts gerichtet. Hinunter. Schrumpft im Verlauf des Geschehens [...] Und angesichts dieses Bösen – nicht einmal Worte zu haben, um sich vor diesem Vakuum zu schützen. Stumm zu werden und hilflos [...] Ich war ohnehin durch das Schweigen der Depression meiner Sprache beraubt."

Wenn sie überhaupt noch sprechen (können), dann nur mit sehr „leiser Stimme" oder „heiser" und „murmelnd". Tracy Thompson (1998:65) beschreibt, wie sie „mit offenem Mund" [...] in ihren „Hirnwindungen verzweifelt nach einem Wort suchte, stattdessen aber nur eine Art Klagelaut" fand. Martha Manning (1996:134) spricht nur noch mit den „Überresten der `Dr. Manning´-Stimme". Sie schildern sich „wortlos", „stumm", „sprachlos", als seien sie „aphasisch". Und irgendwann verstummen sie gänzlich. Martha Manning (ebd.:83) fühlt sich in ihrem „Kampf so allein, dass jedes Wort erstickt". Auf

---

[6] Ihr Buch Der Klapsmühlentrip nahm ich nicht in die Untersuchung auf, da Kate Millett v.a. gegen eine menschenunwürdige Verwahrung, auch der eigenen, in psychiatrischen Institutionen,protestiert, die psychische Erkrankung und ihr Erleben nicht das zentrale Thema des Werkes sind.

die Schema-Thematik vorgreifend, bedeutet dies, sie erleben sich als Behälter, in dem die Sprache „eingekerkert“ ist, so z.B. Sigrid Wilms (1999:14).
Das Verstummen ist jedoch nicht die einzige Form des Sprachverlusts – die Betroffenen betonen zudem, gar keine Worte für das Erlebte zu haben:

2.4. Die Beschreibung der Unbeschreiblichkeit depressiven Erlebens

Die Schreibenden haben auch retrospektiv „keine Worte“ für das Erlebte: „Unmöglich“ sei es, beteuern sie alle. „Die Krankheit ist unsagbar grausam“, kommentiert Sigrid Wilms (1999:15,12), „der Schrecken dieser Krankheit wird dadurch noch vergrößert, dass sie sich nicht beschreiben lässt. Sie entzieht sich den Ausdrucksmöglichkeiten.“ Kay Redfield Jamison (1999:247) bezeichnet sie als „etwas so Furchtbares, dass weder Worte noch Klänge, noch Bilder sie ausdrücken können.“ – Wenngleich die betroffenen AutorInnen laut eigenen Aussagen das Erlebte nicht vollständig erfassen, sind v.a. die Metaphern für das depressive Erleben sehr eindrücklich. Ich werte den Metaphernreichtum gerade in der Dokumentation des Deprivationserlebens und des überwundenen (Beinahe-) Sprachverlusts als Beleg dafür, dass jene Erfahrungen nicht nur eigentlich[7] nicht geschildert werden können, sondern sie bereits metaphorisch konzeptualisiert werden müssen. Nur eine solche, aus konkreten Erfahrungsbereichen stammende, eine begreifbarere Welt abbildende Sprache macht diese lebensbedrohlichen Verlusterlebnisse überhaupt erst denk- und mitteilbar. – William Styron (1991:22) schildert die Unbeschreiblichkeit des Depressionserlebens und den aus dem Sprechfähigkeitsverlust resultierenden Kommunikationsverlust, d.h. die Konsequenzen, die dadurch entstehen, sich und sein Elend anderen nicht mitteilen zu können: „Das bringt mich erneut dazu, das kaum fassbare Wesen dieser Pein anzusprechen. Das Wort \`unbeschreiblich´ drängt sich hier nicht zufällig auf: Wenn sich der Schmerz ohne weiteres beschreiben ließe, und das ist ein entscheidender Punkt, dann wären die meisten von den unzählig vielen, die unter dieser uralten Heimsuchung leiden, in der Lage, ihren Freunden und Lieben (sogar ihren Ärzten) die Qualen wenigstens andeutungsweise zu schildern, und würden damit vielleicht das Verständnis finden, das sie sonst kaum erwarten können.“ Das ist eines der Motive, (wenigstens) retrospektiv „die \`in Schweigen versunkenen Stimmungen´ zu versprachlichen“, wie Koch und Keßler (2002:149) es erfassen: Verständnis zu erfahren von einem Umfeld, für das diese Störung so schwer zu begreifen ist wie für die Betroffenen. Dieser Kommentar leitet über zu dem nächsten Themenpunkt.

---

[7] „Eigentlich“ bedeutet „wörtlich“, denotativ, also nicht metaphorisch.

2.5. Welche Funktion erfüllt das Schreiben?

2.5.1. Schreibbegründungen

Vor dem Hintergrund meiner Erfahrung mit depressiven Menschen, der Lektüre vieler autobiographischer Texte und den Forschungsergebnissen u.a. von Koch und Keßler (1998,2002) nahm ich an, dass auch die neun AutorInnen dieser Autopathographien[8] eine (selbst-) therapeutische Funktion ihres Schreibens erwähnen würden, so wie Kate Millett (1993:13,383,389) elaboriert: „Ich erzähle, was mir passiert ist. Weil das Erzählen für mich eine Art Exorzismus ist, die Wiederherstellung und Behauptung meines Ichs, meines Verstands, indem ich das, was geschehen ist, neu durchlebe. Es ist eine Reise, auf die sich viele begeben. [...] Ich musste unbedingt darüber schreiben. Also schrieb ich eine Erzählung. [...] Was in ihr (der Krankheit, A.d.V.) zerbrochen wurde, in mir, der Kampf darum, die Sprünge zu heilen oder zu verstecken. [...] Ich habe den Klapsmühlentrip teilweise geschrieben, um mich selbst wiederherzustellen, meinen Verstand und meinen Anspruch auf geistige Gesundheit. Aber auch in der Hoffnung, dieses Vexierbild normal / abnormal abzuschütteln."

Ich erwartete, dass die Betroffenen ihr Schreiben damit begründen,

- ihr Krankheits- und in diesem Rahmen ihr Selbstverständnis zu klären,
- Verständnis zu finden bei nicht-depressiven Menschen, indem sie sehr persönliche Einsicht bieten in die auch für andere so schwer nachvollziehbare Erkrankung,
- zur Enttabuisierung und zur Entstigmatisierung der unter dieser psychischen Störung leidenden Menschen beizutragen und nicht zuletzt
- jene lebensbedrohliche Erfahrung in Phasen der Remission u.a. auf schreibende Weise bewältigen zu wollen.

Den neun AutorInnen liegt jedoch vielmehr daran, die Verständigung zwischen depressiven und nicht-depressiven Menschen zu fördern:
So unterstreicht Karin Dexel (1991:215) die lebenswichtige Funktion des Sich-verständigen-Könnens: „Noch manches Leben könnte gelebt werden, wenn eine deutlichere Verständigung zwischen den Gesunden und Kranken möglich gewesen wäre. Wenn die Schreie und die Sprache der Schwermütigen hellhöriger und sensibler auf-

---

[8] Ich bilde diesen Neologismus in Analogie zu „Autobiographie", denn diese authentischen Werke fokussieren das Krankheitser*leben*.

genommen, aber vor allem richtig übersetzt[9] und verstanden würden." Sie (ebd.:213) erwähnt, schreibend „[...] eine Mission erfüllen zu wollen. Sie möchte mithelfen, ein Tabu aufzubrechen. Ihr Anliegen ist es, Kenntnisse über seelisch bedingte Krankheiten, bei denen keine äußeren Merkmale [...] vorzuweisen sind, weiterzugeben, damit die Symptome wahrgenommen werden, damit sie nicht als Einbildung, Wichtigtuerei oder Hysterie abgewehrt und abgewertet werden. Sie sollen gesellschaftlich nicht einfach totgeschwiegen werden. Sie möchte anderen Mut zum Mut machen." Sigrid Wilms (1999:11) teilt ihre Einstellung: „Dieser Bericht richtet sich an Kranke und ihre Angehörigen, an die, die bedroht sind, krank zu werden, und an Menschen, die in sozialen Berufen tätig sind. [...] Ich möchte helfen, die Krankheit Depression zu erkennen und den Weg zu ihrer Heilung zu zeigen, denn sie ist ein furchtbares und lebensgefährliches Leiden." Ursula Goldmann-Posch (1998:152) misst als einzige der untersuchten AutorInnen dem Schreiben drei selbsttherapeutische Wirkweisen zu: Zu Beginn ihrer Erkrankung gelingt es ihr (ebd.:37) noch, ihre „Ängste auf der Schreibmaschine totzuhämmern" – eine Art „Depressionsprophylaxe", wie sie die von Völker (1978) analysierten Dichter kannten. Sie (ebd.:162) sinniert über ihr Schreiben als „Trauerarbeit", und sie erfährt Linderung, indem sie sich LeidensgenossInnen zuwendet: „Um die Not anderer zu wissen und als Betroffene von gestern Betroffenen von heute helfen zu können, ist sicherlich auch eine Art Antidepressivum. Das Wissen darum, dass viele Menschen ganz ähnliche Ängste und Zustände durchgemacht haben oder immer noch erleben, hat mich zu diesem Buch ermutigt."

Schreibend wie lehrend versucht Kay Redfield Jamison (1999:13), „die öffentliche Einstellung zu psychischen Erkrankungen im allgemeinen und zur manisch-depressiven im besonderen zu verändern". Sie (ebd.:191) macht so „eine positive Erfahrung für mich, meine eigenen Gefühle und meine eigene Vergangenheit aus der Distanz betrachten zu müssen, damit mein Schreiben den rationalen, wissenschaftlichen Charakter behielt; auf diese Weise war ich gezwungen, den emotionalen Aufruhr, den ich erlebt hatte, zu strukturieren und zu objektivieren."

Solomon (2001:428)[10] nennt sein Schreiben über die Depression gar einen „Akt gesellschaftlicher Verantwortung", der dazu beitragen solle, die Krankheit Depression richtig einzuschätzen und jene, die unter ihr leiden, bestmöglich zu unterstützen.

---

[9] „Über-setzen" i.S.v. „übertragen" heißt auch *metaphorein*, „Metapher".

[10] The Noonday Demon, Autobiografie und Fachbuch, erschien „zu spät" für diese Analyse.

2.5.2. Retrospektives Schreiben, Schreiben und Lesen in Krisen...

Eine Verbindung zwischen Depression und produktiver Kreativität wird schon sehr lange thematisiert, auch dass letztere z.B. ein einsamer Distanzierungsversuch von der Krankheit sein kann, sich sozusagen das Leid von der Seele zu schreiben, so wie Karin Dexel sich frei sprechen kann. (Ich verweise auf Kapitel 6.7.4., in dem ich diesen empirisch verankerten Ansatz mit der traditionellen Melancholie-Forschung Völkers vergleiche.)

Kay Redfield Jamisons Formulierung „aus der Distanz“ und Ursula Goldmanns (1998:162) Kommentar „Wer durch die Schattenwelt der Schwermut hindurchgegangen ist, kann etwas ans Licht fördern“ heben einen Unterschied zu einem Schreiben in der Krise hervor. Im Gegensatz zu den von Koch und Keßler studierten authentischen Schriftstücken psychisch kranker Menschen sind die untersuchten Texte weniger im „Dienste des eigenen Überlebens“ denn in einem altruistischeren Sinne, nämlich dem Überleben anderer, verfasst worden. Koch und Keßler (1998/2:12) sprechen mir mehrfach aus dem Herzen: „[...] es ist die Erfahrung des realen, ohnmächtigen Absturzes, [...] die AutorInnen schreiben um Gesundheit und Leben. Oder einen sinnvollen Tod. Geschrieben wird in solchen Texten, da hat Adolf Muschg ganz recht, nicht um der Kunst, sondern um des Lebens willen. Es geht nicht um Literatur als Kunst, sondern um Schreiben als Mittel, die Kunst des Lebens und Überlebens zu erlernen. Vielleicht berühren uns auch deshalb viele Texte und Textpassagen so sehr. Im Grunde haben wir nicht Texte vor uns, sondern Leben.“ Ich teile ihre Einschätzung (ebd.:13), dass es sich um „Texte der Hoffnung“[11] handelt: „Sie [die Texte, A.d.V.] sind zwar geprägt durch die Intensität des Ernstfalls, aber sie sind – einen Prozess resümierend – Belege für die Möglichkeit, auch aus dem Schlimmsten herauskommen zu können. Sie stehen, beeindruckend auch in ihrer Zahl, als Beispiel für ein mögliches Gelingen – als Texte der Hoffnung.“ Koch und Keßler (ebd.:12) stufen die von ihnen untersuchten Schriftstücke aus pragmatischer, empathischer und nicht zuletzt wissenschaftlicher Sicht so ein: „Die Texte sind [...] mehr als dokumentarisches Material. Sie dienen nicht den Wissenschaften, sondern es scheint eher umgekehrt. Sie sind voller Erkenntnisse und authentischer Erfahrungen, so dass die Wissenschaften dazu dienen könnten, ihre Substanz systematisch zu erhellen.“ – Als einen solchen Beitrag verstehe ich auch meine Arbeit.

Ausgehend hiervon finde ich meine Erwartungen zum Teil bestätigt. Für die neun AutorInnen hat das Schreiben weniger selbsttherapeutische denn eine außenorientierte

---

[11] Auch aus dieser Einstellung heraus bezeichne ich „genesungsorientierte Metaphern“ als „Hoffnungsträger“ (siehe 6.6.).

Funktion. Sie richten sich, laut ihren Aussagen, vielmehr an andere Menschen: Die Texte mögen helfen, Verständnis und Verständigung zu fördern, die Kranken und die Krankheit Depression zu entstigmatisieren und so möglicherweise auch Leben zu retten.

Vielleicht könnte meine Überlegung, ob weitere Untersuchungen von authentischen Texten von Menschen mit anderen psychischen Erkrankungen und das Nebeneinanderstellen dieser und jener Ergebnisse, u.a. folgende empirisch relevante Konsequenzen zeitigen:

- authentische Ein-Sichten in die jeweiligen Krankheitserfahrungen (siehe 6.4.4.),
- daraus abzuleitende Verbesserungen des interaktionellen, auch des therapeutischen Umgangs mit den Betroffenen (siehe 6.6.) und
- Anregungen für schreibtherapeutische Behandlungsansätze, wie sie in Deutschland z.B. bereits von Werder (^{2}1993) und Petzold und Orth (^{3}1995) vorgelegt haben.

Koch und Keßler fanden in ihrer großen Stichprobe heraus, dass der Großteil der „TextproduzentInnen“ aus Eigeninitiative schrieb; ich plädiere dennoch für ein fundiertes, systematisches Anleiten von Menschen, die in ambulanten oder stationären Settings mit psychisch kranken und anderen Menschen in Not schreib-, biblio- und poesietherapeutisch arbeiten, für Seminare und *workshops* wie die der *National Association for Poetry Therapy*. Mein Anliegen lässt sich mit einem abgewandelten Zitat Völkers (1978:146) so formulieren: „mehr gegen als aus der Melancholie schreiben“. Verschriftlichungen des Befindens erleichtern m.E. (kurz-, mittel- oder langfristig) die oft durch ihre psychischen Erkrankungen belasteten Betroffenen und können – durch die Textbegegnung – helfen, die Isolation zu überbrücken.

Vor vielen Jahren drückte mir eine Patientin, die unter einer *Borderline*-Störung und zudem gerade unter einer schweren depressiven Episode litt, „wortlos“ einen Zettel in die Hand, auf dem stand: „Ich wollte, ich wäre stumm, dann würde mir niemand übel nehmen, wenn ich schweige“. Von jenem Moment an begegnete sie mir meist schriftlich, kam zu mir und legte still Zettel hin, die Aufschluss über ihr aktuelles Befinden gaben... Jene ersten Zeilen[12] entlasteten mich als damals noch gänzlich unerfahrene Co-Therapeutin sehr; ich verstand danach, dass ich sie still gewähren lassen sollte, sie nicht zum Sprechen ermuntern brauchte; sie würde reden, wenn sie sich „mit-teilen“ konnte. Diese Erfahrung war eine ganz besondere; sie blieb nicht einmalig – und ist ein Grund mehr für mein Interesse an (den Texten von) sich schriftlich äußernden Betrof-

[12] Die Autorin bat darum, ungenannt zu bleiben.

fenen, seien dies Notizen oder Gedichte über momentane Befindlichkeiten oder retrospektive, veröffentlichte Aufzeichnungen über individuelles Depressionserleben.

Wenngleich Kay Redfield Jamison anmerkt, dass sie jahrelang keine Bücher habe lesen können, William Styron und Tracy Thompson hingegen beinahe verzweifelt versuchen, sich lesend Wissen über ihre Erkrankung anzueignen, so erwähne ich an dieser Stelle die „heilende, ja bisweilen lebensrettende Wirkung des Lesens", so Koch und Keßler (2002:105). Sie (ebd.:143) nennen „Bibliotheken und Bücher als `Heilstätten der Seele´", wie auch Schauffler sie bezeichnete. Perakis (1992:15) zitiert in seinem Aufsatz „Preskriptive Literatur: Geschichten und Gedichte als Therapie" aus Schaufflers The Poetry Cure (1925), wonach Literatur als Linderungsmittel verschrieben, rezeptiert wird für bzw. gegen verschiedenerlei Beschwerden: „Mentale Cocktails und Aufheller für den Blues, Beruhigungsmittel für ein besorgtes Gemüt, Stimulantien für ein schwaches Herz, Tonics für dickflüssiges Blut und anämische Seelen, Schlafmittel für Insomnie, Gegenmittel gegen hart werdende Herzen, Einreibemittel für muskelverbundene Seelen, Gegengifte für Nöte und Stress, Abführmittel für Melancholie, Vitamine für eine bessere Sicht, Gewebeaufbaumittel für Verletzungen, spezielle Heilmittel für Hässlichkeit, Ophthalmologika für die Kurzsichtigkeit des inneren Auges und Otologika für Hörschädigungen."[13] Mazza (1999:6) hingegen, der Schauffler ebenfalls anführt, betont dessen warnenden Hinweis, vorsichtig vorzugehen und Gedichte oder Prosatexte nicht wahllos einzusetzen, denn sie wirkten ganz unterschiedlich – wie dies Medikamente tun.

Die solchermaßen metaphorisch attestierte, vielseitig wohltuende Wirkung des Wortes beschließt die Vorstellungen der depressiv erkrankten AutorInnen. Um einige der bereits genannten Aspekte exemplarisch aufzugreifen und einen kasuistischen Eindruck zu ermöglichen sowie einzelne Vorgehensweisen und deren Ergebnisse zu illustrieren, folgt nun die Betrachtung von William Styrons authentischem Bericht.

---

[13] Übersetzung durch die Verfasserin.

2.6. William Styrons Sturz in die Nacht.

Der beispielhafte Einblick in die Analyse von William Styrons Text spiegelt die zwei Untersuchungsanliegen – metaphorische Deskription und Muster einerseits, ihre therapeutische Relevanz andererseits.

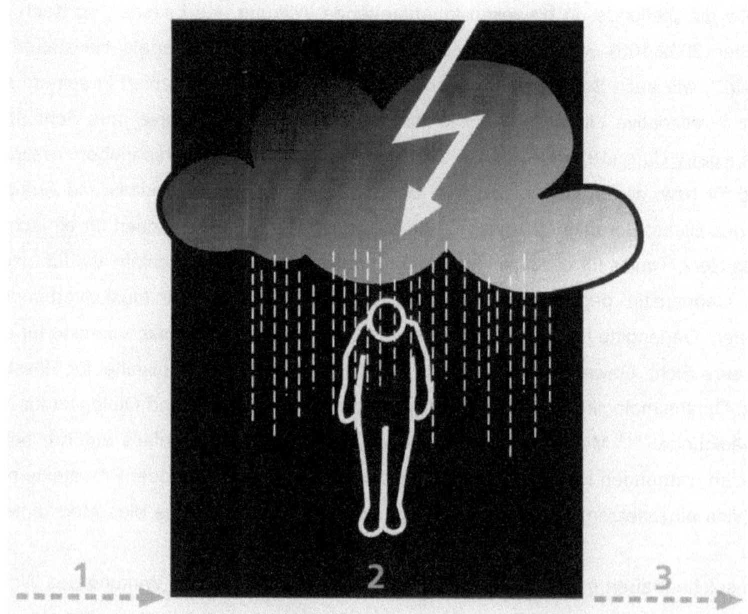

Die Darstellung bildet (William Styrons) „Schlechtes Wetter" als BEHÄLTER-Schema-Projektion und den Drei-Phasen-Verlauf einer depressiven Episode ab.

2.6.1. Eine exemplarische Fallvorstellung

William Styrons Sturz in die Nacht ist die von ihm erzählte „Geschichte [s]einer Depression". 60jährig erlebt er eine erste schwere depressive Episode, die – wie die erzählte Zeit – einen Zeitraum von fünf Monaten umspannt.

Er schildert die Entwicklung seiner Depression aus der Retrospektive. Den Anfang benennt er als den Augenblick, in dem ihm eines Abends in Paris im Oktober 1985 bewusst wird, dass seine im vorangegangenen Sommer begonnene Erkrankung einen tödlichen Ausgang nehmen könnte. Sein eigenes, sich stetig verschlechterndes psychisches und physisches Befinden sowie Erinnerungen an den Freund Romain Gary und dessen Ehefrau, Jean Seberg, beide an Depressionen erkrankt, beide durch Suizide verstorben, und Gedanken über Camus´ Werk und seine Frage, ob sich das Leben lohne oder nicht, münden in Reflexionen über die Gefährlichkeit dieser Störung, die William Styron selbst zunehmend gesellschafts- und lebensunfähig macht. Wieder zu Hause machen weder psychotherapeutische noch medikamentöse Behandlungen die Qualen erträglicher. Immer unbarmherziger martern ihn Symptome wie Schlaflosigkeit, Grübeln, eine Beinahe-Verstummung und allen voran Angst. Selbstzerstörungsphantasien beherrschen seinen Alltag. Eines Abends im Dezember 1985 entschuldigt er sich bei Dinnergästen, geht nach oben und präpariert sein Tagebuch, um es in der Mülltonne zu entsorgen. Diese Tat, seine intimsten Gedanken vor den Augen Fremder zu schützen, sieht er als den ersten Schritt zum Selbstmord: Er entsorgt das Tagebuch, bevor er sich selbst „entsorgt". Er sitzt noch vor einem Videofilm, wissend, dass es kein Morgen für ihn geben wird, als er plötzlich den Klang einer Altstimme in einer Passage aus Brahms´ „Alt-Rhapsodie" wahrnimmt. Von Erinnerungen an ihm liebe Menschen übermannt, hält er inne, rückt von seinem Plan lange genug ab, um seine bereits schlafende Frau zu wecken und sorgt noch in der Nacht dafür, am nächsten Morgen in einer psychiatrischen Klinik aufgenommen zu werden. Dort kann er sich ganz allmählich von seinen Selbstmordphantasien distanzieren und denkt, je besser es ihm geht, mehr und mehr über die Ursachen seines Krankwerdens nach. Er erkennt, dass die Depression nicht mit einemmal begann, sondern sein gesamtes Leben prägt: sei es die genetische Disposition durch seinen Vater, sei es das Thema Selbstmord in seinen Büchern oder der nicht verarbeitete Tod seiner Mutter, als er dreizehn war. Nach sieben Wochen wird er, dem Leben wieder zugewandt, aus der Klinik entlassen.

Der Ich-Erzähler William Styron verliert in seinem engmaschig verflechtenden Erzählstil nie die Progredienz seiner Erkrankung aus dem Auge, auch dort nicht, wo er weit ausholt, auf zeitlicher wie auf inhaltlicher Schiene. Seinen Leidensbericht gestaltet er durch seine bereits genannten Ergänzungen zu einer umfassenden Charakterisierung einer schweren depressiven Episode, der eigene Leidensweg bildet hierfür den roten Faden. Als Literat und Literaturwissenschaftler mit Worten und mit dem Schreiben aufs engste vertraut, zeichnet er vor allem mittels sehr evokatorischer Metaphern ein ergreifendes Bild seines Krankheitserlebens und der Krankheit selbst. Bereits im ersten Satz spricht er von seinem „Kampf" mit der psychischen Störung – sein bevorzugtes metaphorisches Konzept ist KRIEG: „verheerend", „Opfer", „Belagerungszustand" und „Verwundeter" sind nur einige Beispiele für die „Gewaltigkeit", mit der diese Störung „zuschlägt". Während KRIEG auch den anderen AutorInnen zur Schilderung des von ihnen Erlittenen dient, beeindrucken mich besonders William Styrons Metaphern aus dem Herkunftsbereich „Schlechtes Wetter". Er zeichnet die Entwicklung seiner Depression nach von einer „Wolke" im Juni bis zu einem „Orkan" im Dezember, ein „Wetterleuchten", das zum „wütenden Sturm" wird. An sein tristes bis stürmisches „Wetter der Depression" erinnerte ich mich auch Jahre nach der ersten Lektüre noch sehr deutlich. Seine authentische Schilderung war die Initialzündung für die vorliegende Arbeit, v.a. nachdem ich als Leiterin einer Depressionsbewältigungsgruppe miterlebte, wie seine von mir eingebrachten Metaphern die Gesichter der depressiv erkrankten PatientInnen kurzfristig zum Leuchten brachten: Dank dieser metaphorischen Formulierungen fühlten sie sich verstanden – und beschlossen einhellig, ihren – der depressiven Erkrankung und ihren Auswirkungen gegenüber meist verständnislosen – Angehörigen diese Lektüre ans Herz zu legen, in der Hoffnung, sich ihnen über William Styrons Metaphern mitteilen zu können.

William Styron bettet die Schilderung seines Leidens ein in philosophische Fragen zur Selbstmordthematik, wobei er vielfach auf Camus, dessen Werk und Leben rekurriert. Betrachtungen zu Leben und Sterben bzw. Suizidalität durchziehen die 78 Seiten wie ein zweiter roter Faden. Um ein Zitat Dantes aus Die Göttliche Komödie gestaltet William Styron das abschließende Kapitel. Dort findet er nicht nur die für ihn treffendste Metapher für das Depressivsein, sondern er vermag damit auch das Vorübergehen bzw. retrospektiv das Positive einer depressiven Episode aufzuzeigen. Wenn Depression ein „Abkommen vom rechten Wege" ist, so sieht er an derselben Stelle auch einen gütlichen, weil bereichernden Aspekt in der vorausgegangenen Qual: „Dort schritten wir hinaus, zu schauen die Sterne." Wenn auch Dante den „dunklen Wald" als Wald der Sünde versteht und William Styron ihn als Depressionslandschaft übernimmt, so sieht sich letzterer doch nach dem Ende der depressiven Episode ähnlich geläutert wie Dante nach dessen Reise durch die drei Jenseitsreiche[14].

In einer Zeit, in der Ratgeber- und Selbsthilfeliteratur viele Regale in den Buchhandlungen füllt, besticht William Styrons autobiographischer Bericht durch die klare und eindrückliche Darstellung seines Leids vor einem literarisch-philosophischen Hintergrund. Er präsentiert einen in sich geschlossenen, sehr persönlichen wie sachbezogenen Text, er gibt keine Ratschläge. Seiner diesbezügliche Zurückhaltung und sein brillant prägnanter Erzählstil machen dieses Büchlein m.E. zu einem Meisterwerk der Beschreibung persönlich erlittener psychischer Pein. Er verfasst einen höchst empfeh-

[14] Allerdings will ich damit nicht implizieren, dass ich die Depression als kathartisches Erlebnis verstehe.

lenswerten Text, von dem ich mir wünschte, er stünde auf einer Liste zu lesender Fachbücher für all diejenigen, die aufgrund ihrer Profession mit schwer depressiven Menschen zu tun haben.

William Styron mäandert zwischen allgemeinen Aussagen zur Depression und sehr subjektiven Einsichten in sein Krankheitserleben, nichtmetaphorische und metaphorische Sprache vermischend. Er verwendet in der Regel begriffliche Sprache, um z.B. über Reflexionen zu dem Thema Suizidalität oder biographische Anmerkungen zu betroffenen SchriftstellerkollegInnen zu formulieren; beschreibt er dagegen sein Depressionserleben und dessen Auswirkungen, setzt er vermehrt Metaphern ein. Ich werte dies als einen Beleg für meine Hypothese, dass die Intensität depressiven Erlebens ohne Metaphern nicht konzeptualisierbar und nicht mitteilbar ist.

2.6.2. „Metaphorische Synopse"

Im ersten Satz kündigt William Styron an, dass sein „Kampf" mit der Krankheit tödlich für ihn ausgehen könnte. Betonend, dass diese „Störung des Gefühlslebens" „sich beinahe jeder Beschreibung widersetzt", beginnt er die „Chronik" ihres Verlaufs. „Zustände fürchterlicher Beinah-Lähmung", „Verdüsterung" sowie „Panik und Schwindel" und andere Symptome mehr sind Qualen, „die völlig jenseits ihrer Alltagserfahrung [der Gesunder, A.d.V.] liegt". Als ein „Zombie", der kaum noch deutlich und kohärent sprechen kann, behandelt William Styron fast sachlich das Thema Suizidalität, während „Todesgedanken [...] wie eisige Orkanböen" durch seinen Kopf wehen. Dem Alkohol (-Genuss) und dessen Rollen als „magischer Weg zu Phantasie", als „nicht ganz stillem Teilhaber" und als „Freund" wird er metaphorisch habhaft, während er die plötzlich eintretende Abstinenz, hervorgerufen durch Übelkeit und Ekel, in eher nüchterner Sprache schildert. „Emotional nackt" erlebt er vermehrt schlimmste Angstanfälle und spürt intensiver „die rhythmische, tagtägliche Erosion [s]eines Gemüts". Er thematisiert die nach innen, gegen das Selbst, gerichtete Gewalt Depressiver, die Nähe zum Tod und die sich schwierig gestaltende medikamentöse Behandlung. Verlust, Verlustangst, Angst, Qual, subsumierend „Folter" genannt, nehmen mehr und mehr Raum in seinem Leben ein. Nach einem abgebrochenen Suizidversuch begibt er sich in stationäre Behandlung, während derer die Depression schließlich „kapituliert". William Styron bezeichnet den Klinikaufenthalt als „freundliche Haft" und als „Fegefeuer", letztendlich aber ist die Klinik ein „Zufluchtsort". Nach einigen zum Teil zum Schmunzeln einladenden Kommentaren zur Klinikroutine und ihren Ritualen flicht er seine Überlegungen zur Ätiologie des Depressivwerdens ein, bevor er mit einem Zitat Dantes seinem eigenen „Sturz in die Nacht" am Ende noch eine positive Wendung gibt.

2.6.3. Aspekte einer sprachvergleichenden, metaphernanalytischen Betrachtung

Bezüglich der „Übertragung der Übertragung“ vermutet von Kleist (1984:94), dass „der `metaphorische Gehalt´ einer Fremdsprache anders erlebt wird als der der Muttersprache“, u.a. weil einfach Vokabeln gelernt und „die bildhaften Aspekte eines Ausdrucks als seine `eigentliche´ Bedeutung verabsolutiert werden“. Entscheidend ist, denke ich, wie gut jemand eine Fremdsprache als Alltagssprache beherrscht und das Alltagsleben kennt. Weinrich (1976:335) ist zwar ebenfalls vorsichtig, stellt jedoch die Hypothese auf, dass von Kulturen geteilte Bildfelder „gewisse anthropologische Grunderfahrungen des ganzen Menschengeschlechtes zum Ausdruck bringen“. Seine Aussage greift Lakoffs und Johnsons *embodiment*-Konzept vor, wonach Metaphern aus unseren körpergebundenen Erfahrungen „resultieren“ und in abstrakte Bereiche projiziert werden. Danach sind Sprachgrenzen so trennend nicht. Kennzeichnend dafür sind die vielen (präpositionalen) Überschneidungen deutscher und US-amerikanischer Instanzen der Behälter-Metaphorik (siehe 6.9.2.).

Die deutsche Übersetzung besteht aus etwa 17300 Wörtern, wovon nur 1700 in metaphorischen Wendungen vorkommen, d.h., in nur knapp 1%[15]. Diese vergleichsweise wenigen „Bilder“ sind jedoch so aufschlussreich und so plastisch, dass ich auch Jahre nach der Lektüre meinte, sie seien viel zahlreicher vorhanden. Für einen Vergleich stellte ich den im übersetzten deutschen Text gefundenen metaphorischen Wendungen die US-amerikanischen Originalaussagen zur Seite[16]. Exemplarisch nenne ich einige metaphorische Synonyme bzw. Abweichungen: In beiden Texten ist von einem „tödlichen Kampf“, einem *struggle with a fatal outcome*, die Rede (*outcome* verdeutlicht mein BEHÄLTER-schematisches Verständnis des Krieges), vom „Entgleiten der Klarheit“, der *lucidity slipping away*, von „erstickender Angst“, einer *stifling anxiety*, „von einer giftigen Flut – *a toxic tide* – verschlungenen Gedankengängen“. William Styron schreibt *to have fatally come full circle*, während er laut der deutschen Übersetzung „am Ende des Weges angelangt“ ist. „Der Kreis schließt sich“, wäre auch im Deutschen möglich. Und sich in einem „unerträglichen“ versus einem *devastating*, einem „vernichtenden“ Zustand zu befinden, verweist zwar auf verschiedene Herkunftsbereiche („Last“ versus „Krieg“), aber beiden ist die Botschaft einer sehr großen Gefahr eigen.

---

[15] Ich zählte alle Wörter auf den ersten 30 Seiten; auf jeder der 49 vollbedruckten Seiten stehen durchschnittlich 270. Die nicht vollständig bedruckten 19 Seiten zählte ich einzeln aus: Insgesamt waren es 49x270=17315. Die metaphorischen Wendungen umfassen 1698 Wörter, genau 0,98%.

[16] Die zweisprachige Version findet sich im Anhang unter A 2.6.

Insgesamt ergibt die quantitative Erfassung der verwendeten Metaphernfelder folgendes Ergebnis:

deutsche Textversion		US-Originaltext
1. Stelle:	49 Instanzen aus „**Krieg**"	51 aus „**Krieg**"
2. Stelle:	37 Instanzen aus „**Schlechtes Wetter**"	33 aus „**Tiefe**"
3. Stelle:	30 Instanzen aus „**Tiefe**"	30 aus „**Schl. Wetter**"
4. Stelle:	25 Instanzen aus „**Technischer Defekt**"	27 aus „**T. Defekt**"

Fazit:

Gerade die am häufigsten herangezogenen Herkunftsbereiche, die Metaphernfelder auf lexikalischer Ebene, sind in beiden Sprachen dieselben. Dieses Faktum zeigt, dass ein Übersetzen von Metaphern sogar innerhalb derselben Rahmen gelingen kann. Die Metaphernfelder „Wasser", „Fremdheit", „Transportmittel", „Musik", „Geld" und „Diebin" finden sich ebenfalls gleich (wenn auch weniger) häufig. „Last" ist das einzige Metaphernfeld, dessen Auftretenshäufigkeit sehr differiert: Im Deutschen wird es 22 mal, im US-Amerikanischen lediglich elfmal benutzt. Die Begründung liegt in der polysemen Verwendung des deutschen „schwer".

William Styron beginnt seine authentische Schilderung mit der lakonischen, gleichzeitig erschütternden Bemerkung, dass sein Kampf mit der Depression tödlich ausgehen könnte. Sich „in einem Kampf" bzw. „im Krieg" zu befinden, lässt auf das BEHÄLTER-Schema rückschließen, für „Tiefe" und „Schlechtes Wetter" ist dieses Schema ebenfalls „verantwortlich" (siehe 6.9.2.). D.h., die drei im Deutschen wie im US-Amerikanischen häufigsten Konzepte sind auf das BEHÄLTER-Schema zurückzuführen und verdeutlichen, auch dank ihrer Präpositionen, das räumliche Element des Bildschemas:

DEPRESSIVSEIN HEISST, IM KRIEG MIT DER DEPRESSION ZU LIEGEN. (BE IN A / AT WAR WITH[17]), IN EIN LOCH ZU FALLEN UND DANN AM BODEN ZU SEIN und IN SEHR SCHLECHTES WETTER ZU GERATEN. –

William Styrons Text ist auch insofern repräsentativ, als er Phase 3 mit nur drei Aussagen bedenkt, sie – wie die anderen – (metaphorisch) sehr wenig thematisiert.

Von insgesamt 124 phasenbezogenen metaphorischen Zitaten gibt es 63 Aussagen zu Phase 1, also 50%, und 58 Aussagen zu Phase 2, mithin 46% aller phasenbezogenen Aussagen. Die Verteilung zwischen Phase 1 und 2 ist nahezu identisch.

[17] Gegen jemanden zu kämpfen, weist auf die Personifizierung der Depression als Feindin hin.

Validierungsorientierte Metaphern (VOMs, siehe 6.6.) gibt es in keinem authentischen Leidensbericht; sie gehören in therapeutische Dialoge. Dagegen fand ich drei metaphorische Aussagen Wiliam Styrons in Phase 3, die ich als genesungsorientierte Metaphern (GOMs, siehe 6.6.) werte: „die schließliche Kapitulation der Depression" (*its ultimate capitulation*), „der Orkan sich legt" (*the eventual passing of the storm*), und er ist zu „überleben" (*survive*). Weitere GOMs nennt er in nicht-phasenbezogenen Textausschnitten: „zurückkommen", „wiederhergestellt sein", „Aufstieg". Er schließt seine Schilderung mit demselben Konzept ab, mit dem er beginnt: „Die Depression kann besiegt werden" (*depression is conquerable*). Handelte es sich hier um ein Therapiegespräch, würde ich sein Verständnis von „Anfällen" (*attacks*) als „Alarmzeichen" als prophylaxeorientierte Metapher (POMs, siehe 6.6.) aufgreifen (wollen).
M.E. ist es wichtig, dass auch das in den Metaphern Implizite – das abstrakte Subkonzept und der Tenor (siehe 6.5.) – sinngemäß „übertragen" wird: die gewaltige Bedrohung, die Schutzlosigkeit und die Angst. Ecos (1994:355) Anliegen für eine zukünftige europäische Kultur – „die Herausbildung einer Gemeinschaft von Menschen, die in der Lage sind, den Geist, das Aroma, die Atmosphäre einer anderen Sprache zu erfassen" – gelingt hier transatlantisch, u.a. dank der *embodied* Basis von Metaphern auch des Depressivseins. Welches „Gefahrenbild", welche Metaphoriken dies letztendlich bewerkstelligen, erscheint mir zweitrangig sein zu dürfen.

2.6.4. Depressiver Kommunikationsverlust und retrospektive metaphorische Eloquenz

Auch William Styron betont mehrfach die Unbeschreiblichkeit des Depressivseins und den Verlust seiner Sprechfähigkeit (*the near-disappearance of my voice*). Er beklagt, dass er nur noch heiser murmelnd „mit der Stimme eines Neunzigjährigen" sprechen konnte: „Mein Reden, das sich meinem Gang anpasste, hatte sich zum stimmlichen Äquivalent eines Schlurfens verlangsamt". Kurz vor seinem nicht vollendeten Suizidversuch bezeichnet er seine Unfähigkeit zu sprechen gar als „katatonisches Stummsein"; er verbindet das motorisch Lähmende mit dem Sprechen, auch die Stimmbänder erstarren.
Ich versuche mir vorzustellen, wie isoliert ein sprachversierter Mensch sich erlebt, wenn er nicht nur seine Sprachgewandtheit einbüßt, sondern fast ganz verstummt und sich so gänzlich von der „Außenwelt" abgeschnitten fühlen muss. William Styron betont, wie die acht anderen Betroffenen auch, dass sein Depressivsein schlicht „unbeschreiblich" sei, sich „jedem Ausdruck entzieht". Die Depression verursacht also eine zweifache Verstummung: nicht sprechen können und auch gar keine Worte für dieses

Erleben verfügbar haben. Aber damit nicht genug: Gleich nach seiner fluchtartigen Rückkehr aus Paris büßt er zudem die Fähigkeit zu schreiben ein. „und das Schreiben selber wurde immer schwieriger, erschöpfte mich zunehmend, kam zum Stillstand und hörte schließlich ganz auf."

Die Verstummung ist perfekt.

Nach seiner depressiven Episode ist es William Styron sehr wichtig, das Erlebte mitzuteilen, über das zuvor unbeschreibliche Elend zu sprechen bzw. zu schreiben. Aufgrund der großen Resonanz, die ihm ein Artikel über Depressionen und Selbstmord beschert, beschließt er, seine eigene „Geheimkammer" zu öffnen (*unlock a closet*) und das sehr Private öffentlich zu machen. Vorsichtig formuliert er (1991:36) seinen Schreibwunsch: „Ich überlegte mir, dass [...] der Versuch nützlich sein könnte, einige meiner Erfahrungen mit der Krankheit aufzuzeichnen und dabei ein Bezugsschema zu schaffen, aus dem sich vielleicht der eine oder andere wertvolle Schluss ziehen ließe."

M.E. erfährt das Depressive somit als Schreibthema (siehe 2.5.2.) eine Wertschätzung, eine Um-Wertung, die ich als eine elaborierte *coping*-Strategie verstehen kann, wenngleich William Styron nicht äußert, dass das Schreiben ihm als Bewältigungsstrategie für das Erlebte gedient habe, „nur", dass er zu hoffen wagt, anderen damit eine Hilfe an die Hand zu geben.

Seine Hoffnung teilend, schließe ich diesen kasuistischen Einblick ab, der die Punkte umfasst, die mir (wissenschaftlich) wichtig sind.

Nach diesem Einblick in einen authentischen Text folgen die Forschungsfragen und ein theoretisches, das Hintergrundwissen umspannendes Kapitel, bevor ich die Methodik erläutere und die gewonnenen Einsichten in das Depressionserleben präsentiere.

3. Forschungsfragen

Die Untersuchung fokussiert zwei Anliegen – die Deskription metaphorischer Muster und ihre therapeutische Relevanz –, deren Erarbeitung ineinander übergeht:

Metaphorische Kartographie: Die Erstellung eines Bilderkataloges des Depressionserlebens

– deskriptives und metaphernanalytisches Vorgehen:

In welchen Metaphern bilden die Betroffenen ihr Depressionserleben ab?

Welche Metaphern verwenden sie in welcher Phase der depressiven Episode?

– induktives Vorgehen:

(Prototypische) konzeptuelle Metaphern des Depressionserlebens?

Rekonstruktionen: „Metaphorische Episoden über depressive Episoden“

– metaphernsynthetisierendes, induktives Vorgehen:

Wie entfalten sich rekonstruierte metaphorische Konzepte zu metaphorischen Szenarien des Depressionserlebens?

Zur Metaphorik und ihrer therapeutischen Relevanz

– therapeutische (Sprach-) Betrachtungen:

Wie interagieren VOMs, GOMs, POMs, Tenor und Schemata?

– „Kasuistik“: Was zeigt eine sprachenübergreifende Fallvorstellung?

4. Theorien und Definitionen

“Invisible realities are made visible through metaphorical language.”[18]

Entgegen traditioneller Rhetorikauffassungen, die Metapher als eloquenten Glücksgriff zu preisen oder als verbalen Fehlgriff zu verurteilen, gilt Metaphorisieren spätestens seit der zweiten Generation der KognitionswissenschaftlerInnen als kognitive Strategie und die Metapher als bedeutungskonstituierendes und strukturgebendes Element, das Denken und Zurechtkommen des Menschen in der Welt entscheidend prägend. Metaphorisieren ist ein fundamentaler kognitiv-heuristischer Prozess, sein Ergebnis, die Metapher sprachlicher Ausdruck ihres kognitiven Instrumentseins. Es ist ein integrierender und so innovativ kreierender Prozess, der sein eigenes Ergebnis zeitigt. Mein Fokus liegt auf dem wirklichkeitsgenerierenden, visualisierbaren Moment und der zugrunde liegenden Konzeptmetapher. Ihre Analyse eröffnet den Blick in Sprachtiefe, Denken, in Lebens-Erfahrung und -bewältigung.

Aus den schier unzähligen Abhandlungen zur Metaphorik allein des letzten Jahrhunderts – Draaisma (1999:19) nennt die Theoriebildung über die Metapher den „Balkan der Literaturwissenschaft“ –, wähle ich nur wenige aus: Richards, Black und Ricœur bedenken die Metapher als ein kognitives, nicht mehr nur rein sprachliches Phänomen, meinen damit jedoch v.a. innovative Metaphern. Lakoff und Johnson hingegen verlagern den Forschungsschwerpunkt auf konzeptuelle, alltagssprachliche Metaphern. Erkenntnisse aus Roschs Prototypen- und Kategorienuntersuchungen beeinflussen Lakoffs und Johnsons Betrachtungen sowie Baldaufs Studien bis heute. – Mein Metaphern- und Bedeutungsverständnis bezüglich (der Rekonstruktion) des Depressionserlebens integriert Aspekte und Konzepte aus den Arbeiten der genannten WissenschaftlerInnen, allen voran Lakoff und Johnson.

4.1. Vor Lakoff und Johnson

Richards (1936) widmet sich der Metapher als ubiquitärem Phänomen und nicht als semantischer Anomalie oder einem der Dichtkunst vorbehaltenen Ornament. Er (in Haverkamp ²1996:33f.) definiert die Metapher verwendungsorientiert, d.h. situations- und sprecherbezogen; sie ist „das allgegenwärtige Prinzip der Sprache“, worin „zwei unterschiedliche Vorstellungen in einen gegenseitigen aktiven Zusammenhang [ge-

[18] Lois E. Wilkins: “Metaphorical Language: Seeing and Hearing with the Heart.“ in: Journal of Poetry Therapy, Vol. 15, No. 3, Spring 2002, p.129.

bracht werden], unterstützt von einem einzelnen Wort oder einer einzelnen Wendung, deren Bedeutung das Resultat der Interaktion beider ist". „Zur Unterscheidung der beiden Hälften einer Metapher" führt Richards (ebd.:37f.) das Begriffspaar „Tenor" und „Vehikel" ein. Er nennt den Tenor „die schlichte Bedeutung", „die zugrunde gelegte Vorstellung oder den Hauptgegenstand [*principal subject*], die das Vehikel oder die Figur meint"; mein Verständnis greift seine „schlichte Bedeutung" auf. Richards stellt u.a. kognitive, empirische und therapeutische Überlegungen zur Metaphorik an, die weitere mir wichtige Aspekte enthalten. Im Detail: „Kognitiv", denn er (in Haverkamp ^{2}1996:35) nennt das *Denken* metaphorisch und setzt das Funktionieren der Metapher gleich mit dem Ablauf von Denkprozessen, schreibt von der „Beherrschung der Metapher" als einer „Fähigkeit der Lebensbewältigung", da sie „in allererster Linie Austausch und Verkehr von *Gedanken*, eine Transaktion zwischen Kontexten ist". „Empirisch", denn er (ebd.:34) betont den Gebrauch der Metapher und beschränkt sich nicht auf eine theoretische Betrachtung. Und „therapeutisch", denn er (ebd.:51) schlägt den Bogen von der metaphorischen „Übertragung" zu der für die Psychoanalyse relevanten Bedeutung desselben Terminus und führt hier nochmals unter anderer Betrachtungswarte die Wichtigkeit der Kooperation zwischen Tenor und Vehikel an, die er u.a. als Grundlage für eine gesunde Entwicklung verantwortlich wähnt. Draaisma (1999:19f.) fasst Richards´ Metaphernverständnis zusammen, indem er „Tenor" als Ergebnis der Interaktion zweier anderer Termini benennt: „Nach Richards´ Analyse ist eine Metapher die Formulierung eines Verhältnisses zwischen zwei Bezeichnungen. Das eine ist der Gegenstandsterm (*topic term*), der Begriff, über den Metapher etwas behauptet. Der andere ist der Trägerterm (*vehicle term*), der Begriff, der die Bedeutung aus einem anderen Kontext überträgt [...] In `Die Erinnerung ist wie ein Hund, der sich hinlegt, wo er will´, eine Metapher Cees Nootebooms, ist `Erinnerung´ der Gegenstandsterm und `ein Hund, der sich hinlegt, wo er will´, der Trägerterm. Für die Übereinstimmung, die von der Metapher suggeriert wird, in diesem Fall ein Gedächtnis, das sich nicht kommandieren lässt, benutzt Richards die Bezeichnung *tenor*, die Tendenz oder der Tenor der Metapher." Haverkamp (^{2}1996:8) betont die „kommunikative Funktion des emotiven Tenors der semantischen Vehikel". M.E. vermittelt der Tenor den RezipientInnen ein Bild „mit Unterton", d.h. mit einer impliziten Botschaft, die zumindest in den Konzeptualisierungen des Depressivseins auch eine appellative Komponente enthalten kann.

Black modifiziert Richards´ Bedeutungsbegriff. Er geht zwar auch von kontextgebenden[19] Aussagen aus, ergänzt jedoch, dass die Bedeutung der Metapher dank eines „Systems miteinander assoziierter Gemeinplätze" zustande komme, die die SprecherInnen einer Sprachgemeinschaft teilen. Mit seinem Verständnis einer um kulturspezifische Erfahrungswerte ihrer ProduzentInnen bereicherten Metapher nimmt Black Ansätze des universalen[20] kognitionswissenschaftlichen Konzept-Gedankens vorweg. Er (in Haverkamp ^{2}1996:78) grenzt unentbehrliche i.S.v. nicht paraphrasierbaren Interaktionsmetaphern ab von Substitutions- und Vergleichsmetaphern: Die beiden letzteren seien zu ersetzen, büßten höchstens „Charme, Lebendigkeit und Witz" ein; erstere jedoch verlören bei einer Umschreibung „kognitiven Gehalt" und *insight*, Einsicht. D.h., Interaktionsmetaphern geht bei einer Ersetzung der wirklichkeitskonstituierende bzw. perspektivenerzeugende Effekt verlustig, der benennt, was es nur durch das metaphorisch Ausgedrückte gibt. Black (in Ortony 1998:37) räumt somit Interaktionsmetaphern die Funktion „kognitiver Instrumente" ein, die „uns in die Lage versetzen, bestimmte Aspekte der Wirklichkeit zu sehen, an deren Konstitution die Metaphernentwicklung beteiligt ist".
In einer metaphorischen Wendung ist also ein Informationsreichtum neu und ökonomisch vereinigt, der zwei Denotationen und die *associated commonplaces* umfasst, weshalb Black die Metapher auch die Spitze eines verborgenen Modells nennt: Bei aller intersubjektiven Verständlichkeit können die Imaginations- und Interpretationsweisen vor den jeweiligen Erfahrungshintergründen also individuell sehr verschieden sein: Wenn C. G. Jung die Depression als „eine Dame in Schwarz" bezeichnet, so kann an Eleganz, aber auch an Trauer gedacht werden. Es schwingt das Edle mit, der Denktradition der Melancholie als nobler Krankheit verhaftet, es kann jedoch auch Verlust, Freudlosigkeit oder Wehmut anklingen. D.h., die metaphorischen *insights* sind vieldeutig[21] und in ihrer Verbindung von Erfahrungsbereichen sehr komplex.

Ricœur fokussiert (1986:205f.) u.a. die über die Sprache hinausweisende Interpretation, die gestaltgebende Funktion der Metapher und spricht zugleich die „sinnliche Seite"

---

[19] Weinrich (1976:320) spricht von der Metapher als einer Wendung „in einem konterdeterminierenden Kontext", da dort eine nicht erwartete Bedeutung entsteht.

[20] Siehe u.a. Lakoffs Untersuchung eines Verkettungsbeispiels im australischen Dyirbal, woher auch der Titel seines Buches Women, Fire and Dangerous Things (1987) rührt.

[21] Der von MetaphernkritikerInnen angemahnten Gefahr einer Fehlinterpretation kann mit der Metaphernanalyse (s. Kapitel 5.8.) und Buchholz´ und von Kleists „*Deutung* des Nicht-Sagbaren" (s. nächste Seite) entgegengewirkt werden.

der dichterischen Sprache. Das Imaginieren findet nicht nur dort, sondern auch in der Alltagssprache statt. Er nennt die metaphorische Zusammenführung eine Erfahrung und einen Akt – zu ergänzen durch „und ihr Ergebnis". Er (in Haverkamp ^{2}1996:366) weist somit auf das kreative metaphorische Moment allerdings nur der „echten Metaphern" (d.h. nicht bereits lexikalisierter) hin: „[...] eine neue Metapher [...] eine momentane Sprachschöpfung, eine semantische Innovation".
In einem Telefonat erläuterte Frau Dr. Wilms, die Autorin von Schwarzer Vogel Depression, weshalb sie die Depression „Wüste" nennt. Um das Furchtbare dieser Störung verständlicher zu machen, wähle sie die Metapher „Wüste", weil sie, die Pflanzen und Wasser mag, sich diesen Ort sehr karg und trocken vorstelle. In einem Wort, „Wüste", subsumiert sie mehrere Vorstellungen und ihre Empfindungen. Letztere bereichern m.E. das System der assoziierten Gemeinplätze um den Faktor individuelle, auch emotionale, Bedeutsamkeit. Die RezipientInnen, die die Metaphern interpretieren – auch wenn sie sie aufgrund ihres eigenen Erfahrungs- und Sprachschatzes anders imaginieren als von den AutorInnen intendiert –, vervollständigen die Vereinigung, die in der Metapher stattfindet. Buchholz und von Kleist (1997:67) charakterisieren diese Mitarbeit so: „Wir verstehen, wenn wir in uns eine Imagination entstehen lassen, aber ob unsere Imagination *genau* dieselbe ist wie die von Nabokov, brauchen wir nicht zu wissen. Die Metaphern präsentieren eine *Deutung* des Nicht-Sagbaren, die verstanden und kommuniziert werden kann, ohne definitiv zu wissen." Die LeserInnen können sich ein Bild von einer Wüste machen, d.h., die Depression erhält eine vorstellbare Bedeutung, die sie zuvor (so) nicht hatte.

Das Fazit der ausgewählten Punkte lautet also, dass das innovative Metaphorisieren anwendungsbezogen als kognitive Leistung benannt wird. Die kontextuell entstehende Bedeutung der Metapher enthält eine je persönliche Note, weil die Vereinigung zweier Bereiche über die Gemeinplätze hinaus (individuell) sinnvolle Implikationen beinhaltet bzw. generiert. Von einem konkreten auf einen abstrakten Bereich werden eine Struktur und Eigenschaften projiziert, die das abstrakte Thema vergegenständlichen: Diese bedeutsame Perspektivenerzeugung eröffnet eine neue, gestaltgebende Sicht auf einen ansonsten nicht oder nur schwer vorstellbaren Wirklichkeitsausschnitt. Buchholz (1993:12) sagt explizit: „Metaphern konstituieren [...] Wirklichkeiten."

Eine Gegenüberstellung zweier Textpassagen illustriert beispielhaft den Aspekt der „gestaltgebenden Wirklichkeitsschöpfung". Berger (1999:94) beschreibt eine depressive Teilsymptomatik fachterminologisch als „gravierenden Interessenverlust und Freudlosigkeit". Plath (1982:196) schildert ihr depressives Erleben so: *I knew I should be grateful to Mrs Guinea, only I couldn´t feel a thing. If Mrs Guinea had given me a ticket to Europe, or a round-the-world cruise, it wouldn´t have made one scrap of difference to me, because wherever I sat – on the deck of a ship or at a street café in Paris or Bangkok – I would be sitting under the same glass bell jar, stewing in my own sour air.* Interessenverlust oder Teilnahmslosigkeit zu beschreiben als „unter einer Glasglocke in der eigenen verpesteten Luft sitzen", gibt dem „Erstickenden" einer Depression, dem Dabeisein, ohne sich beteiligen zu können, Gestalt. Es macht es, zumindest retrospektiv, für die Betroffenen selbst und für andere „sinnlich" begreifbar, vorstellbar. Metaphorisieren bewirkt gegebenenfalls noch mehr: Lässt sich mit ihm das Unfassliche dieser Störung erfassen i.S.v. imaginieren, fängt sie für manche erst an zu existieren.

Als Überleitung zu den Prototypentheorie- und Lakoffs und Johnsons Forschungen führe ich noch einmal Richards an, der schon 1936 (in Haverkamp ^{2}1996:31) sagt: „Wir alle leben und reden nur aufgrund ebendieses Vermögens, Ähnlichkeiten wahrzunehmen, ohne das wir bald zugrunde gehen würden". Lakoff und Johnson (1999:18) bringen dasselbe zum Ausdruck, wenn sie das nicht nur für die Prototypentheorie so wichtige „Kategorisieren" kommentieren als Konsequenz unserer Körperlichkeit: *We have evolved to categorize*; hätten wir dies nicht getan, so folgern sie, hätten wir nicht überlebt.

4.2. Prototypentheorieforschung

Untrennbar mit der Prototypenforschung verbunden ist der Name Eleanor Rosch[22]. Die durch sie maßgeblich mitbestimmte Forschungsrichtung stellt eine Abwendung dar von dem damaligen Sprachverständnis der Wahrnehmungsdetermination durch die jeweilige Muttersprache und markiert den Beginn einer interdisziplinären, universal ausgerichteten Wissenschaftstradition. Diese versteht Kognition und Sprache als in unserer Interaktion mit der Umwelt verankert, d.h., sie fokussiert die Sprechenden, ihre Sprache und Kognitionen vor einem (wie Lakoff und Johnson es 1980 nennen) erfahrungsrealistischen Hintergrundverständnis.

Roschs Werk lässt sich knapp so umreißen: Ihre fortwährende Erweiterung des Untersuchungsgegenstandes, ausgehend von der Analyse perzeptueller Kategorien, der anfänglichen Suche nach Universalien bezüglich sinnlicher Wahrnehmung (Fokalfarben) hin zu semantischen Kategorien, ihre zusätzliche Fokussierung auf vertikale Ka-

[22] Bis 1971 publizierte sie unter dem Namen Eleanor Heider.

tegorienorganisationsmuster (saliente mittlere Basisebene), auf (horizontale) Kategorienzugehörigkeiten und Familienähnlichkeiten (*cue validity*) belegen Roschs zunehmendes Interesse an kognitiven Tätigkeiten, der Funktionalität der Prototypen und der Kategorisierung als fundamentalem kognitivem Prozess. Mangasser-Wahl (2000:17ff.) fasst die Entwicklung der Prototypentheoriearbeit Roschs in drei Phasen zusammen: 1971 bis 1973: „Perzeptuelle Kategorien und vorsprachliche Kategorisierung". 1973/74 bis 1975/76: „Semantische Kategorien". 1977 bis 1988: „Prototypikalität als kognitives Prinzip".

Rosch (1969) beginnt in der Nachfolge der Untersuchungen der Anthropologen Berlin und Kay. Diese untersuchten 98 Sprachen zur Universalität von Farbperzeption und -kategorien. Die *focal color* verschiedener Farbskalen (-kategorien), so Baldauf (1997:50), stellt sich heraus als „eine interkulturell stabile beste Instanz, eine als besonders typisch empfundene zentrale Farbe", z.B. *rot*[23] versus *hellrosa*. Hierfür führt Rosch 1973 den Begriff *natural prototype* ein: Er ist der zentrale Bezugspunkt der „internen Strukturiertheit" (Mangasser-Wahl 2000:19) perzeptueller Kategorien, später auch *cognitive reference point* genannt. Rosch erweitert das Forschungsareal um semantische Kategorien, wobei sich bereits hier eine Interessenverlagerung auf die Eigenschaften des Prototyps und nicht ihn selbst abzeichnet. Beispiel: Der Spatz (im Gegensatz z.B. zu Pinguin) ist ein prototypischer Vertreter der Kategorie VOGEL, weil er Eigenschaften auf sich vereint wie *kann fliegen, hat Federn*, *baut Nester*, etc. Diese Eigenschaften gelten nicht länger als notwendig und hinreichend[24], sondern sind solche, die den Sprechenden wichtig sind für ihr (Welt-) Verständnis und ihr Handeln in der Welt – sie sind also interaktional wichtig. Rosch beginnt zu untersuchen, ob die semantischen Kategorien eine den perzeptuellen Kategorien analoge Organisation um ein zentrales *best example* aufweisen.

Mehr und mehr rückt die kognitive Bedeutung von Kategorisierungen, deren Zentrum Prototypen bilden, in den Fokus der Analysen. Lakoffs (1973) *hedges* aufgreifend, betrachtet Rosch natürliche Sprachen und die in ihnen auffälligen, unterschiedlich guten und schlechten Kategorienzugehörigkeiten. Zu den *hedges* oder Heckenausdrücken zählen Wendungen wie „eine Art von", „streng genommen" u.v.a.m., die die Zugehörigkeiten relativieren; d.h., es gibt nicht nur klar abgegrenzte Kategorien, sondern gewich-

---

[23] Die Prototypen zeichnen sich, zumindest bei Farbnamen, oft durch einfache, kurze Namen aus.

[24] „Notwendige und hinreichende Bedingungen" i.S. der aristotelischen Kategorienlehre.

tete Merkmale bzw. Kategorienzugehörigkeiten. *Hedges* beziehen sich also auf den Grad der Zugehörigkeit zu einer Kategorie und beeinflussen den Wahrheitsgehalt einer Aussage. In einem semantischen Untersuchungsfeld wird dem „Verwendungszweck", d.h. der Interaktion mit der Umwelt, Rechnung getragen[25].

Rosch und Mervis greifen schließlich Wittgensteins Terminus der Familienähnlichkeit auf. Diese Erweiterungen verändern das Verständnis der „Gestalt" einer Kategorie und der sie konstituierenden Mitglieder: Sie müssen nicht mehr direkt mit dem Prototypen verwandt sein, sondern sie teilen einige der kategorienspezifischen Merkmale untereinander[26]. Um die Relevanz der Kategorienzugehörigkeit und damit auch den Grad der Familienähnlichkeit zu erfassen, bedient sich Rosch der *cue validity*, der Merkmalswertigkeit. Es gibt mehr oder weniger wichtige Merkmale: So sind „Kiemen" für die Kategorie FISCH ein Merkmal mit hoher Wertigkeit, kategorienspezifischer als beispielsweise schwimmen, da andere Lebewesen sich ebenfalls im Wasser fortbewegen. Die Integration der *cue validity* ermöglicht ihr zusätzlich die Ermittlung vertikaler Dimensionszugehörigkeiten. Sie stellt fest, dass Menschen mittels dreier Ebenen ihre Umwelt strukturieren und ihre Erfahrungen erfassen: einer übergeordneten, generalisierenden Ebene, einer untergeordneten, spezifizierenden Ebene und einer zwischen den beiden anzusiedelnden Ebene, der *basic level category*. Letztere bezeichnet sie aufgrund ihrer Testergebnisse als die saliente, die kognitiv und sprachlich primäre. Beispiel: „Blume" ist die Vertreterin der salienten Basisebene, „Pflanze" die übergeordnete Vertreterin (der Oberbegriff) und „Heckenrose" eine Vertreterin der untergeordneten Ebene. „Die Basisebene, Ordnungsprinzip der vertikalen Dimension", so Baldauf (1997:53), „gilt als nützlichste Kategorisierungsebene für die Zurechtfindung des Menschen in der Welt, da sie in hohem Maße distinktiv ist, jedoch nur einen minimalen kognitiven Aufwand erfordert." Die *basic level category* reflektiere, schreibt Lakoff (1987:371), die Körperlichkeit der Kategorisierenden; d.h., sie benennt das den Menschen in ihrer Welt-Erfahrung Wichtige und ermöglicht das, was Mangasser-Wahl (2000:26) bezüglich des Prototyps mit „der Funktion einer kognitiven Abkürzung (*shortcut*)" meint: Er diene dem

---

[25] In seiner „Tassenbezeichnungsstudie" (in Anlehnung an Blacks „Stuhlartigkeitsexperiment") untersucht Labov (1973) die Vagheit semantischer Kategorien mit Bezug auf form- und funktionsabhängige, anwendungsbezogene Kategorisierungen.

[26] Wittgenstein (^{2}1958:31f.) betrachtet die Ähnlichkeiten ganz unterschiedlicher Spiele (Brett-, Karten-, Ball- und Kampfspiele) und hebt hervor, dass nicht alle Spiele alle Merkmale gemeinsam haben, sondern durch bestimmte Merkmale „verwandt" sind, die nicht immer vorhanden sein müssen (z.B. gewinnen – verlieren, Unterhaltsamkeit, Geschick – Glück, usw.).

besseren Zurechtfinden in der durch ihn mitkategorisierten Welt aufgrund seiner salienten Merkmalskonzentration. Diese Merkmale sind interaktional bedeutsam: In Abkehr von dem vormaligen Kategorisierungsmodell nach notwendigen und hinreichenden Bedingungen[27] werden die Merkmale nicht länger als „inhärent", sondern als „für den Menschen in seiner Interaktion mit der Umwelt relevant" erachtet. – Das Beispiel der Depression als Naturkatastrophe ermöglicht das schnell (der *short cut*) visualisierbare Verständnis der psychischen Störung als furchtbar und bedrohlich.

Fazit: Der Prototyp, ob nun als *best example, clearest case* oder *basic level category* (-Vertreter) bezeichnet, dient der besseren Orientierung und Verständigung in einer höchst komplexen Welt, eine Aufgabe, die er mit der Metapher teilt. In Anbetracht der vielen rekonstruierten Depressionskonzepte lässt sich fragen, wie eine prototypische Konzeptualisierung des Depressionserlebens dem Verständnis für die und der Verständigung mit den Betroffenen möglichst umfassend förderlich wäre (siehe, wie für die anderen Aspekte auch, Kapitel 6.).

4.3. Lakoffs und Johnsons Erfahrungsrealismus: *experiential gestalts, embodiment* und Bedeutung

Die Prototypentheorieforschung legt einen Grundstein für das heutige Metaphernverständnis. Sie untersucht Prototypen als zentrale Vertreter von Kategorien, mit Hilfe derer Menschen ihre Interaktionen und ihr Leben in einer höchst komplexen Umwelt zu bewältigen suchen. Laut Lakoff und Johnson (1999) müssen Menschen kategorisieren, um mit der Vielfalt all dessen, was täglich auf sie einstürmt, zurechtzukommen und um die zahlreichen und immer neuen Erfahrungen und Erkenntnisse zu verarbeiten. Laut ihnen (ebd.:19) sind Kategorien, Konzepte und Erfahrung nicht voneinander zu trennen – und nicht von Prototypen, die der Konzeptualisierung dienen: Als kognitive Referenzpunkte erleichtern sie Erfahrungszuordnungen; zu einem (besseren) Verständnis verknüpfen Menschen in bzw. mit (Hilfe von) Metaphern Altes und Bekanntes mit Neuem und zu Neuem.

---

[27] Kleiber (^{2}1998:6) weist auf einen unterschiedlichen Sprachgebrauch bzw. eine unterschiedliche Bedeutung hin, die für diese interdisziplinär adressierende Arbeit relevant ist: „Die Prototypentheorie ist eine Theorie der Kategorisierung und daher nicht in erster Linie eine Theorie der Wortsemantik. Die Ausdrücke *Semantik* bzw. *semantisch* [...] decken bei den Psychologen nicht die gleichen Phänomene ab wie bei den Linguisten. Die Psychologen können sie verwenden, um von Begriffen und mentalen Repräsentationen zu reden, d.h. ohne sie mit sprachlichen Universalien [...] oder bestimmten sprachlichen Zeichen zu verbinden [...]."

Im Zentrum der weiteren, für diese Arbeit relevanten, kognitionslinguistischen und -semantischen Untersuchungen stehen alltägliche, interaktionale, holistische Bedeutung, Bedeutsamkeit, gestalthaft strukturierte Wahrnehmungs- und Gedächtnisspeichereinheiten (IKMs, Szenarios, Ereignisschemata etc.), körperlich bedingte Lebens-Erfahrung – und Metaphern. Sie geben Hinweise auf (Bedeutungs-) Konzepte und ermöglichen kognitive Transfers (metaphorische Projektionen von alt zu neu, konkret zu abstrakt). Für die Rekonstruktion und das Verstehen depressiver Erlebniskonzeptualisierungen sind diese Begrifflichkeiten zu erläutern und ihre Beziehungen zueinander darzulegen.

In ihrem erfahrungsrealistischen Ansatz integrieren Lakoff und Johnson physische und soziale Erfahrung als Basis für das Verständnis von Bedeutung. Sie argumentieren, wie Schmitt (1995:95) es zusammenfasst, „dass metaphorische Übertragungen aus einfachen und sinnlich wahrnehmbaren Erfahrungseinheiten (*experiential gestalts*) auf komplexe und abstraktere Begriffe ein Grundzug unseres Denkens und Handelns ist; Metaphern bilden *concepts*, nach denen wir unser Leben strukturieren". Solche Konzepte werden metaphorisch projiziert (*mappings*) auf schwer erfassbare, abstrakte, gerade auch psychische (Erlebens-) Bereiche. Lakoff und Johnson (1998:137) definieren *experiential gestalts*: „Jeder Erfahrungsbereich ist innerhalb unserer Erfahrung ein strukturiertes Ganzes, das als ein Gebilde konzeptualisiert ist, das wir als *erfahrene Gestalt* bezeichnet haben. Solche *Gestalten* sind etwas *Grundlegendes in unserer Erfahrung*, weil sie strukturierte Ganzheiten innerhalb immer wiederkehrender menschlicher Erfahrungen beschreiben." Der Originaltitel (1980), Metaphors We Live By, und der der deutschen Übersetzung, Leben in Metaphern (1998), weisen auf die zentrale Rolle hin, die sie Metaphern zuschreiben. Lakoffs und Johnsons (1998:28) „Ansicht nach kann eine Metapher niemals unabhängig von ihrem Ursprung in der Erfahrung verstanden [...] werden".

Charlie Browns Demonstration der depressiven Haltung zeigt die Erfahrungsverankerung von Metaphern wie „niedergeschlagen" oder gedrückt sein"; sie sind *embodied*:

PEANUTS
So stehe ich,
wenn ich depri-
miert bin.
©1960 United Feature Syndicate, Inc.
Wenn du deprimiert bist, ist es
ungeheuer wichtig, eine ganz bestimmte Haltung anzunehmen…
Das Verkehrteste was du tun
kannst, ist aufrecht und mit er-
hobenem Kopf dazustehen, weil
du dich dann sofort besser fühlst.
Wenn du also etwas von deiner
Niedergeschlagenheit haben willst,
dann mußt du so dastehen…

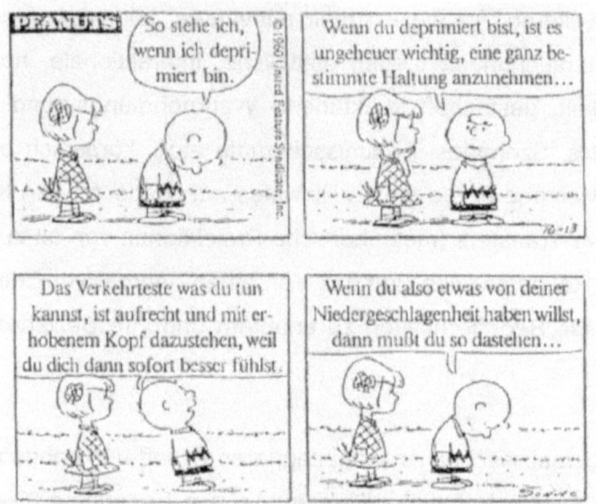

Lakoff und Johnson verstehen die in der Empirie verankerte, d.h. erfahrungs- und körperverbundene (*embodied*) Metaphorik als konzeptuell (strukturierend), ontologisch (vergegenständlichend) und orientierend (v.a. räumlich) und belegen anhand zahlreicher Beispiele, wie Menschen auf prä- und nonverbale und stets rekurrierende Erfahrungen unbewusst und automatisch zurückgreifen, um neue Erlebnisse vertraut prozessieren zu können:

- Eine „ihrer" konzeptuellen Metaphern ist ARGUMENT IS WAR, wonach dem abstrakten Bereich „Diskussion" die Gestalt oder Struktur eines Krieges verliehen wird, die nachvollziehbar ist und sich in vielen lexikalischen Einzelheiten wiederfindet: z.B. schlagfertig sein, eine Strategie verfolgen, ein Argument abschmettern, den Gegner attackieren, eine Position verteidigen, jemanden mit Fragen bombardieren etc. Da Konzept- oder konzeptuelle Metaphern im Ergebniskapitel eine sehr wichtige Stellung einnehmen, erläutere ich in diesem Zusammenhang die Unterscheidung zwischen Metapher und Konzeptmetapher: Metapher meint die sprachliche, sicht- oder hörbare Instanz, die auf die zugrunde liegende, zu eruierende Konzeptmetapher hinweist. Ich füge ein Zitat Buchholz´ und von Kleists (1997:58) ein, denn sie greifen genau diese Differenzierung auf, wenn sie argumentieren, dass der *cognitive turn* der Linguistik bzw. der Semantik darin bestehe, dass den manifesten Metaphern ganze Denkkonstrukte – Konzepte – zugrunde liegen: „... emanzipiert sich die Metapher von einem textuellen Element zu einem der Kognition bzw. der `Reflexionsform´".
- Eine ontologische Metapher beruft sich auf die menschliche Erfahrung mit physischen Objekten und verdinglicht so Abstraktes. Eines von Lakoffs und Johnsons Beispielen

lautet „Die Seele ist ein zerbrechliches Objekt": fragiles Selbstwertgefühl, zusammenbrechen, dünnes Nervenkostüm etc.

- Eine orientierende Metapher verleiht z.B. dem abstrakten Zeitbegriff Raumcharakter: Zeitraum, Zeitpunkt, innerhalb einer Frist etc.

1987 publizieren Lakoff und Johnson getrennt, behalten aus der obigen Klassifikation nur die konzeptuellen Metaphern bei und fokussieren verstärkt die Erfahrungsverankerung und deren metaphorischen Projektionen: Die die körpererfahrungsbezogenen und motorischen Abläufe bezeichnenden *basic image* oder *embodied schemas* bilden die Grundlage, den Umriss (*outline* oder *frame*) von gestalthaften Wahrnehmungs- und Bedeutungseinheiten, die rekurrierende z.B. auch soziale menschliche Erfahrungen als Erlebnisabfolgen strukturieren: Sie werden Idealisierte Kognitive Modelle (IKMs), Szenarien und Ereignisschemata (*event schemas*) genannt. Sie sind prototypische, idealisierte[28], vereinfachte, ganzheitliche Konzepte oder Modelle der Organisationsmuster von (in der westlichen Welt erlebbaren) Alltagserfahrungen und dienen als Grundgrößen einer holistischen kognitiven Semantik, die SprecherInnen und Sprache unter Berücksichtigung der jeweiligen (Alltags-) Situation untersucht. Dieses erfahrungsbezogene und -orientierte Forschen ist bestrebt, die Komplexität menschlicher Interaktionen mit der Umwelt zu erfassen, d.h., Dinge oder Ereignisse vor einem erfahrungsverankerten Hintergrund[29] zu betrachten. Fillmore (in Cole 1979:84) führt die Szene als als Auszug eines Films an: *It is as if we are looking at a single frame in a filmstrip, but our view takes in, at least in outline, the rest, or part of the rest, of the filmstrip, too.* Verstehen oder Bedeutung zuzuschreiben, ist also nicht isoliert möglich, sondern nur mittels Einbindung in bereits bestehendes Wissen – dessen Transfer metaphorisch[30] gelingt.

Lakoff (1987:267f.) charakterisiert Bedeutung im Rahmen des *embodiment*, d.h. der kollektiven biologischen Fähigkeiten des Menschen und seinen physischen wie sozialen Erfahrungen in einer (dank seiner Körperlichkeit so stattfindenden) Interaktion mit der Umwelt. Gemäß ihrer erfahrungsrealistischen Philosophie argumentieren Lakoff

---

[28] Lakoff (1987:87) und Lakoff & Johnson (1999:19) regen an, sich einen „typischen" und einen „idealen" Ehemann vorzustellen, um den Unterschied zwischen „typisch" und „idealisiert" zu verdeutlichen.

[29] Diese ganzheitliche Auffassung erklärt auch, weshalb einem Begriff wie „Hintergrund" (z.B. Johnsons *background*) eine besondere Bedeutung zukommt: Wir fokussieren zumeist bestimmte Aspekte; andere, nach dieser Einstellung zugehörige Aspekte sind nicht *nicht* da, sondern immer im Hintergrund für das Gesamtverständnis relevant. – Fillmores *film strip* entspricht diesem „Hintergrund".

[30] Auf metonymische Verständniserweiterungen gehe ich nicht ein.

und Johnson, dass konzeptuelle Struktur *embodied* sei, d.h. sie stamme aus präkonzeptuellen physischen Erfahrungen und bleibe mit ihnen verknüpft (siehe *Peanuts-Cartoon*). Bildschemata (*basic image, embodied* oder *kinaesthetic image schemata*) der *embodiment*-Theorie sind:

- das CONTAINER-Schema, das Lakoff und Johnson zufolge auf die menschliche Körpererfahrung als einem Behälter zurückzuführen ist und das mit seinen Charakteristika Inneres, Äußeres und Grenze u.a. Emotionen metaphorisch strukturiert – vor Wut überlaufen, verschlossen sein, in einer Depression stecken;
- das WEG-Schema, das ebenfalls auf präverbale menschliche Erfahrung (gehen von ... nach) zurückzuführen ist und z.B. Zeit und Krankheiten organisiert dank seiner Beginn- und Zielstruktur – von ... bis, durchkommen, es geht;
- das LINK-Schema, auch nonverbalen Ursprungs, wie sich an der Hand halten – Bindungen eingehen, verbunden sein, Abnabelung;
- das BALANCE-Schema, das auf dem Bemühen des Menschen basiert, stets ein physisches Gleichgewicht zu erhalten (ausgewogen oder ausgeglichen sein) – und viele andere Schemata mehr.

Synonym verwendete, weitere Begrifflichkeiten für die Ereigniskonzepte, Idealisierten Kognitiven Modelle (IKMs) oder Szenarien sind: Johnsons *event schemas*, Fillmores *scenes*, Langackers *cognitive domains* und Schanks und Abelsons *scripts*. Beispiele dieser *experiential gestalts* oder Bedeutungseinheiten sind:

- Fillmore (in Cole 1979:81f.) charakterisiert das Verb *write* in seiner prototypischen Bedeutung: „eine Person, die schreibt; ein spitzes Instrument, das, über eine Oberfläche geführt, eine Spur hinterlässt"; bedeutsam miteinander verknüpft sind folglich die „Bestandteile" SchreiberIn, Schreibinstrument, zu beschreibende Oberfläche und Schreibprodukt.
- „Dienstag" macht nur Sinn vor dem Hintergrund der Einheit einer (Sieben-Tage-) Woche.
- Das Restaurant-IKM beinhaltet Örtlichkeit, Speisekarte, das Servieren, die Frage des Trinkgeldes etc.; ein Kellner ist nur in diesem „Rahmen" zu denken. Ein solches IKM zeichnet sich durch eine Ereignisabfolge aus, einschließlich eines Anfangs und Endes: hingehen, Getränk bestellen, Speisekarte studieren, Auswahl treffen, essen, bezahlen, gehen.
- Ein weiteres Beispiel ist der Autokauf, strukturiert wie Fillmores *commercial event* (in Cole 1979:104): Käufer, Verkäufer, Kredit (-karte), Preis, Probefahrt – die für die westliche Welt in dieser Situation agierenden Personen und typischen Handlungen umfassend.

D.h., Bedeutung wird als Konzeptualisierung, also innerhalb eines erfahrungsrealistischen Rahmens verstanden und wird zur weiteren Erfahrungsorganisation metaphorisch von Bekanntem auf Neues übertragen. Johnson (1987:174) versteht Bedeutung als Sinngebung unter Einbeziehung menschlichen Verstehens, das u.a. der Bildschemata und deren metaphorischen *mappings* bedarf: *For the non-Objectivist, meaning is always a matter of human understanding, which constitutes our experience of a common world that we can make some sense of. A theory of meaning is a theory of understanding. And understanding involves image schemata and their metaphorical projections* [...].
In der Entwicklung einer „Theorie der Imagination" merkt Johnson (ebd.:140ff.) an, dass diese Strukturen und Muster alle der *embodied imagination* zuzurechnen seien, d.h. der menschlichen Fähigkeit, mentale Repräsentationen in bedeutungsvolle, kohärente Einheiten zu organisieren. In diesem Zusammenhang räumt er der Metapher als Mittel der Schemaerweiterung und Strukturprojektion über Kategoriengrenzen hinweg eine zentrale Rolle ein. Metaphorisieren heißt demnach, mittels Übertragung interaktionale Bedeutung zu generieren, Bedeutung, die durch die menschliche Welt-Erfahrung bedingt ist und ihr zugleich dient.
Bedeutung als eine Sache des Verstehens ist immer Bedeutung für jemanden. Johnson (ebd.:177) spezifiziert: „Folglich zeigt sich linguistische Bedeutung als ein Spezialfall (vielleicht der zentralste) unserer Fähigkeit, bedeutsame Erfahrungen zu machen". Bedeutung ist menschliches Verstehen, egal, ob es um ein Ereignis oder ein Wort geht; linguistische Bedeutung ist nur ein Beispiel oder eine Spezifizierung von Bedeutung [im Original *meaning(fulness)*]". Bedeutsamkeit betont m.E. den Aspekt „Bedeutung *für* die Sprechenden".

Wenngleich Baldaufs abstrakte Subkonzepte als Reabstrahierung des *embodied* Metaphernverständnisses Lakoffs und Johnsons erachtet werden kann, berücksichtige ich sie wie Richards´ Tenor auch wegen ihrer therapeutischen Handlungsrelevanz. – Die Alltagsmetaphorik in Zeitungstexten erforschend, untersucht Baldauf, weshalb gänzlich verschiedene Zielbereiche mit Hilfe eines einzigen Herkunftsbereiches metaphorisch dargestellt werden und welche Aspekte jener Erfahrungskontexte als Basis für die metaphorische Konzeptualisierungen dienen. Sie (1997:259) analysiert u.a. die Wasser-Metaphorik, die die Konzepte GELD, KOMMUNIKATION und GESCHICHTE strukturiert und kommt zu dem Schluss, dass die Wasser-Metaphorik nur dann verwendet wird, wenn es sich um erhebliche Mengen Wasser handelt: Nur hohe Geldbeträge *fließen*, nur viele Worte sind ein *Redeschwall*, erst eine ganze Reihe von Ereignissen macht den *Strom* der Geschichte aus. Zu ihrem Fund sagt sie (ebd.), „dass in allen drei Fällen [Geld, Kommunikation, Geschichte, A.d.V.] weniger der konkrete Kontext als vielmehr der abstraktere Aspekt der *Masse* ausschlaggebend für das Auftreten der Wasser-Metaphorik zu sein scheint". Für die Kriegs-Metapher, die ebenfalls in zahlreichen verschiedenen Kontexten auftritt, erarbeitet sie den abstrakten Aspekt *Interessenkonflikt*. Baldauf (ebd.:260) resümiert, dass „die bisher übliche Bestimmung des Zielbereichs metaphorischer Übertragung als unmittelbarer Kontext der Metaphorik auf sprachlicher Ebene [...] als allzu oberflächlich abgelehnt" werden müsse und stattdessen auf einer abstrakteren Ebene zu finden sei, was sich dennoch mit Lakoffs und Johnsons Erfahrungsrealismus vereinbaren lasse. Baldauf (ebd.:261) versteht die von ihr herausgearbeiteten abstrakten Subkonzepte als Teile von Merkmalclusters, weshalb sie verschiedenen Konzepten gemeinsam sein können. In Übereinstimmung damit definiert sie (ebd.:260f.) abstrakte Subkonzepte so: „Es handelt sich [...] nicht länger um konkrete Kontexte der metaphorischen Instanzen, sondern um abstrakte Subkonzepte, die verschiedene, größere Erfahrungsbereiche charakterisieren können und konstitutive Elemente umfassenderer, gestalthafter IKMs darstellen. Diese abstrakten Subkonzepte sind es, die metaphorisch konzeptualisiert werden und in bestimmten Kontexten metaphorische Instanzen auf sprachlicher Ebene auslösen." Demnach strukturieren gewisse kontextrelevante Aspekte der Quellbereiche zwar abstrakte Zielbereiche wie Zeit oder Emotionen, aber auch andere „unmittelbare Erfahrungen unseres Alltags", die laut ihr (ebd.:259), „eine metaphorische Konzeptualisierung streng genommen nicht benötigen dürften", z.B. die Diskussion. D.h., die respektiven Metaphoriken treten nur dann auf, wenn die abstrakten Subkonzepte im Vordergrund des jeweiligen Kontextverständnisses[31] stehen. – Ich integriere ihr (abstraktes Sub-) Konzept in die Betrachtung der rekonstruierten Depressionsszenarien, denn ihr Ansatz vereint die Konzeptualisierungen des Depressivseins hinsichtlich eines Aspekts: dem der erlebten Gefahr.

Zusammenfassend ist zu den mein Metaphernverständnis bildenden Hintergründe festzuhalten, dass Sprache und kognitive Prozesse die hier relevanten kognitionswis-

[31] Mit jener Kontextrelevanz verbindet sie (ebd.:261 Fußnote) zudem die vielerorts in der Fachliteratur thematisierte „Nebenwirkung metaphorischer Konzeptualisierung", das *highlighting* und *hiding* der (Konzept-) Metaphern. Sie kehrt die bisherige Diskussionsrichtung um und benennt nun gerade diese beiden, von allen vorangegangenen AutorInnen als Folge der Metaphernwahl verstandenen Aspekte als die von den jeweiligen SprecherInnen beabsichtigte Ursache für die Wahl bestimmter Metaphern.

senschaftlichen Bereiche sind. Lakoffs und Johnsons (Metaphern-) Forschung im Rahmen ihres *Erfahrungsrealismus* bedarf, ihren eigenen Aussagen zufolge, einer *holistischen Semantik*. Innerhalb dieser fokussieren die Untersuchungen auf das Zustandekommen metaphorischer Wendungen, deren Prozessierung und Funktion. Bedeutung steht im Zentrum des Interesses. *Konzepte* gelten als kognitive Modelle und sind wie die ihnen entsprechenden *Kategorien* perzeptuelle und verbale Organisationseinheiten, die auf unserer körperlich bedingten Welterfahrung basieren und deren Eigenschaften das Ergebnis imaginativer Verarbeitungen (Metaphern usw.) sind. (*Bild*-) *Schemata* sind wiederkehrende, dynamische Muster unserer perzeptuellen Interaktionen und Bewegungsprogramme, die unsere weiteren, neuen Erfahrungen verständlich oder sinngebend strukturieren. Die die kognitiven Modelle (*scripts, scenarios, scenes, event schemas* und IKMs) vereinenden Faktoren sind der Erfahrungskontext und seine gestalthafte, situationsbezogene Bedeutsamkeit – die Szenarien der rekonstruierten Depressionsmetaphoriken zeigen dies.

4.4. Mein (Konzept-) Metaphernverständnis

Die Unterscheidung zwischen Metaphorisieren und Metapher benennt die metaphorische Besonderheit, Prozess zu sein, d.h. Konzeptualisierung sowie Übertragung, und zugleich Ergebnis zu sein, d.h. die manifeste Metapher. Letztere präsentiert Abstraktes, Neues in Gestalt von Konkretem und Vertrautem, z.B. Depression ist ein Stein. – Folglich ist ein wesentliches Charakteristikum der Metapher, dass sie sprachlicher Ausdruck ihres kognitiven Instrumentseins ist, wie ich es eingangs nenne.

Ihre für die vorliegende Untersuchung wichtigste Funktion ist die „gestaltgebende Wirklichkeitsschöpfung“: Es ist metaphorisch möglich, das ansonsten schier nicht nachvollziehbare Depressivsein imaginierbar und somit verständlich zu machen. Das gilt für die Betroffenen selbst, die es so konzeptualisieren, und es gilt für Nicht-Betroffene, die sich so ein Bild (bzw. mehrere) vom Erleben einer depressiven Störung machen können. Die individuelle Bedeutsamkeit dieser Erfahrung erhält eine interaktional verständliche Bedeutung.

Prozess- und Ergebnis-Sein stellt nicht die einzig relevante Differenzierung dar. Es ist die Unterscheidung zwischen Metapher und Konzeptmetapher[32] zu beachten: Die manifeste (Einzel-) Metapher ist die schriftlich oder mündlich erkennbare sprachliche Wendung, die Spitze des „Eisbergs“ sozusagen, Ricæurs Aussage abwandelnd. Sie ist

---

[32] Zur begrifflichen Klärung: Konzept-, Wurzel-, Hintergrundmetapher oder Metaphorik bezeichnet das den Einzelmetaphern zugrunde liegende Denkkonstrukt und wird großgeschrieben.

ein Ausschnitt aus einem konkreten physischen oder sozialen, individuellen oder tradiert weitergegebenen Erfahrungsbereich, einem erlebbaren oder erlebten Szenario. Diese Qualität der gestalthaften Sinngebung ist in der Konzeptmetapher für den jeweiligen Erfahrungsausschnitt vollständiger, holistischer ausgeprägt – die Konzeptmetapher ist der ganze Eisberg, das kognitive Modell. Lakoff und Johnson nennen es *experiential gestalt*, erfahrene Gestalt, woher auch der Name ihrer Philosophie rührt: Erfahrungsrealismus, *experiential realism*.

Metaphern sind also keine isolierten lexikalischen Phänomene, sondern Hinweise auf Erfahrungseinheiten, die Menschen machen und die sie als Ganzheiten „sinnlich" wahrnehmen und erinnern. Es sind also die Konzeptmetaphern, die den kognitiven Transfers aus konkreten Herkunfts- in abstraktere Zielbereiche dienen und letztere vorstellbar strukturieren. Die *grossest outline* für sie liefern Bildschemata (WEG, CONTAINER etc.); Ereignisschemata, Szenarien, Idealisierte Kognitive Modelle (IKMs) hingegen beinhalten inhaltliche Faktoren: Ereignisabfolgen mit Agierenden, zeitlichen Strukturierungen, Handlungen usw. Ein Beispiel illustriert die genannten Aspekte: Manifeste Einzelmetaphern lauten „Ich ertrinke", „die Schleusen öffneten sich", „alle Dämme brachen"; die Konzeptmetapher heißt DEPRESSION IST EINE FLUT, die die Betroffenenperspektive betonende Konzeptualisierung DEPRESSIVSEIN HEISST, ÜBERSCHWEMMT ZU WERDEN. Szenarien wie dieses sind anhand der in den Texten oder Gesprächen präsentierten Metaphern metaphernanalytisch und -synthetisch zu rekonstruieren.

Ein solches Metaphernverständnis, das von erfahrungsbasierenden Denkkonzepten hinter einzelnen Instanzen ausgeht, ist nicht nur aus deskriptiver Sicht z.B. für das Verständnis erlebter Depressionserfahrung aufschlussreich, sondern birgt therapeutische Handlungsrelevanz: Ist ein Konzept zu eruieren, dann empfiehlt es sich, das Erleben der Betroffenen innerhalb dieses Rahmens mit validierungsorientierten Metaphern oder VOMs wertzuschätzen, anzuerkennen, d.h., in die Welt der Betroffenen „einzutreten" und sehr nah am Erleben zu arbeiten. Zu gegebener Zeit können mit genesungsorientierten Metaphern (GOMs) potentielle Wege aus jenem Szenario benannt werden. Manchen Konzeptmetaphern, v.a. wenn sie aus der Betroffenenperspektive formuliert sind (z.B. ÜBERSCHWEMMT WERDEN), können auch implizite Botschaften entnommen werden, im Falle der Beispiel-Konzeptmetapher „Ich habe Angst, ich fühle mich hilflos". Angesichts des gefahrenvollen Szenarios FLUT verwundert ein solcher Tenor, der m.E. aus dem *system of associated commonplaces* resultiert, nicht. In meinem Konzeptmetaphernverständnis ist er die „schlichte Bedeutung", eine auf der Beziehungsebene potentiell wirksame Mitteilung, die vorsichtig zu thematisieren ist, da sie nur implizit offeriert wird. Dasselbe gilt für das abstrakte Subkonzept *Gefahr*, das ebenfalls „nur" zwischen den metaphorischen Zeilen steht, wenngleich es für die Metaphern mitverantwortlich ist.

Vor dem Hintergrund eines ganzheitlichen, situativen Bedeutungsverständnisses (Flut bedeutet interaktional u.a. Bedrohung, Angst) und wenngleich es scheint, als sei ausschließlich die Rede von „Kognitionen", so haben Gefühle ihren „festen Platz" in den kognitionslinguistischen Studien zur Metaphorik. Die Versprachlichung von Gefühlen ist metaphorisch und folgt metaphorisch strukturierten kognitiven Konzepten, wie sie z.B. Kövecses (1989) für Wut, Angst, Stolz, Respekt und Liebe nachzeichnet[33] und Lakoff (1987:380ff.) die verschiedenen (Hitze-) Stadien des Wütendseins („vor Wut kochen" bis „abkühlen") z.B. in seiner *anger ontology* erfasst. Er bewertet die Übereinstimmungen zwischen Physiologie und (Konzept-) Metaphern als Beleg für seine und Johnsons *embodiment*-Theorie. Lange zuvor schreibt Hayakawa (1941:192) den Metaphern dezidiert die Funktion zu, Gefühle direkt auszudrücken: *Metaphors are not `ornaments of speech´; they are direct expressions of feeling and are bound to occur whenever we have strong feelings to express.* Gefühle, psychische „Zustände" sind schwierig zu „begreifen" und bedürfen deshalb der Metaphorisierung, wie auch von Kleist (1984:5) in ihrer Untersuchung die metaphorische Konzeptualisierung psychischen Leidens begründet. – In allen rekonstruierten Erlebniskonzeptualisierungen des Depressivseins spielen Gefühle von Bedrohung, Hilflosigkeit und v.a. Angst eine große Rolle. –

Abschließend beschreibe ich die Metapher metaphorisch, um ihre Komplexität mit ihr und „nach ihren Regeln" zu verdeutlichen. Für mich ist die Metapher in den authentischen Texten Depressiver ein *pas de deux* der Alltagssprache[34]. William Styrons „Die Depression ist ein Orkan aus Nebelschwaden" ist ein Beispiel. Der *pas de deux* ist eine feste choreographische Ballettform, wörtlich übersetzt ein „Schritt oder Tanz für zwei". Er gilt als Höhepunkt eines Handlungsballetts und illustriert mein Metaphernverständnis, weil er als Metapher für die Metapher die Bewegung, die Handlung (Übertragung oder Übersetzung) einfängt und auf das Schöpferische (in) der Metapher verweist. Er enthält ihr wirklichkeitenkonstituierendes Moment, und, so sie denn neu und nicht lexikalisiert ist, das „Premierenhafte" der Metapher, ein Begriff, der treffend das dynami-

[33] Siehe auch Lakoff und Turner 1989. Lakoff und Johnson nennen 1980 (dt. 1998) z.B. HAPPY IS UP als eine Orientierungsmetapher.

[34] – und zwar Teil des Pflichtprogramms, nicht der Kür.

sche bzw. szenische Element charakterisiert. Zudem ist ein Tanz zeitgleich Prozess und Ergebnis.

Prosaischer als der *pas de deux* und explizit der Philosophie Lakoffs und Johnsons folgend sind Metaphern Lebens-Mittel; sie lassen uns neue Erfahrungen in alten begreifen und so neue Bedeutungen gestalthaft verarbeiten: Ursula Goldmann-Poschs und Martha Mannings Depressionskonzept „Erdbeben" löst imaginativ ein ganzes Katastrophenszenario aus – Beben, Bedrohung, Panik, Hilflosigkeit, Zerstörung, Nachbeben. Diese interaktional relevanten Charakteristika umfassen sogar die mittelbar Betroffenen im Umfeld des Epizentrums, des depressiven Menschen.

Die Metapher ist für die Darstellung des äußerst intensiven Gefühlszustandes in einer schweren depressiven Episode das Mittel erster Wahl. Die AutorInnen geben metaphorisch ihrem komplexen Erleben physische Gestalt: Sie sorgen mit ihren Metaphern dafür, dass wir „im Bilde sind", dass wir uns vorstellen können, was es bedeutet, depressiv zu sein.

Wiederholt ertappe ich mich bei der Frage, ob ich die Metapher aus „ihrer" Sicht oder aus BenutzerInnensicht beschreiben sollte. Ich wechsle fortwährend zwischen einer theoretischen und einer pragmatischen Perspektive: Einmal überlege ich, was eine Metapher ist, dann, welche Funktion sie hat, zu welchem Zweck wir sie verwenden. Als Sprechende oder Schreibende schaffen wir die Metapher; dennoch erlebe ich es so, als gestehe ich ihr ein gewisses Eigenleben zu, wenn ich von dem, was sie tut und bewirkt, schreibe. – Wir metaphorisieren, aber mir scheint, die Metapher könnte, einmal geschaffen, auch ohne uns leben.[35]

Die erläuterten Aspekte finden v.a. in Kapitel 6 bezüglich des rekonstruierten Depressionserlebens ihre praktische Anwendung. – Es folgt ein Einblick in[36] die depressive Störung, deren Erleben den Zielbereich der untersuchten Metaphorisierungen darstellt.

---

[35] Diese „Erkenntnis" könnte ich in Ricæurs Buchtitel Die *lebendige* Metapher bzw. dem französischen Originaltitel La métaphore *vive*! hineinlesen. (Kursivierung v.d.V.)

[36] Diese Formulierung passt zu der nachgewiesenen BEHÄLTER-schematischen Struktur der depressiven Störung (siehe Kapitel 6.9.2.).

4.5. „Die"[37] Depression

Das Morbiditätsrisiko, d.h. die Gefahr, im Laufe des Lebens an einer Depression zu erkranken, ist groß: Laut Hautzinger (1998:13) liegt es „in einer repräsentativen Bevölkerungsstichprobe" bei 17%. Die Wahrscheinlichkeit, dass Frauen erkranken, liege bei 26%, mehr als doppelt so hoch wie für Männer mit 12%. Vielleicht ist die hohe Prävalenz ein Grund, weshalb der Begriff „Depression" so geläufig ist, obgleich er umgangssprachlich wie fachterminologisch diverse Denotationen und Konnotationen aufweist. Die Internationale Klassifikation der Krankheiten (ICD) unterscheidet die depressive Episode (F32) mit / ohne somatische/n und mit / ohne psychotische/n Symptome und die rezidivierende depressive Störung (F33) (ebenfalls vierfach nach den genannten Symptomen unterteilt).

Da diese Arbeit die alltagsmetaphorische Konzeptualisierung und Darstellung des Depressivseins fokussiert, beginnt dieses Kapitel mit der Betrachtung des Sprachgebrauchs bezüglich des Begriffs „Depression". Ich stelle die Auseinandersetzung der betroffenen AutorInnen mit diesem Terminus der Schilderung der Terminologie und Symptomatik depressiver Erkrankungen nach der ICD-10 und anderen Fachbuchautoren voran. Anmerkungen zur verhaltens- und pharmakotherapeutischen Depressionsbehandlung sowie ein Hinweis auf den Einsatz von Metaphern in der Psychotherapie schließen dieses und das Theorie- und Definitionskapitel insgesamt ab.

Wittchen (1997:16), einer der Fachbuchautoren, schreibt von „beständiger Interesselosigkeit und Freudlosigkeit oder dem Gefühl innerer Leere, selbst wenn positive Ereignisse eintreten", Kay Redfield Jamison (1999:140) nennt es ihr „leeres, ausgepumptes Inneres". Die deutschsprachigen AutorInnen thematisieren die Fachsprache nicht, die fünf US-amerikanischen AutorInnen hingegen durchsuchen ihre Alltagssprache nach adäquaten Ausdrucksmöglichkeiten für ihr Leid und kommentieren ausführlich die Fehlbarkeit der Fachtermini. Sie bemängeln deren Mehrdeutigkeit, mehr noch die unangemessen sachliche und kühle Distanziertheit der „Worthülse"[38] „Depression", die ihren Qualen nicht gerecht wird, sie in ihrer Intensität nicht annähernd erfasst. Mehrfach plädieren sie (implizit) für eine metaphorische Benennung ihrer Erkrankung. „Wir haben immer noch keinen spezifischen und zutreffenden Namen für diesen jahrtausendealten Schatten auf dem Gehirn gefunden", stellt Tracy Thompson fest, die Stö-

---

[37] Die „metaphorischen Gänsefüßchen" verweisen darauf, dass diese Bezeichnung mehrere Formen depressiver Störungen subsumiert.

[38] so William Styron (1991:39).

rung metaphorisch benennend. William Styron (1991:39f.) postuliert explizit den Einsatz von Metaphern: „Leider fällt beispielsweise schon `Brainstorm´ aus [...] Allerdings müsste es etwas aus diesem Bereich sein." Die fünf US-AutorInnen bevorzugen die älteren Termini wie „Melancholie" und „Anhedonie" und reflektieren sehr differenziert auch die alltagssprachlichen Wendungen, die, so bedauern sie, oftmals mit abwertenden Konnotationen behaftet sind, obgleich sie ein prägnanteres Bild ihrer Krankheit und Symptome zeichnen.

Hautzinger (1998:3) als ein weiterer Fachbuchautor weist darauf hin, dass die Umgangssprache mit „Depressionen" „Verstimmtheitszustände im Bereich normalen Erlebens" bezeichnet, während „von Depressionen im Bereich psychischer Störungen auf drei Ebenen gesprochen [wird]: (a) auf der symptomatologischen Ebene, wenn es um Einzelsymptome wie Traurigkeit oder Niedergeschlagenheit geht; (b) auf der syndromalen Ebene als einen als zusammenhängend angenommenen Merkmalskomplex mit emotionalen, kognitiven, motorischen, motivationalen, physiologischen, endokrinologischen Komponenten; und schließlich (c) als Oberbegriff für möglicherweise verschiedene Erkrankungen und dem zugehörigen (hypothetischen) Ursachen-, Verlaufs- und Behandlungswissen."

Da der Fokus hier auf der depressiven Episode liegt, folgt nun ausschließlich ihre Definition nach der ICD-10.

Die International Classification of Diseases, Injuries and Causes of Death (ICD), zu deutsch Internationale Klassifikation der Krankheiten, Verletzungen und Todesursachen, mittlerweile die zehnte Revision, deshalb ICD-10, ist das von der Weltgesundheitsbehörde (WHO) herausgegebene, weltweit gültige Klassifikationssystem. Ihre Schilderung der Klinik, in ihrer Nomenklatur, stelle ich das in den Texten beschriebene, subjektive Erleben in Kapitel 7.3.3. vergleichend zur Seite.

Die ICD-10 definiert die „depressive Episode" wie folgt:

„In den unten beschriebenen typischen leichten (F32.0), mittelgradigen (F32.1) oder schweren (F32.2 und F32.3) depressiven Episoden leidet die betreffende Person gewöhnlich unter gedrückter Stimmung, Interessenverlust, Freudlosigkeit und einer Verminderung des Antriebs. Die Verminderung der Energie führt zu erhöhter Ermüdbarkeit und Aktivitätseinschränkung. Deutliche Müdigkeit tritt oft nach nur kleinen Anstrengungen auf. Andere häufige Symptome sind:

1. Verminderte Konzentration und Aufmerksamkeit.
2. Vermindertes Selbstwertgefühl und Selbstvertrauen.
3. Schuldgefühle und Gefühle von Wertlosigkeit (sogar bei leichten depressiven Episoden).
4. Negative und pessimistische Zukunftsperspektiven.

5. Suizidgedanken, erfolgte Selbstverletzung oder Suizidhandlungen.
6. Schlafstörungen.
7. Verminderter Appetit.

Die gedrückte Stimmung ändert sich von Tag zu Tag wenig, reagiert meist nicht auf die jeweiligen Lebensumstände, kann aber charakteristische Tagesschwankungen aufweisen. Wie bei den manischen Episoden zeigt das klinische Bild beträchtliche individuelle Varianten; ein untypisches Erscheinungsbild ist besonders in der Jugend häufig. In einigen Fällen stehen zeitweilig Angst, Gequältsein und motorische Unruhe mehr im Vordergrund als die Depression. Die Stimmungsänderung kann durch zusätzliche Symptome wie Reizbarkeit, exzessiven Alkoholgenuss, histrionisches Verhalten, Verstärkung früher vorhandener phobischer oder zwanghafter Symptome oder durch hypochondrische Grübeleien verdeckt sein. Für die Diagnose depressiver Episoden aller drei Schweregrade wird gewöhnlich eine Dauer von mindestens zwei Wochen verlangt; kürzere Zeiträume können berücksichtigt werden, wenn die Symptome ungewöhnlich schwer oder schnell aufgetreten sind.

Einige der oben genannten Symptome können auffällig sein und ein charakteristisches Bild mit spezieller klinischer Bedeutung ergeben. Typische Merkmale des somatischen Syndroms sind:

1. Interessenverlust oder Verlust der Freude an normalerweise angenehmen Aktivitäten.
2. Mangelnde Fähigkeit, auf eine freundliche Umgebung oder freudige Ereignisse emotional zu reagieren.
3. Frühmorgendliches Erwachen; zwei oder mehr Stunden vor der gewohnten Zeit.
4. Morgentief.
5. Der objektive Befund einer psychomotorischen Hemmung oder Agitiertheit.
6. Deutlicher Appetitverlust.
7. Gewichtsverlust, häufig mehr als 5 % des Körpergewichts im vergangenen Monat.
8. Deutlicher Libidoverlust.“

(Die ICD-10-Beschreibung der rezidivierenden depressiven und der bipolaren affektiven Störung, worunter Kay Refield Jamison leidet, findet sich im Anhang unter 9.6.4.3.)

Wie Ortony ([2]1993:1) sagt, wurde und wird postuliert, dass Fach- oder Wissenschaftssprachen, u.a. wegen der Notwendigkeit präziser Aussagen und einer wörtlich zu beschreibenden Realität, „metaphernfreie Zonen“ sein sollten. Es ist jedoch offensichtlich, dass auch die ICD-10 keine solche ist: „Antrieb“, „Morgentief“ oder „gedrückte Stimmung“ sind lexikalisierte Metaphern, so vertraut, dass sie meist nicht mehr als Metaphern registriert werden. Ich gebe Ortony (ebd.:3) recht, dass „alle Sprachen, die wissenschaftlichen eingeschlossen, tropologisch sind“ – und, wie er es bezüglich zweier Beiträge in dem von ihm herausgegebenen Buch zusammenfasst, auch „die Überlieferung neuer wissenschaftlicher Ideen und Theorien“ nichts anderes ist als „ein Sonderfall der Vermittlung von Ideen, die (für das beabsichtigte Publikum) neu sind". Gerade „die Vermittlung neuer Ideen", seien sie wissenschaftlicher Provenienz oder nicht, d.h. Neues durch Altes gegen- und verständlich zu machen, ist jedoch eine der kognitionswissenschaftlich nachgewiesenen Hauptfunktionen der Metaphorik. Daher rührt mein Desiderat, die erfahrungsrealistischen Metaphern zu nutzen und sogar im Gegenteil ihre vermehrte Verwendung anzuregen, v.a. bezüglich der Erfassung psychischer Erkrankungen und des so zu erleichternden Verständnisses für sie und für die von ihnen Betroffenen. Auch Kronberger (1999:95) betont, in anderem Zusammenhang, die besondere Eignung und v.a. den komprimierten Informationsreichtum (in) der Metapher: „`Ein Bild sagt mehr als tausend Worte´: Die Metapher als Kondensat von Erfahrung". – Mehrere betroffene AutorInnen betonen, dass viele depressive Menschen noch am Leben sein könnten, wenn die Verständigung eine bessere wäre, was ich ebenfalls als Plädoyer für die Metapher werte.

Zu meiner Verwendung etablierter Fachtermini ist festzuhalten, dass ich „Krankheit", „Erkrankung" und den aktuell gültigen Fachterminus „Störung" synonym verwende, zwei Begriffe jedoch idiosynkratisch einsetze:
„Episode" und „Phase" werden in der Fachliteratur oftmals synonym sowie mit verschiedenen Bedeutungen gebraucht. Berger (1999:488) schreibt: „Bei der Mehrzahl der Patienten treten Depressionen als Episoden oder Phasen auf, d.h., sie sind selbstlimitierend und klingen auch ohne therapeutische Maßnahmen ab." Hautzinger (1998:16) dagegen formuliert unter dem Punkt „Phasenanzahl": „Bipolare Patienten haben (über 30 Jahre) typischerweise ca. sieben bis acht Episoden, unipolare Patienten erleben ca. vier bis fünf Episoden in dieser Zeit." – Ich setze diese Begriffe wie folgt ein: Unter Episode verstehe ich einen begrenzten Zeitraum des Depressivseins, der sich in drei Phasen unterteilt. „Phase 1" bezeichnet den Beginn bzw. die Zunahme der Symptome, seien es innere Leere, Traurigkeit, Angst oder das Gebeugt-Sein und die verlangsamten Bewegungen. Ein Metaphernbeispiel ist „Abstieg". „Phase 2" umfasst den Zeitraum großer Hoffnungslosigkeit und gegebenenfalls auch der Suizidalität, was nicht bedeutet, dass Betroffene nur dann suizidal werden (können). Metaphernbeispiele sind „ganz unten", „am Boden". „Phase 3" schließlich steht für das Ende der nihilistischen Haltung und sehr schlechten Befindlichkeit der Phase 2, für den Remissionsbeginn. Ein Metaphernbeispiel lautet „Aufstieg". – Um „im Bilde zu bleiben", füge ich zwei Grafiken ein, die den Verlauf einer depressiven Episode nachzeichnen:

Zum einen Bergers (1999:489) Darstellung des Verlaufs depressiver Episoden:

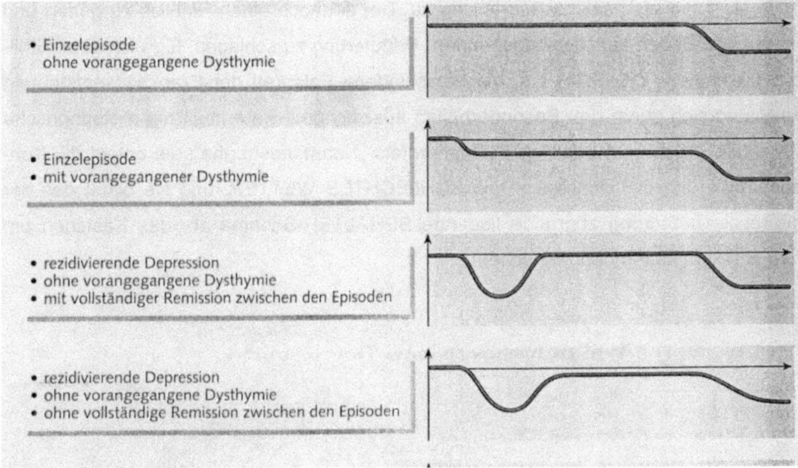

Zum anderen Hautzingers (1998:15) Verlaufsverständnis:

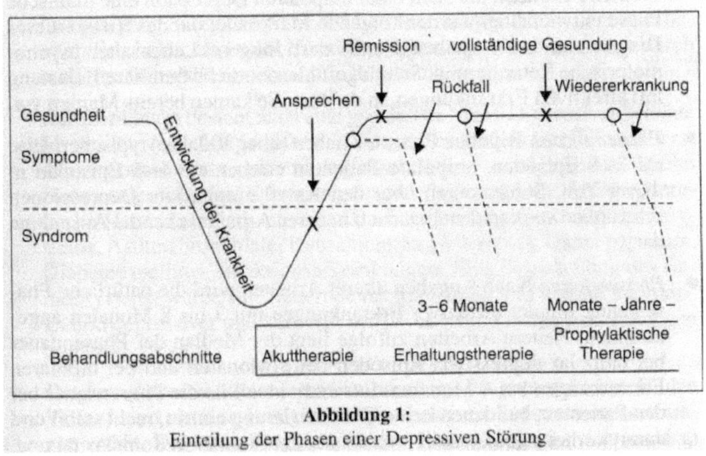

Abbildung 1:
Einteilung der Phasen einer Depressiven Störung

Sowohl Bergers als auch Hautzingers Verlaufsdarstellungen bilden mein „Drei-Phasen-Modell" deutlich[39] ab: Der „Abwärtstrend" der Kurve entspricht der Phase 1, der „Boden" der Kurve der Phase 2 und der Bogen „nach oben" der Phase 3.

[39] Die Grafiken zeigen i.S.v. vergegenständlichen, d.h., sie fungieren wie Metaphern.

Warum wer von den neun Schreibenden erkrankt ist, ist weder Thema dieser Arbeit noch steht mir eine solche Beurteilung zu. Um dennoch einen Einblick zu geben und erneut den Bogen zur „gestaltgebenden" Erläuterung zu schlagen, füge ich eine Abbildung Wittchens (1997:24) ein, die verschiedene Faktoren der Krankheitsentstehung zeigt und sich durch drei Besonderheiten auszeichnet: Sie enthält die metaphorische Wendung „Ausbruch" aus dem Metaphernfeld „Naturkatastrophe"; sie belegt die Konzeptualisierung der Depression als SCHLECHTES WETTER, und sie bildet das der depressiven Störung zugrunde liegende BEHÄLTER-Schema ab, das Kästchen um den kranken, kauernden Menschen:

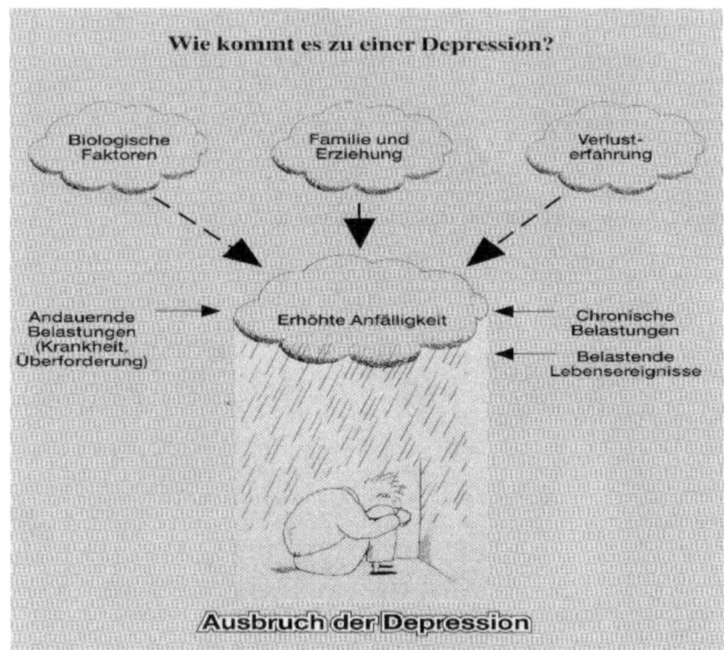

Statt viele Ätiologie- und Pathogenesemodelle anzuführen, deren Komplexität und therapieschulenspezifischen Differenzierungen ich hier nicht gerecht werden kann, erläutere ich nur einen Therapieansatz, soweit es für das Verständnis der in Kapitel 6.6. erläuterten validierungs- und genesungsorientierten Metaphern vonnöten ist.

Die (Kognitive) Verhaltenstherapie und ihr Verständnis depressiver Erkrankungen ist hauptsächlich auf zwei komplementäre Erklärungsansätze zurückzuführen: Einerseits geht die Verstärkertheorie nach Lewinsohn auf der Handlungsebene davon aus, dass depressives Verhalten wenig positive Reaktionen auslöst und meist negative Erfahrungen nach sich zieht. Rückzug ist eine häufige Folge und sorgt für die Aufrechterhaltung der Störung. Die Kognitionspsychologie geht andererseits von der Wichtigkeit der Kognitionen aus. Lückert und Lückert (1994:228ff.) führen die „Grundauffassung" der kognitiven Psychologie „auf den stoischen Philosophen Epiktet (60 v. Chr.) zurück, der erkannte, dass die Menschen nicht durch die Dinge gestört werden, sondern dadurch, wie sie die Dinge betrachten". Die Bewertung einer Situation oder Handlung – ihre Bedeutsamkeit – ist also entscheidend.

Aaron T. Beck entwickelte eine kognitive Therapie zur Behandlung affektiver Störungen, besonders der Depression[40]. Er legt der Störung (und ihrer Therapie) zugrunde, dass Kognitionen, Emotionen und Handlungen sich wechselseitig beeinflussen und dass es depressionstypische Kognitionen gibt, die sowohl Auslöser als auch aufrechterhaltende Bedingung der Erkrankung sind. Depressionstypische Kognitionen basieren auf der sogenannten „kognitiven Triade", wonach depressive Menschen sich selbst, ihre Umwelt und ihre Zukunft negativ sehen. Beispiele solch depressionstypischer Kognitionen, auch dysfunktionale oder fehlangepasste Denkmuster und automatische Gedanken genannt, sind u.a. Generalisierungen wie „Immer bei mir schaltet die Ampel auf rot.", Katastrophisierungen wie „Ich werde vollkommen versagen.", verabsolutierendes, dichotomes oder „Schwarz-weiß-Denken": „Keiner liebt mich.", Selbstattributionen: „Ich bin schuld, wenn ..." u.a.m.

Aus den Denkmodellen der Verstärkertheorie und der Kognitionspsychologie ergeben sich verhaltenstherapeutische Konsequenzen, die einander ergänzen: Aktivierung bzw. Aktivitätenförderung (v.a. Angenehmes) zum einen und Erkennen und Verändern oftmals nicht sofort abrufbarer, aber dennoch wirksamer Lebensleitsätze – Konzepte – zum anderen. Wittchens (1997:63) „25 Schritte einer Psychotherapie bei Depressionen" inkorporieren m.E. diese Denkansätze und benennen einzelne Punkte therapeutischen Vorgehens. Ich nenne nur die hier relevanten Schritte 19 bis 21: „Erkennen negativ verzerrter Denkmuster. Erarbeiten von alternativen Denk- und Handlungsmustern. Einüben dieser neuen Sichtweisen und Fertigkeiten im Alltag."

Diese Punkte leiten über zu meinen „metapherntherapeutischen" Überlegungen und ihrer Handlungsrelevanz: Für das Erkennen negativer Einstellungs- und Verhaltensmuster und das Übertragen neuen, alternativen Gedankenguts in den Alltag ist, wie für die Psychotherapie überhaupt, Sprache – v.a. die Metaphorik – von zentraler Bedeutung. Ähnlich wie bei der Technik der kognitiven Umstrukturierung geht es als Konse-

---

[40] Siehe Aaron T. Beck et al.: Kognitive Therapie der Depression.1979/1999.

quenz aus der vorliegenden metaphernanalytisch-synthetischen Arbeit um den Versuch, die negativen Gedanken- und Sprachmuster aufzulockern, weniger durch das feine Einweben von validierenden Metaphern, sondern v.a. darum, mit dem Einführen genesungsorientierter Metaphern ein Ende des Depressivseins denk- bzw. imaginierbar zu machen. Epiktets Maxime, die Bewertung einer Erfahrung sei entscheidender als die Erfahrung selbst, ist auch hier bedeutsam.

Ich führe weder weitere fachliterarische Zitate an für die (vorübergehend oft unumgängliche) Notwendigkeit des Einsatzes einer antidepressiven Medikation bei schwer depressiven Menschen noch meine klinischen Eindrücke, sondern lasse stattdessen die ExpertInnen mit ihren Erfahrungen und Einschätzungen zu Wort kommen. Martha Manning (1996:103) wehrt sich gegen eine Medikation, lenkt jedoch ein und leidet psychisch wie physisch unter den Nebenwirkungen: „[...] ich würde die Übelkeit sogar in Kauf nehmen, wenn ich nur das tote, leere Gefühl loswerde." Auch Kay Redfield Jamison (1999:106) hadert, kommt aber ebenfalls zu dem Schluss, Medikamente zu brauchen: „Tabletten können einen in der Realität nicht wieder heimisch machen; sie stoßen einen nur kopfüber hinein und stellen einen schneller auf die wankenden Füße, als man manchmal verkraften kann [...] Kein Medikament kann mir helfen, mit dem Widerwillen gegen die Medikamente fertig zu werden; ebenso wenig wie keine Psychotherapie allein meine manischen und depressiven Phasen verhindern kann. Ich brauche beides." Tracy Thompson (1998:289) schildert sehr differenziert die Wirkweise eines der vielen Medikamente, die sie ausprobieren muss, bis das für sie wirksame und gut verträgliche gefunden ist: „Diese kleinen grün-weißen Kapseln bewirkten nicht, dass ich mich `anders´ fühlte. Sie bewirkten, dass ich mich *weniger* `anders´ fühlte – besser fähig, meine schwarzen Stimmungen zu überwinden und der Mensch zu sein, der ich wirklich war."
Betroffenenkommentare wie diese und meine berufliche Erfahrung begründen, weshalb auch einige von mir ergänzte, genesungsorientierte Metaphern auf eine pharmakotherapeutische Behandlung hinweisen.

Es folgt die Beschreibung des methodischen Procederes, bevor im Ergebnisteil die rekonstruierten Depressionsszenarien im Detail vorgestellt und ihre psychotherapeutischen Anwendungsaspekte aufgezeigt werden.

5. (Methodisches) Vorgehen, Metaphernanalytisches

5.1. Zum chronologischen Ablauf

5.1.1. „Initialzündung und Dauerbrenner"

Im Juni 1991 las ich William Styrons Sturz in die Nacht als eine Art Weiterbildungslektüre. Die authentische, selbstreflektierende Schilderung der psychischen Extremerfahrung „schwere depressive Episode" ergänzte mein bis dahin theoretisches Wissen um eine sehr persönliche, empathisch stimmende Krankheitseinsicht – und seine dunklen WetterMetaphern schlugen mich schnell in ihren Bann. Ursprünglich hatte mich die Deskription individueller Krankheitserfahrungen interessiert; meine beruflich begründete Wissbegierde vermischte sich jedoch bald mit linguistischer Neugierde bezüglich der in diesem Zusammenhang verwendeten Metaphern. Nach und nach las ich Berichte psychisch Kranker, deren (Unter-) Titel „Bilder" enthielten oder zumindest Hinweise auf authentische Krankheitsschilderungen, und ich begann, Fragen zu stellen und Ideen zu entwickeln...

5.1.2. Dissertationsidee, *serendipity* und Qualitative Sozialforschung

Bis zum Herbst 1999 kristallisierte sich aus dem Wechselspiel von persönlichen Krankheitsschilderungen und mittlerweile vielen klinischen Eindrücken ein im Rahmen einer Dissertation bearbeitbares Forschungsvorhaben heraus: eine deskriptiv ausgerichtete Untersuchung der authentischen, retrospektiv formulierten Metaphoriken des Depressionserlebens. Mein Ziel war es, die Metaphern sammeln und sie in einem Bilderkatalog des Depressivseins zu würdigen. Selektionskriterium für die neun zu untersuchenden Werke[41] war, außer dem oben genannten, dass die AutorInnen deutsch- oder amerikanischsprachige[42] ZweifachexpertInnen sind: Menschen, die (mindestens) eine depressive Episode erlebt haben und zugleich Fachleute für einen der beiden hier relevanten Bereiche sind. D.h., sie sind oder waren als PsychiaterInnen oder PsychotherapeutInnen oder literarisch als SchriftstellerInnen und / oder JournalistInnen tätig. Einige Entwicklungsabschnitte dieser Arbeit lassen sich mit Walpoles *serendipity*[43] charakterisieren: So trifft es zum einen zu auf das „Finden" meines Betreuers, Herrn Pro-

---

[41] Mehr dazu in Kapitel 3.

[42] 1981 wurde mir für das Amerikanische an meiner deutschen, 1986 an meiner US-amerikanischen *alma mater* „Muttersprachenstatus" bescheinigt.

[43] Laut The Compact Edition of the Oxford English Dictionary, Band II, (1979^2), kreierte Hugh Walpole dieses Wort 1754 in Anlehnung an seine Geschichte „The Three Princes of Serendip" –

fessor Dr. Koch, über den Klappentext zu Frau Dr. Keßlers Manie-Feste. Professor Dr. Koch hatte zusammen mit jener Autorin eine Ausschreibung initiiert, die sich an Menschen wandte, die über erlebte Krisen schreiben. Viele Tausende Seiten autobiographischen Materials gingen ein, die „erstmals auf breiter empirischer Basis Auskunft über die helfende, therapeutische, oft lebensrettende Wirkung von Schreiben und Lesen [geben]“ (Koch&Kessler 1998:Einband). Ihre Einstellung und Herangehensweise zeichnen sich durch eine Verbindung von „Wissenschaft und Praxis“ (ebd.), von Forscherinteresse und Menschlichkeit aus, in deren Tradition ich mit meiner Arbeit gerne stünde.

Serendipitous ist zum anderen, dass die „qualitative Sozialforschung[44]“ (qS) zunehmend an Bedeutung gewinnt und ich mich an deren (Selbst-) Verständnis und Methode für meine Untersuchung orientiere; ein rein quantitativer Forschungsansatz würde dem Thema nicht gerecht. U.a. folgender Punkte wegen finde ich mich bei der qS wieder:

Humanitäre Grundhaltung:

Ich arbeite zwar mit Daten aus veröffentlichten Texten, vergesse darüber jedoch nicht, welch persönliches Thema die neun AutorInnen behandeln: ihre Krankheitserfahrung. Ihnen bzw. ihr verdanke ich viel. Erkenntnisgewinne aus dieser Arbeit mögen anderen Betroffenen zugute kommen, d.h., die metaphernanalytisch und -synthetisch gewonnenen Ergebnisse und deren Weiterentwicklungen mögen in (v.a. Therapie-) Gesprächen Verwendung finden.

Vorverständnis und offene Fragen:

Ich begann die Arbeit vor dem Hintergrund meiner klinischen Erfahrung und meiner philologisch-linguistischen Studien und einem daraus kombinierten Wissensinteresse. Klinische und literarische Eindrücke verarbeitend, formulierte ich Fragen und modifizierte sie während des Untersuchungszeitraums mehrfach.

(Kein detaillierter) Forschungsplan:

Im Gegensatz zu vielen quantitativ ausgerichteten Forschungsstudien lag meiner Arbeit zu Beginn kein ausgefeiltes, unabdinglich richtungsweisendes Design zugrunde. Die Entwicklung der Untersuchung nahm einen eher spiralförmigen denn geradlinigen Verlauf, nach dem Muster: Ich hatte eine Idee – das Würdigen der Metaphern in den Schilderungen depressiv erkrankter Menschen –, die zu Erkenntnissen und Ergebnissen führte, die wiederum zu (mehr als) einer neuen Idee – den Depressionsszenarien –

---

letzteres eine alte Bezeichnung für Sri Lanka. Die drei Prinzen machten immer wieder gefällige Entdeckungen, nach denen sie nie auf der Suche waren.

[44] Siehe u.a. HWitt@uni-hamburg.de

führten, die zu Erkenntnissen und Ergebnissen führte, die ... und so weiter ... und so weiter.

Mit der Idee für ein Promotionsprojekt mit dem vorläufigen Titel „(Von Kundigen geführte) Bilderstudienreisen durch die Welt (en) der Depression" trat ich im Dezember 1999 vor Professor Dr. Koch – und wir einigten uns auf erste, in den authentischen Krankheitsberichten und meinen wissenschaftlichen wie beruflichen Erfahrungen verankerte, empirisch orientierte Betrachtungsansätze:

1. Untersuchung veröffentlichter Bücher über das Erleben depressiver Erkrankungen
2. Phasenbezogenheit der authentischen, metaphorischen Schilderungen
3. Welche Tropen verwenden die Betroffenen?
4. Das Paradoxon von Unbeschreiblichkeit und metaphorischer Eloquenz bezüglich des Krankheitserlebens
5. Für wen oder wozu werden diese autobiographischen „Reiseberichte" durch die Welt(en) der Depression verfasst? Ist retrospektives Schreiben eine *coping*-Strategie?

– Das „offizielle Promotionsunterfangen" hatte begonnen.

5.1.3. „Archäologie und Katalogisierung"

Ich stimme Leary (1994:21) zu, dass das Sammeln von Daten unvoreingenommen und nicht teleologisch überlagert vonstatten gehen sollte. Genauso hatte ich angefangen: In mehreren Lektüredurchgängen markierte ich mit Buntstiften in den neun Texten alle metaphorischen Wendungen in ihren Kontexten. Ich war zudem wie Black (in Haverkamp ²1996:386) vorgegangen, ohne ihn zu diesem Zeitpunkt gelesen zu haben: „[...] gilt mein ständiges Interesse ganzen metaphorischen Aussagen [...] nur in ihrem Vorkommen in *spezifischen* und relativ vollständigen Ausdrucks- und Kommunikationsakten. [...] Eine `Aussage´ in dem von mir intendierten Sinn [*sense*] wird identifiziert, indem ein ganzer Satz oder eine Menge von Sätzen gemeinsam mit soviel relevantem verbalen Kontext oder nichtverbaler Einbettung zitiert wird, wie für ein adäquates Erfassen der tatsächlichen oder unterstellten Bedeutung eines Sprechers notwendig ist." Zur Sinneinheitserfassung exzerpierte ich alle markierten Metaphern einschließlich ihres Kontextes und gab sie Zitat um Zitat in je eine Excel-Datei pro AutorIn ein. Während der Eingabe kodierte ich jede Sinneinheit mit mehreren Spezifizierungen, die ich anhand beispielhafter Auszüge aus der Zitatenliste zu Tracy Thompsons <u>Die Bestie</u> (siehe 9.0.8.) erläutere. Mit Ausnahme des vierten beruhen die insgesamt sieben Kodierungsparameter auf meiner klinischen Einschätzung; es handelt sich um empirisch fundierte Spezifizierungen. Die ersten drei Unterscheidungen finde ich auch bei Berger und Hautzinger[45] abgebildet. Ich verstehe eine depressive Episode[46], wie gesagt, als einen Drei-Phasen-Zeitraum, der mit dem Einsetzen depressiver Symptome wie Antriebsminderung beginnt, gefolgt von tief(st)er, häufig suizidal geprägter Verzweiflung und einer Zeitspanne allmählicher Besserung. Diesem klinischen Eindruck folgend, durchsuchte ich die neun Texte nach entsprechenden Wendungen. Ich fand kontextuelle Hinweise, die m.E. als Zäsuren den Beginn der jeweiligen Phase einer Episode kennzeichnen:

„Es begann ...", „Der Einbruch ...", „Plötzlich ... nicht mehr" u.a.m. markieren Phase 1. Sie kodierte ich mit der Ziffer 1.

„Ganz unten", „Keinen Sinn mehr ..." und u.a. kennzeichnen Phase 2. Sie verschlüsselte ich mit der Ziffer 2

und „Es ging langsam bergauf", „Ich konnte wieder ...", „Dann wurde es leichter" u.a.m. als Phase 3 mit der Ziffer 3.

Beispielzeile:

Seite	Textexzerpt	Kodierung	Metapher und Kontext
157	doch alle meine Veränderungsversuche wurden von der Bestie durchkreuzt. Die Bestie selbst war es eigentlich, was ich zu ändern versuchte. Aber sie war stärker als ich. Sie hielt mich wie in Handschellen fest und zwang meinen Blick von sich weg und ...	**2**	**die Bestie war stärker als ich: sie hielt mich wie in Handschellen fest**

Die Ziffer 4 steht für allgemeine Kommentare zu der Erkrankung, nicht für das phasenbezogene, ganz persönliche Erleben des Depressivseins. Beispielzeile:

Seite	Textexzerpt	Kodierung	Metapher und Kontext
201	Schlafstörungen: klassisches Symptom einer schweren Depression	**4**	**schwere Depression**

Mit den Ziffern 5 und 6 versah ich alle Zitate, die Bezug auf die Rolle des Schreibens bzw. auf die des Sprechens nehmen, auch nicht-metaphorische, weil ich zunächst auch jede Auskunft über das Verbalisieren festhalten wollte. Beispielzeile:

Seite	Textexzerpt	Kodierung	Metapher und Kontext
203	Depressionen .... Populärpsychologie - Repara-	**5**	**Reparaturanleitungen für die**

[45] Siehe die Abbildungen in Kapitel 4.3.

[46] Ich unterscheide nicht, ob es sich um eine depressive Episode im Rahmen einer uni- oder einer bipolaren depressiven Störung handelt oder um eine einmalige Episode.

	turanleitungen für die Psyche		**Psyche**

Die Ziffer 7 kennzeichnet (auch nicht-) metaphorische Aussagen zum subjektiven Pathogenese- und / oder Ätiologieverständnis. Ich wollte diese Zitate ggf. der Vollständigkeit halber berücksichtigen können. Beispielzeile:

Seite	Textexzerpt	Kodierung	Metapher und Kontext
239	früher immer versucht, mir meine schwarzen Phasen zu erklären, indem ich in Leuten oder Ereignissen einen "Grund" dafür suchte	7	**meine schwarzen Phasen**

Das ursprünglich deskriptiv ausgerichtete Ziel, das Sammeln von Metaphern über die Depression und das Depressionserleben, war erreicht. In Anbetracht der Datenfülle und der Entdeckungen wollte ich es allerdings dabei nicht mehr bewenden lassen.

5.2. *„Heureka!"*

Eine erste große „Wende" in der Forschungsrichtung ist erneut ein *serendipity*-Beispiel: Bei der Ergänzung jeder einzelnen Zitateinheit um die gerade genannten Spezifizierungen machte ich eine m.E. originelle Entdeckung und schloss ihr eine m.E. originelle Aufgliederung an: Bestimmte metaphorische Instanzen entstammen denselben Bereichen, sind miteinander „verwandt". Es handelt sich nicht um isolierte metaphorische Vorkommen; es sind, wie ich sie nenne, ganze „Felder" von Metaphern.

Beispiele für das mit „Gebäude" überschriebene Feld: „in einem Winkel meiner Seele", „mein Leben ist ein Trümmerhaufen", „ich bin eine traurige Konstruktion" u.v.a.m. Ich überprüfte die neun ausgedruckten autorInnenspezifischen Zitatenlisten bezüglich verwandter Wendungen und versah sie mit dem Feldernamen „Gebäude". Wiederholte Male arbeitete ich die Seiten durch und farbkodierte andere zusammengehörige Metaphern mit dem Ziel, weitere verwandtschaftliche Beziehungen aufzudecken. Als die Zahl der Felder stetig wuchs, vergab ich numerische Kodierungen, 31 an der Zahl, da ich so viele Buntstifte nicht besaß. Das Feld „Gebäude" erhielt die Ziffer (1), da es mir als erstes „ins Auge gefallen" war. Nach dieser sehr zeitaufwendigen und ziemlich bunten, handschriftlichen Felderbeschriftung nahm ich mir wieder die autorInnenspezifischen Excel-Zitatenlisten vor und verschlüsselte dort jede einzelne metaphorische Wendung je nach erkannter Felderzugehörigkeit mit der entsprechenden Ziffer oder Zahl, sowohl im metaphorischen Kontext als auch in separaten Spalten, die ich hinzufügte, um zu einem späteren Zeitpunkt mit den Einzelverschlüsselungen arbeiten zu können.

Beispielzeilen:

Seite	Textexzerpt	Kodierung	Metapher + Kontext	Felder	
193	doch die Kosten waren immens gewesen: Jahre des Hinein- und Hinauspurzelns aus depressiven Episoden	4	**die Kosten (30) immens: Jahre des Hinein- und Hinauspurzelns (27) aus depressiven Episoden**	**30**	**27**
193	gelähmt von dem Gedanken, dass meine emotionalen Defekte mit noch größeren moralischen Defekten einhergingen	4	**gelähmt (10) vom Gedanken, defekt (19) zu sein**	**10**	**19**

Diese Zeilen sind exemplarisch für die mehr als 120 Seiten der autorInnenspezifischen, sämtliche Kategorisierungen enthaltenden Exzerpte, allerdings in der Endfassung ohne die anfänglich noch enthaltenen nicht-metaphorischen Einträge.
[→ Erläuterungen und Ergebnisse in 6.1.2.; Zitatenlisten in 9.0.]

5.2.1. „Felderbestellung"

Um zu sehen, wie es um die (Größe der) verschiedenen Felder „bestellt" war, kopierte ich aus den neun autorInnenspezifischen Zitatenlisten in einem weiteren Arbeitsschritt alle mit derselben Ziffer oder Zahl verschlüsselten Metaphern und legte für sie je eine neue Datei an. Mit diesen 31 Dateien hatte ich nun den gesamten Datenkorpus auch autorInnenübergreifend nicht mehr nach textimmanenten, sondern semasiologischen, erfahrungsverankerten Zusammengehörigkeiten erfasst. Die Entdeckung der Felder, dieser *serendipitous* (Be-) Fund, erwies sich für die gesamte weitere Forschungsarbeit als grundlegend und richtungsweisend wichtig.
[→ Erläuterungen und Ergebnisse in 6.1.2. und 9.6.1.]

5.2.2. „Phasenhafte Abbildungen"

Obwohl ich bereits zu Beginn der Arbeit katalogisieren wollte, mit welchen Metaphern die Betroffenen welche Phase schildern, widmete ich mich ihnen erst nach der Felderentdeckung und kam so umhin, sie einzeln und unsortiert aufzulisten. Die Frage lautete jetzt nicht mehr, welche Einzelmetaphern zur Phasenbeschreibung verwendet, sondern welche Felder oder Metaphoriken i.S.v. Herkunftsbereichen in welcher Phase verwendet werden. Beispielhypothese: Instanzen wie „unerträglich" oder andere aus dem Feld „Last" finden sich besonders häufig in den Schilderungen der Phase 2. Die Betrachtung der ausschließlich phasenbezogenen metaphorischen Wendungen setzte voraus, dass ich in den dafür kopierten Arbeitsdateien all jene Zitate löschte, die nicht die Ziffer 1, 2 oder 3 aufwiesen. Diese in neun neuen Werkdateien komprimierten Kopien aus den Zitatenlistendateien beinhalteten sodann nur die nach den Phasen 1, 2 und 3 sortierten, verlaufsbezogenen Aussagen.

[→ Erläuterungen und Ergebnisse in 6.2. und 9.6.2.]

5.2.3. „Prototypische Depressionsmetaphorik"

Die AutorInnen verwenden Formulierungen, die die Formel „Depression = Metapher" erfüllen, so beispielsweise: „Depression ist ein Infarkt der Seele". Ich suchte solche Synonyme für die Depression und das Depressionserleben in den neun autorInnenspezifischen Zitatenlisten über alle Spezifizierungen hinweg und fasste sie in autorInnen- und felderspezifischen Listen zusammen. Die Synonymitätsformel war der wesentliche Schritt, prototypische Aspekte ausfindig zu machen.

[→ Erläuterungen und Ergebnisse in 6.3. und A 6.3.]

5.3. „*Via regia*: Genesungsorientierte Metaphern, GOMs"

Die zweite „Wende" – nach der betrachtungsverändernden Entdeckung der Felder – bedingte, auf einer anderen Ebene weiterzuarbeiten: Ich wandte mich von der textbezogenen, metaphernanalytischen Orientierung ab und einer (metaphern-) therapeutischen, d.h. anwendungsbezogenen zu bzw. verknüpfte beide (siehe 6.4.-9.).

Ich betrachtete die Metaphernfelder unter dem Gesichtspunkt, wie umfassend, nicht wie groß, die jeweiligen Metaphoriken sind und fragte, ob ihre Instanzen depressive Episoden in Gänze, also bis in die Zeit der Genesung hinein, abbilden. Ich überlegte, wie ich die Metaphoriken, mit dem Wissen um die Endlichkeit der Episoden, zu therapeutischen, genesungsbezogenen Zwecken ergänzen kann. Ich entwickelte GOMs, „genesungsorientierte" Metaphern, die i.d.R. in den von den Betroffenen vorgegebenen metaphorischen Rahmen bleiben. Beispiel: „Strickleiter" ist eine GOM für das Konzept DEPRESSION IST TIEFE. „Validierende und prophylaxeorientierte" Metaphern, VOMs und POMs, zu unterscheiden, schloss sich an die Entwicklung der genesungsorientierten Metaphernfunktionsklasse an. Gerade erstere sind für den therapeutischen Dialog von großer Bedeutung.

[→ Erläuterungen und Ergebnisse in 6.4.4. und 6.6.]

5.4. „Exkurs in die kognitionswissenschaftliche Welt"

Einzelheiten dieser „späten Reise" finden sich in Kapitel 4.2. M.E. wirkt es sich positiv aus, dass ich diese „Welt" erst erkundete, als ich die Sammel- und Kodierungstätigkeit abgeschlossen hatte. Im nachhinein sehe ich den Vorteil meines nicht-theoriegeleiteten

Vorgehens darin, dass ich bis auf meine klinischen Eindrücke ohne Kenntnis des aktuellen kognitionslinguistischen und metaphernanalytischen Forschungsstandes zunächst völlig unvoreingenommen sammelte. Ich gruppierte Felder, die ich ansonsten z.B. gemäß der Schematheorie nach bestimmten Schemata, Konzepten oder Kategorien gesucht und ihnen zugeschrieben hätte. Ich vermute, wenn ich zu Beginn der Gruppierungsaktion *lege artis* vorgegangen wäre, sähen meine Klassifizierungen anders, weil schemageleitet, aus. Heute weiß ich, dass die Feldereinteilung nicht originär war, aber mittlerweile bin ich froh, meinen intuitiven Einschätzungen gefolgt zu sein und unbehelligt von theoretischen Denkmustern so viele Felder unterschieden zu haben. Sie zeichnen sich durch ein geringes Abstraktionsniveau aus, d.h., sie sind „näher am Erleben", „sinnlicher" als wenn ich einem Theoriekonstrukt gefolgt wäre. Dasselbe gilt für die Analyse der Metaphernkombinationen.
[→ Erläuterungen und Ergebnisse in 6.8. und 6.9.]

5.5. „Szenische Entfaltungen: Episoden über Episoden"

Dieser ist ein von den Texten gänzlich losgelöster Arbeitsschritt: Von den Feldern und deren authentischen Instanzen leitete ich die Depressionskonzepte her und entfaltete sie, die Warte der Betroffenen einnehmend, zu Szenarien des Depressionserlebens. Konzept-Beispiel: DEPRESSION IST EIN GEBÄUDE. Entfaltung zu einem Szenario: DEPRESSIVSEIN BEDEUTET, UMMAUERT ZU WERDEN.
Auf diese Weise zeigt sich am umfassendsten die Qualität der gefundenen wie der ergänzten Metaphern, eine psychische Extremerfahrung zu konzeptualisieren und zu schildern, – und ich komme so nach langer Zeit und vielen Ideenerkenntnisschleifen auf meine ursprüngliche Idee zurück: Vom Bilderkatalog mit 31 „Detailkarten" zu einem narrativ entfalteten, d.h. einem kommentierten „Reiseführer" durch das Depressionserleben.
[→ Erläuterungen und Ergebnisse in 6.4.4.]

5.6. Weitere Verknüpfungspunkte: Verlust, Hilflosigkeit und anderes `weniger´

Während der Konzeptausarbeitungen fielen mir immer wieder Gemeinsamkeiten auf: Gefahr, Verlust, Angst, die ich zueinander in Beziehung setze.
[→ Erläuterungen und Ergebnisse in 6.4.4. und 6.5.]

5.7. Eine kasuistische Betrachtung

William Styrons Sturz in die Nacht dient als Fallvorstellung. Ich gehe auf den Inhalt des Textes ein, erläutere die diversen Arbeitsschritte exemplarisch und vergleiche die Metaphern und Metaphoriken sprachenübergreifend.

[→ Ergebnisse in 2.6. und 9.2.6.]

5.8. Zur Metaphernanalyse

Die Metaphernanalyse ist eine Forschungsmethode, die ich *serendipitously* angewandt hatte – m.E. ein Beleg ihrer *common-sense*-haftigkeit und Praxisnähe. Kurz gesagt, ist die Metaphernanalyse zum einen eine Methode der Dekonstruktion eines Textes zur Sammlung der Einzel- und der anschließenden synthetisierenden Rekonstruktion konzeptueller Metaphern. (Zum anderen verweise ich auf 5.8.4.)

5.8.1. Schmitts Ablaufskizze einer Metaphernanalyse

Schmitt (1997:73f.) nennt in seiner „Ablaufskizze einer Metaphernanalyse" die einzelnen Arbeitsschritte:

„Identifizierung des Zielbereichs",
„unsystematische Sammlung der Hintergrundmetaphern",
„systematische Analyse eines Kollektivs",
„dekonstruierende Zergliederung der Texte in ihre metaphorischen Bestandteile",
„Synthese kollektiver metaphorischer Modelle aus dem metaphorischen Material",
„Rekonstruktion individueller Metaphorik auf dem Hintergrund der kollektiven Metaphorik",
„Methoden-Triangulation bzw. Verknüpfung der individuellen / kollektiven Metaphern mit (einer) anderen quantitativen / qualitativen Methode(n)".

Ich verkehrte die Schritte 2. bis 5. und ging induktiv vor. Ich registrierte zunächst die Vielfalt der metaphorischen Instanzen, und erst als ich deren diverse Verwandtschaften erkannte, suchte ich nach konzeptuellen Metaphoriken, also erst nach dem Sammeln Tausender Einzelmetaphern.

5.8.2. „Die Spitze des Eisberges"

Da ich davon ausgehe, dass die an der „Oberfläche" sichtbaren metaphorischen Wendungen Instanzen zugrunde liegender konzeptueller Metaphern, sozusagen die „Spitze des Eisbergs"sind, brauchte ich eine Methode, die es mir ermöglichte, die Konzepte zu eruieren, sie zu rekonstruieren. Das Zusammentragen aller sich auf die Depression bzw. ihr Erleben beziehenden Metaphern, wie ich es oben für mein zu jenem Zeitpunkt noch unteleologisches Vorgehen schildere, offenbarte viele Verwandtschaften. Sie zu benennen und zusammenzuführen, bot sich ohne langes Nachdenken an – ohne dass ich mich um den Aspekt des Vernachlässigens oder Verdunkelns anderer Sichtweisen durch die je einzelnen metaphorischen Perspektiven gesorgt hätte. Solche Überlegungen sind m.E. ohnehin erst nach Abschluss der umfassenden Sammelaktivität sinnvoll.

5.8.3. Die Metaphernanalyse – ein hermeneutisches Verfahren

Die Metaphernanalyse ist ein hermeneutisches Verfahren, in diesem Falle zur Erschließung und zum Verstehen des Erlebensverständnisses von Menschen, die eine depressive Episode durchlitten und darüber geschrieben haben. Die Texte gelten als das *Nonplusultra*; sie müssen alle Antworten enthalten, die ich zu erfragen gedenke – daher der *Terminus technicus* „hermeneutischer Zirkel". Von Wilpert ([6]1979:335) definiert „Hermeneutik" als „die Kunst der sinngemäßen Auslegung eines Schriftwerkes, [...], dann die wissenschaftliche Darstellung der Regeln und Hilfsmittel, die den vom Verfasser gemeinten Sinn erschließen (Methodologie)". Ich verstehe die Metaphernanalyse als qualitatives, verständnisförderndes Verfahren und nicht als ein im naturwissenschaftlichen Sinne „erklärendes". Mit ihr decke ich auf, wie die Betroffenen ihr Depressivsein erleben. Ich erkläre nicht, warum es so ist; ich interpretiere die metaphorischen Textstellen in ihrer Zusammenschau und gewinne so neue Ein-Sichten. Die metaphernanalytisch-synthetische Arbeit beinhaltet demnach eine semasiologische Komponente: Der Begriff „Metaphernfeld" zeigt die Nähe zu „Wortfeld" – erfahrungsbedingte semantische Zusammengehörigkeiten und ihre Beziehungen zueinander sind gerade auch für die Entwicklung (nicht nur der Idee) der GOMs Voraussetzung.

5.8.4. Die Metaphernanalyse – eine textanalytische Metaphernsynthese

Ich verstehe die Metaphernanalyse zudem als eine Art Dechiffriermethode. Die Betonung liegt auf „eine Art", denn ich halte Metaphern nicht für verschlüsselte Mitteilungen, die es zu dechiffrieren gilt. Es sind die Botschaften hinter den Einzelmetaphern, die Hintergrundmetaphern, zu entdecken, die ich nur durch das Zusammenlesen der erkennbaren Textbausteine, der manifesten Metaphern, eruieren kann. „Zusammenlesen" ist m.E. der treffendere Ausdruck als der der „Analyse", weil ich die einzelnen Metaphern nicht auseinandernehme; ganz im Gegenteil: Nur deren Zusammenführung ermöglicht das Erkennen der zugrunde liegenden Konzeptmetaphern. Folglich ist die Metaphernanalyse vielmehr eine textanalytische Metaphernsynthese. Mit ihrer Hilfe ist es möglich, Denkmuster aufzudecken, Verständnismodelle zu rekonstruieren, neue

Denkansätze einzuführen oder zu integrieren: Sie dient also wie die Metaphern als diagnostisches und als therapeutisches Instrumentarium. Wenngleich behauptet werden könnte, die Metaphernanalyse enthülle Alltägliches oder banal Anmutendes, weil sie Muster des Alltagslebens nachzeichnet, so ist dieser potenzielle Einwand doch zu entkräften: Dank der Metaphernanalyse ist es möglich, eine gewisse Distanz gerade zu der Routine des Alltagslebens einzunehmen – die Verfremdung durch die expliziten Konzeptbenennungen stellt einen reflektierenden Schritt aus der Alltagssprache heraus dar[47].

Hier – exemplarisch – die Kurzfassung der einzelnen Schritte einer solchen metaphernanalytischen und -synthetischen Rekonstruktion am Beispiel des Metaphernfeldes „Unfreiheit“ (siehe 6.4.4.6.), wobei die metaphernanalytische und -synthetische Arbeit nur die ersten Punkte umfasst, die Punkte 6 bis 8 sich dadurch erst herleiten bzw. die Punkte 4 und 5 offen legen lassen:

Feld: Unfreiheit
Konzept: DEPRESSION IST EIN GEFÄNGNIS
Konzeptualisierung / Szenario: DEPRESSIVSEIN GLEICHT EINEM GEFÄNGNISAUFENTHALT.
Abstraktes Subkonzept / Tenor: *Gefahr*; *Freiheitsentziehung*, *Freiheitsberaubung*; *Angst*
Schema: BEHÄLTER
validierungsorientierte Metaphern (VOMs),
genesungsorientierte Metaphern (GOMs) und
prophylaxeorientierte Metaphern (POMs).

Ich betone noch einmal, dass ich mit Lakoff und Johnson die Metaphern auf sprachlicher Ebene als Instanzen vorgeschalteter, sprich, konzeptueller, also übergeordneter bzw. zugrunde liegender Denkmodelle erachte. Das hermeneutische, metaphernanalytische Verfahren dient also dazu, nicht nur herauszufinden, wie sich die Betroffenen über ihr Leid äußern, sondern wie sie ihr Leid und ihr Erleben desselben konzeptualisieren und verstehen. Die Metaphernanalyse ermöglicht es, sie und es besser verstehen zu lernen und durch die Offenlegung der sprachlichen wie der konzeptuellen Ebene die „Verständigung“ mit den Betroffenen „verständnisvoller“ zu gestalten.

---

[47] Ich danke Herrn Professor Dr. Schmitt für diese prophylaktisch rehabilitierende Wertschätzung des metaphernanalytischen Verfahrens und der durch sie zu gewinnenden Erkenntnisse.

6. Ergebnisse[48]

6.1. Sammlung und Metaphernfelder

6.1.1. „Archäologie und Katalogisieren“

Ich nehme ein gewisses Maß an Redundanz in Kauf, um die einzelnen Arbeitsschritte transparent zu schildern und ergänze ggf. Erläuterungen aus dem Methodik-Kapitel mit Kommentaren. Die Kapitel 6.1. bis 6.3. beinhalten verhältnismäßig viele Zahlen, weil eine quantitative Größenbestimmung des Datenkorpus mitunter auch für qualitative Aussagen vonnöten ist.

Eine Spurensuche war die Vorstufe für die geplante metaphorische Kartographie. Das Sammeln aller gefundenen depressionsbezogenen Metaphern führte über mehrere Etappen zu autorInnenspezifischen Zitatensammlungen. Diese neun „Originalzitatenlisten“ (siehe 9.0.) stellen den chronologisch an den Originaltexten ausgerichteten kontextuellen Datenkorpus dar:
Mit allen Mehrfachnennungen besteht er aus **3296 metaphorischen Aussagen**. Rechne ich alle wiederholt verwendeten metaphorischen Wendungen heraus, d.h. zähle nur die je verschiedenen, verbleibt ein „bereinigter“ Korpus von **2489** verschiedenen metaphorischen Instanzen zur Depression und zum Depressionserleben. Ich führte diese Zweifachzählung durch, um Angaben zu der Gesamtanzahl wie zu der Einzelvielfalt machen zu können.
Ich kodierte alle metaphorischen Aussagen mit diversen Spezifizierungen. Die ersten vier der sieben Kodierungsparameter beruhen auf meiner klinischen Einschätzung, sind somit empirisch fundierte Spezifizierungen[49].

- Die Ziffern 1, 2 und 3 kodieren die Phasen einer depressiven Episode.
- Die Ziffer 4 steht für allgemeine, nicht phasenbezogene Kommentare zu der Erkrankung.
- Die Ziffern 5 und 6 kennzeichnen alle Zitate, die Bezug auf die Rolle des Schreibens respektive die des Sprechens nehmen.
- Die Ziffer 7 kodiert Aussagen zum subjektiven Ätiopathogeneseverständnis.

---

[48] Wie in 1.1. stelle ich auch hier „ein Wort in eigener Sache“ voran: Punktuell fällt es mir schwer, meine Schlussfolgerungen aus den Datenbetrachtungen ausschließlich im Indikativ zu formulieren, sie (bis zur nächsten Untersuchung) als unumstößliche Fakten zu präsentieren. Da es jedoch eine wissenschaftliche Studie ist, formulierte ich meine Einsichten nicht nur defensiv.

[49] Weitere Erläuterungen hierzu im Methodik-Kapitel unter 5.1.3.

Die Sammelergebnisse finden sich in den im Anhang unter A 6.1. aufgeführten Originalzitatenlisten; um an dieser Stelle einen Eindruck von ihnen zu vermitteln, füge ich einen exemplarischen Auszug aus Martha Mannings Am eigenen Leib ein:

Seite	Textauszug	Kodierung	Metaphern
38	Ich spüre das Unwetter, bevor die übrige Welt die Wolken wahrnimmt.	4	**ich spüre das Unwetter, bevor die übrige Welt die Wolken wahrnimmt**
38	Die Nähe ... muss ich bekämpfen	4	**ich muss die Nähe bekämpfen**
44	Es ist ein Gefühl, als würde ich einen Farbfilm ansehen, der plötzlich in Schwarzweiß übergeht.	1	**als würde ich einen Farbfilm in Schwarzweiß übergehen sehen**
44	irgendwie stimmt alles nicht so richtig. Normalerweise schlafe ich wie ein Murmeltier, aber jetzt wache ich jeden Morgen ein bisschen früher auf... könnte die Wände hochgehen, weil mir der Tag einfach viel zu lang wird.	1	**es stimmt alles nicht so richtig**
45	ob ich mich so fühle wie ich aussehe - grau. ..er recht hat.. meine Erscheinung auch Ausdruck dessen ist, wie ich mich fühle: wandelnder Beweis dafür .. Versagerin	1	**ich fühle mich grau**
45	Ich kriege einfach die Kurve nicht .. wie eine Fremde durchs Haus wandere ... total überfordert. Mein Kopf ist wie benebelt	1	**wie eine Fremde die Kurve nicht kriegen, mein Kopf wie benebelt**
50	ich verhalte mich steif und ungeschickt. kann nicht mehr wie früher Konversation machen .. lieber beobachten als teilnehmen	1	**ich verhalte mich steif**
56	So elend ich mich auch fühle, es tut mir doch gut zu spüren, dass die Freuden der Kinder immer noch zu mir durchdringen, in meine Finsternis.	1	**ich fühle mich elend in meiner Finsternis**

6.1.2. „*Heureka!*“ und „Felderbestellung“

„*Heureka*“ bezieht sich auf die Entdeckung, dass die unter 6.1. genannten 3296 metaphorischen Wendungen verwandtschaftliche Beziehungen untereinander aufweisen: Sie entstammen bestimmten Herkunftsbereichen, d.h. es handelt sich nicht um isolierte Instanzen, sondern um Familien oder „Felder“ von Metaphern.

Das erste Feld, das ich erkannte, benennt Bauwerke – deren Zerfall oder aber die Ummauerung Betroffener. Insgesamt machte ich 31 solcher Felder ausfindig. Die folgende Aufzählung gibt die Reihenfolge wieder, in der ich die Verwandtschaften einzelner Instanzen erkannte, wobei diese Katalogisierung keinerlei Hinweis auf die Größe der Felder gibt:

(1) Gebäude

(2) Welt - (3) Reise

(4) Schlechtes Wetter

(5) Naturkatastrophe

(6) Wasser

(7) Unfreiheit

(8) Tiefe

(9) Fremdheit

(10) Starre

(11) Dunkelheit

(12) Krankheit / Alter

(13) Krieg

(14) Sterben

(15) Folter

(16) Last

(17) Verlust + (17a) Diebin

(18) (Raub-) Tier

(18a) Vogel

(19) Technischer Defekt

(20) Transport (-Mittel)

(20a) Fliegen

(21) Metaphysisches

(22) Flora

(23) Gewebe

(24) Theater

(25) Essen

(27) Kreis

(28) Musik

(29) Feuer

(30) Geld

Zur Erläuterung der potentiell irritierenden Zählweise: Ich gruppierte die metaphorischen Instanzen nacheinander unter zunächst 31 Felderüberschriften, korrigierte diese

Aufteilung allerdings in vier Fällen. So fasste ich „Welt“ und „Reise“ wegen ihrer Verknüpfungen zusammen, deshalb die Nummerierung (2-3); „Vogel“, ursprünglich das zuletzt entdeckte Feld, (31), versah ich wegen der Verwandtschaft zu („Raub-) Tier“ mit der Zahl (18a), und „Diebin“ gab ich wegen der Sinnnähe zu „Verlust“ die Zahl (17a) und zählte ihre Instanzen gemeinsam. „Fliegen“ ordnete ich dem Feld „Transport (-Mittel)“ zu, deshalb die Zahl (20a).

Ein Auszug aus einer Seite zu Karin Dexels Wolken über dem Tag illustriert diese Felderverschlüsselungen. (Die erste Spalte enthält die Seitenangabe, die zweite den Originaltext, die dritte die unter 5.1.3. und 6.1. erläuterten Kodierungen, die vierte die Metaphern in ihren Kontexten und ihre Verschlüsselung. Die letzten zwei – von insgesamt vier – Spalten enthalten die Einzelkodierungen der Felder, um sie mittels Excel zählen zu können.)

Seite	Textauszug	Kodierung	Metaphern		
94	ihre Freude weitgehend gedrosselt, beinahe abgewürgt	2	**ihre Freude gedrosselt (20), beinahe abgewürgt (20)**	20	20
94	gesamtes Nervensystem unter dem Hochdruck eines geladenen Spannungsfeldes	1	**unter Spannung (19) stehen**	19	
95	Sie braucht die Freundschaft in ihrem Leben. .. Symptom der Antriebslosigkeit.. Kampf des Sich-entschließen-Müssens	4	**Kampf (13) des Sich-entschließen-Müssens**	13	
95	an ihrem Gemütsfrieden rüttelt. der kräftig an den Nerven reißt. sinnloses Hin und Her	4	**ihr Gemütsfrieden (13)**	13	
96	"Spiegelgesicht" .. es war ihr Gesicht, diese nach außen hin so gelassen wirkende Fassade. Und doch ein Trugbild	4	**Fassade (1)**	1	
96	Zwar keine Larve, .. Ein Antlitz, das wohl im äußersten Notfall alle Seelenqual offenbart, sich danach aber wieder verschließt und die ...	4	**keine Larve (24)**	24	
96	Ausweglosigkeit	4	**Ausweglosigkeit (7)**	7	
97	Teufelskreis ... ständiger Gewissenskonflikt zwischen ihrem Pflichtgefühl und ihrem krankhaften Unvermögen. trotz des legitimen Alibis ihrer Depression	4	**Teufelskreis (21) trotz Alibi (17a) ihrer Depression**	21	17a
97	im Laufe der Jahre gelernt, mit ihren Kräften hauszuhalten, kann sich Julia nur unter ständigem inneren Protest mit ihrem stark reduzierten Kräfte-Etat abfinden	4	**mit ihren Kräften haushalten (30), da reduzierter Kräfte-Etat (30)**	30	30
98	Sie räumt ihr Freiheit und Selbstbestimmung über Kraftaufwand und Ausdauer ein. .. alles fällt von ihr ab...	3	**räumt ihr Freiheit (7) ein (0)**	7	0
98	die Depression ist eine gestrenge und mächtige Zuchtmeisterin	4	**Depression mächtige (7) Zuchtmeisterin (7)**	7	7

Zur „Felderbestellung“:

Im Anhang unter 9.6.1. sind alle Instanzen, nach Feldern sortiert, aufgeführt. Die Auszählung aller metaphorischen Instanzen erfolgte nicht mehr textimmanent, sondern nach thematischer, d.h. erfahrungsverankerter Zusammengehörigkeit in Feldern. – Auch diesen Schritt führte ich zweimal durch, einmal mit allen Wiederholungen, so wie ich sie in den Texten vorfand, einmal ohne.

Die Addierung der Felderinstanzen einschließlich all ihrer Mehrfachnennungen ergibt die bereits erwähnte Summe (Metaphernfeldsumme, „MFSum“) von 3296. Ich führe sie nach der Größe der Felder sortiert auf:

	Dexel	Goldmann	Hahnfeld	Jamison	Manning	Mays	Styron	Thompson	Wilms	m
Krieg	35	25	17	49	32	86	46	75	6	371
Dunkelheit	16	13	16	39	16	93	21	30	13	257
Welt-Reise	12	6	7	33	46	56	13	43	12	228
Unfreiheit	48	9	11	12	18	35	12	54	10	209
Tiefe	26	17	32	11	18	27	24	31	6	192
Wasser	30	11	9	23	30	39	13	26	6	187
Defekt	28	18	3	13	20	38	23	29	3	175
Gebäude	22	10	3	19	22	41	5	48	1	171
Verlust	10	13	13	25	20	37	10	37	4	169
Last	46	14	8	21	10	13	18	28	8	166
Raubtier	6	16	9	18	8	80	4	22	2	165
Transport	8	13	1	28	21	9	4	36	0	120
Wetter	8	14	8	17	6	18	28	14	1	114
Metaphys.	11	1	18	5	15	15	12	7	1	85
Starre	17	2	3	9	7	14	9	4	2	67
Krankheit	2	4	4	8	0	21	8	17	0	64
Gewebe	1	8	4	2	3	26	5	14	1	64
Sterben	7	10	3	5	3	21	11	2	0	62
Naturkata.	7	5	7	8	9	5	3	7	6	57
Theater	12	3	0	6	3	21	8	2	0	55
Flora	9	5	0	3	1	23	4	9	0	54
Geld	5	5	1	7	10	1	3	10	1	43
Fremdheit	2	3	5	7	4	9	4	4	2	40
Feuer	3	0	11	6	1	4	2	5	0	32
Kreis	7	3	1	2	0	5	4	8	1	31
Folter	4	2	2	5	3	3	9	2	0	30
Fliegen	1	0	5	8	5	2	1	8	0	30
Vogel	3	2	7	2	0	7	3	3	2	29
Musik	4	2	0	1	1	0	2	7	0	17
Essen	2	1	0	1	2	5	1	0	0	12
AutorInnen-summe	392	235	208	393	334	754	310	582	88	**3296**

Die Addierung der Felderinstanzen ohne Mehrfachnennungen ergibt die andere, bereits erwähnte Summe (Metaphernfeldsumme, „MFSum“) von 2489:

	Dexel	Goldmann	Hahnfeld	Jamison	Manning	Mays	Styron	Thompson	Wilms	MFSum
Krieg	29	22	12	43	29	68	35	60	4	302
Dunkelheit	11	12	14	34	14	50	19	30	10	194
Welt-Reise	11	5	6	29	30	38	12	35	11	177
Wasser	28	11	9	17	22	35	12	22	5	161
Tiefe	20	15	19	8	16	21	18	19	4	140
Last	37	13	6	16	8	8	17	22	7	134
Verlust	8	12	8	20	21	26	7	24	3	129
Raubtier	6	13	8	15	6	55	4	18	2	127
Defekt	21	17	2	10	13	19	17	17	2	118
Unfreiheit	21	5	4	3	10	20	8	33	8	112
Gebäude	9	8	3	12	15	30	2	30	1	110
Wetter	7	11	6	13	4	15	20	12	1	89
Transport	7	11	1	24	14	8	3	5	0	73
Metaphys.	9	1	15	3	14	12	11	5	1	71
Krankheit	2	4	4	7	0	17	5	15	0	54
Gewebe	1	5	4	2	3	18	4	11	1	49
Starre	11	1	2	4	5	11	8	4	2	48
Sterben	6	8	1	4	3	16	8	2	0	48
Naturkata.	7	5	6	6	7	4	3	4	5	47
Theater	11	2	0	5	3	18	5	2	0	46
Flora	7	4	0	3	1	16	3	7	0	41
Fremdheit	2	3	5	6	4	10	4	4	2	40
Geld	4	4	1	6	8	1	3	7	1	35
Vogel	3	2	6	2	1	7	3	2	1	27
Feuer	3	1	8	5	0	3	2	4	0	26
Fliegen	1	4	0	7	5	2	1	5	0	25
Folter	3	2	2	2	3	2	8	2	0	24
Kreis	5	2	1	1	0	2	3	7	1	22
Essen	1	1	0	1	2	4	1	0	0	10
Musik	3	2	0	1	0	0	1	3	0	10
AutorInnen-summe	294	206	153	309	261	536	247	411	72	**2489**

Da gemäß beider Zählweisen dieselben Felder die ersten drei „Ränge“ belegen, **Krieg**, **Dunkelheit**, **Welt-Reise**, beende ich diese Doppelbetrachtungsform und bleibe (mit Ausnahme des Vergleichs der Felderhäufigkeit je AutorIn) bei den Mehrfachzählungen, da sie die Metaphernfundanzahl textgetreu wiedergeben.

Zu gemeinsamen und spezifischen Charakteristika verschiedener Felder:
Die Felder sind von enormer Wichtigkeit: Nach ihrer Entdeckung und der entsprechenden Zuteilung der Einzelmetaphern bilden ausschließlich sie die Grundlage für die wei-

teren Analysen, so v.a. als Konzeptgrundlagen (6.4.) und als Ausgangspunkt für die daraus entfalteten Szenarien oder Episoden über Episoden (6.4.4.). Die (Instanzen der) Felder bilden die Voraussetzung für das Erstellen der Detailkarten des Atlasses oder Bilderbuchs zum Depressionsgeschehen.

Außer einigen wenig umfangreichen Feldern wie „Essen", „Musik" oder „Kreis" weisen alle Felder das Merkmal „Bipolarität" auf, d.h., ihre Instanzen umspannen ein semantisches Kontinuum von einem positiven zu einem negativen Pol. Um dies zu veranschaulichen, führe ich Beispiele aus dem Feld „Krieg" an: Instanzen wie „Schlacht", „verheerend", „Landminen", aber auch „Waffenstillstand" und „Frieden" – das Spektrum erstreckt sich von Krieg bis Frieden. Diese Varianz zu einem Thema werte ich als Beleg für die erfahrungsrealistische Komponente der Lakoff-Johnson´schen Metaphernauffassung, v.a. wenn sie in ihrer Gesamtheit (wie die hier von den Texten vorgegebene) betrachtet wird. Die Metaphernfelder erfassen lexikalisch ganze Sinnbezirke. Wenngleich dieser Punkt eines Sprachverständnisses umstritten ist v.a. bezüglich der Vollständigkeit solcher Zusammenstellungen, setze ich mich darüber hinweg, denn als Ausgangspunkt für die Konzeptrekonstruktionen ist dieser Aspekt nicht von Bedeutung. Verstehe ich (wie in 5.8.2. erläutert) eine Metapher als die Spitze eines Eisbergs, also als den sichtbaren Teil eines zugrunde liegenden Konzepts, und finde mehrere sinn- und erfahrungsgemäß zusammengehörige Metaphern in einem Text oder in neun Texten, dann befähigen sie miteinander – in Feldern – dazu, von einem größeren Etwas unter der (Wasser-) Oberfläche auszugehen. Die Felder alias Eisbergbestandteile (Konzepte sind demnach ganze Eisberge) enthalten Kontinua, die durch Antonyme begrenzt werden, wie Krieg und Frieden. In diesem Zusammenhang verweise ich auf von Kleists (1984:191) These, wonach eine Metaphorik, allerdings i.S.v. Konzept, sowohl die Probleme eines Menschen als auch implizit, „die `Negative´ der dominanten Konzeptualisierungen, seine Wünsche und Ziele, beinhaltet". Auf das Beispiel „Krieg und Frieden" übertragen, heißt das, dass die kriegerischen Metaphern der Erlebnisbeschreibung des Depressivseins dienen, das Ziel, die Besserung, folglich mindestens in einer Waffenruhe, letztlich „im Frieden" liegt. Die in 6.4.4. erarbeiteten Szenarien bilden das Antonym „Gesundheit – Krankheit" metaphorisch nach den in den Feldern je enthaltenen Endpunkte der Kontinua ab. Aufgrund also jener „antonymen Bipolarität" kann der Gesamtverlauf einer depressiven Episode von Beginn bis Ende, Phasen 1 bis 3, aus jeweils einer Perspektive betrachtet werden. – Von der „handlungsleitenden" Funktion von Metaphern (siehe Lakoff & Johnson, v. Kleist, Schmitt u.a.m.) und Metaphoriken ausgehend, formuliere ich zwei miteinander verknüpfte „Aufträge": die Ergänzung der Felder um sinngemäß verwandte Metaphern (siehe dazu 6.6.) und nach einer

„Sensibilisierungsphase" die Übertragung einer „metaphorischen Kompetenz in eine metaphorische Performanz" (siehe auch 6.6.) oder einer „feldbezogenen (metaphorischen) Interventionskompetenz". Diese Zweiteilung meines Forschungsanliegens kennzeichnet deutlich die Präsentation der 26 Szenarien des Depressionserlebens, die ihren Anfang in den Feldern nehmen – womit ich diesen Theorieeinschub abschließe und auf einige Felder im besonderen zu sprechen komme.

„Krieg" enthält 302 verschiedene und insgesamt 371 Instanzen und ist das bei weitem umfangreichste Feld. „Krieg" dient als Herkunftsbereich für viele abstrakte Zielbereiche, z.B. das vielzitierte und von Lakoff und Johnson (1998) ausführlich beschriebene ARGUMENTIEREN IST KRIEG und gibt durch seine metaphorische Projektion auch dem ansonsten schwer fassbaren Bereich des Depressionserlebens eine Struktur, die diese psychische Extremerfahrung als gefährliche Auseinandersetzung denk- und mitteilbar macht. Die Vielzahl der Instanzen gewährleistet, wenn auch nur aus diesem einen Blickwinkel[50], einen detaillierten Einblick in das als brutal und lebensbedrohlich erfahrene Depressionsgeschehen.
„Krieg" ist ein Beleg für den von Lakoff und Johnson und anderen in ihr Metaphernverständnis einbezogenen Punkt des „kollektiven oder enzyklopädischen Wissens"; frau / man braucht nie im Krieg gewesen zu sein und hat dennoch eine Vorstellung davon, sei dies nun auf tradiertes, TV- oder Lektürewissen zurückzuführen. „Krieg" birgt für alle AutorInnen ein großes Beschreibungspotenzial: Ohne Mehrfachnennungen zu berücksichtigen, ist es für fünf der neun Betroffenen der Hauptherkunftsbereich; kein anderer ist, quantitativ gesehen, so wichtig: Ursula Goldmann-Posch entnimmt diesem Erfahrungskapitel 11% aller ihrer aus 30 Bereichen stammenden verschiedenen metaphorischen Schilderungen. Bei Kay Redfield Jamison macht es 14% aus, bei John Bentley Mays 13%, bei William Styron 14% und bei Tracy Thompson 15%. Selbst bei der Einbeziehung der Mehrfachnennungen rangiert „Krieg" für vier AutorInnen an erster Stelle.
In **„Dunkelheit"**, dem zweithäufigsten Feld, sind lexikalische Instanzen von „stockfinster" über „Dämmerung" bis „strahlend hell" über alle Abstufungen hinweg zu finden. Gerade anhand der beiden Beispiele „Krieg" und „Dunkelheit" lässt sich jedoch auch ein Unterschied in der Eigenstruktur der (in 6.4.4. erläuterten) Konzepte aufzeigen: Während DEPRESSION IST DUNKELHEIT bzw. DEPRESSIVSEIN BEDEUTET, VON FINSTERNIS UMGEBEN ZU SEIN mit einem Dimmer ausgestattet ist – es wird alles

---

[50] Siehe Kapitel 6.4.3.

langsam erst grau, dann schwarz, dann rabenschwarz –, die Depression also nicht alles urplötzlich verdunkelt, malt die Kriegs-Metaphorik ein ganz anderes Bild: „Schlagartig" ist die Depression da, es gibt nicht erst kleine Scharmützel, sondern die Gegner treffen jählings auf dem Schlachtfeld aufeinander.

„Welt-Reise" steht an dritter Stelle. Die Instanzen aus „Welt" und „Reise" sind zumeist kontextuell gekoppelt, so dass ich sie bei der Abschlusszählung addierte. Die „Welt der Depression", die „Verbannung" dorthin, die „Nomadin" Depression benennen drei in den Rekonstruktionen elaborierte Verknüpfungspunkte.

Entscheidender als diese Besonderheiten ist m.E. allerdings, dass es z.B. im therapeutischen Gespräch möglich ist, in dem von PatientInnen angebotenen Feld bleiben und Instanzen auswählen zu können, die die dahinter liegende Konzeptualisierung aufgreifen, sie dann jedoch anders „kolorieren": einen Lichtstrahl ins Dunkle bringen, eine weiße Flagge hissen und weitere auch subtiler einzubringende Nuancierungen mehr (siehe 6.8.).

Die Säulendiagramme geben einen grafischen Eindruck der nach Häufigkeit geordneten metaphorischen Instanzen mit und ohne Mehrfachnennungen je AutorIn. Die Abkürzung „MFN" rechts neben den Diagrammen steht für „Mehrfachnennung".

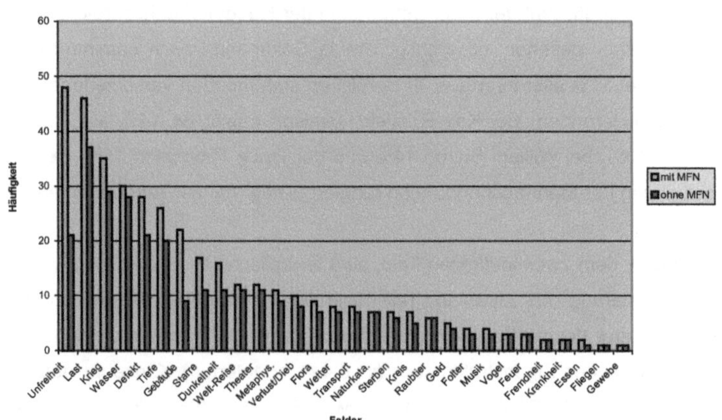

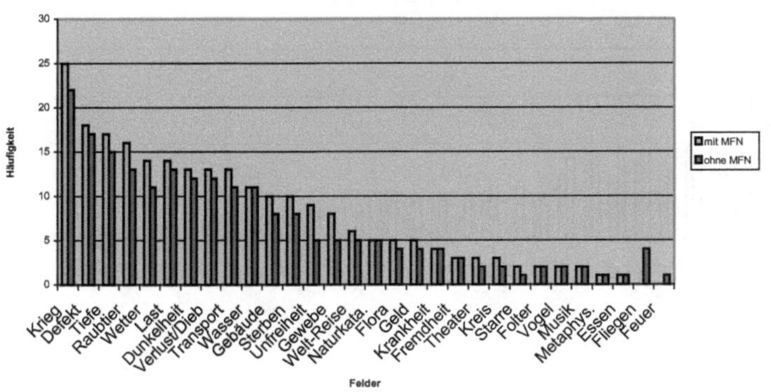

Metaphernfelder Goldmann
Häufigkeit
0
5
10
15
20
25
30
mit MFN
ohne MFN
Krieg
Defekt
Tiefe
Raubtier
Wetter
Last
Dunkelheit
Verlust/Dieb
Transport
Wasser
Gebäude
Sterben
Unfreiheit
Gewebe
Welt-Reise
Naturkata.
Flora
Geld
Krankheit
Fremdheit
Theater
Kreis
Starre
Folter
Vogel
Musik
Metaphys.
Essen
Fliegen
Feuer
Felder

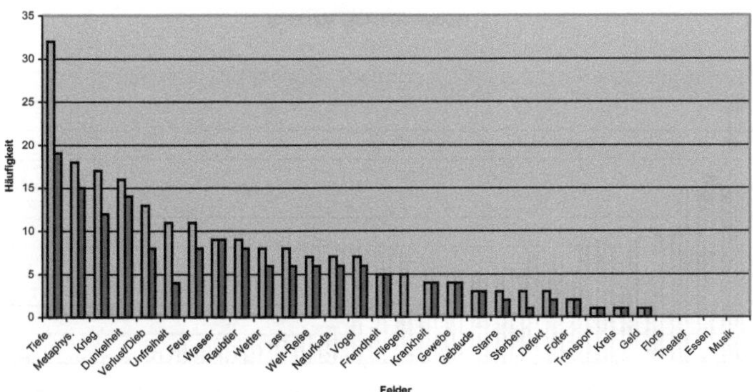

Metaphernfelder Hahnfeld
Häufigkeit
0
5
10
15
20
25
30
35
Tiefe
Metaphys.
Krieg
Dunkelheit
Verlust/Dieb
Unfreiheit
Feuer
Wasser
Raubtier
Wetter
Last
Welt-Reise
Naturkata.
Vogel
Fremdheit
Fliegen
Krankheit
Gewebe
Gebäude
Starre
Sterben
Defekt
Folter
Transport
Kreis
Geld
Flora
Theater
Essen
Musik
Felder

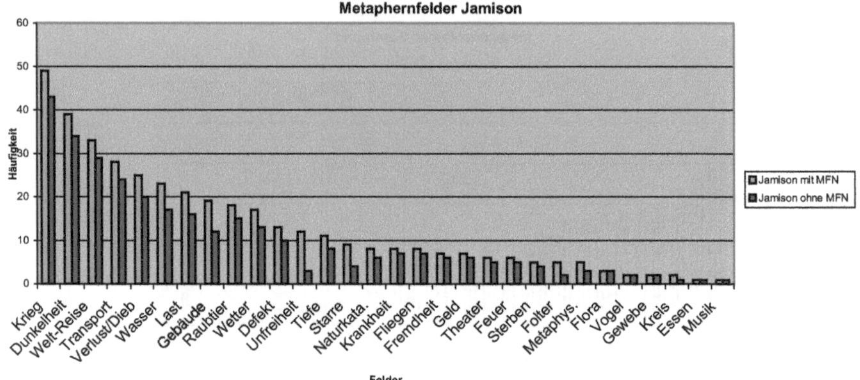
Metaphernfelder Jamison
Häufigkeit
60
50
40
30
20
10
0
Jamison mit MFN
Jamison ohne MFN
Krieg
Dunkelheit
Welt-Reise
Transport
Verlust/Dieb
Wasser
Last
Gebäude
Raubtier
Wetter
Defekt
Unfreiheit
Tiefe
Starre
Naturkata.
Krankheit
Fliegen
Fremdheit
Geld
Theater
Feuer
Sterben
Folter
Metaphys.
Flora
Vogel
Gewebe
Kreis
Essen
Musik
Felder

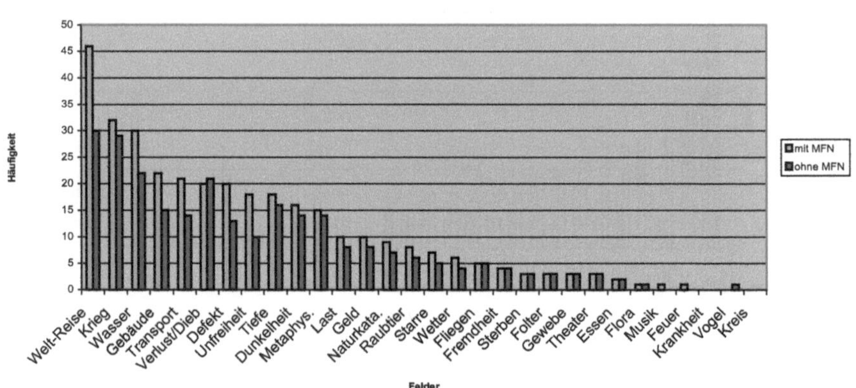
Metaphernfelder Manning
Häufigkeit
50
45
40
35
30
25
20
15
10
5
0
mit MFN
ohne MFN
Welt-Reise
Krieg
Wasser
Gebäude
Transport
Verlust/Dieb
Defekt
Unfreiheit
Tiefe
Dunkelheit
Metaphys.
Last
Geld
Naturkata.
Raubtier
Starre
Wetter
Fliegen
Fremdheit
Sterben
Folter
Gewebe
Theater
Essen
Flora
Musik
Feuer
Krankheit
Vogel
Kreis
Felder

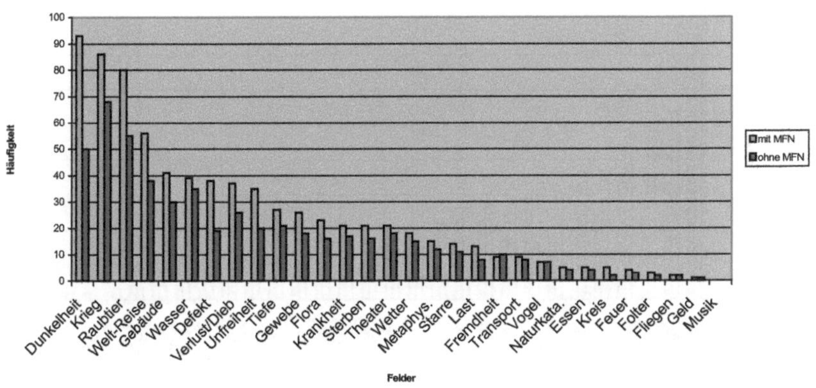
Metaphernfelder Mays
Häufigkeit
100
90
80
70
60
50
40
30
20
10
0
mit MFN
ohne MFN
Dunkelheit
Krieg
Raubtier
Welt-Reise
Gebäude
Wasser
Defekt
Verlust/Dieb
Unfreiheit
Tiefe
Gewebe
Flora
Krankheit
Sterben
Theater
Wetter
Metaphys.
Starre
Last
Fremdheit
Transport
Vogel
Naturkata.
Essen
Kreis
Feuer
Folter
Fliegen
Geld
Musik
Felder

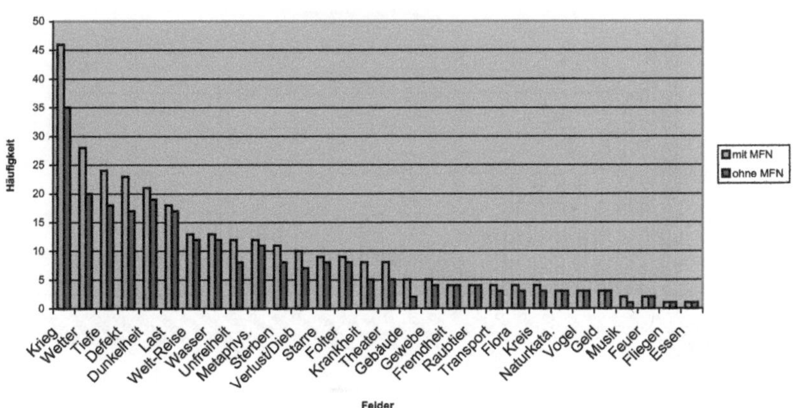
Metaphernfelder Styron
Häufigkeit
50
45
40
35
30
25
20
15
10
5
0
mit MFN
ohne MFN
Krieg
Wetter
Tiefe
Defekt
Dunkelheit
Last
Welt-Reise
Wasser
Unfreiheit
Metaphys.
Sterben
Verlust/Dieb
Starre
Folter
Krankheit
Theater
Gebäude
Gewebe
Fremdheit
Raubtier
Transport
Flora
Kreis
Naturkata.
Vogel
Geld
Musik
Feuer
Fliegen
Essen
Felder

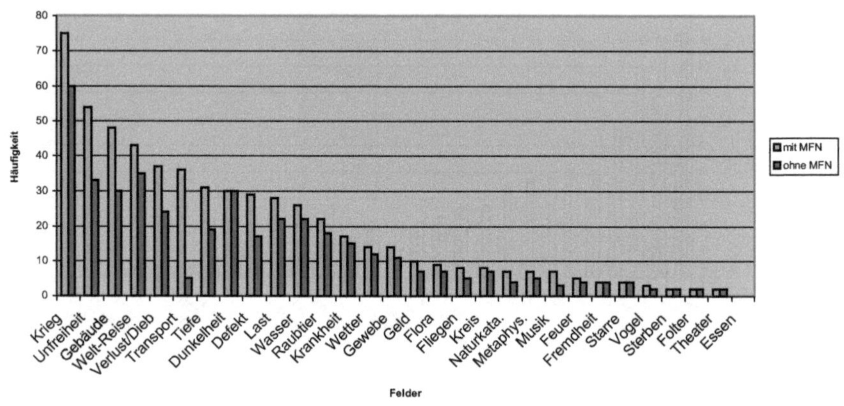

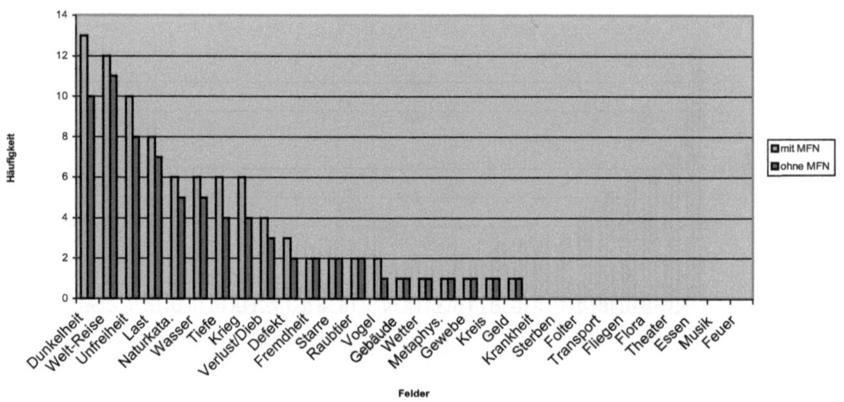

Die folgende tabellarische Übersicht benennt numerisch die Häufigkeit der metaphorischen Instanzen mit und ohne Mehrfachnennungen des von den AutorInnen jeweils am häufigsten verwendeten Metaphernfelds:

	mit Mehrfachnennung		**ohne** Mehrfachnennung	
K.Dexel	Unfreiheit	**48x**	Last	**37x**
U.Goldm.	**Krieg**	**25x**	**Krieg**	**22x**
I.Hahnfeld	**Tiefe**	**32x**	**Tiefe**	**19x**
K.Jamison	**Krieg**	**49x**	**Krieg**	**43x**
M.Manning	**Welt-Reise**	**46x**	**Welt-Reise**	**30x**
J.Mays	**Dunkelheit**	**93x**	**Krieg**	**68x**
W.Styron	**Krieg**	**46x**	**Krieg**	**35x**
T.Thompson	**Krieg**	**75x**	**Krieg**	**60x**
S.Wilms	**Dunkelheit**	**13x**	**Welt-Reise**	**11x**

Da dem Herkunftsbereich oder Sinnbezirk „Krieg“ die meisten Instanzen entstammen, verwundert es nicht, dass bei vier von neun AutorInnen dieses Feld bzw. dessen Instanzen am häufigsten zu finden ist. Sie schildern ihr Krankheitserleben hauptsächlich als kämpferische Auseinandersetzung. Lasse ich wiederholt auftretende Instanzen unberücksichtigt, verschiebt sich dieses Häufigkeitsverhältnis einmal mehr zugunsten des Feldes „Krieg“: Fünf der neun AutorInnen wählen diese Konzeptualisierung. „Dunkelheit“, das zweithäufigste Feld, ist für John Bentley Mays und Sigrid Wilms der vorrangige Erfahrungsbereich. Die Verschiebung von „Unfreiheit“ zu „Last“ bei Karin Dexel besagt, dass sie ihr Erleben in erster Linie mit Instanzen der „Unfreiheit“ schildert; streiche ich hingegen die wiederholten Verwendungen (d.h. ich zähle z.B. „Gefängnis“ nur einmal, auch wenn sie es zehnmal verwendet), so fungiert „Last“ als die wichtigste Metaphernquelle, eine größere Anzahl verschiedener Einzelmetaphern beinhaltend.

Zu Ende des Kapitels 6.2. erfolgt eine vergleichende Betrachtung der Felderhäufigkeiten über die Phasen hinweg.

6.2. Phasenspezifische Felderverteilung

6.2.1. „Kartographie der Metaphern in den Phasen 1, 2 und 3"

Diese Betrachtung umfasst die erlebnisnächsten Schilderungen, die metaphorischen Aussagen zu den drei Phasen einer depressiven Episode. M.E. sind die phasenbezogenen metaphorischen Aussagen die erlebnisnächsten, weil persönlichsten Aussagen; sie beziehen sich direkt und ausschließlich auf das ganz eigene Depressionserleben über den Verlauf einer Episode hinweg. Wenngleich auch nicht direkt erlebnisbezogene, allgemeinere Aussagen zu Depression oder Depressivität durch je persönliche Einstellungen gefärbt sind, so enthalten dennoch die Aussagen, die sich direkt auf den Verlauf beziehen, notwendigerweise die „subjektivsten" Erfahrungsschilderungen. Zwei Zitate William Styrons (1991:61) belegen die Unterschiedlichkeit der beiden „Textsorten". Zunächst die „unpersönlichere", weil allgemeinere Aussage: „Er [ein an einer Depression leidender Mensch, A.d.V.] ist dadurch gezwungen, sich trotz der Angst, die ihm den Verstand aufzufressen droht, wenigstens annähernd so zu verhalten, wie das bei normalen Vorgängen und im Umgang mit Freunden erwartet wird." Das folgende Exzerpt, verschlüsselt als die Phase 2 beschreibend, ist dagegen sehr erlebnisnah: „Beim Essen [...] mein katatonisches Stummsein. Dann [...] erlebte ich einen seltsamen inneren Krampf, den ich nur als Verzweiflung jenseits aller Verzweiflung beschreiben kann. Er kam mitten aus der kalten Nacht [...]".

Ich zählte also nur die mit der Kodierung 1, 2 und 3 versehenen Zitate. Wegen des Ausschlusses aller mit 4 bis 7 verschlüsselten Zitate liegen andere Zahlen, nicht andere Metaphern, zugrunde. Insgesamt sind es **1180 je verschiedene metaphorische Wendungen**. Davon entfallen

614 metaphorische Wendungen, **52%**, auf Phase **1**,

438 metaphorische Wendungen, **37%**, auf Phase **2**,

128 metaphorische Wendungen, **11%**, auf Phase **3**.

Die Berücksichtigung der **Mehrfachnennungen** in insgesamt **1549** Wendungen führt zu einem prozentual fast identischen Ergebnis:

802 metaphorische Wendungen, **52%**, Phase **1**,

593 metaphorische Wendungen, **38%**, Phase **2**,

154 metaphorische Wendungen, **10%**, Phase **3**.

Die Ergebnisse für beide Zählweisen weisen nur eine einprozentige Verschiebung für die Phasen 2 und 3 auf; ich erkläre sie für identisch und arbeite weiter mit den umfassenden Mehrfachnennungen. Die folgende tabellarische Darstellung (weitere Zahlengrafiken finden sich im Anhang unter 9.6.2.) benennt die am häufigsten verwendeten Metaphernfelder pro Phase und AutorIn:

	Phase 1	**Phase 2**	**Phase 3**
K. Dexel	Last	Unfreiheit	Unfreiheit
U. Goldmann	Krieg	Wetter und Krieg	Tiefe
I. Hahnfeld	Tiefe	Tiefe	Metaphysisches
K.R. Jamison	Welt-Reise	Transport	Wetter
M. Manning	Dunkelheit	Verlust	Tiefe
J.B. Mays	Raubtier	Dunkelheit	Welt-Reise
W. Styron	Krieg	Krieg	Wetter
T. Thompson	Krieg	Krieg	Welt-Reise
S. Wilms	Unfreiheit	Dunkelheit	Welt-Reise und Krieg

Eine interpretierende Kommentierung der phasenbezogenen Felderverteilung:
Alle Instanzen gezählt, ist „Krieg“ das Feld, dessen Instanzen über die drei Phasen hinweg am häufigsten verwendet werden. Die unter 6.1. genannte „kriegerische Auseinandersetzung“ bestimmt also auch das erlebnisnähere Phasenerleben. Dagegen nimmt „Dunkelheit“ nicht wie in der alle Zitate umfassenden Analyse Rang 2, sondern 5 ein; Dunkelheit-Metaphern sind folglich für eine allgemeinere Betrachtung der Depression und des Depressionserlebens sehr, für eine rein phasenbezogene Erlebnisschilderung weniger geeignet. Die Instanzen des Feldes „Welt-Reise“ nehmen den zweiten Rang ein und metaphorisieren den WEG-schematisch strukturierten Prozess des Beginns und des Endes einer depressiven Episode sowie das BEHÄLTER-schematische Element des „in-der-Depression-Seins“ (siehe 6.9.). Die Reise-Metaphern dienen den Wegbeschreibungen, die Welt-Metaphern dem vorübergehenden Verharren in der Depression. „Unfreiheit“-Metaphern werden am dritthäufigsten herangezogen. Das Gefühl, gefangen oder eingesperrt zu werden und zu sein, nimmt in den Phasenschilderungen, zumindest aus retrospektiver Sicht, mehr Raum ein als in den allgemeineren Schilderungen. Die Tiefen-Metaphorik, die ich für die Beschreibung des Erlebens in den Phasen 1 oder 2 („hineinfallen in die Depression“ und „unten sein“) erwartete, nutzt nur Ingrid Hahnfeld für diese Zeitspanne. Ursula Goldmann-Posch und Martha Man-

ning dagegen beschreiben damit, wenngleich mit nur wenigen Instanzen, die „steigende Tendenz“, das Nachlassen der Symptomatik[51].

Die **Fokussierung des Beginns der depressiven Episode** ist überdeutlich: Mehr als die Hälfte aller Aussagen zu den drei Phasen bezieht sich auf Phase 1, mehr als ein Drittel auf Phase 2. Auf die Phase 3 entfällt nur ein Zehntel aller phasenbezogenen metaphorischen Aussagen; sie wird also kaum metaphorisch thematisiert. – Diese Feststellung lädt zum Nachdenken ein.

Es gibt zwei hypothetische Erklärungsansätze. Für die neun Betroffenen ist das Depressivwerden und -sein Thema, nicht die Zeit allmählicher Gesundung. (Es handelt sich bei den vorliegenden Werken, laut mehrerer Aussagen, nicht um Ratgeberliteratur, die oft Titel vorweist wie „Wege aus der Depression“. Folgerichtig müsste jene die Phase 3 deutlich mehr berücksichtigen; dies zu überprüfen, wäre ein Thema für eine andere Untersuchung.) Die beiden Phasen 1 und 2 bedürfen der Metaphorisierung, damit die Betroffenen die Veränderungen, die ihnen widerfahren, fassen können. In der Phase 1, in der dieser Verlustprozess einsetzt, erkennen sie, dass sie „anders“ werden bzw. sind als die (gesunden) Menschen (siehe v.a. 6.4.4.8. und 6.4.4.16.). Diese anfängliche Fassungslosigkeit muss metaphorisch gedacht und benannt werden – wie sonst sollten die Betroffenen formulieren, dass Unfassbares mehr, anderes nicht mehr ist? Und das gilt insbesondere für die schreibend tätigen Betroffenen, denn diese können auch im nachhinein nicht auf ein (Fach-) Wissen zurückgreifen, das eine solche Entwicklung als „normal“ für eine depressive Störung einstuft. In einem Exkurs (6.2.2.) betrachte ich die Metaphorisierungen berufsspezifisch. Für die fortgesetzte Beschreibung jenes Erlebens, d.h. für die Phase 2, werden die anfänglich gewählten Metaphoriken weiter verwendet, um nicht zu sagen, „vertieft“, wie es das Drei-Phasen-Modell abbildet. Beispiel: Erleben die Betroffenen den Beginn ihrer Episode als (allmähliche) Graufärbung ihrer Welt, so geht die Verschlechterung ihres Befindens mit einem steten Dunklerwerden einher – aus „grau“ wird „schwarz“, „rabenschwarz“, „stockfinster“. Wenn ich, wie oben erwähnt, davon ausgehe, dass das Krankwerden, Kranksein und

---

[51] Wie in Kapitel 5 erläutert, hatte ich die Felder lange vor der Schema-Literatur entdeckt und benannt; diese Erkenntnis hätte sich zu einem früheren Zeitpunkt auf einige Metaphernfeldertitel ausgewirkt: „Wetter“ statt „Schlechtes Wetter“, „Licht und Dunkel“ statt „Dunkelheit“ usw. Mit einem Feldertitel wie „Auf und Ab“ hätte ich z.B. die in dem Feld „Tiefe“ enthaltene Bipolarität (siehe 6.1.) bereits in der Überschrift erfasst.

das Verstehen-Wollen Schreibthema sind, dann spielt die (allmähliche) „Aufhellung", die Umkehr des Geschehens, keine Rolle. – Zudem wollen sich die Betroffenen anderen mitteilen; dafür ist ebenfalls entscheidend, die Entwicklung des „Andersseins" bzw. den Verlust von Normalität, von dem, was (unhinterfragt) als normal und als gesund gilt, zu beschreiben und nicht die Phase, die sich mit der „Normalisierung" beschäftigt. – Eine ganz andere (hypothetische) Begründung wäre, das Schreiben bzw. sein Resultat, das Buch, als für die Phase 3 stehend zu bewerten[52]. Damit belegen die Betroffenen, dass sie, depressionsfrei, schreiben können, eine Fähigkeit, die wie das Sprechen, vorübergehend (fast) verloren geht. Das Sich-mitteilen-Können und -Wollen kennzeichnet die Gesundung; weshalb deren Beschreibung fast ohne Metaphern auskommt, expliziert der vorherige Abschnitt.

6.2.2. Psychotherapeutisch-psychiatrisch tätige und schreibend tätige Betroffene im Vergleich

Für eine Zusammenschau der Metaphernfunde insgesamt und der ausschließlich phasenbezogenen, wählte ich eine für diese Arbeit einmalige[53] Perspektive, indem ich die sechs schreibend und die drei psychotherapeutisch-psychiatrisch tätigen Betroffenen bezüglich ihrer Metaphorisierungen vor dem Hintergrund folgender Überlegungen getrennt betrachtete: Ich ging davon aus, dass die schreibend tätigen Betroffenen auch phasenbezogen mehr metaphorisieren, weil ihnen die Krankheitserfahrung völlig fremd ist, und dass die psychotherapeutisch-psychiatrisch Tätigen zwar insgesamt weniger metaphorisieren, in den Phasenschilderungen jedoch auch mehr als in den erlebnisferneren, allgemeineren Textpassagen. D.h., ich erwartete, dass die beiden Betroffenengruppen die Erlebnisbeschreibungen für die Phasen 1 bis 3 metaphorischer gestalten als die Schilderungen von Allgemeinplätzen über die Erkrankung – denn, zur Erinnerung: Psychische und andere schwer fassbare Erfahrungen bedürfen am meisten der Metaphorisierung.

Die Auszählungsergebnisse: Die sechs schreibend tätigen Betroffenen verwenden **durchschnittlich die Hälfte** all ihrer Metaphern für die Schilderung ihres **Phasenerlebens**.

---

[52] Professor Dr. Schmitt formulierte diese Hypothese im persönlichen Gespräch (02/02).

[53] Da n = 9 eine sehr kleine Stichprobe ist, sollte sie nur einmal zergliedert werden in 6 : 3 (sechs schreibend, drei psychotherapeutisch-psychiatrisch tätige Betroffene).

schreibend tätige Betroffene	Gesamtanzahl der Metaphern	Anzahl der phasenbezogenen Metaphern	prozentualer Anteil der phasenbezogenen Metaphern
Karin Dexel	392	124	31.63%
Ursula Goldmann-Posch	235	172	73.19%
Ingrid Hahnfeld	208	179	86.06%
John Bentley Mays	754	368	48.81%
William Styron	310	195	62.90%
Tracy Thompson	582	185	31.79%
insgesamt	2481	1223	49,29%
Durchschnitt	413,5	203,83	49,29%

Die drei psychotherapeutisch-psychiatrisch tätigen Betroffenen verwenden **durchschnittlich 40%** all ihrer Metaphern für die Schilderung des **Phasenerlebens**:

psychiatrisch-psychotherapeutisch tätige Betroffene	Gesamtanzahl der Metaphern	Anzahl der phasenbezogenen Metaphern	prozentualer Anteil der phasenbezogenen Metaphern
Kay Redfield Jamison	393	84	21.37%
Martha Manning	334	180	53.89%
Sigrid Wilms	88	62	70.45%
Insgesamt	815	326	40.00%
Durchschitt	271,67	108,67	40,00%

Der Unterschied ist gering, die Unterscheidung nach Berufsgruppenzugehörigkeit nicht aussagekräftig.

Eine andere Frage lautet: Wie viele Metaphern verwenden die AutorInnen für die Schilderung welcher Phase, also unterschieden nach Phase?

	Phase 1	Phase 2	Phase 3	Summe der Phasenmetaphern pro AutorIn	die meisten Metaphern für die Phase	Anteil Phasenmetaphern an Gesamtzahl Metaphern
Schreibende						
K. Dexel	34	66	24	124	Phase **2**	53,23%
U. Goldmann	142	13	17	172	Phase **1**	82,56%
I. Hahnfeld	56	98	25	179	Phase **2**	54,75%
J.B. Mays	184	157	27	368	Phase **1**	50,00%
W. Styron	114	76	5	195	Phase **1**	58,46%
T. Thompson	124	41	20	185	Phase **1**	67,03%
Psychother.						
K.R. Jamison	30	38	16	84	Phase **2**	45,24%
M. Manning	95	71	14	180	Phase **1**	52,78%
S. Wilms	23	33	6	62	Phase **2**	53,23%
Summe pro Phase = Anteil an Gesamtanzahl	802 = **52%**	593 = **38%**	154 = **10%**	1549 = 100%		

Die grafische Darstellung zeigt noch einmal, dass die VertreterInnen beider Berufsgruppen das Erleben in den Phasen 1 und 2 in den Vordergrund stellen. Die „Vernachlässigung" der Phase 3 thematisiere ich in 6.2.1.

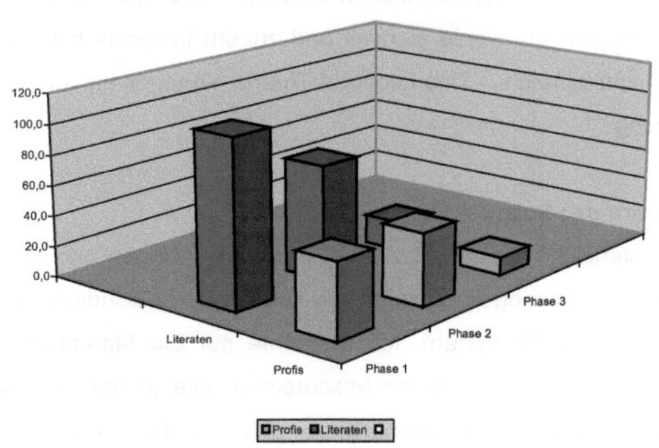

Durchschnittlich verwenden beide AutorInnengruppen die meisten Metaphern für die Phase 1, die psychiatrisch-psychotherapeutisch Tätigen fast gleich viele für die Phasen 1 und 2, die schreibend Tätigen deutlich mehr für Phase 1 denn für Phase 2. Phase 3 bedenken die neun AutorInnen metaphorisch insgesamt wenig.
Wissend um die geringe statistische Aussagekraft einer Stichprobe von n = 9 bzw. 6 : 3 argumentiere ich defensiv (siehe 6.1.1.). Aufgrund ihres Fachwissens widmen sich Kay Redfield Jamison, Martha Manning und Sigrid Wilms dem phasenhaften Verlauf im nachhinein nicht so detailliert, weil sie aus ihrem Beruf um ihn wissen und sie insgesamt ihre Texte mit vielen allgemeinen, auch fachlich fundierten, Aussagen über ihre Erkrankung durchwirken. Im Umkehrschluss würden die schreibend tätigen Betroffenen, die „psychiatrischen LaiInnen" sozusagen, deshalb durchschnittlich die Hälfte all ihrer Metaphern dem Phasenerleben und besonders der Phase 1 widmen, weil sie versuchen, sich mit dieser ihnen theoretisch wie erfahrungsfremden Erfahrung intensiver auseinander zu setzen. Die Phase 1 schildern die AutorInnen gleich welcher Profession metaphernreich, vielleicht, weil sie, für sich selbst wie für ihre LeserInnen, anstreben, den Krankheitsbeginn, die sehr verunsichernde Entfernung von der „Normalität" zu begreifen. Die Phase 2 beschäftigt die psychotherapeutisch-psychiatrisch tätigen Betroffenen jedoch genauso sehr wie Phase 1, vielleicht auch gerade vor dem Hintergrund ihres Fachwissens: Der Verlust, die Veränderungen zu Beginn sind retrospektiv in den Krankheitsverlauf, in ihr Wissen darum, einzuordnen; den umfassenden Verlust erleben zu müssen, den Sinn des (Weiter-) Lebens selbst nicht mehr zu sehen, ist für die fachkundigen Betroffenen wahrscheinlich genauso schwer fassbar und eben auch nur metaphorisch fass- und (retrospektiv) mitteilbar.

Ich belasse es bei diesen hypothetischen Schlussfolgerungen; diese separierende Betrachtung erwies sich als wenig sinnvoll und zudem hinsichtlich der therapeutischen Relevanz als nicht hilfreich. – Das folgende Thema hingegen ist von großer therapeutischer Bedeutung.

6.2.3. Metaphern der Suizidalität

Die „tödliche Intensität" (Seligman 1999:72) der Stimmungen und die Lebensbedrohlichkeit depressiver Störungen schildern die AutorInnen ausführlich, allerdings mit „verschwindend" wenigen Metaphern. Ich betrachte nur die Metaphern, mit denen sie Selbstmord als (Handlungs-) Option beschreiben; alle stehen in Textpassagen zur Phase 2, weshalb ich sie hier thematisiere. „Passive Todeswünsche" („Bekäme ich doch einen Herzinfarkt“) berücksichtige ich in 6.4.4.13., die Wahrnehmung des Stück-für-Stück-Sterbens in 6.4.4.13.

Die AutorInnen benennen Suizidalität mit folgenden Metaphern:
Karin Dexel: (Keim der) Selbstzerstörung (letzteres mehrfach)
die Last nicht mehr tragen können
Ausweglosigkeit
Druck, allem zu entfliehen
Selbstmordwunsch vergiftet das Dasein
in den Tod flüchten
Suizid als Ausweg
Kampf gegen den Drang, sterben zu wollen
der letzte Weg

Kay Redfield Jamison: Tod Erlösung
letzter Ausweg

John Bentley Mays: Auslöschung des Selbst
Selbstauslöschung (mehrfach)
Weg in den Tod
Selbstvernichtung
Selbstzerstörung

Martha Manning: Gedanke an den Tod erleichtert die Höllenqual
Depression nicht länger ertragen können

William Styron: meine Auslöschung

Tracy Thompson: Selbstzerstörung als Alternative zum Chaos
dem Elend entkommen
welcher Weg zum Sterben?
hinausspringen bzw. abspringen aus dem Flieger
selbstzerstörerisch
keine aussichtslosen Schlachten mehr schlagen wollen, verloren haben

und **Sigrid Wilms**: Ausweg, die Nacht würde ein Ende haben.

Von insgesamt 2489 verschiedenen metaphorischen Wendungen finden sich nur 27 verschiedene in den retrospektiven Schilderungen ihrer Überlegungen und / oder Vorbereitungen, sich das Leben zu nehmen. „Bilanzierend“ – ein „geflügeltes Wort“ in Besprechungen suizidaler PatientInnen (siehe 6.4.4.26.) – halte ich fest: Die metaphorischen Wendungen entstammen mit Ausnahme von Tracy Thompsons „springen“ den Herkunftsbereichen „Reise“, „Gefängnis“, „Krieg“, „Dunkelheit“ und „Last“. Innerhalb der Gefängnis-Metaphorik wird Suizid verstanden als „Weg aus dem Leid“, als „Ausweg“[54], die BEHÄLTER-schematische Konzipierung der psychischen Erkrankung verdeutlichend. Den „(Frei-) Tod“ als „Erlösung“ zu verstehen, wie einige AutorInnen es formulieren, kann auch vor dem Hintergrund der KRANKHEIT oder des LEBENS als einer KNECHTSCHAFT verstanden werden (siehe hierzu auch Lakoff & Turner 1998, die die Reise-Metaphorik, gerade auch im Hinblick auf den Tod, untersuchen). „Der letzte Weg“ und „der Weg in den Tod“ ordne ich der Reise-Metaphorik zu, da der Fokus auf der Bewegung dorthin und nicht auf dem „Ausbrechen“ aus der Erkrankung liegt. Mit dem Konzept DAS LEBEN IST EINE REISE sind auch Lebensabschnitte kohärent benennbar: Die Geburt entspricht der „Ankunft“, das Leben dem „Hiersein“ und der Tod der „Abreise“. Auf der Grundlage dieses in der deutschen wie der US-amerikanischen Kultur sehr präsenten Konzepts lassen sich die häufig verwendeten Weg-Metaphern auch in Zusammenhang mit Suizidalität verstehen. In das Feld „Krieg“ gehören „Selbstzerstörung“ und „Selbstvernichtung“, die sehr (auto-) aggressiv sind und nicht beinahe „friedlich“ anmuten wie die Weg-Metaphern. Im Rahmen der Dunkelheit-Metaphorik schreiben John Bentley Mays und William Styron mehrfach von „(Selbst-) Auslöschung“. Die „Unerträglichkeit des Leids“, das Leid nicht mehr ertragen zu können, lässt Martha Manning und Karin Dexel aus der Perspektive der „Last“ über Selbstmord nachdenken.

Fazit: Suizidalität ist also nicht auf eine spezifische Metaphorik angewiesen; Suizide sind von mehreren Feldern bzw. Konzepten aus, separat und / oder kombiniert, denkbar.

Zur Illustrierung einer Kombination bzw. Aneinanderreihung mehrerer Konzeptanteile zitiere ich Karin Dexel (1991:133): „Diese vorher unvorstellbaren Empfindungen, diese Auswüchse und Folgen der Melancholie begannen Julias Seele zu vergiften. Die ständigen Selbstanklagen, ihr maßlos übersteigertes Schuldbewusstsein, ihre Gewissensbisse töteten ihre Lebensfreude, verdüsterten ihr Gemüt. Beklemmung und Hoffnungs-

[54] Einzig Tracy Thompson versteht unter „letztem Ausweg“ ihre Einwilligung in eine medikamentöse Therapie.

losigkeit peinigten sie. Angst und Entsetzen wurden zu einer Folter. Sie fühlte sich schließlich bar einer Lebensberechtigung. Sie hielt sich für einen vollkommenen Versager. Wertlos. Überflüssig. Kein Partner. Keine Mutter. Nur Belastung. Der Drang, allem zu entfliehen, allem eine Ende zu setzen, der Wunsch nach Selbstmord bekam beherrschende Gewalt. Er wurde Zuflucht. Versprach Erlösung. Bedeutete Frieden. Nicht nur für Julia."

Die Depression „vergiftet" Julias Seele, „tötet" die Lebensfreude, „verdüstert" ihr Gemüt: Metaphern der Felder „Sterben", „Krieg" und „Dunkelheit"; Metaphern der Felder „Folter", „Geld", „Last" und „Unfreiheit" vervollständigen den Einblick in eine der suizidalen Phasen Karin Dexels alias Julia. Die kohärenten (siehe 6.8.) Metaphern bilden miteinander diese komplexe Gemütsverfassung sehr differenziert ab. Für die zugrunde liegenden Konzepte verweise ich auf 6.4.4., wo ich sie der Analyse wegen allerdings einzeln thematisiere.

Tracy Thompson (1998:271) hingegen schildert eine suizidale Phase ausschließlich in der Kriegs-Metaphorik: „Das war er, der Gegenangriff, den die Bestie geplant hatte. Dies war der Punkt, an dem ich um die totale Kapitulation verhandeln würde. Schluss damit, ich wollte keine aussichtslosen Schlachten mehr schlagen. Ich hatte mein Bestes getan, und ich hatte verloren."

Auch weniger explizite metaphorische Wendungen können Hinweise auf eine Suizidgefährdung enthalten wie z.B. „Mein Körper ist unbewohnbar geworden" aus dem Feld „Gebäude" oder „Es wird nie mehr hell" aus dem Feld „Dunkelheit". –

Da es nicht vorgesehen war, jener so „schwerwiegenden" Thematik gerecht zu werden, belasse ich es bei dieser deskriptiven „Bilanz".

6.3. Synonyme – und Prototypisches

Um prototypische Elemente der „metaphorisierten Depression" zu finden, betrachte ich, autorInnenübergreifend und phasenunabhängig, nur die metaphorischen Wendungen aus dem Datenkorpus, die innerhalb einer Sinneinheit explizit synonym mit (dem Begriff) „Depression" verwendet werden. Ich wähle diesen Weg, weil in der Formel „x (Metapher) ist y (Depression)" nur diejenigen x-Aspekte stehen, die, prototypentheoretisch gesprochen, die höchste *cue validity* aufweisen. In Sigrid Wilms´ „Die Depression ist ein Käfig" und John Bentley Mays´ „Die Depression ist ein Meer verheerender Gefühle" sind „Käfig" respektive „Meer verheerender Gefühle" zwei Beispiele solch höchster Merkmalswertigkeit.

316 Wendungen erfüllen diese Bedingung und sind im Anhang unter A 6.3. aufgeführt. Fast ein Fünftel der prototypischen Metaphern entstammen dem Herkunftsbereich „Dunkelheit", gefolgt von „Tiefe" und „Metaphysisches". D.h., diese Erfahrungsbereiche sind für eine komprimierte Schilderung des Depressionserlebens (über den Weg einer Synonymdefinition der Depression) am besten geeignet. Im einzelnen entstammen den Feldern **„Dunkelheit"** 56 Synonyme, **„Tiefe"** 34, **„Metaphysisches"** 30, **„Krieg"** 27 und **„Unfreiheit"** 20. Weitere metaphorische Formulierungen sind auf andere Erfahrungsbereiche zurückzuführen, von denen nur „Fliegen", „Gewebe" und „Geld" keine synonymen metaphorischen Wendungen enthalten.
Ich zitiere die AutorInnen mit je einer Aussage, um einen Eindruck nicht nur von der Häufigkeit der Dunkelheit-Metaphorik zu vermitteln – ihre Instanzen modifizieren 21, anderen Feldern zugeordnete, Aussagen, d.h., sie kommen in 24% aller Synonymaussagen zur Depression vor –, sondern auch von der des aussagekräftigen Zusammenspiels verschiedener Metaphoriken:

Karin Dexel: **„Depression ist die Versteinerung der Seele".**
Ursula Goldmann-Posch: **„Depression ist ein Totstellreflex der Seele".**
Ingrid Hahnfeld: **„Depression ist ein schwarzer Sog in den Abgrund".**
Kay Redfield Jamison: **„Depression ist ein kalter, innerer Tod".**
Martha Manning: **„Depression ist ein Zimmer in der Hölle".**
John Bentley Mays: **„Depression ist ein Schatten im Keller meiner Seele".**
William Styron: **„Depression ist eine Kernschmelze im Kopf".**
Tracy Thompson: **„Depression ist Verbannung in fremdes Territorium des Geistes".**
Sigrid Wilms: **„Depression ist ein Leben in vollständiger Finsternis".**

Die Metaphern z.B. der vier Felder „Dunkelheit", „Tiefe", „Metaphysisches" und „Unfreiheit" beinhalten ein Moment des Sich-bedroht-Fühlens, des Sich-wehren-Wollens – gegen das Finstere, das bodenlos Tiefe, die Hölle und das Eingesperrtsein. Sie bilden zusammen ein Cluster repräsentativer Erfahrungsmerkmale des Depressivseins, der Gefahr und des (drohenden) Verlusts, d.h., dessen, was die Depression ist und wie sie sich auf die Betroffenen auswirkt. Die prototypischen Metaphern benennen beschreibende wie interaktionale Charakteristika, erstere bezüglich der Erkrankung selbst und letztere bezüglich des Erlebens der so Erkrankten. – Um also eine Vorstellung von (proto-) typischen Merkmalen der Depression und des Depressionserlebens zu bekommen, eignet sich einerseits die Analyse der aus den einzelnen Feldern stammenden Synonymaussagen. Andererseits enthalten die Aussagen häufig Kombinationen von Metaphern verschiedener Felder, sodass deren Berücksichtigung Aufschluss über mehrere Erlebensaspekte zugleich gibt. Diese „Verkettung" von Charakteristika gibt nicht nur Hinweise auf die Gesamthäufigkeit bestimmter Depressionseigenschaften, sie legt auch die Beziehungen der Eigenschaften untereinander offen, die Schnittstellen verschiedener Felderinstanzen[55] innerhalb der diversen synonymen metaphorischen Beschreibungen.

Die neun zitierten Synonymaussagen zeigen, dass Metaphern verschiedener Erfahrungsbereiche miteinander „verkettet" sind: so beispielsweise in Ingrid Hahnfelds „schwarzer Sog in den Abgrund" die Metaphern der Felder „Dunkelheit" und „Tiefe". Ihre Co-Präsenz gibt der Erfahrung des Depressionserlebens eine komplexere „Gestalt" als es eine „nur" auf einen Erfahrungsbereich zurückgreifende Metapher vermag, denn hier ergänzen sich zwei Erfahrungaspekte (tief und dunkel).

Wie ist nun eine solche Zusammenführung zweier (in den Metaphern transportierter) Erfahrungen mit Bezug auf eine dritte, ganz andere, innerhalb einer Aussage sinnstiftend möglich? Die Metaphern der „Dunkelheit" und der „Tiefe" verbindet einerseits ihre in unserer Welt und unserem Menschsein basierende gemeinsame Erfahrbarkeit: Je tiefer ich in ein Loch falle, desto dunkler ist es. Sie sind andererseits auf der Ebene der *shared entailments* (siehe 6.4.3. und 6.8.) kompatibel i.S.v. kohärent: Beiden gemeinsam ist der Aspekt der Gefahr, in der Dunkelheit und / oder in der Tiefe verloren bzw. gefangen zu sein. Verlust, hier des Lichts und des Bodens unter den Füßen, des Gleichgewichts, ist das in allen in 6.4.4. erläuterten Konzepten zentrale Erlebensmo-

[55] Zur Wiederholung: „Metaphernfelderinstanzen" sind die auf lexikalischer Ebene „sicht- bzw. hörbaren" Erfahrungsüberträger.

ment: VERLUST, wie in 6.5. erarbeitet, ist die prototypische Konzeptmetapher – d.h., DEPRESSION IST VERLUST.

Ich ziehe ein pragmatisch orientiertes Resümé der textbezogeneren Kapitel 6.1., 6.2. und 6.3., bevor ich zu den von den Texten losgelösten Rekonstruktionen der Szenarien des Depressionserlebens komme:
Mein zweites (Untersuchungs-) Anliegen baut auf dem deskriptiven, textimmanenten auf und gilt dem Transfer des dort Erkannten in die therapeutische Praxis. Die Erkenntnisse aus 6.1., 6.2. und 6.3. – die Felder als lexikalische, metaphorische Pendants der „zu Rate gezogenen" Erfahrungsbereiche, die drei Phasen des Depressionsverlaufs und die prototypischen metaphorischen Erlebensmomente – sind insofern relevant, als TherapeutInnen in ihren Gesprächen mit depressiven Menschen, gerade auch solcher, die wenig sprechen, nicht „im Dunklen tappen" müssen. Die, wenngleich aus einer sehr kleinen Stichprobe gewonnenen Erkenntnisse liefern Anhaltspunkte für validierende und genesungsorientierte (siehe 6.6.) Interventionen zu depressiven Erlebensmomenten, die aus anderen, zum Teil für das Strukturieren der depressiven Erfahrung prototypischen, Erfahrungsbereichen stammen.

Mit einem Hinweis und einem Zitat Ursula Goldmann-Poschs schließe ich die Vorarbeiten zu den nun folgenden metaphernsynthetischen Rekonstruktionen ab: Mit „nicht `im Dunkeln tappen´" will ich meine Hoffnung zum Ausdruck bringen, dass die metaphernanalytisch gewonnenen, erlebensnahen Einblicke das depressive „Dunkel", auch das sprachliche, das in Fachbüchern stehende Wissen ergänzend erhellen – auf das die von Ursula Goldmann-Posch (1998:160) formulierte Gefahr reduziert werde:
„Ich kann mir vorstellen, dass der depressive Mensch durch seine ihm innewohnende Sprachlosigkeit der Seele in manchen Ärzten und Therapeuten eine ganz spezielle Form der eigenen Sprachlosigkeit heraufbeschwört."

6.4. Rekonstruktionen der metaphorischen Konzepte der Depression, der metaphorischen Konzeptualisierungen des Depressivseins

6.4.1. Konzepte und Szenarien des Depressivseins

Ich führe die in 6.4.4. erarbeiteten Krankheitserlebenskonzepte als Vorschau an, weil ich zuvor noch einen theoretischen Einschub vornehme:

ZERFALL UND UMMAUERUNG
VERBANNT: REISE DURCH EINE UNWIRTLICHE WELT
VON NEBELBÄNKEN UND WIRBELSTÜRMEN
VULKANAUSBRÜCHE UND ANDERE NATURKATASTROPHEN
VORSICHT: SPRINGFLUT!
AUS VERLIESEN, KERKERN UND GEFÄNGNISSEN
VOM FALLEN INS BODENLOSE
(SICH-) FREMDSEIN
NICHTS `GEHT´ MEHR: STARRE UND LÄHMUNG
DUNKELHEIT UND DÜSTERE TAGE: SONNENFINSTERNIS ODER EWIGE NACHT?
ERNSTHAFT KÖRPERLICH ERKRANKT, (PLÖTZLICH) URALT SEIN
MELDUNGEN AUS DEM KRIEGSGEBIET
DER EMOTIONALE TOD
FOLTERQUALEN
UNERTRÄGLICHE LASTEN
VERLUST – UND DIE DIEBIN
VON RAUB- UND ANDEREN TIEREN
FLÜGEL, VÖGEL UND NISTPLÄTZE
ACHTUNG: DEFEKT!
VON RASERN, GETRIEBESCHÄDEN UND SACKGASSEN
ABSTURZ UND BRUCHLANDUNG
VON TEUFELN, DRACHEN UND DÄMONEN: HÖLLISCHES AUS DER UNTERWELT
VERWIRRUNG: NACKTHEIT, LOSE FÄDEN UND ANDERE REIßMUSTER
VON MASKEN UND STATISTINNEN, SKRIPTEN UND AUFTRITTEN
FUNKEN, FLAMMEN UND FULMINANTE FEUER
TEURE DEPRESSION: SIE KANN DAS LEBEN KOSTEN

Bei den folgenden handelt es sich um Konzeptansätze, die mangels „metaphorischer Masse“ zu rekonstruieren nicht vertretbar sind:

PFLANZLICHES

UNGENIEẞBARES

HIER GEHT´S RUND!

VON RHYTHMEN, TROMMELN UND VERSTIMMUNGEN

6.4.2. Von Oszillationen, *scenarios* und Episoden – hin zu therapeutischen Gedanken

Ich oszilliere bei den 26 Titeln auf der Vorderseite wie bei dem Thema Metaphorik überhaupt immer wieder zwischen Wort und Bild, Bild und Wort, beides Medien der Informationsvermittlung, sowie zwischen den Fachtermini „Szenario" und „Episode". Das Dictionary of Literary Terms erwähnt in der Definition des Wortes *scenario* sowohl ein filmisches Moment als auch den Hinweis, dass es einen Abriss dessen enthalte, was eine Geschichte ausmache. Dasselbe Nachschlagewerk schreibt zu „Episode", es sei ein Ereignis präsentiert als eine durchgängige Handlung und oftmals begleitet von anderen Episoden, die der Autor verbinde, um eine Geschichte [...] zu schreiben[56]. Wenngleich ich weder eine Geschichte schreibe noch einen Film drehe, so fangen die Rekonstruktionen doch jeweils die benannten Elemente ein – geben mit dem Einblick in die erlebte Dynamik einer depressiven Episode einen „filmischen Abriss", die Aneinanderreihung der verschiedenen Perspektiven. Metaphern als wortgewordene Bilder, rekonstruierte konzeptuelle Metaphern als zusammenhängende Bildfolgen sind Szenarien depressiven Erlebens mit dem Arbeitstitel „Metaphorische Episoden über depressive Episoden", mehrere der zitierten Definitionsausschnitte in sich vereinend.

Ich oszilliere auch zwischen den aus den Texten metaphernanalytisch gewonnenen Einsichten und therapeutischen Überlegungen. Die Szenarien entstehen in drei auseinander hervorgehenden Arbeitsschritten: Die aus den Feldergruppierungen der Metaphern rekonstruierten Konzepte „der" Depression entfalte ich, die Erlebensperspektive der Betroffenen fokussierend, zu Szenarien. Indem ich sie metaphorisch um das Ende der depressiven Episode ergänze, wechsle ich auf eine andere Ebene: Ich betrachte die Szenarien bezüglich ihrer therapeutischen Relevanz und transferiere sie in therapeutische Gesprächssituationen, unter besonderer Berücksichtigung validierungs-

[56] Übersetzung v.d.V. –
Im Vergleich zum linguistisch-kognitionswissenschaftlichen im Definitionskapitel geht es mir hier (auch) um ein literaturwissenschaftlich-künstlerisch geprägtes Begriffsverständnis. Übersetzung durch die Verfasserin.

, genesungs- und prophylaxeorientierter Metaphern, der VOMs, GOMs und POMs (siehe 6.4.4. und v.a. 6.6.).

6.4.3. Von *spotlights* und Flutlichtanlagen: Kohärenzen, *highlighting* und *hiding*

Immer wieder werden die seit Lakoff und Johnson (1980/1998) sogenannten *highlighting* und *hiding*-„Nebenwirkungen" von Metaphern kommentiert. Eine Metapher fokussiere einen bestimmten, erst durch sie so entstehenden Themenausschnitt, werfe ein Licht darauf – ein *spotlight*, so meine Metapher; währenddessen seien seine anderen Anteile zwangsläufig nicht im Blickfeld. Zumeist jedoch erfassen wir einen Erfahrungsbereich mit mehreren Metaphoriken. Wenn diese durch die Metaphernanalyse – die „Flutlichtanlage" – ausgeleuchtet werden, kann von Verbergen kaum mehr die Rede sein: Dank der, verschiedene Perspektiven bescheinenden, Flutlichtanlage steht die Erfahrung des Depressivseins in hellem Licht.

Lakoff und Johnson (1998:103ff.) gehen von Kohärenzen, gemeinsamen Implikationen verschiedener Metaphoriken zu einem Bereich aus, die Metaphernwechsel unproblematisch machen und erklären. „Kohärent" heißt für sie, dass es Überschneidungen in den metaphorischen Ableitungen gibt[57]. Ich verstehe unter kohärenten Metaphernkonzepten, dass ein Erfahrungsbereich ohne große „blinde Flecken" erfasst werden kann. Ein Beispiel: Je tiefer die Betroffenen in ein Loch fallen, um so dunkler wird es, weil das Tageslicht nicht weit hineinreicht. Die Metaphern der Tiefe und der Dunkelheit ergänzen sich, bilden die menschliche Erfahrung erfahrungsrealistisch ab – Lakoffs und Johnsons *experiential realism*. Ihre gemeinsamen Implikationen (siehe 6.3. und 6.8.) sind ein Moment der Gefährlichkeit, im Dunkeln oder in der Tiefe orientierungslos zu werden, zu Schaden zu kommen und ein Moment des Verlusts, d.h. des Lichts und des Gleichgewichts. Von Kleist nennt allerdings eine interessante These zur Unvereinbarkeit dennoch gemeinsam verwendeter Metaphoriken, die Abbild des Konzeptualisierungsvorgangs oder -ergebnisses eines „brüchig denkenden" Menschen sein können (siehe 6.8.).

Trotz der erfahrungsabbildenden und derart bereichernden Kohärenzen ist in einem Dialog – wieder ein Wechsel auf die therapeutische Ebene – auf die einzelnen Konzeptualisierungen zu achten: Versteht eine Patientin ihre Erfahrung z.B. als „Kriegsgeschehen", der Therapeut hingegen verwendet Instanzen aus der Wasser-Metaphorik, so droht die Gefahr, dass die beiden aneinander vorbeireden, denn die *spotlights* be-

---

[57] In ihrem Beispiel EINE ARGUMENTATION IST EINE REISE, IST EIN GEFÄß, IST EIN GEBÄUDE begründet sich die Kohärenz u.a. in inhaltsdefinierenden Oberflächen.

leuchten verschiedene Aspekte des Themas. M.E. empfiehlt es sich, zunächst die Metaphoriken der PatientInnen aufzugreifen und auszuloten, (um) im Bilde zu bleiben, eine Haltung, die auch Kopp (1995), Retzer (1995), Pearce (1996), Bandler & Grinder (^{5}1988) u.v.a.m. propagieren. In Rückfragen ist es immer noch möglich, ein anderes metaphorisches Verständnis anzuleuchten, bis es miteinander verstanden ist – bis die Flutlichtanlage ihre Funktion erfüllt hat. Eine (Verständigungs-) Brücke zu schlagen zwischen den genannten Kriegs- und Wasser-Metaphoriken, gelingt, indem ich gemeinsame Implikationen finde, so z.B. den Aspekt „Gefahr": „Kann ich Ihr Gefühl, von einem übermächtigen Gegner überrannt zu werden auch als \`überflutet zu werden´ verstehen?"

Ich vernachlässige das metaphorische *hiding*, weil in einer Arbeit wie dieser zu „nur" einem Thema eine Vielzahl von Hintergrundmetaphern rekonstruiert, die Komplexität depressiven Erlebens aus ganz unterschiedlichen Warten erfasst wird, es also viele *highlights* gibt. Entgegen der Argumentation der *hiding*-VerfechterInnen, dass eine konzeptuelle Metapher den Blick auf eine andere Konzeptmetapher verhindere – z.B. im Konzept DEPRESSION IST UNTERGANG nicht an Metaphern des Konzepts DEPRESSION IST EINE REISE zu denken, – bin ich der Meinung, dass dies allenfalls vorübergehend zutrifft. Ich ziehe Langacker (1987:147)[58] zur Untermauerung meiner These heran, der sagt, dass unser Wissen u.a. in vielen *cognitive domains* organisiert sei, voll kollektiven und individuellen Wissens. Das Thema nennt er *Profil*, das nicht thematisierte, für das Verständnis jedoch förderliche Hintergrundwissen *Basis*. *Highlight*, *spotlight* und *Profil* stehen also für die hervorgehobenen, angestrahlten Konzepte des Depressionserlebens, *hiding* und *Basis* für die gerade nicht beleuchteten, aber nichtsdestotrotz vorhandenen anderen Konzepte des Depressionserlebens. Demnach ist *hiding*, das Verbergen bestimmter Sichtweisen durch eine Metapher, eine m.E. unzutreffende Bezeichnung: Wenngleich das Augenmerk auf etwas anderes gerichtet ist, heißt das nicht, dass das momentan nicht Angestrahlte[59] nicht da ist, *hiding* i.S.v. als „verstecken". Wenn „Verlust" das zentrale Erlebensmoment des Depressivseins ist (siehe 6.3.), die Basis also Wissen um „Verarmung" enthält, dann kann im Profil u.a. entweder Bewegungslosigkeit oder eine bestimmte Form der Funktionsuntüchtigkeit

---

[58] Theoretische Hintergrundinformationen finden sich in Kapitel 4.2.

[59] In der US-amerikanischen Umgangssprache bezeichnen *highlights* u.a. hell eingefärbte Haarsträhnchen – ein dienliches Beispiel: Sie fallen auf, aber das heißt nicht, dass die restlichen Haare deshalb nicht gesehen würden.

oder ein Absturz stehen. Ich ziehe diese Betrachtungsweise vor, weil sie mein Verständnis genauer wiedergibt (siehe 6.5.).
– Noch ein Kommentar zu der Licht-Metaphorik dieses Kapitel: Wir verwenden sehr häufig Licht-Metaphern, wenn es uns um „Verstehen" geht. VERSTEHEN IST SEHEN lautet die konzeptuelle Metapher. Wir sprechen von „Durchblick" und „Aufklärung" oder „etwas ans (Tages-) Licht bringen" u.v.a.m. Auch im US-Amerikanischen bedeutet *I see* „ich verstehe". Die Phase 3 wird beispielsweise nicht beleuchtet, aber auch das ist m.M.n. kein *hiding*-Phänomen; in 2.5.2. und 6.2. verweise ich auf andere Kausalzusammenhänge. –

Es folgen nun also die einzelnen Episoden, die Szenarien, die miteinander die höchst komplexen Depressionserfahrungen erhellen.

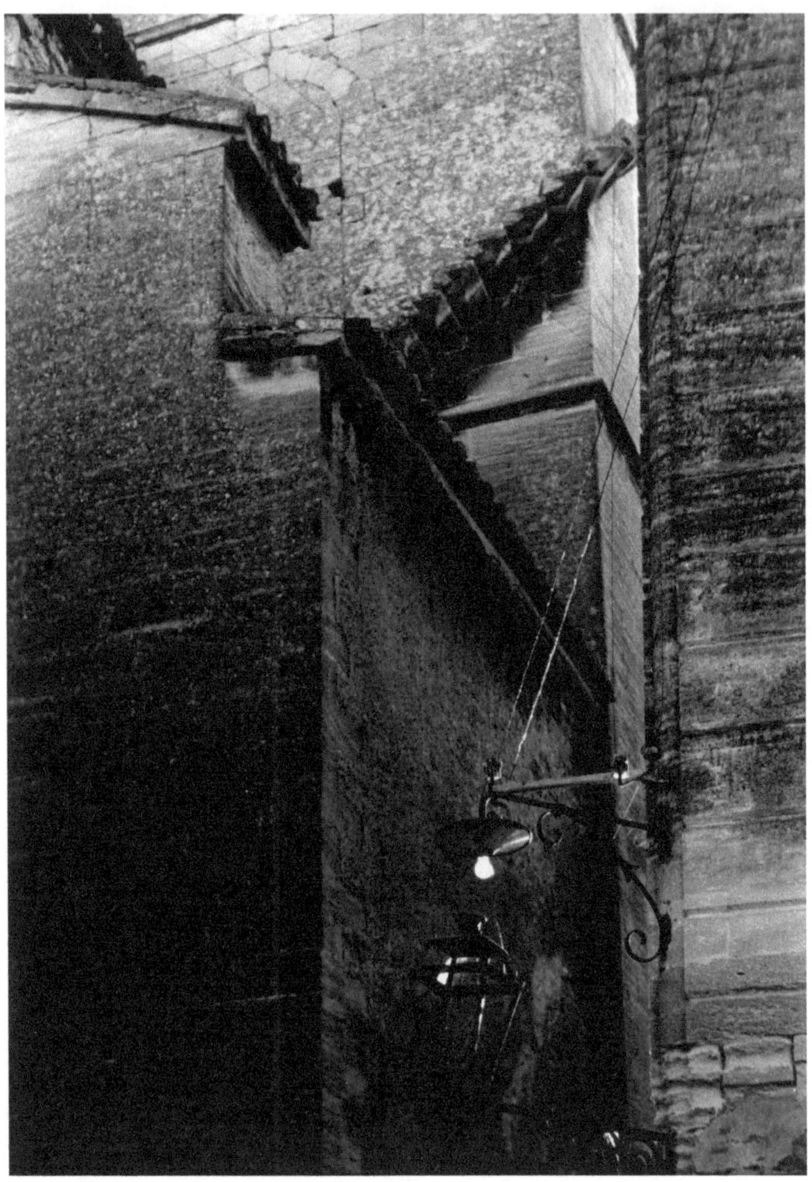

Foto: Karl Wiehn

6.4.4. Rekonstruktionen der metaphorischen Konzepte und Szenarien

Ich wählte dieses Foto, weil es Aspekte mehrerer Konzeptualisierungen einfängt – bezüglich DUNKELHEIT: zwei Laternen, eine brennt nicht, die andere kaum; GEBÄUDE und GEFÄNGNIS: das Mauerwerk und die zugemauerten Fenster; TIEFE: die hohen Mauern; WELT-REISE: die unwirtliche, „karge" Atmosphäre.

Zur Erläuterung der gewählten Präsentation: Die 26 rekonstruierten metaphorischen Szenarien werden in der Reihenfolge der Felderentdeckung, der ersten Rekonstruktionsstufe, vorgestellt. Interessanterweise gehört die erste rekonstruierte Episode in den Bereich „Konstruktion", die Gebäude-Metaphorik. Ich führe die jeweiligen Schritte nach der Chronologie ihrer Erarbeitung auf. So stehen die vorangesetzten Ziffern und Zahlen für die ursprüngliche Feldernummerierung. Es folgen die rekonstruierten Konzepte – „DEPRESSION IST ..." – und die Szenarien für die Phasen 1 und 2 – „DEPRESSIVSEIN HEISST, ...". D.h., die Szenarien sind narrative Entfaltungen der Konzepte, einschließlich eines Perspektivenwechsels, um gezielt das Betroffenenerleben zu fokussieren. Bevor ich die 26 rekonstruierten Konzepte und Szenarien separat betrachte, führe ich sie allesamt auf:

(1) **„Gebäude"** [60]**:**

DIE DEPRESSION IST EINE GEBÄUDE-ZERSTÖRERIN. →

DEPRESSIVSEIN HEISST, DER EINDRINGLING DEPRESSION BRINGT MICH ZUM EINSTURZ, ZUM ZERFALL. und:

DIE DEPRESSION IST EINE DICKE MAUER. →

DEPRESSIVSEIN BEDEUTET, DIE DEPRESSION MAUERT MICH EIN.

(2-3) **„Welt-Reise":**

DIE DEPRESSION IST EINE KARGE WELT. und: DIE DEPRESSION IST EINE NOMADIN. →

DEPRESSIVSEIN HEISST, IN EINE UNWIRTLICHE WELT VERBANNT ZU SEIN.

(4) **„Schlechtes Wetter":** DIE DEPRESSION IST EIN ORKAN, DICHTER NEBEL. →

DEPRESSIVSEIN BEDEUTET, IN SEHR SCHLECHTES WETTER ZU GERATEN.

---

[60] Seit Lakoff & Johnson (1980/1998) ist es üblich, Großbuchstaben für die (rekonstruierten) Konzepte bzw. Konzeptualisierungen und die Schemata zu verwenden, nicht für die Felder und die metaphorischen Einzelinstanzen.

(5) **„Naturkatastrophe“**: DIE DEPRESSION IST EIN ERDBEBEN, EIN VULKANAUSBRUCH. →
DEPRESSIVSEIN BEDEUTET, SICH INMITTEN EINER NATURKATASTROPHE WIEDERZUFINDEN.

(6) **„Wasser“:** DEPRESSION IST EINE FLUT. →
DEPRESSIVSEIN HEISST, ÜBERSCHWEMMT ZU WERDEN.

(7) **„Unfreiheit“:** DEPRESSION IST EIN GEFÄNGNIS. →
EINE DEPRESSIVE EPISODE ZU ERLEBEN, GLEICHT EINEM GEFÄNGNIS-AUFENTHALT.

(8) **„Tiefe“:** DEPRESSION IST TIEFE. →
DEPRESSIVSEIN BEDEUTET, TIEF ZU STÜRZEN, AM BODEN ZU SEIN.

(9) **„Fremdheit“**: DEPRESSION IST FREMDHEIT. →
DEPRESSIVSEIN HEISST, (SICH SELBST) FREMD ZU SEIN.

(10) **„Starre“:** DEPRESSION IST STARRE. →
DEPRESSIVSEIN HEISST, ICH ERLAHME, BIN STARR.

(11) **„Dunkelheit“:** DEPRESSION IST DUNKELHEIT, EINE (SONNEN-) FINSTERNIS. →
DEPRESSIVSEIN BEDEUTET, VON FINSTERNIS UMGEBEN ZU SEIN.

(12) **„Krankheit / Alter“:** DEPRESSION IST KRANKHEIT UND ALTER. →
DEPRESSIVSEIN BEDEUTET, ERNSTHAFT KÖRPERLICH KRANK UND / ODER (PLÖTZLICH) URALT ZU SEIN.

(13) **„Krieg“**: DIE DEPRESSION IST DIE FEINDIN. →
DEPRESSIVSEIN HEISST, IM KRIEG ZWISCHEN IHR UND MIR ERLEBE ICH MICH IN DER SCHWÄCHEREN POSITION.

(14) **„Sterben“**: DEPRESSION IST TOD. →
DEPRESSIVSEIN HEISST, STÜCK FÜR STÜCK ZU STERBEN.

(15) **„Folter“**: DEPRESSION IST FOLTER. →

DEPRESSIVSEIN BEDEUTET, GRAUSAM GEFOLTERT ZU WERDEN.

(16) **„Last“:** DEPRESSION IST EINE LAST, EIN STEIN. →

DEPRESSIVSEIN BEDEUTET, UNTER EINER SCHIER UNERTRÄGLICHEN LAST ZU LEIDEN. oder: DEPRESSIVSEIN IST UNERTRÄGLICH.

(17) **„Verlust“:** DEPRESSION IST VERLUST, LEERE.

DEPRESSIVSEIN BEDEUTET, VIELES, allem voran DIE KONTROLLE, ZU VERLIEREN.

und integriert:

(17a) **„Diebstahl“:** DIE DEPRESSION IST EINE DIEBIN. →

DEPRESSIVSEIN BEDEUTET, BESTOHLEN ZU WERDEN.

(18) **„(Raub-) Tier“:** DIE DEPRESSION IST EIN WILDES TIER. →

DEPRESSIVSEIN HEISST, VON EINEM GEFÄHRLICHEN TIER ANGEFALLEN ZU WERDEN, BEUTE ZU SEIN.

(18a) **„Vogel“:** DIE DEPRESSION IST EIN VOGEL. →

DEPRESSIVSEIN BEDEUTET, DASS SICH DIE DEPRESSION BEI MIR EINNISTET.

(19) **„Technischer Defekt“:** DIE DEPRESSION IST EIN DEFEKT, EIN KURZSCHLUSS, EIN ABGESTÜRZTER COMPUTER, EIN AUSFALL, EIN ZUSAMMENBRUCH, EINE UNTERBROCHENE VERBINDUNG, EINE KERNSCHMELZE, EINE DURCHGEBRANNTE SICHERUNG. →

DEPRESSIVSEIN HEISST, FUNKTIONSUNFÄHIG ZU SEIN.

(20) **„Transport (-Mittel)“:** DEPRESSION IST EIN GETRIEBESCHADEN, HEIẞT, DIE KURVE NICHT ZU KRIEGEN, DER INNERE MOTOR WIRD ABGEWÜRGT. DIE DEPRESSION IST EINE SACKGASSE. →

DEPRESSIVSEIN HEISST, VERKEHRSUNTÜCHTIG ZU SEIN.

(20a) **„Fliegen“:** DEPRESSION IST EIN ABSTURZ. →

DEPRESSIVSEIN BEDEUTET, ABZUSTÜRZEN, EINE BRUCHLANDUNG ZU MACHEN.

(21) **„Metaphysisches“:** DIE DEPRESSION IST GESPENSTISCH, DIABOLISCH, EIN DÄMON, DRACHEN, MONSTRUM, UNGEHEUER, FEGEFEUER, HEXENKESSEL, MYSTERIUM. – DIE DEPRESSION IST DIE HÖLLE. →
DEPRESSIVSEIN BEDEUTET, IN DER HÖLLE ZU SEIN, VERTEUFELT ZU WERDEN.

(23) **„Gewebe“**: DIE DEPRESSION IST EIN FILZ (-GEWEBE). →
DEPRESSIVSEIN BEDEUTET, VERSTRICKT BZW. ZERRISSEN ODER NACKT ZU SEIN.

(24) **„Theater“**: DIE DEPRESSION IST EIN VEXIERSPIEL DER SEELE, EIN NARRENSPIEL DER NATUR. →
DEPRESSIVSEIN BEDEUTET, MASKENTRAGENDE/R STATIST/IN ZU SEIN.

(29) **„Feuer“**: DIE DEPRESSION IST EIN FEUER. →
DEPRESSIVSEIN BEDEUTET, ICH DROHE ZU VERBRENNEN.

(30) **„Geld“**: DIE DEPRESSION IST TEUER. →
DEPRESSIVSEIN KANN DAS LEBEN KOSTEN.

(22) „Pflanzliches“, (25) „Nahrungsbezogenes“, (27) „Kreis“ und (28) „Musik“ entschied ich, nicht zu konzeptualisieren und begründe es im Anschluss an 6.4.4.26.

Zu den Einzelanalysen:

Jedes Unterkapitel enthält ein Foto, das die metaphorische Einheit von Wort und Bild visualisiert. Die Präsentation der Szenarien ist thematisch in zwei Teile gegliedert: Zuerst erfolgt die textbezogene deskriptive Metaphernbetrachtung, danach die daraus abzuleitenden therapeutischen (Handlungs-) Konsequenzen.

6.4.4.1. **Gebäude: ZERFALL UND UMMAUERUNG**[61]

Im Rahmen der rekonstruierten Subkonzeptualisierungen erläutere ich die (Funktion der) Gebäude-Metaphorik als einer klassischen BEHÄLTER-Schema-Umsetzung, wenngleich ich damit dem Kapitel 6.9.2. vorgreife.

Die Betroffenen verstehen sich als ein Haus. Es ist wahrscheinlich, dass sie dies auch unabhängig von ihrem Erleben einer depressiven Störung tun, da diese Formulierungen umgangssprachlich sehr verbreitet sind („Da hat doch der Heinz die Schotten dichtgemacht!"). Die Metapher „Haus" dient dazu, dem Selbstwertgefühl Sicherheit, Solidität und Stabilität zu geben oder dem Wunsch, sich so zu fühlen, Ausdruck zu verleihen. Begreift der Mensch sich als Haus, so heißt das: Er steht fest auf der Erde, ist stabil, ist für sich, schützt sich durch solide Außenwände, ohne sich gänzlich abzuschotten. Die Betroffenen bezeichnen sich an keiner Stelle als „Trutzburg", „Festungsanlage" oder „Bunker", vermutlich weil sie sich aufgrund des Eindringens der Depression nicht (mehr) als uneinnehmbar wahrnehmen.

Aus den Metaphern der authentischen Texte geht hervor, dass das Hirn im Gebäude Mensch als eine Art Aufbau oder Penthouse verstanden wird: Es nimmt die oberste Etage ein, und wenn es keine tragenden Balken aufweist, ist von einem „Dachschaden" die Rede. Das „Haus" kann über seine Schwellen betreten und verlassen werden, und durch seine Türen und Fenster ist jederzeit, sofern gewünscht oder notwendig, die Öffnung zur Außenwelt, zu Kontakten möglich, wozu auch die (Pflege der) Fassade zählt. Die Metapher bietet zudem ein reichhaltiges innenarchitektonisches Potenzial: Die Aufteilung in Räume, in Keller („Leichen im Keller"), Dachgeschoss („Oberstübchen", „Speicher"), die „Tassen im Schrank", etc., eignen sie – gerade für psychotherapeutische Interventionen – für eine partielle und eine zusammenzusetzende Betrachtung des Menschen, was bedeutet, er kann seine Probleme voneinander abgrenzen, Thema für Thema bearbeiten[62], Ein-Sicht nehmen oder Ausblicke erarbeiten, wenn er nicht „die Rollläden herunterlässt".

Für das Thema „Offen- und „Nicht-ganz-dicht-Sein" bezüglich psychischer Gesundheit verweise ich auf 6.9.2.3., wo ich auf Johnsons (1987:39f.) *transitivity*-Modell und seine Relevanz gerade auch für die Gebäude-Metaphorik eingehe.

---

[61] Zur Erinnerung: Alle Metaphern aller Felder sind im Anhang unter 9.6.1. aufgeführt.

[62] Zur Relevanz der Gebäude-Metaphorik für die Psychotherapie verweise ich u.a. auf Frenchs „Therapie als Hausrenovierung" in The Memory Game (1997:70-1).

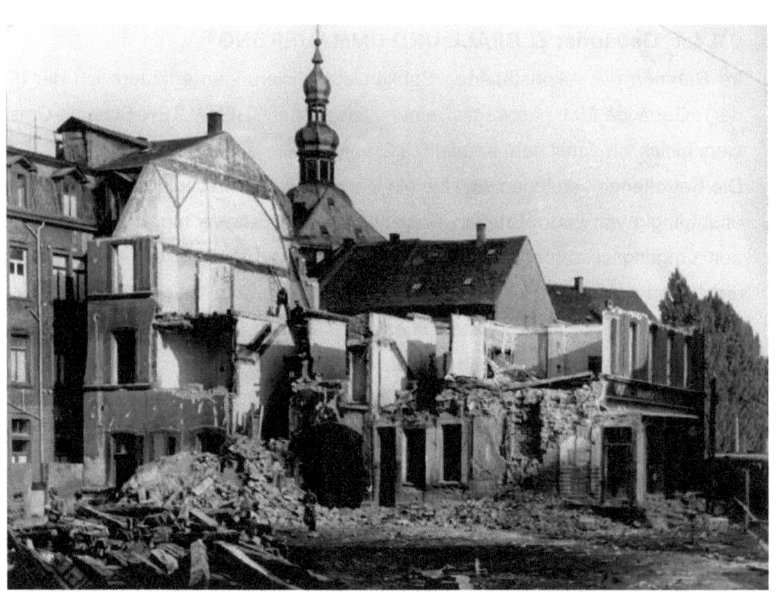

Foto: Karl Wiehn

6.4.4.1.1. **ZERFALL – DER EINDRINGLING DEPRESSION UND DAS GEBÄUDE MENSCH**

Rekonstruktionsentwicklungsstufen

Feld: Gebäude

Konzept: DEPRESSION IST EINE GEBÄUDEZERSTÖRERIN.

Szenario: **DER EINDRINGLING DEPRESSION BRINGT MICH ZUM EINSTURZ, ZUM ZERFALL.**

Deskriptive (Text-) Ebene:

Die Betroffenen erleben ihre depressive Erkrankung als „Einbruch" in ihr (Selbstkonzept) „Haus". Fünf der neun AutorInnen personifizieren die Depression und ihre Symptome als „Eindringling". Martha Manning: „Sie [die Depression, A.d.V.] erreicht jedes noch so kleine Versteck in mir." Auch bei Karin Dexel geht die Depression heimlich vor: „Sie lässt nicht nach, [...], sich in die Gedanken einzuschleichen." Bei Kay Redfield Jamison dringen auf diese Weise die Ängste ein. Für William Styron kam der „Gast Depression" zwar nicht unerwartet: „Die Depression war kein überraschender Besuch, sie hatte jahrelang an meine Tür geklopft", aber hereingebeten hatte er sie nicht. Und Martha Manning bekommt ebenfalls unerwünschten Besuch: „Sie betritt ohne Einladung dein Haus". Tracy Thompson schreibt über das Depressionssymptom Angst als einen „permanenten Gast, der wie Cato, ab und zu wütete" und über einen „ersten längeren Besuch der Bestie", die sich eingeschlichen hatte.

Die Beispiele belegen, dass die Grenze (des BEHÄLTER-Schemas) zwischen innen und außen von der Depression „überschritten" wird. An der Grenze, der „Schwelle" steht kein „Wächter"[63]. In den vorliegenden Texten dient sie der Metaphorisierung ganz anderer Aspekte: So benennt Karin Dexel eine „Schwelle des Ertragbaren", die von Angst und Spannung überschritten wird, eine besonders „niedrige Reizschwelle" des Ertragbaren und auch eine „Schwelle des Schweigens", die sie nicht immer überschreiten könne. Ursula Goldmann-Posch hält es für möglich, dass „Angst, Aggression und Trauer unter der Medikamentenschwelle schlummern". „Unterschwellige psychotische Züge" erkennen zu lernen, strebt Kay Redfield Jamison für sich an. Und während John Bentley Mays konstatiert, „die Schwelle zum Wahn nie überschritten" zu haben, „immer kurz davor stehen geblieben" zu sein, erwähnt William Styron eine „Schmerzschwelle", die er „in" seiner Depression dauerhaft zu überschreiten droht.

Der Eindringling Depression richtet also schlimmen Schaden an, aber damit nicht genug: Im Laufe ihres unwillkommenen Aufenthalts fügt sie ihren GastgeberInnen einen noch größeren Schaden zu: Die „Fassade bröckelt", das „Mauerwerk gerät aus den Fugen", „Schutzmauern fallen", das Haus wird „ausgehöhlt" und somit „instabil", „stürzt ein", „zerfällt"[64]. John Bentley Mays sieht sich „als Ruine", und Kay Redfield Jamison erfährt ihren Körper als unbewohnbar. Der ungebetene Eindringling entpuppt sich also, so Ursula Goldmann-Posch, als „Gebäudezerstörer". Er bedroht die Existenz, denn

---

[63] Freud (^{8}1986:305f.) siedelt Unbewusstes in einem „großen Vorraum" an, „in dem sich die seelischen Regungen wie Einzelwesen tummeln", das Bewusstsein in „einer Art engerer Salon". „Aber an der Schwelle zwischen beiden Räumlichkeiten weilt ein Wächter seines Amtes, der die einzelnen Seelenregungen mustert, zensuriert und sie nicht in den Salon einlässt, wenn sie sein Missfallen erregen". Dieses (psychoanalytisch) „Über-Ich" genannte Gewissen ist für das Depressionsverständnis von großer Bedeutung.

[64] In E.A. Poes (1984:85) *The Fall of the House of Usher* fällt dem ankommenden Besucher ein „kaum wahrnehmbarer Riss" auf, „der an der Frontseite des Hauses vom Dach im Zickzack die Mauer hinunterlief", letztendlich aufreißt und die Mauern „auseinanderbersten" lässt. Als der Besucher flieht (ebd.:105), „[schloss sich] der tiefe und schwarze Teich zu meinen Füßen finster und schweigend über den Trümmern des Hauses Usher." Seine Bewohner „zerfallen" kurz zuvor.

wenn jemand zerfällt, kann sich der Gedanke, (so) nicht weiter leben zu können oder wollen, schnell aufdrängen.
Das abstrakte Subkonzept (siehe 4.2.10. und 6.5.3.), laut Baldauf verantwortlich für die Metaphorisierungen, und der Tenor, das Atmosphärische des Szenarios, heißen *Bedrohung*, hier des körperlichen Intakt- und Stabilseins. Der Verlust von Sicherheit, Gewissheit und letztlich von Stabilität durchzieht diese Konzeptualisierung.

Therapeutische (Denkansatz und Handlungs-) Ebene:
Es ist nichts Neues, aber aufgrund der metaphernanalytisch gewonnenen Einsichten wiederhole ich die Wichtigkeit, in therapeutischen Gesprächen speziell auch auf die Metaphoriken der PatientInnen zu achten.
Ein Tenor der Bedrohlichkeit durchdringt die Szenarien und wirkt sich v.a. auf die validierungsorientierten Metaphern (VOMs) aus. Diesen Tenor zu hören, die Botschaft auch der Angst herauszuhören und darauf einzugehen, sie auszuformulieren, obliegt den VOMs. Sie greifen das bedrohliche Gefühl, die fundamentale Verunsicherung auf: „Sie fühlen sich also regelrecht heimgesucht?" und: „Ich verstehe Sie richtig, dass Sie in den Grundfesten erschüttert sind?"
Die genesungsorientierten Metaphern (GOMs) konzentrieren sich v.a. auf die Idee des Wiederaufbaus, der (Re-) Konstruktion mithilfe beispielsweise eines Gerüsts zur Stabilisierung oder, falls das Fundament noch steht, auf Fugenmittel und andere Instandsetzungsmaterialien wie z. B. Medikamente: Für Kay Redfield Jamison „sind Medikamente ein integraler Bestandteil dieser Mauer". Auch die Aufräumarbeiten, das Sortieren oder Beseitigen der Trümmer, können einer Neuausrichtung oder Wiederaufnahme des Lebens dienen.
Prophylaxeorientierte Metaphern (POMs) können die Installation einer Alarmanlage umfassen oder den Hinweis auf zurückliegende, geglückte Wiederaufbaumaßnahmen. Oder anders ansetzend, vielleicht ließe sich für den ungeliebten Gast ein Zimmer einrichten, so dass er einziehen kann, für die Betroffenen mit dem Wissen – zumindest während er abwesend ist, denn in einer Episode scheint diese Sicherheit nicht abrufbar zu sein –, dass er auch wieder geht.
Die POMs unterscheiden sich nur unwesentlich von GOMs – beider Anliegen ist die Gesundung bzw. Gesunderhaltung. Zur Verdeutlichung der vielseitigen Einsatzmöglichkeiten der aufzugreifenden und zu erweiternden PatientInnenmetaphern behalte ich die Trennung in den Betrachtungen der einzelnen Episoden jedoch bei.

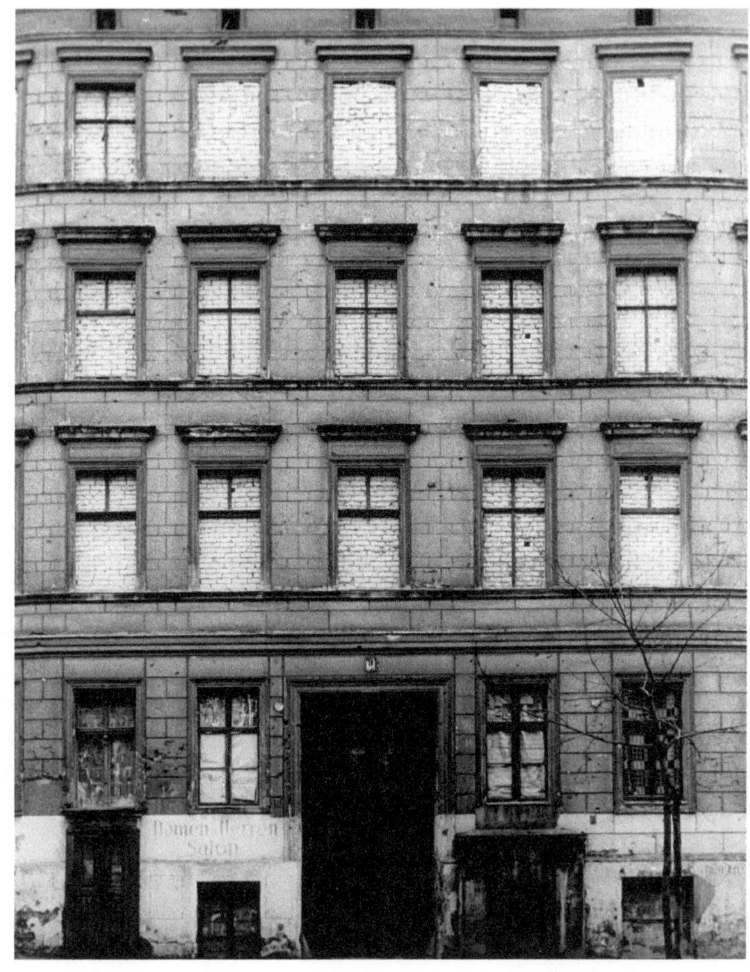

Foto: Karl Wiehn

6.4.4.1.2. **UMMAUERUNG – DIE BAUHERRIN UND DAS GEBÄUDE DEPRESSION**

Rekonstruktionsentwicklungsstufen

Feld: Gebäude

Konzept: DIE DEPRESSION IST BAUHERRIN EINER DICKEN MAUER.

Szenario: **DIE DEPRESSION MAUERT MICH EIN.**

Deskriptive (Text-) Ebene:

Diese metaphorische Konzeptualisierung ist „eng" verwandt mit dem Gefängnis-Szenario (siehe 6.4.4.6.), da die Betroffenen eingemauert werden und sich folglich (in sich selbst) gefangen fühlen. D.h., unabhängig davon, ob sich die AutorInnen als Haus verstehen oder nicht, hier geht es nicht um einen Gebäudezerfall, sondern um das Errichten eines Gebäudes, aber keines, das Sicherheit und Schutz gewährt, sondern um eine einschließende Einmauerung durch die Depression. Die Depression ist hier also keine „Abbruchunternehmerin" wie in 6.4.4.1.1. – ganz im Gegenteil, sie ist „Bauherrin". Allerdings arbeitet sie eigenmächtig, ohne Auftrag derer, die sie um- oder einbaut. John Bentley Mays selbst errichtet (prophylaktisch?) Wände um sich und seine Einsamkeit, Kay Redfield Jamison baut innere Schutzdeiche, aber sie beklagen wie Ursula Goldmann-Posch und Tracy Thompson auch ihr „eingemauertes Leben". Bei Sigrid Wilms sind die Mauern „gläserne Wände". John Bentley Mays muss feststellen: „So wurden die Mauern zwischen meiner Seele und der Welt immer dicker." Dieses Beispiel gehört hierher, weil es die immer unüberwindbarere Trennung zwischen sich und der Umwelt belegt. Das „Bauwerk" Depression, um die Betroffenen gebaut, wirkt zunehmend oppressiver, hält das gesellschaftliche Leben fern und schließt den eingemauerten Menschen (lebens-) bedrohlich ab und ein. Auch alle Empfindungen und Tränen werden darin weggeschlossen. „`Eingemauert´, sagt Julius Klemmer [ein Mitpatient Karin Dexels, A.d.V.]. Und der weiß, wovon er redet, er kennt das aus eigener Erfahrung." Im Gegensatz zu dem unter 6.4.4.6. erläuterten Konzept GEFÄNGNIS handelt es sich hier doch um ein sehr viel persönlicheres, individuelles „Privatgefängnis". Die durch die Depression verursachte Isolation ähnelt einem Mausoleum, das zu Lebzeiten um die Betroffenen errichtet wird.[65]

Beide Personifikationen, die „Abbruchunternehmerin" wie die „Bauherrin", zeigen, wie (eigen-) mächtig die Depression von den Erkrankten erlebt wird.

Verlust kennzeichnet auch dieses Erleben. Hier ist es jedoch der Verlust des Bewegungsspielraums (vergleichbar mit den Metaphoriken „Gefängnis" und „Starre" und „Sterben") und des sozialen Kontakts zur Umgebung und nicht der Verlust des stabilen

[65] Aus Rache lockt der Ich-Erzähler in E. A. Poes (1977) „*The Cask of Amontillado*" seinen Freund Fortunato in den Weinkeller und mauert ihn bei lebendigem Leibe ein. Der Gefesselte kann sich nicht wehren. – Die vielen Übereinstimmungen zwischen Poes Kurzgeschichten und den rekonstruierten Depressionsszenarien könnten Thema einer weiteren Untersuchung sein.

Selbst wie in der ersten BAUWERK-Konzeptualisierung. Andererseits gilt wie für sie auch, dass Verlust und Gefahr oder Bedrohung miteinander einhergehen.

Therapeutische (Denkansatz- und Handlungs-) Ebene:

Die VOMs greifen das Gefühl der Isolation, des beklemmenden Eingemauertseins auf. Die GOMs weisen nach draußen: Wenn es eine Tür im Mauerwerk gibt, lässt sie sich öffnen? Findet sich der Schlüssel? Gibt es Gucklöcher oder noch alte, „nur“ verstaubte Fenster? – Kopp (1995:68) z.B. sucht mit seinem Patienten nach einer Tür in der riesigen, den Jungen umschließenden Mauer, die er abtragen wollte und nicht konnte. – Die Betroffenen sind zu ermutigen, (erste) Blicke durch Ritze im Mauerwerk zu wagen. Maurerarbeiten stehen an: Stein für Stein sind die dicken Mauern abzutragen, um wieder über den Rand schauen und letztlich hinaus steigen zu können.

Die POMs können andeuten, die Phase hinter den Mauern als Auszeit zu verstehen, die zwar sehr einsam ist, die andererseits vielleicht auch als Zeitraum zu begreifen wäre, in dem nichts und niemandem einem behelligen kann. Eventuell ist vorsichtig darauf hinzuweisen, dass die Ummauerung nicht von Dauer und das erneute totale Zumauern durch die Einnahme von Medikamenten oder durch die konsequente Weiterführung von Verstärkermaßnahmen eingrenzbar ist.

Fazit:

Es handelt sich bei diesem sehr komplexen Einstieg um zwei Konzeptualisierungen, in denen die Depression als Eindringling, Gebäudezerstörerin und als Bauherrin personifiziert wie auch als Bauwerk reifiziert wird; sie bedeutet in jedem Falle viel Leid: Einmal zerstört sie den Mensch (als Haus) von innen, einmal mauert sie ihn von außen zu.

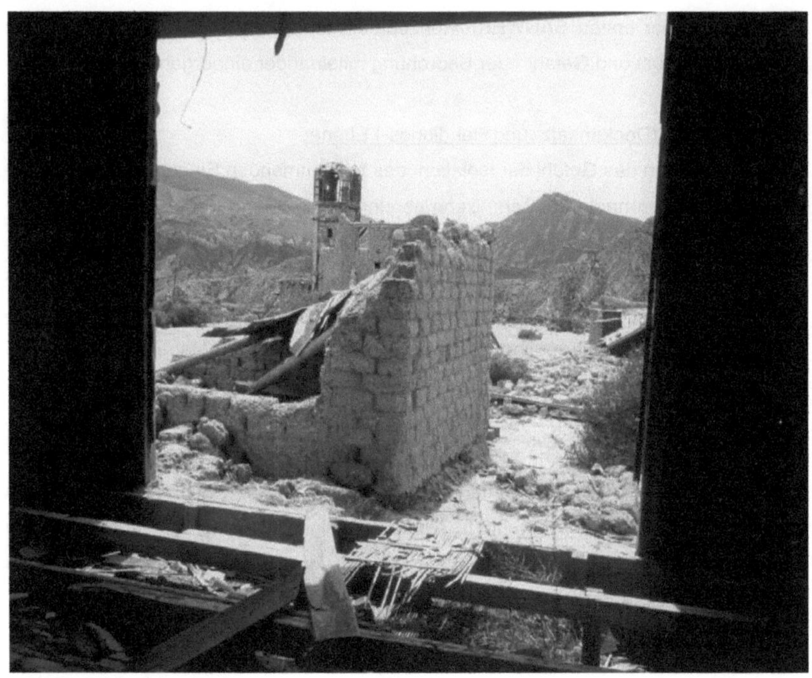

Foto: Karl Wiehn

6.4.4.2. **Welt-Reise**: **VERBANNT: REISE DURCH EINE UNWIRTLICHE WELT**

Rekonstruktionsentwicklungsstufen

Felder: Welt und Reise

Konzepte: DEPRESSION IST EINE ANDERE, UNGASTLICHE WELT. und DEPRESSION IST EINE REISE.

Szenario: **DEPRESSIVSEIN HEISST, AUF EINE REISE DURCH EINE SCHRECKLICHE WELT GESCHICKT ZU WERDEN.**

In diesem Szenario erfasse ich zwei Metaphernfelder, „Welt“ und „Reise“, ihrer Nachbarschaft wegen, und integriere zudem Instanzen des Feldes „Fremdheit“, die ich auch unabhängig hiervon analysiere.

Diese Metaphern zeichnen ein weitaus größeres Bild der Depression und des Depressivseins als die ersten: Die Depression ist hier kein kleiner, beengender Raum. Die Betroffenen konzeptualisieren sie als LANDSCHAFT, WELT, PLANET und sogar als UNIVERSUM. Grenzen gibt es dennoch – allerdings werden auch sie überschritten,

ausgetestet, als durchlässig erfahren. Und es gibt Reisende, die Depression selbst und die Betroffenen. Die beiden Metaphernthemen separat vorzustellen, hieße, ihren Beziehungen nicht die ihnen gebührende Aufmerksamkeit zu zollen.
REISE ist eine sehr weit verbreitete Konzeptmetapher, v.a. für das Leben: Wir kommen auf die Welt, wir gehen unsere Wege, irren auch manchmal umher oder machen Umwege, und wir verlassen diesen Ort wieder... Eine Hypothese ist, dass die hier rekonstruierten Metaphernkonzepte unter REISE zu subsumieren sind, größere und kleinere Ereignisse entlang des Weges durch die / der Depression darstellen (siehe in Abgrenzung dazu 6.5.1.).

Das Doppelkonzept WELT-REISE enthält drei Szenarien:
1. DEPRESSION IST LANDSCHAFT, WELT, PLANET, UNIVERSUM.
2. DIE DEPRESSION IST EINE NOMADIN.
3. DEPRESSIVSEIN HEISST, AUF EINE SCHRECKLICHE REISE GESCHICKT ZU WERDEN.

Deskriptive (Text-) Ebene:

6.4.4.2.1. **DEPRESSION IST LANDSCHAFT, WELT, PLANET, UNIVERSUM.**

Ob nun die Depression Landschaft, Welt, Planet oder Universum genannt wird, sie ist ein großer trister und unbehaglicher Ort. Die Betroffenen sehen sie als unendlich, aber dennoch mit einem Rand (ein Hinweis auf das BEHÄLTER-Schema), düster, als „Norden", kalt und leer, öde, erodiert, sturmverwüstet, ein Magnetfeld voller Höhen und v.a. Tiefen, Ebenen und Jammertälern, ein gefürchtetes Terrain des Geistes mit (lebens-) gefährlichen, auch psychotischen Regionen, dunklem Wald, einer dunklen, unkartierten See, eine schwarze Wüste bei Nacht[66] – ein Land des Todes. Es ist eine andere Welt, eine Schattenwelt, ein sonnenloser Planet, eine völlig fremde Welt, in der sie sich fremd fühlen (siehe auch 6.4.4.8.).

6.4.4.2.2. **DIE DEPRESSION IST EINE NOMADIN.**

Die Depression und ihre Symptome werden nicht nur als Ort konzipiert und metaphorisiert, sondern auch als sehr umtriebig und mobil personifiziert. Wie eine Nomadin kehrt die Depression immer wieder an bestimmte Plätze zurück, ein Bild, das auf Menschen mit rezidivierenden depressiven Störungen zutrifft. Die geschilderten Depressionslandschaften oder -welten ähneln den Lebenswelten von NomadInnen: Halbwüsten, Step-

[66] Die Verbindung zu „Dunkelheit" ist deutlich.

pen, Savannen, Polargebiete – karge Regionen, in denen das (Über-) Leben hart ist und viel Kraft und Durchhaltevermögen erfordert.

6.4.4.2.3. **DEPRESSIVSEIN HEISST, AUF EINE SCHRECKLICHE REISE GESCHICKT ZU WERDEN.**

Das oben beschriebene Territorium lernen die Betroffenen während ihres Depressivseins kennen; zur An- und Einreise an und in diesen ungastlichen Ort schreiben sie gar nichts[67].

Während dieser unfreiwillig unternommenen, furchtbaren Reise fühlen sie sich wie Heimatvertriebene. So schreibt Martha Manning: „In meiner alten Heimat habe ich die Staatsbürgerschaft verloren, aber in der neuen habe ich mich noch nicht eingelebt." Sie sind alleine, einsam, isoliert (siehe GEFÄNGNIS), nur ganz selten begleitet sie jemand: Martha Manning erkennt in ihrem Therapeuten einen Touristenführer, der das Territorium auch als Eingeborener kennt, d.h. er war selbst depressiv. Die einzig andere Begleitung, die die Betroffenen erwähnen, ist die Depression selbst oder sind ihre Symptome. Die Angst ist sehr häufig mit von der Partie, der Schmerz, die Leere. Einige Wege sind deutlich markiert, so John Bentley Mays´ direkt in den Tod: „Endlich schien ich mich eindeutig auf dem Weg in den Tod zu befinden." Grenzen gibt es nur wenige; meist sind es eigene, die überschritten oder durchlässig werden. Das Medikament Lithium stellt für Kay Redfield Jamison eine Begrenzungsform dar: „Das Lithium unterbindet meine verlockenden, aber verheerenden Höhenflüge, hält die Depressionen in Grenzen." Durch Schlafmangel und Arbeit fühlt sie sich dennoch „über die [eigene, A.d.V.] Grenze getrieben – geradewegs in den Wahnsinn hinein". Die Rückreise, den Weg zur Besserung thematisieren die AutorInnen, im Gegensatz zum Reisebeginn und im Gegensatz zu einigen anderen Kontexten. Es ist möglich, dies mit dem zugrunde liegenden, das Konzept prägenden WEG-Schema zu begründen (siehe 6.9. und 8.3.3.). Sie schreiben von einem langen Weg, von einem ersten Schritt und der Notwendigkeit von Karten und Wegweisern. Prozac[68], so Tracy Thompson, "scheint auf jener alten amerikanischen Reise, der Suche nach dem Glück, eine Abkürzung zu bieten". Dieses Antidepressivum ermöglicht es den meisten der neun Betroffenen, die Rückreise überhaupt erst anzutreten. So sie im Lande des Todes nicht verschwinden – und diejenigen, die darüber schreiben, sind von dort zurückgekehrt, einmal sogar mit

---

[67] Nur Kay Redfield Jamison nennt einmal einen „Reiseanfang", allerdings in eine manische Phase und ohne ihn näher auszuführen.

[68] Deutscher Handelsname: Fluctin®.

einer Begleiterin, der Lebensfreude –, entscheiden sie sich für das Leben; d.h., für diese Reiseetappe entscheiden sie sich selbst, ganz im Gegensatz zur An- und Einreise. (Hier und im folgenden finden sich wiederholt Hinweise auf das die psychische Störung strukturierende BEHÄLTER-Schema.)

Therapeutische (Denkansatz- und Handlungs-) Ebene:

Mit Hilfe der VOMs gilt es, das schwierige (Über-) Leben in einer unwirtlichen und bedrohlich kargen Umwelt zu würdigen: das als feindlich wahrgenommene Draußen, den als gefährlich erlebten Sog des Magnetfeldes Suizidalität, die fehlende Orientierung in der Fremde. Am Schnittpunkt von VOM und GOM lässt sich fragen, ob es nicht möglich ist, Menschen zu finden, die weiterhelfen können, Ortskundige, die als Reiseleiter fungieren – so wie es Martha Manning erfuhr: „Lew kennt das Territorium, nicht nur als Touristenführer, sondern als Eingeborener." TherapeutInnen müssen nicht „Touristenführer" und „Eingeborene" in Personalunion sein, um Unterstützung bieten zu können. Sie kennen Kartenmaterial und Wegweiser, die der Weiter- und irgendwann der Ausreise dienen.

Prophylaxeorientiert ließe sich das gelegentlich unmöglich erscheinende Sich-Zurechtfinden dort fokussieren: Wäre es beispielsweise denkbar, ein *survival-kit*, eine Art Notfallkoffer zu packen? Die beiden mir aus der Verhaltenstherapie bekannten, metaphorischen Fachtermini „Notfallkoffer und Rucksack" erfüllen in vielen (Gruppen-) Therapiegesprächen mehrere Funktionen: Letzteren füllen PatientInnen vor der Entlassung von MitpatientInnen mit guten Wünschen und Ermutigungen. Ein Notfallkoffer kann ebenfalls von ihnen, gezielter noch von TherapeutInnen gepackt werden und enthält i.d.R. Verweise auf erarbeitete *coping*-Strategien, Erlaubnisnotizen für wohltuende Aktivitäten oder Enttäuschungsprophylaxen, i.S.v. es darf auch etwas schief gehen, das gehört dazu. Was müsste ein solches Gepäckstück enthalten: eine wärmende Decke, wenn Ausruhen angesagt ist, um weitergehen zu können? Eine Reiseapotheke mit Medikamenten und Ideelles wie eine Portion Geduld, eine Dosis Durchhaltevermögen, eine Ration Hoffnung?

Im Gegensatz zu den Überlegungen, die vor Ort anzustellen sind, mögen Betroffene, die schon einmal in die Fremde verbannt wurden, ein gepacktes Reiseköfferchen bereithalten. Prophylaxen, medikamentöse wie therapeutische, i.S. einer Art Reiseversicherung, können zur Verkürzung der nicht gewollten Reiseunternehmung beitragen. Die Adressen von Unterkünften, d.h. therapeutischen Einrichtungen, in der Tasche zu haben, ist ebenfalls anzuraten. „Zeitoasen" schätzen zu lernen, wie es Martha Manning tut, eine „private Insel windgeschützten Lebens" zu finden wie Kay Redfield Jamison –

und die Erinnerung daran im Sinn zu behalten – dienen der Prophylaxe; die Wertschätzung depressionsfreier Zeiten, das Daheimsein nach einer Reise, das Wieder-bei-sich-Sein machen diese Phasen kostbar und stärken die Betroffenen.
Interessanterweise zeigt auch Wittorfs (1999) Arbeit über Therapiebeendigungen die THERAPIE als REISE konzipiert, was an Martha Mannings Therapeuten erinnert, den „Touristenführer“ und „Eingeborenen“. Danach könnten Betroffene als („irrende“) „Alleinreisende“ zu verstehen sein, bis sie sich in eine Therapie begeben und dann eine „geführte Reise“ machen, also nicht mehr alleine sind – die Metapher des „Wegbegleiters“ für TherapeutInnen –, und so letztlich aus dem Gebiet der Depression herausfinden können.

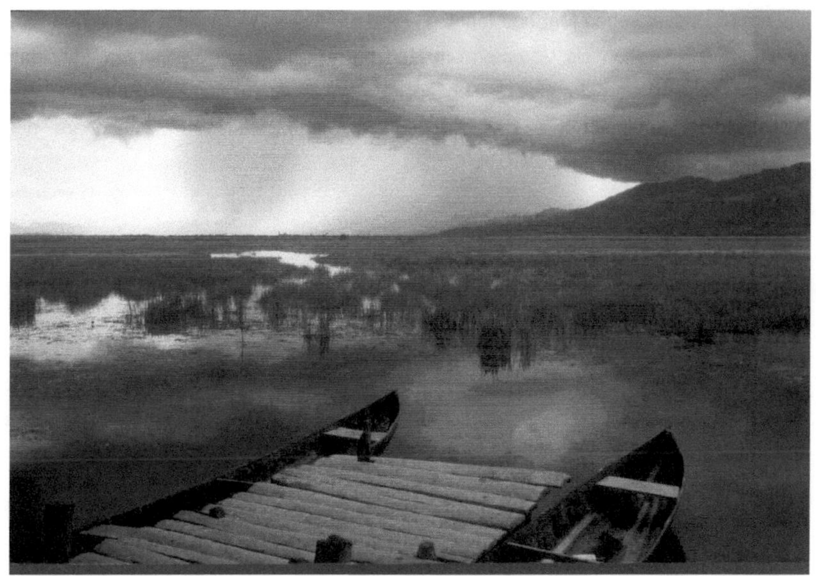

Foto: Karl Wiehn

6.4.4.3. **Schlechtes Wetter: VON NEBELBÄNKEN UND WIRBELSTÜRMEN**

Rekonstruktionsentwicklungsstufen

Feld: Schlechtes Wetter

Konzept: DEPRESSION IST EIN ORKAN, KÄLTE, GEWITTER, DICHTER NEBEL.

Szenario: **DEPRESSIV ZU SEIN, HEISST, IN SEHR SCHLECHTES WETTER ZU GERATEN.**

Diese Konzeptualisierung beinhaltet ein interessantes meteorologisches Phänomen, das zwei gegensätzliche metaphorische Projektionen des BEHÄLTER-Schemas umfasst:

- draußen eine lokal begrenzte Zone, in die man / frau gerät: Orkanartige, Kälte bringende Stürme erfassen die Betroffenen – oder aber
- drinnen, d.h., im Körper wüten Wirbelstürme und Gewitter, machen sich Nebelbänke breit, fallen Niederschläge.

Vier Arten „schlechten Wetters" sind zu unterscheiden, um konsequent im jeweiligen metaphorisch-meteorologischen Bild zu bleiben: Wirbelstürme, Kälte, Gewitter und Nebel. Diese Metaphoriken eignen sich besonders, den Drei-Phasen-Verlauf einer depressiven Episode wiederzugeben: Das schlechte Wetter zieht auf, ist da und zieht weiter. Zu Beginn sehen Martha Manning, John Bentley Mays, William Styron und Tracy Thompson Wolken als Vorboten am Horizont. Sie kündigen nur einmal kurz das sehr schlechte Wetter der Depression an, den ersten Anzeichen von Lust- und Antriebslosigkeit entsprechend. Das Erleben der unheilgeladenen Atmosphäre der Schwermut ist allen gemein.

Deskriptive (Text-) Ebene:

6.4.4.3.1. **DER WIRBELSTURM DEPRESSION**

Aufgrund der Schilderungen der Betroffenen ist auch ein Wirbelsturm eine metaphorische Projektion des BEHÄLTER-Schemas. Es handelt sich um ein eingrenzbares, lokales Phänomen, eine Zone, in die sie „hineingezogen, hineingestürzt oder hineingesogen" werden.

Sylvia Plath ([8]1963:3) schreibt: „[...] ich konnte einfach nicht reagieren. Ich fühlte mich sehr ruhig und sehr leer, so wie das Auge eines Tornados sich mitten im Getöse teilnahmslos mitbewegt." Während Tornados „nur" etwa 100 Meter Wirbeldurchmesser aufweisen, ist das Auge tropischer Wirbelstürme dagegen oft circa 20 Kilometer groß, innerhalb dessen es relativ wolken- und windarm ist – im Gegensatz zu Windgeschwindigkeiten bis zu 220 Kilometern pro Stunde außerhalb des Auges[69]. Ich führe dies hier nur aus, um die Begrenztheit des Phänomens als typisch für das BEHÄLTER-Schema zu belegen.

Bricht ein solches Unwetter über die Betroffenen herein, so wütet es beispielsweise als heulender Orkan mit aller Gewalt: Es wird kalt und stürmisch; „der Tod wehte in kalten Böen über mich hinweg", schreibt William Styron. John Bentley Mays hingegen erlebt einen „Sturm der Asche, die der heiße Wind des Wahns über den sonnenlosen Planeten der Depression treibt." Tracy Thompson entkommt „diesem geistigen Hurrikan" mit Hilfe eines Medikaments und steht hernach wie ein Wanderer in einer sturmverwüsteten Landschaft. Im BEHÄLTER-schematischen Selbstverständnis des Menschen liegt begründet, weshalb z.B. Karin Dexel formulieren kann, dass „ein infernalischer Denk- und Gefühlswirbel in ihr wütet".

---

[69] Diese tropischen Wirbelstürme, ob Hurrikane in der Karibik oder dem Golf von Mexiko, Taifune vor China und Japan, Zyklone im Golf von Bengalen oder Willy-Willies vor Australien, entstehen und halten sich über warmen Meeresgebieten und schwächen sich nach Erreichen des Festlandes rasch ab – sie sind, wie depressive Episoden, furchtbar und nicht von Dauer. (nach Brockhaus, 2001)

6.4.4.3.2. **DIE KALTE DEPRESSION**

Kälte spüren die Betroffenen nicht nur in einigen Sturmzonen, sie ist auch ein eigenständiges Element des Depressionswetters, jedoch keine BEHÄLTER-schematische Projektion. Alle außer Martha Manning erfahren es im oder am eigenen Leib. Fünf der AutorInnen erleben sich wie auf einer dünnen Eisschicht, von der sie nicht wissen, ob sie sie trägt. Ursula Goldmann-Posch sagt, „die Kälte in mir ist das Gefährliche", und auch Kay Redfield Jamison beklagt den „kalten inneren Tod der Depression". John Bentley Mays´ Seele erstarrt zu einer kalten Zyste. Als er beschließt, Selbstmord zu begehen, „senkt sich [allerdings, A.d.V.] „pazifisch-kühle Ruhe" auf ihn, die einzige nahezu angenehme Kälte-Erfahrung. Tracy Thompson ist es im Herzen und in den Knochen kalt, ihr Universum ist eiskalt, und für Sigrid Wilms ist die Depression eine einzige kalte, trostlose Nacht.

6.4.4.3.3. **DER NEBEL DEPRESSION**

„Das graue Nieseln des Schreckens" fällt auf William Styron, und nachmittags „jedes Mal gegen drei Uhr begann ich zu spüren, wie sich die Angst, einer giftigen Nebelbank gleich, über meinen Kopf wälzte und mich ins Bett trieb". Dem nicht genug, erlebt er die Depression als einen „Orkan aus Nebelschwaden". Der Nebel verursacht Orientierungslosigkeit, bringt Ver- und Entfremdungseffekte mit sich. Während Martha Manning darauf wartet, dass sich der Nebel in ihrem Kopf hebt, stört Kay Redfield Jamison ihr durch Tabletten umnebeltes Gehirn – und Ingrid Hahnfeld kommt sich gar selbst abhanden (siehe 6.4.4.16.): „Ich kam mir abhanden, wie in Nebelschwaden hob die Gewissheit von mir ab." – Irgendwann jedoch löst sich auch der Nebel[70] wieder auf. – Die durch den und im Nebel vorherrschende Isolation verknüpft diese Metaphorik mit der Gefängnis-Metaphorik, die Orientierungslosigkeit verbindet sie mit der Nacht-Metaphorik.

6.4.4.3.4. **DAS GEWITTER ANGST**

Einzig Ursula Goldmann-Posch metaphorisiert ihre Depression als Gewitter und beschreibt, wie sich die Angst in ihrem Bauch in vielen, kleinen Blitzen entlädt und wie ein „blitzschneller" Angreifer auftritt. – Gewitter verlaufen wie eine depressive Episode in

---

[70] So wie es auch die Stürme tun. Anders gesagt, der Nebel lichtet, der Sturm legt sich; der Mensch sieht und steht wieder.

drei Phasen, das Kumulus-, Reife- und Auflösungsstadium[71], und auch sie sind lokal begrenzt.

Therapeutische (Denkansatz- und Handlungs-) Ebene:

Die Unwetter sind sehr bedrohliche, elementare Phänomene, die durch die Menschen nicht verhindert werden können; d.h., die Betroffenen konzeptualisieren sich als dem Ereignis ausgeliefert. Es gilt zumeist, sich zu schützen und das Ende abzuwarten. – Gefahr und Bedrohung, als innere oder äußere empfunden, bestimmen die wärme- und v.a. schutzthematisierenden VOMs, aber auch die GOMs und POMs.

Bezüglich des Nebels und der Kälte greifen VOMs gezielt Befürchtungen auf wie „Haben Sie Angst, sich gänzlich zu verirren?", „Haben Sie Angst, zu erfrieren?"

Genesungsorientiert gedacht: „Ich denke, es ist okay, sich eine Weile auf der Stelle zu bewegen, so zwar nicht weiterzukommen, aber sich doch zu wärmen.", „Lassen Sie uns miteinander Orientierungspunkte suchen, die einen Weg aus der Nebelzone weisen."

Die POMs thematisieren z.B. eine Ausstattung wie Nebellampen oder -hörner, d.h. Geräte, um auf sich aufmerksam zu machen, bevor frau / man sich verläuft. Gegen die Kälte mögen eine Decke und wiederum etwas Bewegung helfen (z.B. ein Gespräch oder ein kleiner Spaziergang). – Im Nebel sind die Betroffenen zwar nicht „außen vor", aber doch isoliert, wie Plath es beschreibt – mittendrin und doch nicht dabei. Sie sind wenig handlungsfähig. Entgegen Hesses Gedicht „Im Nebel", wo es heißt, es sei seltsam, im Nebel (Palindrom für „Leben"?) zu wandern, sind Untätigsein und Stillstand besser als gänzlich die Orientierung zu verlieren.

In der Wirbelsturmzone fokussieren die VOMs die äußerst prekäre Situation und angesichts dieser elementaren Bedrohung Möglichkeiten, sich zu schützen und einen solchen Orkan zu überleben; im letzteren Fall erfüllen sie so die Funktion von GOMs mit. Um im Bilde zu bleiben, heißt das, Rückzug, sich hinlegen, um möglichst geschützt zu sein, während der Sturm tobt; Kräfte zu schonen, ist vorübergehend angezeigt. Die POMs betonen, frühzeitig Hilfe zu suchen, ob dies nun bedeutet, einen geschützten Ort (Klinik) aufzusuchen, Sturmerprobte (Selbsthilfegruppen oder TherapeutInnen) zu konsultieren oder andere Vorkehrungen zu treffen, wie z.B. eine medikamentöse Depressionsprophylaxe.

---

[71] Einige meteorologische Daten entnahm ich der Brockhaus Enzyklopädie (Studienausgabe 2001). – In Kapitel 6.5. gehe ich auf die Angst und Angst-Metaphern näher ein.

Auch für das Szenario GEWITTER ist Schutz Thema der VOMs. GOMs benennen Schutzmöglichkeiten, entsprechende Kleidung, Unterschlupf, der allerdings wohl gewählt sein will. So empfiehlt es sich, eine/n Therapeutin/en oder gar einen Faraday-Käfig (z.B. eine Klinik) aufzusuchen. POMs verweisen auf das Vermeiden zusätzlicher Risiken, wie z.B. sich völlig zurückzuziehen. (Dem Verständnis einer Depression als Katharsis, i.S.v. „Ein Gewitter reinigt die Luft", stehe ich skeptisch gegenüber und fand auch keine Hinweise darauf in den Texten.)

Zu jedem Zeitpunkt können PsychotherapeutInnen vorsichtig ihr meteorologisches Wissen einbringen, dass solche Wetter wieder umschlagen, wenngleich es oftmals mehr Zeit braucht als erhofft. Der Sturm legt sich – und die Betroffenen stehen wieder. Das Aufstehen mag langsam vonstatten gehen, das Erholen länger dauern, aber dann können, wie nach den Hauszerstörungen im ersten Szenario, die Aufräumarbeiten allmählich beginnen. – Eine die Handlungsfähigkeit fördernde therapeutische Vorgehensweise hieße, eine andere Metaphorik anstelle der angebotenen einzuführen: die Feuer-Metaphorik z.B. in der Kälte, die Tiefe-Metaphorik beim Verlassen von Schutzgräben im Tornado, die Gefängnis-Metaphorik, um aus der Gefahrenzone fliehen oder sich befreien oder zu können, die Betonung von Aktivität also im Gegensatz zu den Ohnmacht implizierenden Metaphoriken der elementaren Bedrohungen.

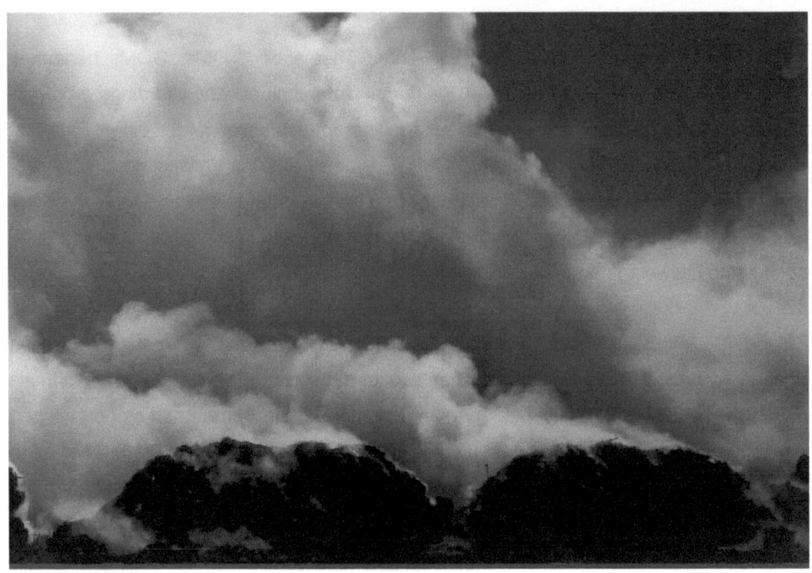

Foto: Karl Wiehn

6.4.4.4. **Naturkatastrophe: VULKANAUSBRÜCHE UND ANDERE NATURKATASTROPHEN**

Rekonstruktionsentwicklungsstufen

Feld: Naturkatastrophe

Konzept: DIE DEPRESSION IST EIN ERDBEBEN, EIN VULKANAUSBRUCH ODER EINE LAWINE.

Szenario: **DEPRESSIV ZU SEIN, BEDEUTET, SICH INMITTEN EINER NATURKATASTROPHE WIEDERZUFINDEN.**

Deskriptive (Text-) Ebene:

Entgegen des sich einmalig durch Wolken ankündigenden schlechten Wetters beginnen die Naturkatastrophen urplötzlich: „Voller Scham über ihren unkontrollierten Gefühlsausbruch", schreibt Karin Dexel. Nur Sigrid Wilms nennt Dunkelheit und Rückzug als Hinweise im Vorfeld zweier depressiver Episoden.

Die Subkonzepte VULKANAUSBRUCH und ERDBEBEN erfassen nicht nur die Betroffenen, sondern auch die Menschen im Umfeld: „So erschreckte der Ausbruch nicht nur mich", hält Kay Redfield Jamison fest, „sondern jeden, der sich in unmittelbarer Nähe des Epizentrums aufhielt".

Auf das Subkonzept LAWINE greift Karin Dexel zu, wenn sie von einer „Lawine des Zweifels, der Unsicherheit und der Verzweiflung“ schreibt, und auch Martha Manning bringt sie mit einem Gefühl in Zusammenhang: „Die Macht dieser Lawine [selbst depressiv und Patientin zu sein, A.d.V.] und die eigene Hilflosigkeit sind für mich Neuland.“

Therapeutische (Denkansatz- und Handlungs-) Ebene:

Das Bild der Gefahrenzone (Sturm-, Nebel- und Gewitterzonen) basiert auf dem BEHÄLTER-Schema: drinnen, draußen, eine Grenze dazwischen, wenngleich es keine streng abgegrenzten Bereiche sind. Die Lawine, ähnlich wie der glühende Lavafluss, stellt zwar ein relativ begrenztes Gefahrenterrain dar, aber außer sich aus der Gefahrenzone zurückzuziehen oder sich vor Ort so gut wie möglich zu schützen, bleibt nicht viel (metaphorischer) Überlebensspielraum.

Die (Krankheits-) Ausbrüche und die überwältigende Macht der Katastrophen und lebensbedrohlichen Gefahren sind durch die VOMs zu würdigen – die Angst vor der herabdonnernden Lawine, die fürchterliche Unsicherheit darüber, wo die Erde aufreißen könnte oder der unberechenbare Fluss heißer Lava. Diese Metaphorisierungen haben wie die vorangegangenen den „Nachteil“, umfassende Naturgewalten zu sein: Ein Im-Bilde-Bleiben birgt die Gefahr, nur wenig gegenhalten und ausrichten zu können und weist den Betroffenen eher passiven Charakter zu.

GOMs können nur das erfahrbare und / oder erlebte Überleben aufgreifen oder erfragen, so beispielsweise: „Können Sie sich ein wenig bewegen, um sich in der Lawine Atemfreiraum zu schaffen?“

Auch die größte und akute Gefahr „geht“[72] vorüber. Hier wird der in diesen Naturkatastrophen-Metaphern implizit fatalistische Charakter, das Erleben, dem Geschehen passiv ausgeliefert zu sein, sehr deutlich. Dennoch: Wenn Menschen bereits eine depressive Episode er- bzw. überlebt haben, in derartigen Gefahrenzonen[73] leben, können sie sich eventuell ein wenig vorsehen. Für die Einführung der POMs bedeutet dies, Schutzmöglichkeiten zu eruieren in Anbetracht eines erneut drohenden Desasters: „Haben Sie die Adresse eines Schutzraums, einer Klinik, notiert?“, „Lawinenzäune (z.B. Antidepressiva) erwogen?“ oder Verhaltensmaßregeln zu kennen, schon bei ersten Anzeichen seismographisch auf sich zu achten und i.S. eines *psychological debriefing* über die Katastrophe zu sprechen. Ziel jener Intervention ist, relativ schnell nach einem trauma-

---

[72] Ein WEG-schematischer Hinweis.

[73] I.S. einer rezidivierenden depressiven Störung; siehe 4.4.3.2. bezüglich der ICD-10-Definition.

tischen Erlebnis der Entwicklung einer posttraumatischen Belastungsstörung vorzubeugen, sich auszutauschen und das Trauma als solches mit seinen Auswirkungen auf die Betreffenden zu benennen.

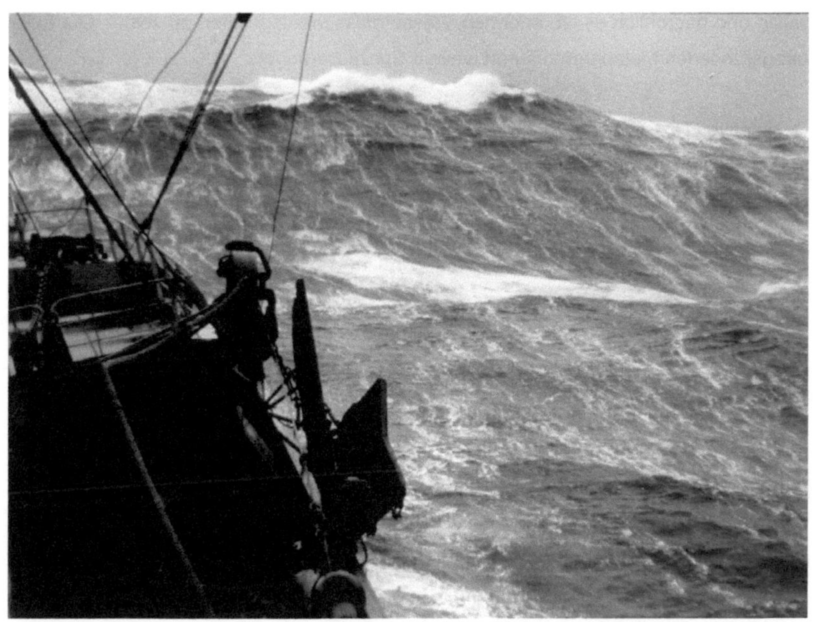

Foto: Karl Wiehn

6.4.4.5. **Wasser: VORSICHT SPRINGFLUT!**

Rekonstruktionsentwicklungsstufen

Feld: Wasser

Konzept: DEPRESSION IST EINE FLUT.

Szenario: **DEPRESSIVSEIN HEISST, ÜBERSCHWEMMT ZU WERDEN.**

Die Wasser-Metaphorik ist, zusammen mit der der Dunkelheit, der Tiefe, der Unfreiheit und des Krieges, eine der häufigsten Alltagsmetaphoriken. Sie dient der Konzeptualisierung der Depressionserfahrung wie auch als Herkunftsbereich für die Metaphorisierung der Krankheit Depression selbst. Blumenberg (1997:9) spricht von einer „Daseinsmetaphorik" und nennt es „paradox", „dass der Mensch als Festlandlebewesen dennoch das Ganze seines Weltzustandes bevorzugt in den Imaginationen der Seefahrt sich darstellt". Ich sehe gerade die Tatsache, dass wir auf festem Boden leben, als Grund, weshalb wir ein Element wie Wasser, v.a. viel Wasser, als Quellbereich für die Metaphorisierung besonders bedrohlicher Erfahrungen heranziehen. Ich schreibe absichtlich \`wir´; ich war noch nie in Seenot und kann mir trotzdem vorstellen, wie gewaltig und bedrohlich es ist, enormen Wassermassen ausgeliefert zu sein. – Die Fülle der gefundenen Metaphern offeriert weitere Spezifizierungen.

Deskriptive (Text-) Ebene:

In drei Subkonzeptualisierungen wird die Depression als Meer oder Flut (-welle) erlebt. Die Betroffenen sind ihr (1) gänzlich ungeschützt ausgesetzt; (2) sie sind ihr auf einem Boot mit einigen wenigen nautischen Kenntnissen ausgeliefert, oder aber (3) die Depression ist ein inneres Meer.

6.4.4.5.1. **ICH GEHE UNTER.**

Für die neun depressiv erkrankten AutorInnen ist die Depression ein „Meer", dessen Gezeiten sich mehr durch „Flut" denn durch „Ebbe" auszeichnen: „"Die Flut bricht über dich herein, ob du es willst oder nicht." „Hohe Wellen", Symptome wie Angst, Zweifel und Weinkrämpfe „überfluten" die Betroffenen oder drohen sie zu überfluten. Sie werden „weggeschwemmt" und „fortgerissen". Sie „gehen unter" und „ertrinken". William Styron beschreibt: „Ich hatte das Gefühl zu versinken." Die „kalten und mächtigen Unterströmungen" der Depression „ziehen" die Betroffenen „nach unten". John Bentley Mays erlebt sich als „sinkendes Strandgut".

Das Bild der Depression als riesige Wassermasse ist sehr oft mit Tiefe gekoppelt, was erfahrungsverankert naheliegt. Die als wenig beeinflussbar erfahrene Bewegung nach unten entspricht den von Lakoff und Johnson benannten metaphorischen Konzepten HAPPY IS UP und SAD IS DOWN. Nur Karin Dexel erwähnt einmal, dass „ganz allmählich erst [beginnen] der Schrecken und die Angst abzuebben". Dann geht es ihr wieder besser. Also: Sinkt der Wasserstand, hebt sich das Befinden! Die Betroffenen versuchen, sich „über Wasser zu halten" oder sich „an die Oberfläche durchzukämpfen". Bezeichnenderweise erfährt Martha Manning die Besserung ihrer Depression als „an die Wasseroberfläche" zu gelangen, und auch Tracy Thompson kann dort wieder (frei) atmen: „Dann spürte ich Luft im Gesicht und tat zum ersten Mal seit langem einen tiefen Zug kühlen Sauerstoffs". Es droht aber auch die Gefahr, „im Selbstmitleid zu baden", „den Bach `runterzugehen", „abzudriften" oder einfach nur „dahinzutreiben"[74]. Denjenigen, die zu ertrinken fürchten, mag ein Hinweis auf das unter TaucherInnen obligatorische *buddy system* dienen: PADI, die *Professional Association of Diving Instructors*, betont in ihrem Tauchermanual (1990:53), wie wichtig das Partnersystem ist, um das Sicherheitsrisiko ob potentieller Gefahren im Wasser wesentlich zu mindern.

---

[74] Beispiele sehr verbreiteter Alltagsmetaphorik.

Karin Dexel schreibt einmal von der Hoffnung des „Emportauchens“, ansonsten „tauchen“ nur die Depression selbst und ihre Symptome „auf“. D.h., das Auftauchen der Depressionssymptome ist gleichzusetzen mit dem „Abtauchen“ der Betroffenen, ein völlig gegenläufiges Bewegungsmuster. Die Richtung gibt die Depression vor, die Betroffenen können allenfalls gegen sie ankämpfen.

6.4.4.5.2. (DER VERSUCH DER) NAVIGATION DURCH DIE DEPRESSION.

So „klammert“ sich John Bentley Mays an „Wrackteile“ „im Meer der verheerenden Symptome“, um nicht unterzugehen, obwohl er 39 Seiten zuvor angibt, „Ruder zum Beherrschen seines Bootes“ zu besitzen. Tracy Thompson hingegen kennt auch die Anstrengungen ihres ebenfalls depressiven Vaters: „Wie ich navigierte er ständig durch die Höhen und Tiefen eines extremen und unkartierten Gefühlslebens.“ Sich selbst sieht sie in ihren depressiven Episoden durch „tägliche Sturmfronten“ konfrontiert, die sie nicht umsegeln kann, sondern durchfahren muss. Sie wird dafür stets „eine Karte benötigen“, um nicht die Erfahrung Martha Mannings zu teilen: „Ich komme mir vor, als säße ich in einem Ruderboot und müsste permanent gegen die Strömung ankämpfen. [...] Ich komme sogar jeden Tag etwas weiter vom Kurs ab.“ Tracy Thompson sitzt nicht in einem Ruderboot, sondern auf einem „winzigen Floß“ „ohne überflüssiges Gepäck“, in Richtung eines „hell erleuchteten Vergnügungsschiffes“ starrend. Ich interpretiere jenen Luxusdampfer als das fröhliche Leben, das sie aufgrund der Depression (d.h. auf ihrem nicht ausgerüsteten Floß) nicht führen kann. Zudem kennt sie das Gefühl, dass „alles aus dem Ruder läuft“. Folgerichtig ist „Hafen“ für sie ein sicherer Ort, so beispielsweise Atlanta, wo sie Freunde und Familie um sich weiß, und das Krankenhaus, wo sie sich dem Meer und seinen Tücken – der Depression – weniger ungeschützt ausgesetzt fühlt. Für Kay Redfield Jamison ist ihr Leben mit Richard ein „sicherer Hafen, ein Ankerplatz“, ein Zufluchtsort vor den oft überwältigenden Schwankungen ihrer manisch-depressiven Erkrankung. Sie weiß um nur noch „wenige [ihr] verbliebene Inseln gesunden Urteilsvermögens“. Durch ihre in suizidaler Absicht eingenommene Überdosis Medikamente sei viel graue Materie „über den Jordan gegangen“. Sie hat erfahren, was es heißt, „Schiffbruch zu erleiden“. In ihren Schilderungen greift sie immer wieder und unter ganz unterschiedlichen Aspekten auf die Wasser-Metaphorik zurück. William Styron ist „aufgelaufen“, auch eine Form des Schiffbruchs. Eine Ausnahme innerhalb dieses Konzeptualisierungsrahmens bildet Karin Dexels Aussage, „die Krankheit [sei] in ihr verankert“. Ihr zufolge ist die Depression ein Wasserfahrzeug, das in ihr festsitzt. Es liegt nahe, genesungsorientiert die Anker lichten zu wollen.

Auch in diesem Zusammenhang ist die häufige Metapher DAS LEBEN IST EINE REISE zu erwähnen. Danach ist die Depression eine Seereise, die allerdings zeitweilig unter einem Unglücksstern steht: Die Passagiere erleiden Schiffbruch.

6.4.4.5.3. **DAS INNERE MEER DEPRESSION.**

Ihr depressives Erleben konzeptualisieren die Betroffenen als eine große Wassermenge in ihnen, in ihrem Körper[75]. Kay Redfield Jamison fühlt sich „ständig den brechenden Wogen eines inneren Meeres ausgesetzt", sofern sie nicht „innere Schutzdeiche aufbauen" kann: „Ohne sie [Medikamente, A.d.V.] wäre ich ständig den brechenden Wogen eines inneren Meeres ausgesetzt, und ich wäre zweifelsohne schon tot oder wahnsinnig". Auch Ursula Goldmann-Posch kämpft gegen das „Zerrinnen in sich", und John Bentley Mays muss feststellen, dass das Gehirn schreckliche Botschaften „in den Körper einschleust". Ingrid Hahnfeld versucht dagegen, „das Ungebärdige in ihr zu dämmen".

Therapeutische (Denkansatz- und Handlungs-) Ebene:

Verwenden die Betroffenen aquatische Metaphern, so bieten sich nautische Metaphern an, ein gewisses Maß an Kontrolle (wieder) einzuführen, sozusagen zu gegebener Zeit das Ruder (wieder selbst) in die Hand nehmen zu können.

Mit Hilfe der VOMs sind nicht nur die Bedrohung durch die Wassermassen zu bestätigen, das Gefühl, schutzlos in den Fluten zu sein, sondern es sind auch die meist verzweifelten Bemühungen anzuerkennen, sich davor zu schützen und sich dagegen zu wehren.

Je nach Subkonzeptualisierung – Wegschwemmen des Körpers, im Boot in der See oder inneres Meer – lassen sich unterschiedlich ausgerichtete GOMs herleiten und einführen. Es wäre an das Lokalisieren von Bojen zu denken: „Woran können Sie sich festhalten?", oder die Idee einzubringen, mit der Flut landeinwärts zu schwimmen. Cave: Ebbe birgt die Gefahr, mit dem zurückströmenden Wasser ins offene Meer hinausgezogen zu werden. Hier werden Grenzen der Verwertbarkeit einer Metaphorik deutlich. – Denjenigen, die sich auf einem Boot im Meer der Depression befinden, kann mit gebräuchlicheren Fachtermini der Nautik oder Navigation begegnet werden. Kurs in Richtung Genesung zu nehmen, könnte heißen, einen Kompass oder Sextanten zu verwenden, um eine Ortung zu bestimmen und danach den Kurs auszurichten. Die

[75] Im Amerikanischen heißt eine große Wasseransammlung *a large body of water*, ein Hinweis auf eine Begrenzung im BEHÄLTER-schematischen Sinne.

Konzeptualisierung der Depression als inneres Meer enthält in den Originaltexten Beispiele zur Regulierung des Wasserstandes: Wenn die „Schleusen“ aufreißen, ergießen sich „Ströme von Tränen“ oder gar ein „Tränenmeer“ nach draußen. „Eindämmung“ und „Deichbau“ sind andere potentielle genesungsorientierte Anregungen.

POMs fokussieren die Aneignung bzw. Erweiterung nautischer Kenntnisse, z.B. der Gezeitenverläufe. „Lassen Sie uns ein Tagebuch in Form eines Log- oder Bordbuchs für Sie anlegen, in dem Sie Ihre Erfahrungen niederschreiben und depressive Gesetzmäßigkeiten erkennen lernen.“ Funkerwissen und die Verwendung eines Sextanten sind nützlich, u.a. weil dann der Seenotrettungsdienst (TherapeutInnen, Freundinnen, Freunden, Kliniken) genaue Ortsangaben – d.h. Zustandsmeldungen – empfängt, wenn der Notruf ausgesandt wird.

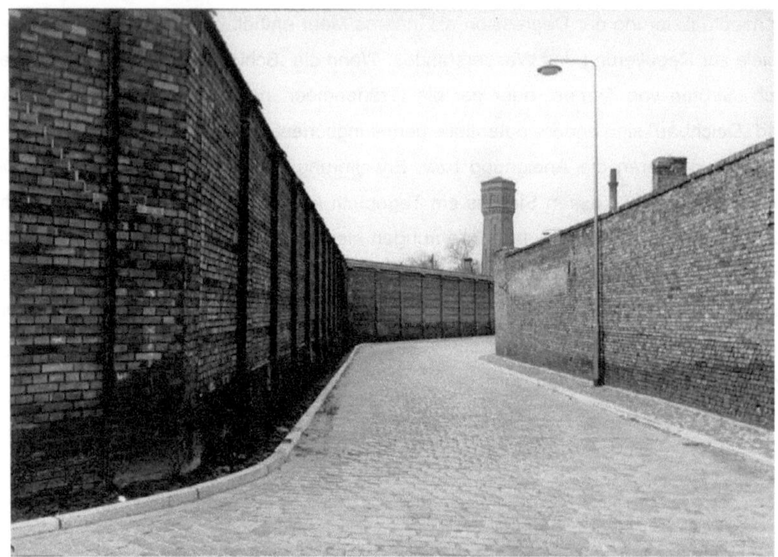

Foto: Karl Wiehn

6.4.4.6. **Unfreiheit: AUS VERLIESEN, KERKERN UND GEFÄNGNISSEN**

Diese Rekonstruktion hatte ich als erste durchgeführt; ich belasse sie in ihrer Ausführlichkeit als exemplarischen Beleg für die vielen, teilweise auch wieder zurückgegangenen Arbeitsschritte. – Sie steht an dieser Stelle, weil ich meine ursprüngliche Felderentdeckungsreihenfolge auch für die Rekonstruktionsarbeiten beibehielt.

<u>Deskriptive (Text-) Ebene:</u>

Die gefundenen metaphorischen Wendungen führe ich der Einsicht halber ausnahmsweise auf:

KD: eisernes Band um die Brust (11)
beherrschen (44)
aus ihrer Gewaltherrschaft entlassen (98)
mächtige Zuchtmeisterin (98)
sie schlägt zu (98)
sie verzichtet dann wieder auf ihre Vormundschaft (98)
(wieder) Freiheit einräumen (99)
starrer Ring (99)
sich von der heimtückischen Geißel befreien (103)
entfliehen (103)
aufzwingen (103) Geißel (103)
erzwungen (131)
sich bemächtigen (132)
ausgeliefert (132)
kein Fluchtweg (132)
Fessel (178)
Brustkorb fest, eng umschlossen (179)
Panzer um den Brustkorb (180)

Umklammerung (180)
in den Tod flüchten (198)
wie eine unsichtbare Zwangsjacke (214)
UG: mächtige Unruhe (141)
Macht der Angst (153)
als hätte jemand die Welt unter einen Glassturz gestellt (121)
ein undurchdringliches Netz aus Selbstmitleid spinnen (66)
einer Flut von Gedanken ausgeliefert (67)
IGH: eng eingeschnürt (9)
aufzwingen (10)
Eingesperrtsein (57)
Ohnmacht (84)
KJ: in den dunkelsten Verliesen meiner Seele gefangen (81)
letzter Ausweg (= Suizid) (122)
in Schach halten (244)
MM: umklammern (117)
Strafe (12)
bestrafen (184)
Falle (118)
Angst (91)
nicht mehr herauszufinden (91)
versuchen, der Angst Herr werden (91)
alle Fluchtversuche sind Illusion (117)
in der Falle sitzen (118)
bestraft werden (184)
JM: fortschleppen (12)
sich in die Isolation einschließen (16)
Gehäuse (57)
sich in ein Gehäuse einschließen (57)
Besitz ergreifen (65)
sich befreien (95)
(die Depression, das Leben) beherrschen (125)
indoktrinieren (149)
Gefangensein (150)
Fessel (151)
Befreiung (151)
Isolation der Depression (128)
in Schach halten (187)
Herrschaft (191)
Strafe (13,149,178,229,240)
fesseln (170)
fliehen (190)
selbstgewählte Isolation (205)
ein Netz um sich spinnen (208)
gefesselt (170)
WS: regiert werden (20)
Angst und Grauen in den Verliesen meines Geistes (42)
in Besitz nehmen (48)
erstickendes Gefängnis (50)
eingeschlossen (50)
in überheiztem Zimmer eingeschlossen (50)
gefesselt (53)
mein Gehirn in Gefangenschaft (57)
TT: Macht (10)
die Bestie in die Enge getrieben (10)
Sklave (der AD) (289)
schalldichten Kasten verlassen (292)
psychische Isolation (165)
meinen schalldichten Kasten verlassen (292)
luftdichte Kiste (227)
im Netz (99)
im Nacken sitzen (89)
im Glaskäfig gefangen (220)
im Gefängnis sitzen (66)
Grenzen durchbrechen (10)
flüchten (220,269)
gefesselt (165)
Gefängniszelle (66)
Gefängnis meines Selbst (240,311)
Gefängnis meiner Gedanken (228,240)
gefangen hinter meiner eigenen Glaswand (220)
geführt werden (207)
Falle (220)
entfliehen (292)
Gefängnis des eigenen Ichs (292)
ein Leben hinter Glas (218)
die Depression zum Rückzug zwingen (241)
die befreiende Wirkung von Alkohol (63)
Besitz ergreifen (83)
ausliefern (235)
ausbrechen (241)
aus dem Kopf `raus wollen (292)
als Vogel in einem dunklen Raum gefangen (21)
als säße ich im Gefängnis (66)
Alkohol befreite mich kurzfristig aus dem Gefängnis meines Selbst (240)
unterwerfen (207)
SW: isoliert (12)
abgeschnitten von allem (13)
von eisernen Ringen eingeschlossen (13)
im Käfig meines Elends von allem abgeschnitten (13)
im Land des Todes eingekerkert (14,17)
wegfliegen wollen (29)
isoliert (46)
gebundene Hände haben (46)

Das statische Konzept DEPRESSION IST EIN GEFÄNGNIS fängt den Verlauf einer depressiven Episode nicht ein, verdeutlicht jedoch das zugrunde liegende BEHÄLTER-Schema. Metaphernbeispiele: für die Phase 1 John Bentley Mays´ „mit Herz und Seele gefangen genommen“ (d.h. in die Depression hinein kommen), für die Phase 2 Tracy Thompsons „im Gefängnis sitzen“ (d.h. in der Depression sein) und für die Phase 3 Karin Dexels „der Strom der Befreiung“ (d.h. wieder herauskommen). Um diesen Prozess zu betonen, ist das Szenario DEPRESSIVSEIN IST EIN GEFÄNGNIS-AUFENTHALT besser geeignet, weil es eine Dynamik andeutet.

Ich ergänze also das metaphorische Konzept, indem ich einen Anfang und v.a. ein Ende einführe, d.h., ich entfalte das Konzept zu einer die Betroffenen einschließenden Konzeptualisierung, indem ich sie in das statische Bild des Gefängnisses, zumindest implizit, als (ab einem gewissen Punkt wieder handlungsfähige) Personen integriere, sie als ProtagonistInnen einbeziehe. Jene Szenarien sind mit Lakoffs *ICMs* vergleichbar. – Zur Erinnerung: *ICMs* sind *idealized cognitive models*, die gestalthaft, vereinfacht und kontextuell ganze Wirklichkeitsausschnitte umfassen, die wir als solche speichern und abrufen, beispielsweise ein Restaurant-*IKM*, indem Kellner, Speisekarte, Service, Trinkgeld zusammengehören (siehe 4.2.5.). – Hier relevante Hintergrundinformationen wären z.B. Gefängnismauern, Fluchthelfer, Zelle, etc.

Therapeutische (Denkansatz- und Handlungs-) Ebene:

Die Betrachtung aller metaphorischen Aussagen des Feldes „Unfreiheit“ führt induktiv zu dem abstrakten Subkonzept *Gefahr oder die Bedrohlichkeit der Freiheitsentziehung*. – Ebenfalls zur Erinnerung: Baldauf definiert ein abstraktes Subkonzept als den für die Metaphorisierung verantwortlichen Aspekt eines Herkunftsbereichs (siehe 4.2.10.). – *Freiheitsentziehung* ist definiert als: „befristete oder unbefristete Unterbringung einer Person gegen ihren Willen [...] an einem eng umgrenzten Ort [...]“[76]. Die Betroffenen erleben sich von bzw. in der Depression gefangen gehalten.

Es gibt jedoch einen zweiten, denkbaren Interpretationsansatz innerhalb des GEFÄNGNIS-Konzepts: *Freiheitsberaubung*[77] wird definiert als „die durch Einsperren oder auf sonstige Weise (z.B. Gewalt, Hypnose) bewirkte widerrechtliche Entziehung der persönlichen Bewegungsfreiheit eines anderen. Freiheitsberaubung wird mit Freiheitsstrafe bis zu fünf Jahren oder mit Geldstrafe geahndet, in schweren Fällen (Frei-

---

[76] Brockhaus Studienausgabe, Bd.7, 2001.

[77] ebd.

heitsentziehung von über einer Woche, gefährliche Körperverletzung des Opfers) droht das Gesetz Freiheitsstrafe zwischen einem und zehn Jahren an (§ 239 StGB)."
Depressivsein als *Freiheitsberaubung* zu verstehen, bringt eine entscheidende Wendung. Sie einzuführen, eventuell über die Verknüpfung mit den Konzeptmetaphern DIEBIN und VERLUST – die Betroffenen werden von der Depression ihrer Freiheit bestohlen und verlieren ihren Bewegungsspielraum – , kann entlasten. Dieser juristischen Vorgabe zufolge macht sich die Depression als Freiheitsräuberin strafbar – die Betroffenen trifft keine Schuld. D.h. auch, die für die Betroffenen so zentralen Fragen gerade nach z.B. Schuld und Sühne wären an die Depression zu richten und nicht an die Betroffenen, die diese meist auf sich beziehen. Niemand hat verdient, was sie durchmachen. In der Tat ist es die Depression, die sich als Freiheitsräuberin strafbar macht, aber viele der Metaphern lassen Schuldverarbeitung, Selbstabwertungen und Selbstbestrafungstendenzen erkennen: Martha Manning kommentiert ihr Kranksein u.a. so: „Ich habe immer noch das Gefühl, dass ich bestraft werde, weil ich ein schlechter Mensch bin, weil ich schwach und neurotisch bin." Und John Bentley Mays merkt seinem Therapeuten gegenüber an, „dass der Tod meine gerechte Strafe" ist. – Kronbergers (1999) konzeptuelle Depressionsmetapher GEFANGENSCHAFT impliziert den Aspekt der Freiheitsberaubung deutlicher. Interessant ist, dass sie aufgrund von Befragungen Nicht-Betroffener zu einem sehr ähnlichen Ergebnissen kommt, die Selbst- und Fremdeinschätzung dieses psychischen Zustands in diesem Falle übereinstimmen. –
Das Unausgesprochene, der Tenor (siehe 6.5), die Bedrohung und die Furcht bestimmen die Atmosphäre eines Szenarios entscheidend mit. Das gewählte Beispiel zeigt, wie bedeutsam der Unterschied zwischen *Freiheitsberaubung* und *-entziehung* ist, auch und gerade für die validierungs- und genesungsorientierten Metaphern. Die Gefängnis- in eine Gefangenschaft-Metaphorik umzukonnotieren, eine aufklärende Unterscheidung zwischen *Freiheitsentziehung* und *-beraubung* ist ein erster Schritt der positiven Umkonnotierung i.S. einer GOM-Einführung. Weitere metaphorische Interventionsmaßnahmen:
VOMs validieren den Freiheitsverlust: „Heißt das, Sie fühlen sich eingesperrt?"
GOMs verweisen zum einen auf Möglichkeiten, sich während der bedrohlichsten Phase zu schützen und so durchzuhalten und zu überleben: „Würden gelegentliche Hofgänge die Haftbedingungen etwas erträglicher machen?" Zum anderen erfassen sie Gedanken bezüglich der möglichen Beendigung dieses Zustandes: „Was ist zur Flucht nötig?" oder „Steckt vielleicht irgendwo innen ein Schlüssel?"
Ich weise nochmals darauf hin, gerade bei der Gefängnis-Metaphorik wegen der zu erwartenden depressiv-schuldhaften Verarbeitung Vorsicht walten zu lassen: Die Be-

troffenen werden von (bzw. in) der Depression gefangen gehalten, sie sind nicht rechtmäßig verurteilt, sie haben nichts verbrochen, es ist keine Anklage gegen sie erhoben worden.

Genesungsorientierte Metaphern (GOMs) finden sich in den nicht-phasenbezogenen, allgemeinen Kommentaren der Betroffenen zu ihrer Erkrankung. Sie bedenken ein mögliches Endeder depressiven Episode innerhalb des GEFÄNGNIS-Konzepts, weshalb ich diese GOMs extra aufführe:

KD: sich befreien (12)
aus morbider Gedankenwelt herauslösen (194)
aus ihrem beklemmenden Gedankengebäude ausbrechen (218)
aus dem Gefängnis ausbrechen (184)
UG: mit Antidepressiva (dem Strudel der Emotionen) entkommen (150)
IGH: entkommen (27)
sich (dem Feind) entreißen (68)
entfliehen, frei sein (96)
KJ: bezwingen (122)
Manien durch die Medikamente in die Knie gezwungen (243)
MM: die Flucht ergreifen (97)
sich losreißen (38)
davon rennen (63)
aus der Hölle ausbrechen (179)
JM: fliehen (190)
sich befreien (90)
die Depression beherrschen (125)
Befreiung (151)
in Schach halten (187)
TT: entkommen (62)
aus sich ausbrechen (66,241,252)
aus der Falle flüchten wollen (220)
schalldichten Kasten verlassen (292)
dem Gefängnis des eigenen Ichs entfliehen (292)
aus dem Glaskasten ausbrechen (243)
entkommen (62)
aus sich ausbrechen und frei sein (66,243)
SW: aus meinem Käfig fliegen wollen (29).

Karin Dexel, Kay Redfield Jamison, Martha Manning, John Bentley Mays und Sigrid Wilms benutzen die Metapher „Ausweg“, meinen damit jedoch nicht das Verlassen des Gefängnisses, sondern den Freitod[78]. Tracy Thompson versteht als einzige unter „Ausweg“ eine medikamentöse Behandlung: „`Ich bin reif für Medikamente´, sagte ich zu ihr, und das war ein Zeichen meiner Verzweiflung. Ich hatte das immer als letzten

[78] Eine Formulierung wie „Ausweg“ wäre eine metaphorische Projektion des WEG-Schemas; siehe auch Kapitel 6.2.3. und 6.4.4.13.

Ausweg angesehen." Ableitungsüberschneidungen wie zwischen „Unfreiheit", „Diebin" und „Verlust" gibt es auch zwischen „Wasser" und „Unfreiheit": Ursula Goldmann-Posch beschreibt, einer „Flut von Gedanken ausgeliefert" zu sein und „mit Antidepressiva dem Strudel der Emotionen entkommen" zu wollen. Furcht und Ausgeliefertsein angesichts einer stärkeren Macht (hohe Wellen – hohe Zäune) erklären diese Verbindung. Diese nach Lakoff und Johnson „Kohärenzen" genannten Ableitungsüberschneidungen (siehe 6.8.) erklären nicht nur Konzeptverknüpfungen innerhalb einzelner Aussagen, sie erweitern das Repertoire v.a. für VOMs und GOMs über die angebotene Hauptmetaphorik hinaus. Ein Konzeptualisierungsrahmen kann so nachvollziehbar überschritten werden.

Die Rekonstruktionsentwicklung sieht also zusammengefasst so aus:

<u>Metaphernfunde auf der Verbalisierungsebene der Betroffenen:</u>

Feld: Unfreiheit

Konzept: DEPRESSION IST EIN GEFÄNGNIS.

<u>Synthetisierende, psychologisierende Ebene:</u>

Szenario: EINE DEPRESSIVE EPISODE ZU ERLEBEN, GLEICHT EINEM GEFÄNGNISAUFENTHALT.

Abstraktes Subkonzept / Tenor: Bedrohung angesichts der Freiheitsentziehung oder Freiheitsberaubung

<u>*Embodied*, d.h. körpererfahrungsbezogene Ebene:</u>

Schemata: WEG – BEHÄLTER – WEG

<u>(Metaphern-) Therapeutische Ebene:</u>

validierungsorientierte Metaphern (VOMs), genesungsorientierte Metaphern (GOMs) und

prophylaxeorientierte Metaphern (POMs).

Fallvignette: „Eingesperrt"

„Ich kann nicht mehr `raus, mein Bett hält mich gefesselt," sagte die Patientin. Ich hatte sie in einem Spätdienst aufgesucht, da sie mir während des Nachmittags nicht begegnet war. Im Gespräch fanden wir heraus, dass der Schutzraum, als den sie ihr Zimmer im depressiven Rückzug zunächst erlebt hatte, mittlerweile etwas anderes bedeutete: „Meine Zelle". Um ihr das Verlassen der Zelle zu ermöglichen, bat ich sie, mit mir einen kleinen Spaziergang durch das Klinikgelände zu machen. Draußen konnten wir über ihr Eingesperrtsein sprechen und kamen überein, dass sie täglich versuchen wollte, die

Zelle „einfach so“ zu verlassen, im Teamzimmer vorbeizuschauen, ohne dass es sich um einen zeitlich festen Termin handelte. Wenn niemand im Teamzimmer war, galt die Vereinbarung, dass ich auf meinem „Rundgang“ – eine Metapher, die sie kurz lächeln ließ – bei ihr anklopften. „Klopft man an einer Zelltür an?“, fragte ich sie. – Wir konnten das Gefängnisbild nach und nach umbauen. Als sie entlassen wurde, griff sie diese über Wochen erarbeitete Rekonstruktion nochmals auf und meinte, eine Zelle habe schließlich weder einen Balkon noch bekäme ihr Bewohner einen Schlüssel für die Tür ...

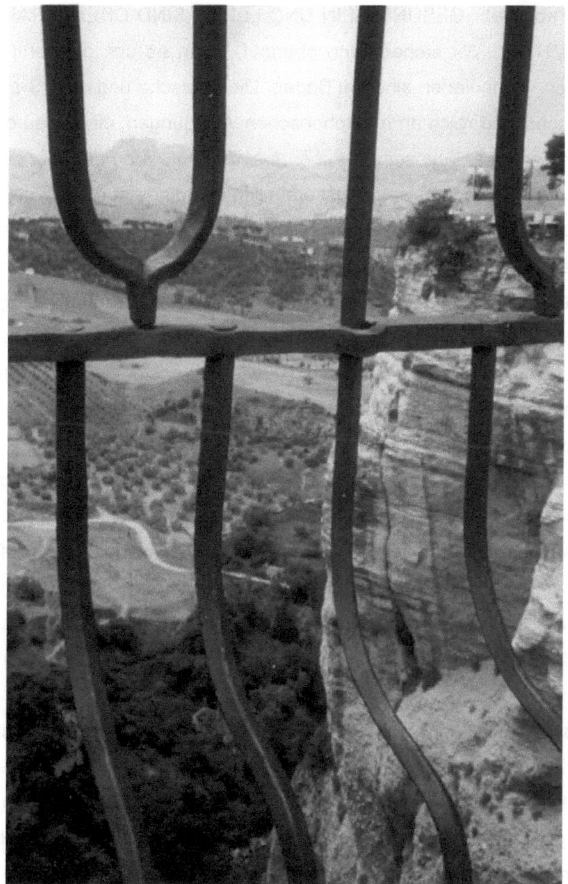

Foto: Judith Barkfelt

6.4.4.7. **Tiefe: VOM FALLEN INS BODENLOSE**

Aufgrund meiner langjährigen Berufserfahrung verstehe ich „Tiefe“ als eine sehr charakteristische Metaphorik für die Konzeptualisierung und Schilderung des Depressionserlebens.

Vor der Textbetrachtung füge ich zwei Anmerkungen zu diesem basalen Konzept ein.

- Die Raumerfahrung der Vertikalität i.S.v. „oben versus unten“, darin folge ich Lakoff und Johnson, scheint eine für Menschen sehr fundamentale zu sein. Die beiden Autoren (1998:23) propagierten schon 1980, dass ein Konzept unserer Lebenserfahrung sich wie folgt abbildet: „GESUND SEIN UND LEBEN SIND OBEN, KRANKHEIT UND TOD SIND UNTEN". Wir stehen, sind obenauf, wenn es uns gut geht; geht es uns schlecht, liegen wir danieder, sind am Boden. Die deutsche und die US-amerikanische Umgangssprache sind reich an metaphorischen Wendungen, die genau das zum Ausdruck bringen: „auf der Höhe sein" – *to be up and about / around*; „über den Berg sein" – *to be over the hill* bedeutet umgangssprachlich allerdings auch, (für etwas) zu alt zu sein; „auf medizinisch" hat es dieselbe Denotation wie das deutsche Idiom. Weitere Beispiele, die fast wörtlich übereinstimmend das VERTIKALITÄTS-Schema in beiden Sprachen wiedergeben: „überglücklich" – *overly happy*; „tieftraurig" – *deeply sad*; „am Boden zerstört" – *down in the dumps*; „himmelhochjauchzend" – *in high spirits*; *a fallen woman* u.v.a.m.[79] *Down to earth* hingegen ist, wie „bodenständig", nicht negativ besetzt und charakterisiert einen pragmatisch denkenden Menschen, das Pendant zu „Hans-guck-in-die-Luft"?

- Schmitt (2000a:6) schreibt von den „Höhen und Tiefen des Lebens" und von „Gehobener Stimmung und Abstürzen: Die Metaphorik der Höhen und Tiefen" (2000b:13). In diesem Zusammenhang verweist er auf die häufige Koinzidenz der Tiefen- und der Last-Metaphorik (die Last drückt nieder, beugt...), während mir in den vorliegenden Werken noch eine weitere Koppelung auffiel, die der Tiefe und Dunkelheit: Je tiefer ich unter der Erde oder in einem Tunnel bin, desto weniger (Sonnen-) Licht dringt bis dorthin vor.
- Die Depressionserfahrung liegt nicht nur in der Tiefe, sondern ebenso in der Bewegung dorthin. Drei Arten der Abwärtsbewegung sind zu unterscheiden: ein schnelles Stürzen, ein langsames Abgleiten und ein Hinabgezogenwerden durch die Depression. Für alle drei gilt, dass dies sowohl ein nicht weiter spezifiziertes „nach unten" als auch ein „nach unten in etwas hinein" bedeuten kann. Letzteres beruht außer auf dem VERTIKALITÄTS- auch auf dem BEHÄLTER-Schema: Die Depression ist folglich nicht nur einfach unten anzusiedeln, sie wird als ein tiefes Gefäß konzeptualisiert. Die in den Texten gefundenen substantivischen Metaphern belegen es: in einem Tief, an einem Tiefpunkt, am oder in den Abgrund (oft auch Plural), Gräben, durch Falltüren. Von der Tiefen-Metaphorik ausgehend entwarf ich mein Drei-Phasen-Schema[80] des Verlaufs einer depressiven Episode.

---

[79] Hierzu noch ein kleines Fundstück, entdeckt an einer Häuserwand in Hamburg: „Wer nicht ganz auf der Höhe ist, sollte nicht auch noch heruntergekommen aussehen."

[80] Berger (1999:489,507) stellt so den Gesamtverlauf uni- und bipolarer affektiver Erkrankungen dar; mir geht es um je eine Episode, die „im kleinen" dasselbe Ablaufmuster aufweist. Siehe 4.3.

Rekonstruktionsentwicklungsstufen

Feld: Tiefe

Konzept: DEPRESSION IST TIEFE.

Szenario: **DEPRESSIV SEIN HEISST, TIEF ZU STÜRZEN, IN ETWAS HINEINFALLEN (ODER HINABGEZOGEN ZU WERDEN) UND DANN GANZ UNTEN ZU SEIN.**

Deskriptive (Text-) Ebene:

Unabhängig davon, ob die Betroffenen dramatisch stürzen oder langsam, aber scheinbar unaufhaltsam abgleiten, ob sie hinabgezogen werden – sie erleben sich machtlos. Es scheint, als habe sich die Erdanziehungskraft, die Schwerkraft vervielfacht, als ginge es unweigerlich nach unten in die „tiefen Abgründe", in ein „schwarzes Loch". Während einige der Betroffenen auf „den niedrigsten Stand" absinken, „in den Boden schrumpfen" und in „tiefste Tiefen" stürzen, fallen andere „bodenlos" tief, sei es in einen „Tunnel" oder in einen „schwarzen Schacht". Kay Redfield Jamison schreibt: „[...] stürzten meine Gedanken in die Tiefe, in die dunklen Abgründe des Lebens". D.h., einmal geht es endlos nach unten, ein andermal wird ein Ende des Sturzes angedeutet. Letzteres verweist auf die Depression als tiefem Behälter: John Bentley Mays fällt und liegt „Stunden, Tage oder auch Wochen am Boden". Und umgangssprachlich heißt es ja auch, „in eine Depression fallen", „in einer Depression stecken", sich „in einer depressiven Phase"[81] befinden. Die Richtung, geradewegs nach unten, kennzeichnet auch die Variante, in der die Depression selbst die treibende Kraft ist: Die Betroffenen werden von ihr nach unten gezogen – durch die Depression in die Depression hinein. Es klingt an, dass die Depression eine beharrliche, zähe, träge Entität ist, die die Kranken „hineinzieht" und „einsaugt": „Mein Körper wurde zusammengepresst und folgte dem schwarzen Sog in den Abgrund."

Es ist der Sturz zudem „düster" und „dunkel", das Loch oder der Schacht „schwarz", auch „die Stunden am Boden". Karin Dexel fragt sich, „in welche Nacht, in welche Finsternis des Geistes" sie fallen mag. In diesem Zusammenhang finden sich also BEHÄLTER-Schemaaspekte ohne klare räumliche Begrenzungen z.B. für „Nacht" und „Finsternis"; in Verbindung mit „Loch" oder „Schacht" sind diese BEHÄLTER-Aspekte deutlicher, wenn sie nicht als „bodenlos" empfunden und geschildert werden. (Diese schon mehrfach erwähnte erfahrungsrealistisch begründbare Verknüpfung belegt den

[81] „Phase" ist hier gleichbedeutend mit „Episode".

Lakoff-Johnson´schen Kohärenzgedanken.) Interessanterweise bewegen sich die Symptome und Beschwerden – wie u.a. die Wassermassen in 6.4.4.5. – währenddessen in die entgegengesetzte Richtung: „Die Angst kriecht den Rücken hoch", „die Unruhe steigt [in mir] auf". Sie scheinen dem Schema HAPPY IS UP zu widersprechen. Kohärent sind diese Aussagen jedoch vor dem Hintergrund, dass sich der Mensch als Behälter versteht. Eine Zunahme dessen, was er enthält, geht mit einem Steigen des Inhalts im Behälter einher, ob es sich nun um Flüssigkeiten, feste Bestandteile oder eben Angst handelt.[82]

Therapeutische (Denkansatz- und Handlungs-) Ebene:

Mit Hilfe der VOMs ist das haltlose Fallen und Stürzen zu würdigen, das als unaufhaltsam erlebte Abgleiten in die Tiefe, das kein Ende zu kennen scheint. Zur empathisch ausgerichteten Validierung des Befindens in der Tiefe gehört m.E. auch die Frage nach Verletzungen, die sich jemand durch den Sturz zuziehen könnte. Eher genesungsorientiert sind folgende Fragen: „Wie oder wodurch können Sie Halt finden?", „Wodurch können wir das Rutschen bremsen, den Sturz etwas abfedern?" John Bentley Mays hatte nach Jahren z.B. das richtige Medikament gefunden: „[...] das war das allerwichtigste – es sorgte dafür, dass die zuvor scheinbar bodenlose Verzweiflung endlich einen Boden bekam." Andere Fragen beschäftigen sich damit, wie Licht in das Dunkel dort unten gebracht werden kann, zur besseren Orientierung und zum Durchhalten oder ob es möglich ist, noch während des Falls aus dem Schacht heraus um Hilfe zu rufen. Da die Aggravation eine Abwärtsbewegung darstellt, geht die Genesung – dem Konzept HAPPY IS UP entsprechend – aufwärts. Ursula Goldmann-Posch schreibt, „es geht aufwärts", Martha Manning nennt es „sich nach oben bewegen". Es finden sich auch spezifische Aufwärtsbewegungen nennende GOMs. Diese spezifischeren Metaphern geben Aufschluss über die Beschaffenheit der Tiefe, in der sich die Betroffenen befinden bzw. befunden haben und sind daher für die POMs zu berücksichtigen. So „klettert" William Styron „immer weiter nach oben" und bezeichnet „die Rückkehr aus dem Abgrund einen Aufstieg". Für Tracy Thompson ist „Selbstliebe" „der Strick am Abgrund". „Der Flaschenzug", der sie letztlich herauszieht, heißt, „hart gegen sich zu sein". Weitere GOMs sind Strickleitern oder lange, ausfahrbare Leitern, die zu den Betroffenen hinuntergelassen werden. D.h. zwar, dass sie auf Hilfe von Außen – von oben – angewiesen sind, aber nichtsdestotrotz den

[82] Die Angst steigt von der Magengegend oder den zitternden, zur Fluchtreaktion bereiten Beinen in Richtung Herz und Kopf auf. Da gemäß Lakoff und Johnson Metaphern nach körperlichen Erfahrungen gebildet werden, kann dies eine Erklärung sein.

ben – angewiesen sind, aber nichtsdestotrotz den Rückweg selbst zurücklegen. Medikamente sieht Tracy Thompson als "Kletterhaken", als überlebensnotwendige Hilfsmittel der „Felsenkletterer". Ich ordne die Kletterhaken sowohl den GOMs (zum Hinaufklettern) als auch den POMs (als Überlebensausrüstung) zu.
Denjenigen, die immer wieder stürzen, also an rezidivierenden depressiven Erkrankungen leiden, würde ich Fallnetze spannen helfen oder ihnen kleine Fallschirme einpacken, worunter ich z.B. Medikamente und die Verständigung von FreundInnen oder TherapeutInnen verstehe. Tracy Thompson verspricht sich „Auffanghilfe", da sie weiß, wen sie anrufen kann, wenn sie den Sog nach unten erneut spürt. Notfalls könnten PsychotherapeutInnen auch Leuchtpistolen in den Rucksack der depressiven PatientInnen packen, damit sie auf sich aufmerksam machen können, d.h., Gesten verabreden, die das Abrutschen signalisieren oder z.B. Zettel, die auf den Notfall hinweisen, wenn zudem das Sprechvermögen zu schwinden droht. Und es ist möglich, mittels medikamentöser und / oder psychotherapeutischer Interventionen darauf hinzuarbeiten, gewisse „Höhen[83] und Tiefen des Lebens" – Martha Mannings „der Weg geht auf und ab" – als dazugehörig zu denken, die Stürze nicht mehr nur als bodenlos bedrohlich zu erleben.

Diese metaphorische Konzeptualisierung des Depressivseins ist eine sehr dynamische, wodurch sie sich wesentlich von vielen anderen Konzeptualisierungen, ganz extrem von der der LÄHMUNG unterscheidet. Sie enthält viel Bewegung seitens der Betroffenen, auch wenn sie die Abwärtsbewegung nicht freiwillig oder eigenmotiviert ausführen. In diesem Szenario ist nur einmal nicht von Bewegung – nach unten oder zurück nach oben – die Rede, dort, wo John Bentley Mays´ Sturz ein Ende findet, das „Hinauf" aber noch nicht begonnen hat: seine „dunklen Stunden am Boden". Es darf also nicht außer acht gelassen werden, ob sich depressive Menschen „ganz unten" sehen oder noch in der Bewegung dorthin, denn danach sind nicht nur VOMs auszurichten – frei nach dem psychotherapeutischen Leitsatz, die PatientInnen „dort abzuholen, wo sie stehen" (in diesem Fall, „liegen" oder „hängen").

Im Klappentext zu Solomons The Noonday Demon, eines „Atlasses der Depression", so der amerikanische Untertitel, heißt es, der Autor „erkundet die *unterirdischen* Berei-

[83] Mehr dazu im Rahmen des Metaphernkonzepts FLIEGEN.

che einer Krankheit“.[84] Die Metapher ist allein durch den Kontext „Depression“ verständlich!

Einen Einblick in „angewandte Metaphorik“ vermittelt wieder eine
Fallvignette: „Strickleiter“
In einem meiner Wochenenddienste sprach ich mit einer schwer depressiven Patientin, die mit ganz leiser Stimme meinte, sie sei „ganz unten“. Andere Worte habe sie nicht für ihr Befinden. Sie dort unten im Dunkeln wähnend, warf ich ihr im weiteren Verlauf des eher stockenden Gesprächs eine „Strickleiter“ (innerhalb der von ihr vorgegebenen konzeptuellen Metaphorik) zu – und es huschte ein kleines Lächeln über ihr starres, tief trauriges Gesicht. Sie habe das Gefühl, verstanden zu werden, sagte sie, als wir am Rande des Abgrunds sogar einen kurzen Spaziergang machen konnten ...

---

[84] Übersetzung des US-amerikanischen Originaltextes und Hervorhebung von der Verfasserin.

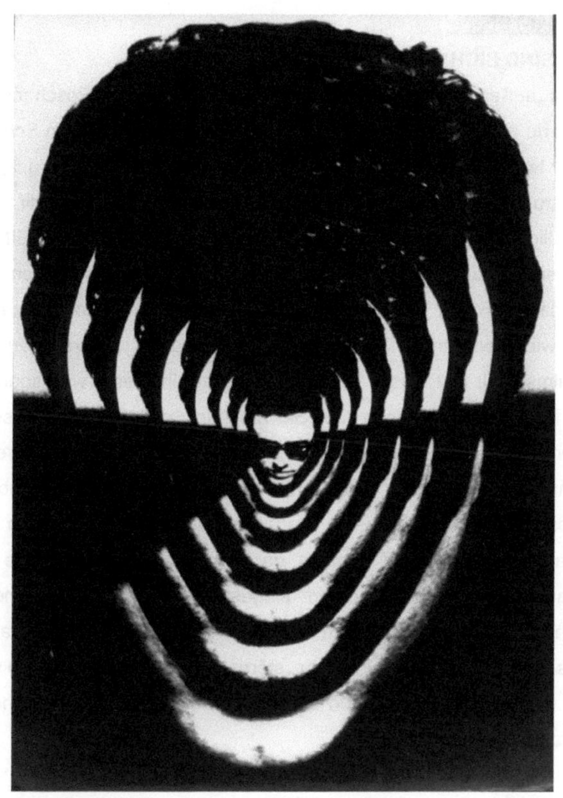

Foto: Karl Wiehn

6.4.4.8. **Fremdheit: (SICH-) FREMDSEIN – ANDERS- vs. NORMALSEIN?**

Das Feld nenne ich „Fremdheit", einschließlich der Aspekte „Normalität" und „Anderssein", das Konzept DEPRESSION IST FREMDHEIT. Die rekonstruierte Konzeptualisierung lautet **DEPRESSIVSEIN HEISST, (SICH SELBST) FREMD ZU SEIN**[85]. Auch sie zeichnet sich durch Bedrohlichkeit, durch Verlust aus. Ich benenne das Erleben in fünf kleinen Szenarien und gehe am Ende nur kurz auf eine VOM-GOM-POM-Unterscheidung ein, da sich diese Interventionen v.a. durch kohärente Metaphoriken formulieren lassen.

---

[85] Das verwandte Konzept DEPRESSIVSEIN HEISST, IN DIE FREMDE VERBANNT ZU WERDEN erläutere ich in 6.4.4.2.

Deskriptive (Text-) Ebene:

6.4.4.8.1. **SIE SIND SICH SELBST FREMD.**

Karin Dexel ist „außer sich vor Verzweiflung". Ursula Goldmann-Posch meint, „solange du gehst, hast du ein fühlbares Zeichen, dazusein. Und mit den vielen Schritten, die ich gehe in dieser tauben Stille, wie aus Styropor, gewinne ich den Eindruck, mich immer mehr von mir zu entfernen. So weit weg bin ich von mir und doch in mir." Surmann (in Brünner & Gülich 2002:106) rekonstruiert das Konzept BEWUSSTSEIN IST HIER-SEIN im Gegensatz zu den Bewusstseinsverlusten in den Anfällen von PatientInnen mit fokalen Epilepsien. Für Kay Redfield Jamison „dauerte es eine ganze Zeit, bis ich meinen Geist wiedererkannte." Martha Manning erlebt dagegen ihren Körper als fremd, und Sigrid Wilms stellt fest, dass nicht nur ihr Zimmer ihr fremd war, sondern „ja, eine Fremde sah fremde Gegenstände an." Sie machen Selbstentfremdungserfahrungen. William Styron und Tracy Thompson beschreiben Ausschnitte ihres depressiven Erlebens als „jenseits aller üblichen Erfahrungen". Vorsicht ist allerdings ob der Gefahr geboten, dass schwer(st) depressive Menschen psychotisch[86] werden können: So könnte Ursula Goldmann-Poschs Erlebnis, dass ihr aus dem Spiegel eine Fremde entgegensieht, auch als „Spiegelphänomen" eingestuft werden, eine Wahrnehmungsstörung[87] im Rahmen einer sehr schweren Depression, und ebenso Ingrid Hahnfelds alias Maria Mantus´ Feststellung, dass ihr Haar „störrisch aufrecht stehen blieb wie Stacheln eines Igels". Ihre behandelnde Ärztin diagnostiziert in diesem Zusammenhang eine Depersonalisationserfahrung.

6.4.4.8.2. **SIE SIND IN DER FREMDE, LEBEN IN EINER ANDEREN WELT.**

Sigrid Wilms benennt ihre Depression als fremdes Territorium, in dem sie sich unfreiwillig wiederfindet, und auch für Tracy Thompson ist die Depression ein fremdes Territorium des Geistes, das gleich nebenan liegt (siehe auch 6.4.4.2.). Aber sie fährt fort: „Zum ersten Mal kann eine größere Anzahl von uns aus diesem gesichtslosen weißen Raum [dem fremden Territorium, A.d.V.] zurückkehren und etwas zu der Diskussion über Psychopharmaka und ihren Platz in der Gesellschaft beitragen." Dagegen findet Martha Manning die Verständigung eher schwierig: „Ich habe deren Sprache verlernt, [...] lebe in einer anderen Welt und fühle mich in der ihren fremd",

[86] dtv Wörterbuch zur Psychologie ([17]1990): „Erhöhte Abnormität des Verhaltens und Erlebens, heftige und nachhaltige Desintegration der Persönlichkeit und Unfähigkeit, Erfahrungen und subjektive Erfahrungs- und Erlebnisverarbeitung in allen Bereichen auseinanderzuhalten."

[87] „Psychopathologie: Psychiatrie in Stichworten" (1998: Hefte 3 und 4): „qualitative Abnormität der Wahrnehmung" bezeichnet, das „struppige Haar" Ingrid Hahnfelds gilt danach als ein „Aspekt eines depressiven Syndroms".

[...] lebe in einer anderen Welt und fühle mich in der ihren fremd", trägt sie in ihr Tagebuch ein.

6.4.4.8.3. **SIE SIND IN DER „NORMALEN" WELT, GEHÖREN ABER NICHT DAZU, LEBEN EIN ANDERES LEBEN.**

John Bentley Mays und Kay Redfield Jamison fühlen sich von der normalen Welt oder dem normalen Leben ausgeschlossen, sind in ihr oder in ihm fremd. Er schreibt dazu u.a.: „Die Depression lauert im Gefüge und in den tieferen Schichten der Sprache und erzeugt etwas, das vielleicht wie eine Variante des ganz alltäglichen Lebens erscheint, es aber nicht ist. Die Depression ist `ein *anderes* Leben´, schreibt die französische Psychoanalytikerin Julia Kristeva." Auch P.C. Kuiper (1991:68) konstatiert: „[...] ich gehörte nicht mehr dazu." Allerdings gibt es für John Bentley Mays so etwas wie eine ganz normale Depression. Jede Gesellschaftsgruppe, körperlich Gesunde, psychisch Kranke, UnternehmerInnen, Katholiken usw., habe ihre eigenen „Regeln, Restriktionen, Erfordernisse und vor allen Dingen eine Etikette", schreibt er, innerhalb derer bestimmte Normen Normalität definierten. „Fremd" ist danach alles außerhalb dieser Definitionsgrenzen – ein Hinweis auf die BEHÄLTER-schematische Konzeptualisierung unseres Lebensraumes und v.a. auch der Depression. Die AutorInnen haben das Gesundsein als „Norm" internalisiert und fühlen sich angesichts ihres Leids nicht nur schlecht, sondern zudem „unnormal": So ist Tracy Thompson „sehr darauf fixiert, normal erscheinen zu wollen", trotz ihres Gefühls, dass sie an irgendeiner „Abnormalität" leide.

6.4.4.8.4. **DAS FREMDE ÜBERFÄLLT SIE.**

Für diese Konzeptualisierung gilt das gleiche wie für die erste: Es ist schwierig, in einigen Textstellen die Grenze zwischen psychotischem und nicht-psychotischem Geschehen zu erkennen. Ingrid Hahnfeld fühlt sich von entsetzlich Fremdem überfallen. Kay Redfield Jamison charakterisiert das Dunkel (siehe auch 6.4.4.10., 6.4.4.12., 6.4.4.18a.) so: „Ich dagegen betrachtete es als einen Fremdkörper; auch wenn es sich in meinem Geist und in meiner Seele einnistete, so erschien es mir doch fast immer als eine Kraft von außen, die mit meinem eigentlichen Selbst kämpfte."

6.4.4.8.5. **DAS FREMDE IST IN IHNEN.**

„Ich wäre einfach ein Produkt irgendeiner chemischen Anomalie in einem klumpigen grauen Organ zwischen meinen Ohren", meint Tracy Thompson in ihrer Auseinandersetzung mit dem Thema Krank- und Normalsein. Ingrid Hahnfeld erlebt ihre Gedanken als fremd und aufgezwungen, Formulierungen, die auf psychotisches Geschehen hinweisen (können; siehe erste und dritte Konzeptualisierung).

Therapeutische (Denkansatz- und Handlungs-) Ebene:
„Fremd“ bedeutete ursprünglich „fort seiend“. Hier bedeutet es tatsächlich auch von sich selbst fort zu sein, sich selbst entfremdet, oder wie in einem fremden Land sich fühlend; die Umgebung und die Mitmenschen sind plötzlich fremd. „Fremd“ kann jedoch auch als „unbekannt, neu“ verstanden werden, auf eine Vielfalt und einen Reichtum hinweisen, wie sie in einer Normiertheit nicht vorhanden sind. Eigener Skepsis zum Trotz ließe sich „fremd“ eventuell über seine Synonyme positiv umkonnotieren. „Anders“, wie John Bentley Mays Julia Kristeva zitiert, könnte demnach „nicht alltäglich“ und gerade nicht „defizitär“ und stigmatisiert bedeuten.
Acht Zitate transferierte ich aus den Metaphernfeldern „Welt“ und „Reise“, da sie als Mobilitäts-Metaphern die innere Entfremdung zum Ausdruck bringen. Diese Distanzierung vom Selbst heißt, sich von sich selbst zu entfernen und sich selbst fremd zu werden. Deshalb gehören sie hierher: Ursula Goldmann-Posch, Ingrid Hahnfeld, Kay Redfield Jamison und John Bentley Mays entfernen sich von sich selbst bzw. wollen zu sich zurückkommen.
Sich und anderen nicht fremd zu sein, „normal zu sein“, meint in diesen Kontexten gesund und unauffällig zu sein, am Alltagsleben problemlos partizipieren zu können. Die neun AutorInnen beschäftigen sich mit Fragen der Normalität, ihres Andersseins oder des Sich-anders- und -fremd-Fühlens. Die noch immer existierende Stigmatisierung psychisch kranker Menschen lässt sie nicht unberührt. Ich gehe davon aus, dass das \`nicht ganz so normale´ Verhalten Nichtdepressiver im Umgang mit depressiven und anderen psychisch kranken Mitmenschen eine Form der Xenophobie – der Furcht vor Fremdem – ist, die auf deren Angst und Unsicherheit in der Interaktion mit wenig gesprächigen und verschlossen wirkenden depressiven Menschen zurückzuführen ist. Wenngleich sich die Betroffenen aufgrund ihrer Erkrankung als nicht normal fühlen, so entsprechen ihre Erfahrungen im Rahmen einer depressiven Episode doch i.d.R. der Norm dieser Krankheitsverläufe. Vielleicht hat oftmals deshalb das Verkünden einer Diagnose etwas Beruhigendes: Nicht nur ist damit das Leid benannt; ist erst einmal erkannt, um welche Krankheit es sich handelt, besteht durchweg die Hoffnung, eine gezielte Behandlung und im besten Falle die Heilung initiieren zu können. Die Diagnostizierung des Leids kann zudem dazu führen, dass sich die Betroffenen nicht mehr nur fremd und ausgegrenzt, sondern einer anderen Gruppe zugehörig fühlen – die der depressiv Erkrankten. So sieht sich Martha Manning jetzt als zahlendes Mitglied des Clubs, der sich \`normalerweise´ im Wartezimmer ihrer eigenen Psy-

Clubs, der sich `normalerweise´ im Wartezimmer ihrer eigenen Psychotherapiepraxis trifft. Weitere Beispiele belegen die Wichtigkeit einer Zugehörigkeit i.S. eines Nicht-fremd-Seins: Während ihres Klinikaufenthaltes spielt Martha Manning mit MitpatientInnen Karten, in einer „gemischten Gruppe mit schwankendem Energieniveau und unterschiedlicher Realitätsnähe. Sie [eine Mitpatientin, A.d.V.] versucht tapfer, etwas Begeisterung ins Spiel zu bringen, aber die Umstände sind entschieden gegen sie. Wir Depressiven sind gegenüber den anderen Diagnosegruppen in der Mehrzahl, und uns ist piepegal, wer gewinnt". Martha Manning entwickelt also ein Wir-Gefühl und beschreibt, dass es für depressive Menschen `normal´ ist, keine allzu großen Gefühlsregungen zu haben oder gar so zu tun, als hätten sie welche, z.B. um jene bemühte Mitspielerin nicht zu enttäuschen. Gegen Ende ihrer Ärzteodyssee auf der Suche nach dem Warum ihres Elends schreibt Ursula Goldmann-Posch: „Jetzt hat das Kind endlich einen Namen". John Bentley Mays schreibt, „angesichts des Elends, mit dem so viele Millionen geschlagen sind, [sehe ich] keinerlei Grund, weshalb ich mir wünschen sollte, `normal´ zu sein", aber er strebt dennoch eine Zugehörigkeit, ein Nicht-fremd-Sein für sich an: „Denn wenn man in der gestörten, dahindriftenden bürgerlichen Welt, aus der die meisten Patienten der Psychiatrie stammen, ein *Etwas* mit existentiellem Status wird, hat das auch Vorteile – sogar wenn dieses *Etwas* ein von Neurosen geplagter Mensch ist, dem nicht einmal mehr das Mitleid seiner Freunde, Drogen oder Alkohol helfen können. Endlich *gehört* man *dazu*. [...] Plötzlich ist man Teil einer ganz besonderen Gesellschaft [...]".

Die Verbindung zwischen z.B. GEFÄNGNIS (Isolation) und WELT-REISE (Fremde) kommt hinsichtlich der validierungs- und genesungsorientierten Metaphern zum Tragen.

Erkennen die VOMs einerseits die Einsamkeit angesichts des (Sich-selbst-) Fremdseins an, so können mit ihnen andererseits, schon GOM-verwandt, bestimmte Strategien erwogen werden: „Was macht das Fremde aus? Vielleicht können wir etwas ganz Neues entdecken, wenn Sie versuchen, sich damit zu beschäftigen?" Sich mit dem Fremden langsam vertraut zu machen, ist möglicherweise ein gesundungsförderndes Verhalten: Aufeinander, auf sich selbst zuzugehen, etwas anderes kennen zu lernen, das Fremde verstehen zu wollen, sind Erfahrungen, die z.B. in einer Depressionsbewältigungsgruppe miteinander angestrebt werden können: Wie gehen MitpatientInnen mit sich und / oder dem Fremden um? (Solche Interventionen kommen selbstverständlich nur für nicht-psychotische PatientInnen in Frage.)

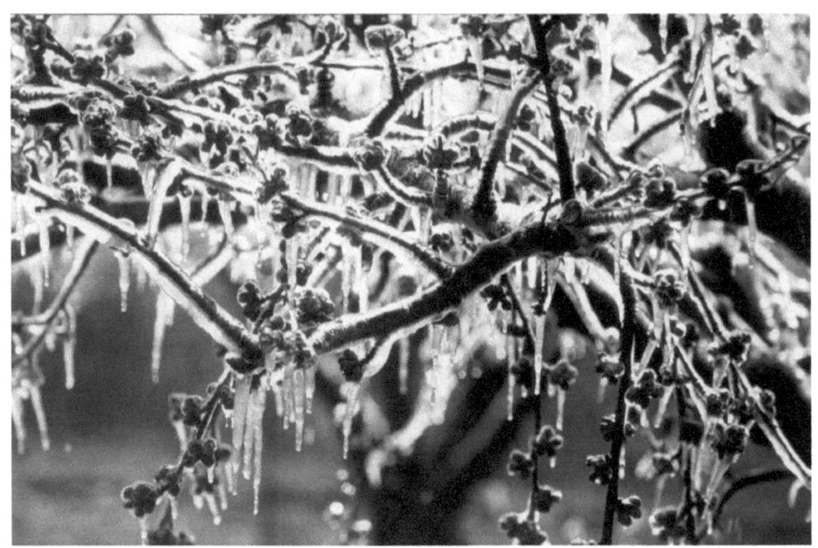

Foto: Karl Wiehn

6.4.4.9. **Starre, Lähmung: NICHTS `GEHT´ MEHR!**

Rekonstruktionsentwicklungsstufen

Feld: Starre

Konzept: DEPRESSION IST STARRE.

Szenario: **DEPRESSIVSEIN HEISST, ICH ERSTARRE.**

Deskriptive (Text-) Ebene:

Die Betroffenen kommen zum Stillstand: Sie werden lahm (gelegt), versteinern, erstarren. Sie sind in der Lähmung ihres Körpers „gefangen": „eingekerkert in einen fast unbeweglichen Körper", schildert es Sigrid Wilms. Ich verstehe „Starre" als eine metaphorische Projektion des BEHÄLTER-Schemas, denn „in" sich, im eigenen Körper zu erstarren, erfüllt die Behälter-Definitionskriterien „Innen, Außen, Grenze(n)" i.w.S. Die Betroffenen büßen ihre Mobilität manchmal urplötzlich, manchmal allmählich ein. Karin Dexel „hatte das Gefühl gehabt, nicht nur innerlich, sondern auch äußerlich wie erstarrt zu sein, sich niemals wieder bewegen, noch jemals wieder sprechen zu können." Dagegen erfährt Martha Manning den Bewegungsverlust graduell: „Ich spüre, wie ich langsamer werde, ins Stocken gerate, dorthin zurückrutsche, wo ich war." Und: „Ich bin so langsam geworden, dass ich wahrscheinlich bald ganz zum Stillstand komme."

Therapeutische (Denkansatz- und Handlungs-) Ebene:

Angst und Hilflosigkeit, der Verlust von Eigenständigkeit und somit auf andere angewiesen zu sein, sind die zentralen Erfahrungsmomente. Analog jedoch zu den aus der Subkonzept-Betrachtung gezogenen Erkenntnissen zu „Unfreiheit" können auch hier eine entscheidende Wendung und eine veränderte Metaphernwahl andere, zunächst sprachliche Konsequenzen zeitigen: Wenn z.B. statt Lähmungsgefahr vorsichtig der Aspekt einer Auszeit oder Ruhezeit benannt würde, ermöglicht dies, wie Freiheitsberaubung, eine positive Umkonnotierung. Statt also ausschließlich das Eingesperrtsein im Körper und den Verlust (der Bewegungsfreiheit) zu fokussieren, gälte es, auch wenn es sich um eine Zwangspause handelt, Ruhe, zu benennen und so ein partiell anderes Selbst- und Krankheitsverständnis anzuregen.

Mit den VOMs sind die durch die Paralyse bedingten Verlusterlebnisse zu würdigen.
Karin Dexel nennt zwei GOMs: „sich herausschälen" als ein analog der allmählichen Erstarrung langsames In-Bewegung-Kommen, „sprengen" als das radikalere Verfahren. Denkbar sind auch Entspannungsmetaphern, wie Sigrid Wilms´ „sich lösen", und Übergangsmittel wie Rollstuhl und später Gehhilfen oder Krücken (im folgenden Szenario sind sie Metaphern für Medikamente), die die Beweglichkeit fördern. John Bentley Mays, dem Prozac eigenen Aussagen zufolge, hilft, schreibt: „Wir träumen von Menschen, denen Prozac die Kraft wiedergegeben hat, sich zu verabreden, Freude am Skifahren zu haben und einfach weiter dem Glück hinterherzujagen." – Ist die Reglosigkeit mit Kälte assoziiert, dann ist Wärme als Therapeutikum der Wahl indiziert. Auch ein Zugriff auf das Feld „Last", das Befreien („Unfreiheit") von schweren Belastungen, d.h. Problemklärungen, können das Verharren langsam lockern. Die Kohärenzen sorgen auch hier für ein größeres Repertoire an validierungs-, genesungs- und prophylaxeorientierten Metaphern.
Als GOMs wie als POMs können therapeutische Gegenwart als Hilfestellung benennen. Seelenmassagen und Balsam für die Seele dienen der allgemeinen Roborierung, das Wissen um das Vorübergehende der Lähmungserscheinungen ist behutsam zu thematisieren. Die idiomatische Redewendung „Bewegung in etwas hineinbringen" passt hierzu und fungiert als unspezifische GOM.

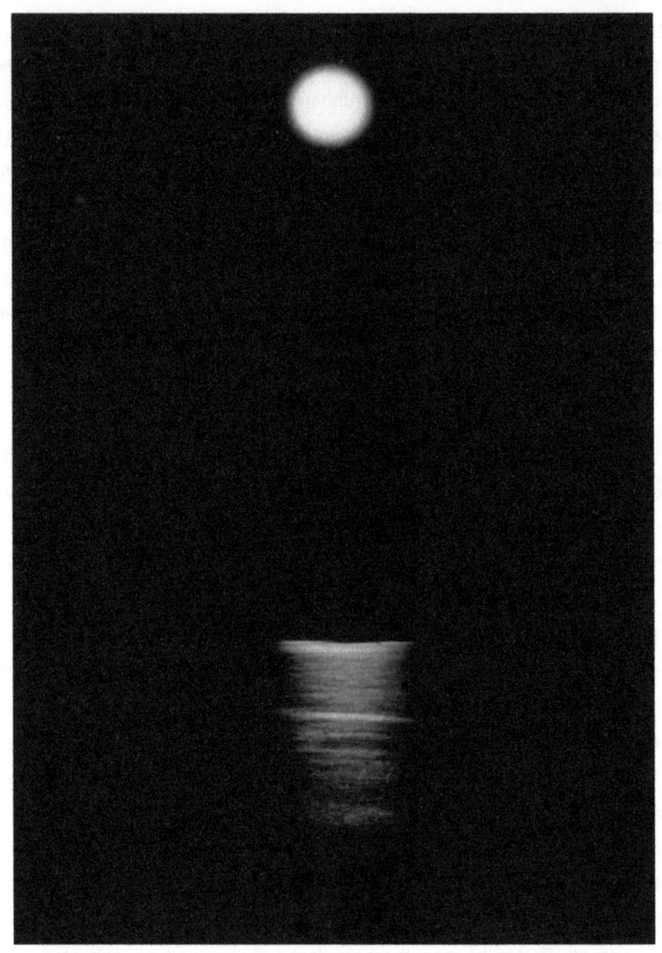

Foto: Karl Wiehn

6.4.4.10. **Dunkelheit: DUNKELHEIT UND DÜSTERE TAGE: SONNEN-FINSTERNIS ODER EWIGE NACHT?**

Rekonstruktionsentwicklungsstufen

Feld: Dunkelheit

Konzept: DEPRESSION IST DUNKELHEIT.

Szenario: **DEPRESSIVSEIN HEISST, VON FINSTERNIS UMGEBEN ODER ERFÜLLT ZU SEIN.**

Deskriptive (Text-) Ebene:

Die Dunkelheit wird konzeptualisiert als NACHT, FINSTERNIS, DÜSTERKEIT und SCHATTEN, als FARBLOSIGKEIT, TRÜBHEIT oder GRAU, als SCHWARZER SOG bzw. DUNKLE TIEFE. Bis auf letztere beziehen sich die Erlebensmetaphern sowohl auf externe Kräfte oder Gegebenheiten wie auf das Innere des Menschen. Das Fehlen lebenswichtigen Lichts ist das sie alle verbindende Merkmal. Dunkelheit, Finsternis, Nacht und Schatten sorgen für eine „mausgraue" bis „rabenschwarze" Tönung dieser Depressionsmetaphorik.

Der Verlauf einer depressiven Episode beginnt mit einer Dämmerung, einer Verdüsterung des Gemüts: „Langsam und allmählich verdunkelte sich mein Geist". Alles verdunkelt und verfinstert[88] sich, wird grau. „Es ist, als würde man ein bisschen schwarze Farbe in einen ganzen Eimer weißer Farbe kippen. Es dauert nicht lange, und alles wird grau, auch wenn es nur ganz wenig Schwarz ist", schreibt Martha Manning. Absolute Finsternis herrscht während der schlimmsten depressiven Zeit, d.h. Phase 2. Sigrid Wilms beschreibt dies so: „[...] vielleicht ein Leben in der Unterwelt, gottverlassen, ohne Mitgeschöpfe, ohne jeden Laut in vollständiger Finsternis, unheimlich, rätselhaft und voller Schrecken". Die Dunkelheit umgibt die Betroffenen oder sie liegt vor ihnen: Sie stürzen in bodenlose, „schwarze Löcher". William Styron erlebt „Anfälle rabenschwarzer Mutlosigkeit", Ingrid Hahnfeld quälen schwarze Drohungen aus Kopf und Seele, Ursula Goldmann-Posch hat schwarze, John Bentley Mays Mitternachtsgedanken, und Kay Redfield Jamison entdeckt Dunkles in sich: „Mein Gedächtnis suchte sich immer die schwarzen Stellen meines seelischen Untergrundes heraus." „Seelenfinsternis" macht sich breit. Sowohl John Bentley Mays als auch William Styron erleben sich im dunklen Wald der Depression, der so dunkel ist, dass sie – wie schon Dante es beschrieb – vom rechten Wege abkommen, in der Dunkelheit verloren sind.

Die Auslöschung des Selbst, das eigene Licht auszumachen, d.h. sich zu suizidieren (siehe 2.2. und 6.2.3.), ist eine Möglichkeit, dem sich aufdrängenden Dunkel ein Ende zu bereiten. Stehen sie die Nacht jedoch durch, so erwartet sie Licht, sei es Tageslicht oder eine Lichtung im Walde. Der Weg ans Licht ist lang, schreibt Ursula Goldmann-Posch, aber ein Lichtstrahl, der in Kay Redfield Jamisons Seele einfällt, und andere

---

[88] „Ver-", dieses häufige Präfix, indiziert eine Zustandveränderung oft mit negativem Resultat – eine grammatikalische Spiegelung der depressiven Entwicklung. In ihrem *Ver*lauf zeigt sich später die *Er*hellung, ein Beleg für Ingressiva und deren Darstellung eines Zustandseintritts – hier letztlich wieder hin zum Besseren.

Aufhellungen sorgen dafür, dass langsam Klarheit und Farbigkeit zurückkehren. So schildert Karin Dexel, dass sie weiß, „was es bedeutet, ihn [den depressiven Menschen, A.d.V.] aus einer krankhaft morbiden Gedankenwelt herauszulösen [„Starre", A.d.V.] und sein Gemüt aufzuhellen". Und sie weiß, was eine solche Wirkung haben kann: „Sie denkt an die [...] großartige Pflegearbeit der Schwestern und Pfleger. An ihre Herzlichkeit und liebevolle Zuwendung. Ihre Bereitschaft, zuzuhören. Ihre beruhigende Fähigkeit, Weinkrämpfe aufzulösen, düstere Gemütsstimmungen aufzuhellen. Und das ohne die Zugabe einer weiteren Tablettendosis."

Die Dunkelheits-Konzeptualisierung enthält also einen Dimmer: Es wird nicht urplötzlich Nacht, sondern es wird langsam dunkel, und gegen Ende einer Episode wird es langsam wieder heller.

Therapeutische (Denkansatz- und Handlungs-)Ebene:

Wie und wo die Betroffenen die Dunkelheit erleben, thematisieren die VOMs. Wie düster ist es? Gibt es Nachtwächter, Menschen, die zu den im Dunkeln leidenden Menschen durchdringen, sie beschützen können? Die vielen Synonyme für die Dunkelheit (der Depression) validieren den düsteren Zustand: „schwärzlich, tiefschwarz, pechschwarz, kohlschwarz, rabenschwarz, blauschwarz, grauschwarz" u.v.a.m.[89]

Jegliche Form der Erhellung, sei es natürliches Licht als das Ende der Nacht, sei es durch Laternen, Kerzen, ein Maglight oder auch eine kleine Taschenlampe, ist Zeichen der Gesundung – und damit geeignet als genesungsorientierte Metaphern. Heraus aus der Dunkelheit, ans Licht zu gehen, Lichttherapie sind zu unterstützende oder in Erinnerung zu rufende Wege zur Besserung.

Die POMs fokussieren letzteres, wie auch die verstärkte Wertschätzung des Hellen, Lichten und Erfahrungen, wie Martha Manning sie macht: „In solchen Momenten erkenne ich, dass ein großer Verdienst der Dunkelheit darin besteht, dass man durch sie sensibler für das Licht wird." Auch das Sensibilisieren für Eintrübungen ist erlernbar, so dass Hilfe frühzeitig in Anspruch genommen werden kann. „Wie müsste Ihre Taschenlampe aussehen, die Sie bei sich tragen, sollte das Licht wieder ausgehen?", also z.B. die Telefonnummern von AnsprechpartnerInnen zu wissen.

---

[89] Siehe Duden Sinnverwandte Wörter.

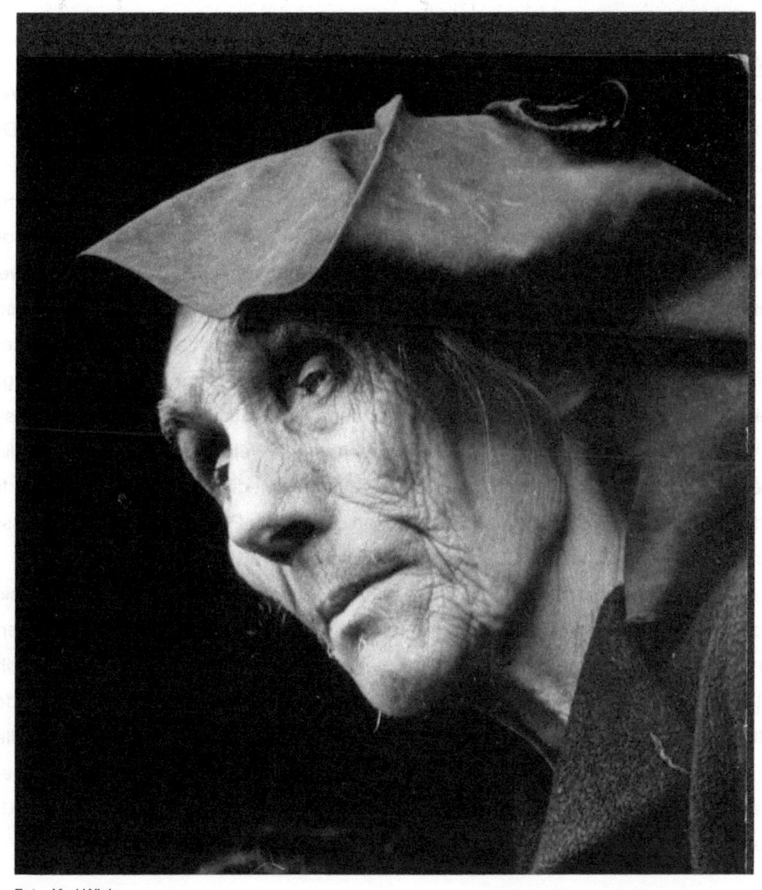

Foto: Karl Wiehn

6.4.4.11. **Physische Erkrankung und Alter**: **ERNSTHAFT KÖRPERLICH ERKRANKT U/O (PLÖTZLICH) URALT SEIN**

Rekonstruktionsentwicklungsstufen

Feld: Physische Erkrankung und Alter

Konzept: DIE DEPRESSION IST EINE KÖRPERLICHE ERKRANKUNG, EIN PLÖTZLICHES ALTSEIN.

Szenario: **DEPRESSIVSEIN BEDEUTET, ERNSTHAFT KÖRPERLICH ERKRANKT ODER (PLÖTZLICH) URALT ZU SEIN.**

Deskriptive (Text-) Ebene:

Von „Pest“ und von „Tumoren“, „inoperablen Karzinomen“ und einem „bösartigen Verlauf“ ist die Rede, von einem „Infarkt der Seele“, wie Ursula Goldmann-Posch ihre Depression nennt, von einer „Krebskranken im letzten Stadium“, vom „Dahinvegetieren“. Schmerzen sind Symptome: „Der geistige Schmerz war körperlich, als ob mein Knochenmark zu Staub zermalmt würde“, beschreibt Tracy Thompson ihr Leid. Wohingegen „Kollaps“ und „Durchfall“ akute Erkrankungen sind, können „Erblinden“, „Taubwerden“, „Betäubt-“ und „Schwer-gezeichnet-Sein“ und „ein Handicap haben“ als chronisch zu verstehende Einschränkungen gelten. Depressivsein ist auch eine Gehbehinderung: William Styron bezeichnet sich als „dieser saftlose, von seiner Krankheit schwer gezeichnete Halbinvalide, dieser Schlurfer mit der Greisenstimme“. John Bentley Mays schildert „Wegstrecken mit gar nicht unangenehmem Weiterhumpeln und schließlich wieder das nächste Stolpern, Rutschen und Stürzen“. Medikamente sind „Krücken“ für Ursula Goldmann-Posch und Tracy Thompson. Die in der Phase zunehmender Besserung beginnende Reduktion derselben ist folgerichtig „ein Gehen ohne Krücken“.

Ursula Goldmann-Posch, Ingrid Hahnfeld und William Styron hingegen fühlen sich nicht nur körperlich krank, sie fühlen sich uralt: „Ich bin hundert Jahre alt“, schreibt erstere, und mehr als eine „Greisenstimme“ verbleibt William Styron nicht. Dieses hohe Alter wird mit einemmal erreicht; sie schreiben nicht von allmählichem Älterwerden oder degenerativen Prozessen. In diesem Falle ein „Jungbrunnen-Rezept“ ausstellen zu wollen, fürchte ich, könnte den Eindruck erwecken, das Gehörte nicht ernst zu nehmen – wieder ein Beispiel für die Grenzen einer Metaphorik, denn nicht alle ihrer Instanzen sind geeignet, dem Schweregrad der Erkrankung gerecht zu werden.

Therapeutische (Denkansatz- und Handlungs-) Ebene:

Körperliche Erkrankungen eignen sich zur Metaphorisierung psychischer Krankheiten, weil sie meist nicht (so sehr) stigmatisiert, bekannt und v.a. greifbar sind.

Die VOMs greifen die Symptome der jeweiligen Erkrankung auf, empathische *bedside manners* sind hilfreich, um die Befindlichkeit zu erfragen und zu erfahren.

GOMs thematisieren Linderungsmittel und Therapieverfahren. Die Betroffenen selbst schreiben vom „Durchkommen“. In Kapitel 6.6. benenne ich die GOMs u.a. als „Hoffnungsträger“; gerade auch angesichts einer als lebensbedrohlich erlebten Erkrankung ist diese Funktion eine besonders wertvolle. Das Konsultieren entsprechender SpezialistInnen ist nahe zu legen, die Einnahme etwaiger Medikamente zu bedenken, Genesungsschritte (Aufstehen, kleinere Spaziergänge usw.) zu rezeptieren, ein die Regeneration und Genesung förderliches Therapieprogramm miteinander zu erarbeiten. Aufgabe der POMs ist u.a., zusammen mit TherapeutInnen Ideen zur Förderung der Lebensqualität und der Lebensfreude zu entwickeln. John Bentley Mays z.B. kennt eine Klippe, „einen Ort, der sozusagen Balsam für [s]eine Seele war“. Davon unbenommen, empfiehlt es sich, vorsichtige Überlegungen hinsichtlich einer Krankheitsprophylaxe anzustellen. Ich nenne sie „vorsichtig“, um der, im Falle eines Rückschlags, eines Rezidivs, zu erwartenden (Selbst-) Schuldzuschreibung entgegenzuwirken.

Validierungsorientierte Metaphern äußern Verständnis für das bedrohliche Altsein, Hinweise auf (noch) vorhandene Ressourcen formulieren genesungsorientierte Metaphern, und sie wie auch die prophylaxeorientierten fokussieren Aktivitäten und (Selbst-) Verwöhnung sowie weitere roborierende Maßnahmen als Ansatzpunkte für das Gesunden bzw. Gesundsein.

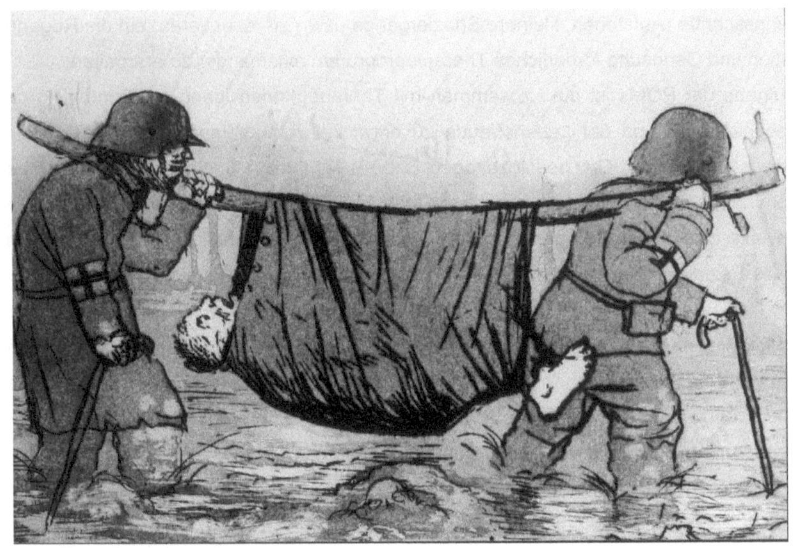

aus: Otto Dix' Zyklus „Der Tod"

6.4.4.12. **Krieg**: **KAMPF UM LEBEN UND TOD – MELDUNGEN AUS DEM KRIEGSGEBIET**

Es handelt sich, trotz zahlreicher militärischer Vokabeln, um eine Konfliktsituation nicht auf Staats-, sondern auf einer ganz persönlichen Ebene. Ich summiere hierunter auch solche Instanzen, die in meinem Idiolekt dazugehören: Chaos, Aufruhr, Elend, um nur einige zu nennen (siehe A 6.1.).

Rekonstruktionsentwicklungsstufen
Feld: Krieg
Konzept: DIE DEPRESSION IST MEINE FEINDIN.
Szenario: **DEPRESSIVSEIN BEDEUTET, ANGEGRIFFEN ZU WERDEN.**

Deskriptive (Text-) Ebene:

Aus dem Kriegsgebiet stammende, zunächst (mit-) zu beklagende Meldungen angesichts der aussichtslos erscheinenden Lage: „[...] doch wie wachsam ich auch war, den Schlichen meines Gegners war ich nicht gewachsen", stellt Tracy Thompson auch nach jahrelanger Krankheitserfahrung fest. Die Betroffenen werden plötzlich angegriffen, sehen den Feind nicht kommen – „diese Angst, die ich bisher als blitzschnellen

Angreifer kennen gelernt habe" –, finden sich „mit dem Rücken zur Wand", (nieder-) geschlagen. „Das am Boden liegende Opfer" ist die Selbstkonzeptualisierung gegenüber der gewalttätigen, aber nicht fassbaren Gegnerin. Die Personifizierung einer Erkrankung kommentiert Surmann (in Brünner & Gülich 2002:114): „[...] einen personalen Gegner etablieren [...], folgerichtig werden die [fokalen Epilepsie-, A.d.V.] Anfälle als eine Bedrohung von außen beschrieben. Es gehört beispielsweise zum Bildgehalt einer Attacke oder eines Angriffs, dass diese Aktionen von außen kommen. Auch die häufige Verwendung der Personifizierungen indiziert diese Außenverortung." Das Zerstörungspotenzial der Gegnerin ist immens: Die Angegriffenen erleben sich „im Belagerungszustand", ihr Leben als „Minenfeld", die Gefahr als „tödlich". Karin Dexel beschreibt es so: „Es ist ein hartes Gefecht. Ein in ihrem Gemüt Wunden schlagender Kampf. Die Narben sind kaum verheilt von ihrem letzten Sieg. Demnach kein tödlicher Kampf? Ein Gefecht mit sicherem Ausgang? Julia weiß es nie. Wird sie siegen? Wird sie unterliegen?" Die Betroffenen sind alle „verwundet" – William Styron bezeichnet sich als „gehfähigen Verwundeten" –, „verletzt", „voller Angst"; es geht ihnen ganz „elend". Wenngleich sie sich also v.a. in der Phase 2 dem „Terror" gegenüber gänzlich unterlegen fühlen und fürchten, „nicht nur die Schlacht, sondern den Krieg zu verlieren", so geben die neun AutorInnen aller Aussichtslosigkeit zum Trotz dennoch nie den Kampf auf. Immer wieder verteidigen sie sich, weil die Depression sie immer wieder angreift und überfällt. Sie drängt sie in die Defensive, und ihnen bleibt nichts anderes übrig als sich zu wehren, ihr Abwehrsystem zu stärken. Manchmal ist Alkohol der einzige Verbündete, der hilft, die Angreifer in Schach zu halten. Stellt er sich als ineffektive Waffe heraus, so scheinen Rückzug, Selbstmord, Selbstauslöschung oder -vernichtung (vorübergehend) die einzigen Möglichkeiten zu sein, den verheerenden Attacken ihrer Feindin und ihrem Heer von Symptomen zu entgehen.

Therapeutische (Denk- und Handlungs-) Ebene:

Die Betroffenen schreiben von „Sieg" und „Niederlage"; doch Tracy Thompsons Aussage, dass es „keinen Triumph, nur weisere Arten zu kämpfen" gibt, erscheint mir wertneutraler und weniger erfolgsfordernd zu sein und somit den Druck, der ohnehin auf den Betroffenen lastet, die Depression besiegen zu müssen und können, nicht noch zu verstärken.

Auf eine Beendigung des Gefechts zielen die (Antworten auf folgende) Fragen: „Wie können Sie sich als Veteranen bzw. wenig Kampferprobte wappnen?" Mit Gruppentherapien und Medikamenten beispielsweise? John Bentley Mays erfährt, wie Fluoxetin „[...] den Selbsthass entschärft". Da eine solche kriegerische Auseinandersetzung sehr kräftezehrend sein kann, gilt es, validierend auch nach Auszeiten, Verschnaufpausen, Rückzugsmöglichkeiten zu suchen. TherapeutInnen können nicht nur hierfür als StrategInnen oder BeraterInnen fungieren; andere Kampferfahrene können z.B. in Selbsthilfegruppen zu Verbündeten werden. Erst wenn die Depression „kapituliert", können die unfreiwilligen KämpferInnen, die Betroffenen, allmählich beginnen, verlorenes Terrain „zurückzuerobern". Sie werden zu „Überlebenden", mit „Narben" zwar, aber sie bleiben keine „Opfer".

Prophylaxeorientiert ist zu fragen, ob dauerhafter Friede möglich oder zumindest eine Waffenruhe zu erreichen ist. Ingrid Hahnfeld denkt darüber nach, wie sie sich ihrem Feind entreißen könnte. Ist eine Verlängerung des Waffenstillstands z.B. durch kontinuierliche psychotherapeutische Betreuung denkbar?

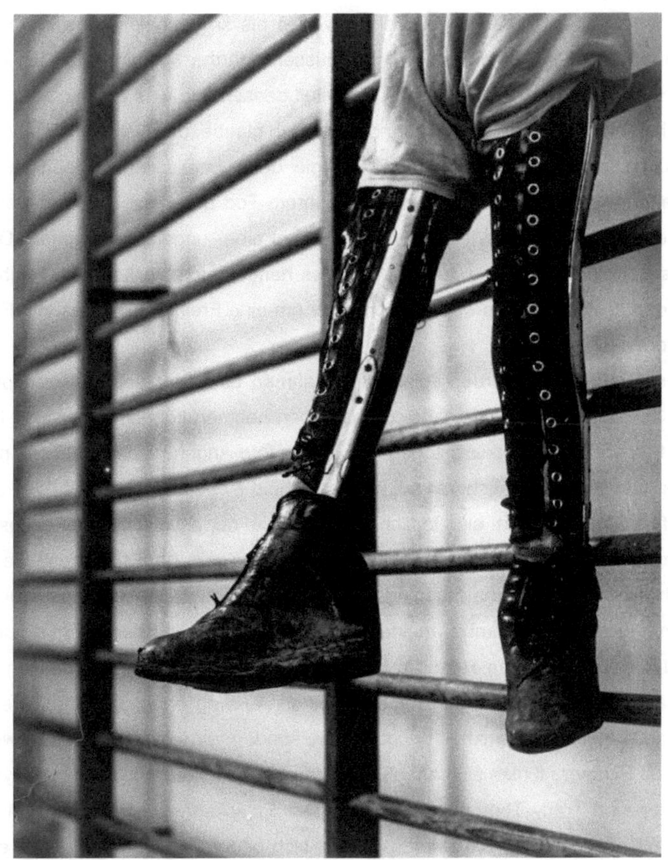

Foto: Karl Wiehn

6.4.4.13. **Sterben: DER EMOTIONALE TOD**

Rekonstruktionsentwicklungsstufen

Feld: Sterben

Konzept: DEPRESSION IST TOD.

Szenario: **DEPRESSIVSEIN HEISST, LANGSAM (EINEN INNEREN TOD) ZU STERBEN.**

Deskriptive (Text-) Ebene:

Die Betroffenen empfinden ihr depressives Leid als so schlimm, dass sie nur noch sterben wollen oder meinen, sterben zu müssen. Martha Manning: „Ich bin beinahe stumm und bekomme nur noch einen Bruchteil dessen mit, was um mich herum passiert. Ich denke nicht mehr an Selbstmord, weil ich glaube, dass ich längst dabei bin zu sterben. Ich habe nicht einmal mehr die Energie, den Prozess zu beschleunigen." – Die Betroffenen differenzieren zudem zwischen ihrem Tod und dem Tod ihrer Seele und ihrer Gefühle: Letzterer bedeutet für Karin Dexel eine „ungeheuere Armut". Der Tod wird als Befreiung, Erlösung gedacht, aber es handelt sich hier um eine Freiheit *von* etwas, den Leiden der Depression, nicht aber um eine Freiheit *für* etwas, ein Freisein, *um* zu leben.

Alle neun Betroffenen werden suizidal im Rahmen einer der depressiven Episoden, stellen Überlegungen an, wie sie sich das Leben nehmen könnten, aber eine todbringende, körperliche Erkrankung zögen sie vor, um ihre Angehörigen nicht noch mehr zu belasten und sich selbst nicht mit noch mehr Schuld zu beladen (siehe 6.2.3.): „[...] ein Autounfall, ein Herzinfarkt, eine tödliche Krankheit. In der psychiatrischen Fachsprache nennt man das `passive Todesgedanken´. Aber in meinem Kopf sind diese Gedanken ziemlich aktiv", stellt Martha Manning fest. „[...] Ich würde mich selbst nie umbringen, das könnte ich meiner Familie, meinen Freunden, Brian und Keara nicht antun. Aber wenn das Schicksal seine Hand im Spiel hätte und ein bisschen nachhelfen würde, wäre das etwas anderes. Dann hätte ich einen Ausweg ohne Schuldgefühle." Aber nicht eine somatische Krankheit bringt sie um, sondern eine psychische: Verzweiflung, Angst und Schmerz fühlen sich an, als müssten Karin Dexel, John Bentley Mays, William Styron und Tracy Thompson ersticken. Der Erstickungstod ist die am häufigsten erwähnte Todesform, die die Depression mit sich bringt. Nicht nur diese vier erleiden „innere Tode", sprechen von einer „Agonie der Depression", der gegenüber sie sich wehrlos fühlen. John Bentley Mays sieht die Gefahr, „von der Depression vergiftet zu werden" – die Depression konzeptualisiert und personifiziert als Mörderin.

Im Gegensatz zu dieser aktiv anmutenden Auseinandersetzung bzw. Begegnung mit der Depression, schreiben Kay Redfield Jamison und William Styron von „Agonie", John Bentley Mays von „Verwesung" und „dem lebenden Tod der Krankheit". „Auf dem Weg zum Schlachthof" wähnt sich Ursula Goldmann-Posch. „Leblos und dennoch am Leben zu sein", „den Tod und seine Sippe als ständige Begleiter" zu haben, so schildern Ursula Goldmann-Posch und Kay Redfield Jamison die schlimmsten Zeiten des Depressivseins. „Ich habe das Gefühl, Stück für Stück zu sterben. Einen langsamen, quälenden Tod", vertraut Martha Manning ihrem Tagebuch an.

Therapeutische (Denkansatz- und Handlungs-) Ebene:

Diese existenziell bedrohlichen Erfahrungen zu erkennen und zu würdigen – allem ein Ende bereiten wollen, aus der Welt gehen – also eine Art `Sterbebegleitung´ (VOM) anzubieten, wäre, wenn ethisch vertretbar, metaphorisch möglich. In jedem Falle sind Äußerungen dieser Art unter allen Umständen sehr ernst zu nehmen. Letztendlich folgt die therapeutische Aufgabe allerdings einem anderen Auftrag: Wie das Wort schon sagt, geht es um Heilung. Diese Konzeptualisierung des Depressivseins als Sterben und als Tod gestaltet ein metaphorisches Einsteigen in dasselbe Bild schwierig – um nicht zu sagen, lebensgefährlich. Der Tod könnte als ultimative Auszeit verstanden werden, aber dann gälte es, ihre Endgültigkeit zu verdeutlichen. Vielleicht ließe sich hinterfragen und damit differenzieren, dass das Ende der Erkrankung nicht mit dem Ende des Lebens identisch sein muss, dass es eine vorübergehende Auszeit ist und sein darf.

Wer sich hingegen, wie John Bentley Mays und William Styron, auf dem Weg in den Tod erlebt, kann unterstützt werden, indem man gemeinsam einen anderen Weg, weg von der Krankheit, hin zum Leben, sucht und einzelne Instanzen, die eine Bearbeitung möglich machen, sehr behutsam aufgreift. Tracy Thompsons „luftdichte Kiste“ und William Styrons „erstickendes Gefängnis“ sind von außen, von jemand anderem, zu öffnen und zu belüften, und wenn es zunächst nur für einen Moment wäre, um Atemluft hineinzulassen. Der Akt des Freikommens, der Befreiung ließe sich vergleichsweise ungefährlich metaphorisieren.

Wie bei der Gefängnis-Metaphorik eignet sich die WEG-schematische Struktur, die Betroffenen zu begleiten, auch aus der Depression heraus. Zu diesem Metaphernkomplex passt zudem als vorbeugende Maßnahme, zu wissen, an wen sich Betroffene wenden können, wenn, oder besser noch, bevor es so schlimm um sie steht. Wer kann sie stützen, sie daran erinnern, dass die Depression und (damit) das Sterben-Wollen nicht von Dauer sind? „Kann jemand bei Ihnen bleiben, damit Sie gerade jetzt nicht alleine sind?“

– Hier geht es allerdings auch um sehr viel Nicht-Metaphorisches: So bedarf m.E. z.B. die Frage des Glaubens (Gibt es ein Leben nach dem Tod?, Darf ich Selbstmord begehen?) einer Würdigung, die hier nicht zu leisten ist. In den vorliegenden Texten fand sich auch keinerlei Hinweis darauf.

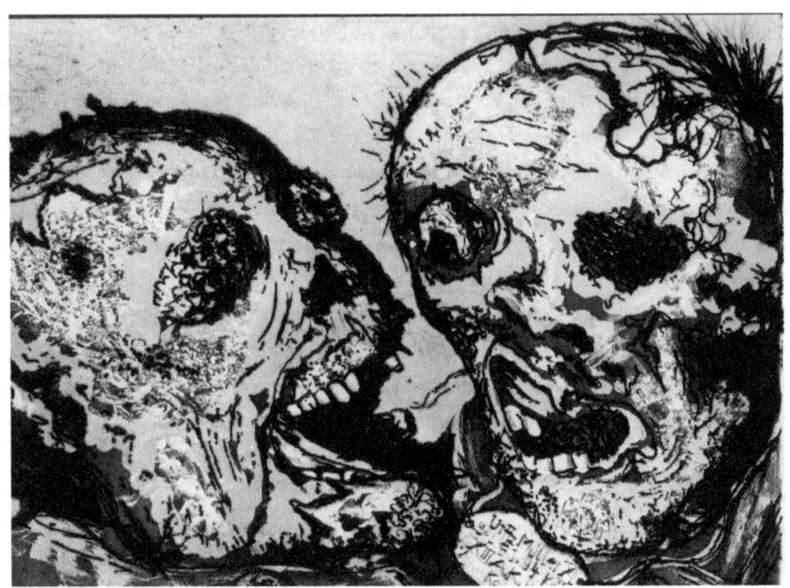

aus Otto Dix-Zyklus „Der Tod“

6.4.4.14. **Folter**: **FOLTERQUALEN**

Es sind nicht viele metaphorischen Instanzen, aus denen ich diese Konzeptualisierung rekonstruiere. Ich könnte sie auch – der interpretative metaphernsynthetische Spielraum ermöglicht dies – unter GEFANGENSCHAFT subsumieren, ziehe es jedoch vor, eine weitere Personifizierung der Depression zu thematisieren.

Rekonstruktionsentwicklungsstufen
Feld: Folter
Konzept: DEPRESSION IST FOLTER.
Szenario: **DEPRESSIVSEIN BEDEUTET, GEFOLTERT ZU WERDEN.**

Deskriptive (Text-) Ebene:

Die Betroffenen personifizieren die Depression und ihre Symptome als Folterer. Einzig John Bentley Mays peinigt sich zusätzlich selbst, zieht sich in ein „selbstkasteiendes Nichts“ zurück. Das Depressivsein als Folterung zu erleben und zu benennen, macht das Ausmaß der durch die Depression erlittenen körperlichen wie seelischen Qualen – Schmerzen, Ängste, Verzweiflung – drastisch deutlich. „Jede der beiden Möglichkeiten

[Dinner oder Rückzug, A.d.V.] bedeutete Folterqualen, und für das Abendessen entschied ich mich nur aus Gleichgültigkeit gegenüber den zu erwartenden, aber nicht erkennbaren Torturen eines nebulösen Schreckens", schildert William Styron. Nicht einmal mehr der nächtliche Schlaf ist erholsam: Die Betroffenen erwachen „gerädert" oder finden sich bewegungseingeschränkt und schmerzverursachend gelagert. „Keinen Augenblick verlässt man sein Nagelbett, sondern bleibt auch bei jeder Ortsveränderung daran gefesselt", schreibt William Styron. Sie erleben, wie Kay Redfield Jamison, den „Kampf als einen Albtraum", der durch das Wachwerden kein Ende findet.

Therapeutische (Denkansatz- und Handlungs-) Ebene:
Den qualvollen Zustand zu würdigen, ist Aufgabe der VOMs: Sie zentrieren sich um die Metaphern „Pein, Marter, Drangsal, Qual erdulden, aushalten (können)". Es gilt, die Folteropfer physisch und psychisch zu stählen, damit sie vorübergehend mehr desselben überleben können: „Ich würde gerne versuchen, die Fesseln vorübergehend zu lockern und mit Ihnen kneippen gehen."
Genesungsorientierte Metaphern visieren psychotherapeutische und / oder medikamentöse Hilfe an, um die Betroffenen dem Folterknecht Depression schließlich zu entreißen. Die Folterwerkzeuge, die Symptome, müssen ihre Scharfkantigkeit einbüßen: Feilen, Sägen oder Hämmer (i.S.v. Gesprächen und Medikamenten) mögen, mit Hilfe der TherapeutInnen, von den Ketten des Ausgeliefertseins befreien. Überhaupt eignen sich die Instanzen der Gefängnis-Metaphorik, um sich der psychischen Folterinstrumentarien zu entledigen.
Die POMs thematisieren den Fall, dass die Betroffenen wiederum in die Hände des Folterers geraten. Ein unsichtbarer Schutzanzug medikamentöser wie psychotherapeutischer Art gegen ein erneutes wehrloses Ausgeliefertsein kann helfen. Jemanden zu rufen, wenn der Folterknecht naht, d.h., wenn die Symptome spürbar werden, damit Beistand gewährleistet ist, ist auch eine Möglichkeit, sich ein wenig zu schützen. Denkbar ist ebenfalls, dem potentiellen Opfer Waffen zur Selbstverteidigung an die Hand zu geben: ein psychischer Karatekurs wie ein Selbstsicherheitstraining etwa zur Stärkung des Selbstwertgefühls, die Teilnahme an einer Depressionsbewältigungsgruppe zum Zwecke eines gesünderen Selbst- und eines entlastenderen Krankheitsverständnisses und (nicht zuletzt) die Verschreibung von Antidepressiva. Tracy Thompsons Erfahrung belegt dies und dient als Überleitung zum nächsten Szenario: „Das Leben wurde nicht leichter. Aber es wurde leichter zu leben."

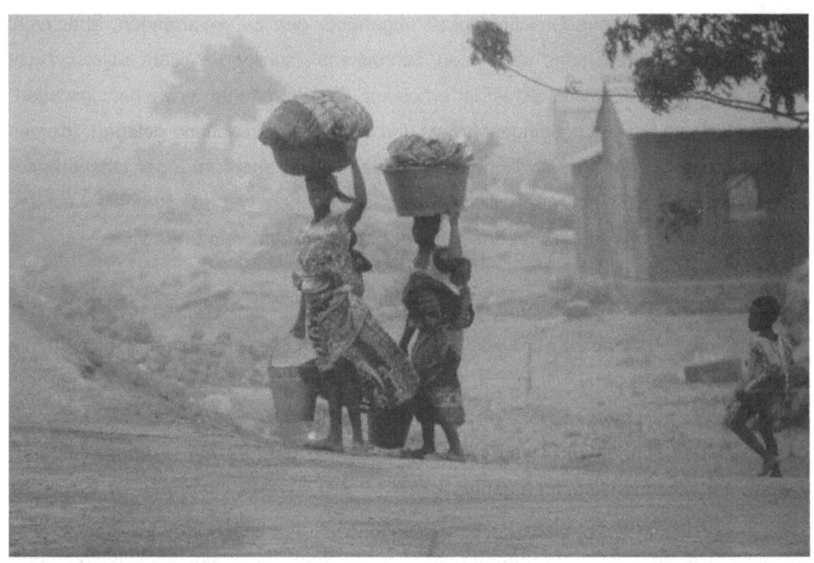

Foto: Tobias Wiehn

6.4.4.15. **Last**: **UNERTRÄGLICHE LASTEN**

Rekonstruktionsentwicklungsstufen

Feld: Last

Konzept: DEPRESSION IST EINE LAST.

Szenario: **DEPRESSIVSEIN BEDEUTET, UNTER EINER SCHIER UNERTRÄGLICHEN LAST ZU LEIDEN.** Oder: **DEPRESSIONEN SIND UNERTRÄGLICH.**

Deskriptive (Text-) Ebene:

In den Texten finden sich keine Hinweise, dass die Last allmählich zunimmt – analog beispielsweise des Rutschens und Abgleitens in die Tiefe, einer expliziten Phase 1, bevor die Betroffenen „ganz unten" sind. Gegen Ende der Episode nimmt die Last jedoch ganz allmählich ab. Sie ist von Anfang an „unerträglich schwer", der Druck nicht mehr lange zu ertragen. Er lastet auf ihnen allen: Karin Dexel erlebt ihre Depression als einen „drückenden Stein", für Ursula Goldmann-Posch ist „jeder Tag eine Last", und Kay Redfield Jamison nennt ihre Tage „kaum erträglich". John Bentley Mays „belasten" Selbstvorwürfe und das „unerträgliche Gewicht" seiner Depression sehr. – Depression ist ein Gewicht, das die Betroffenen als Last empfinden, die sie beugt und niederdrückt[90] und zudem befürchten lässt, dadurch auch noch anderen zur Last zu fallen. Sie „leiden unter" „schweren" Depressionen bzw. unter ihrer „Schwermut" und deren Symptomen: Ursula Goldmann-Poschs Müdigkeit ist „bleischwer", Ingrid Hahnfelds Beine und Tracy Thompsons ebenfalls. „Im Geiste fühlte ich mich, als wäre ich seit Monaten mit Bleigewichten an den Füßen herumgelaufen – und jetzt hatte ich aufgegeben; jetzt würde ich mich einfach mitten auf der Straße hinlegen und ausruhen." Sie führt Emily Dickinsons berühmte *hour of lead* an, die bleierne Stunde. Ich zitiere, u.a. wegen der (kohärenten) Konzeptverknüpfungen mit LAST, WETTER, STERBEN und STARRE den letzten Vers:

„Dies ist die Stunde Blei –
Erinnert, wenn durchlebt,
So wie Erfrierende – den Schnee erfassen –
Erst – Frösteln – Lähmung dann – dann Gehenlassen – "[91]

Auch William Styron nennt seine Stimmung „bleiern". Alles wirkt schwer und verlangsamt, selbst das Denken: Ursula Goldmann-Posch denkt nur noch „schwerfällige" Gedanken. Formulierungen wie „nicht länger oder mehr ertragen" und „Unerträglichkeit" weisen u.a. auf Suizidalität (siehe 6.2.3.) hin. Unerträgliches ist nur eine begrenzte Zeit auszuhalten und zu ertragen. Es gibt nur gegen Ende der Episode, eine Abstufung, eine Gewichtsreduktion: Irgendwann wird die Last leichter, der Druck aufgehoben oder er lässt nach. Die Betroffenen wünschen sich, die depressive Belastung, wie Karin Dexel schreibt, „fortzustoßen, abzuwälzen, wegzustemmen, abzuschütteln und abzuwerfen". Manches Mal erfahren sie die Depression jedoch als zu schwer, um sie aktiv von sich wegzuheben. Sie empfinden zwar Erleichterung, wenn sich „das Gewicht hebt", „die Depression leichter" wird, aber es ist nicht auf eigenes Handeln zurückzuführen. So, wie die Depression sie plötzlich ungefragt erheblich belastet, so hebt sie irgendwann ihre Bürde auch selbst wieder hinweg. Ein gewichtsreduzierender Faktor sind Medikamente, wie Sigrid Wilms kommentiert: „Ich konnte das Leben ertragen, aber die Nebenwirkungen [...]". Eine schließlich wirksame Medikamentendosierung erleichtert auch Tracy Thompson: „Das untragbare Gewicht hob sich in kleinen Schritten, Tag für Tag. Mit Erstaunen erkannte ich, wie schwer es gewesen war; mit Erstaunen wurde mir klar, wie viel Mühe es gekostet hatte, es zu tragen."

---

[90] Die Kohärenz mit dem Depressionskonzept TIEFE zeigt sich so.

[91] Emily Dickinson (1995:181).

Therapeutische (Denkansatz- und Handlungs-) Ebene:

Die Schwere der Depression ist mit VOMs anzuerkennen: Gewicht, bleischwer, wuchtig, massig, erdrückend. Besondere Achtsamkeit ist bei der so häufigen Selbsteinschätzung, eine Last für andere zu sein, geboten.

GOMs ermöglichen es, Erleichterung in die belastende Erfahrung zu bringen. Martha Manning merkt an, dass zugewandte, verständnisvolle Menschen die Depressionserfahrung Einzelner „beinahe erträglich" machen können. Medikamente dienen u.U. als Gewichtheber und Lastkran, mit Hilfe derer der Druck reduziert werden kann.

Eine konsequente psychotherapeutische Betreuung und ggf. die Einnahme von Antidepressiva können als Hebegerät zum Leichterwerden der Last fungieren. Das Wissen um das Unerträgliche einer solchen seelischen Belastung möge den Schritt, Hilfe zu holen, erleichtern; nicht dass TherapeutInnen die Last mittragen könnten, aber durch Gespräche würde der Leidensdruck etwas geringer werden.

An dieser Stelle ein Wort zu zwei erheblichen Unterschieden im US-amerikanischen und deutschen Sprachgebrauch (siehe auch 2.6.): Zum einen findet sich das „Schwergewichtige" im Adjektiv „schwer" im US-Amerikanischen nicht. Da ist die Rede von *quite* und *severely depressed* und einer *major depression*. Zum anderen heißt „leiden unter", das ich der Präposition wegen hier mitzähle, nicht **to suffer under*, sondern *to suffer from*.

Viele andere metaphorische Instanzen dieses Feldes lassen sich jedoch wörtlich und mit derselben (metaphorischen) Bedeutung übertragen: Last – *load*; Belastung – *burden*; Gewicht – *weight*; Blei – *lead*; unerträglich – *unbearable*; *something is weighing me down* – etwas belastet mich, drückt mich nieder, *to be under (a lot of) pressure, stress* – unter (großem) Druck stehen, *pressure* – Druck, *to bear something* – etwas ertragen, *a load to carry* – eine Belastung, ein Kreuz tragen, u.a.m.

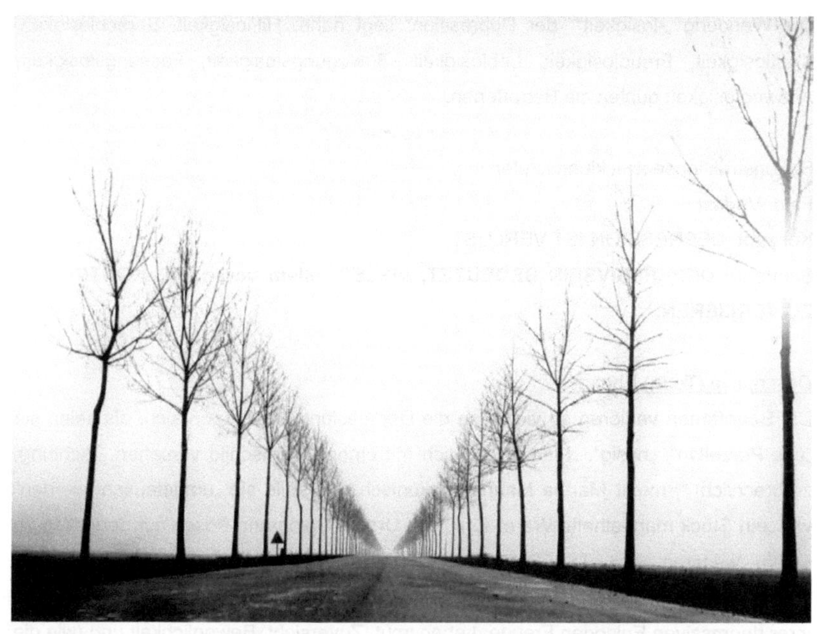

Foto: Karl Wiehn

6.4.4.16. **VERLUST** oder: **„Die -losigkeit der Depression"** und **DIE DIEBIN**

„Verlust in all seinen Erscheinungsformen ist der Prüfstein der Depression ...", so William Styron.

Im Laufe der Analysen kristallisierte sich „Verlust" als zentrales Erlebensmoment in allen Szenarien oder Episoden heraus. Es geht um ganz fundamentale Erfahrungen des Selbst-, Kontroll- und Lebensverlusts im Rahmen depressiver Episoden. Schlüsselmetaphern sind: Verlust, allen voran Kontrollverlust, verlieren, Selbstverlust während Ingrid Hahnfelds und Kay Redfield Jamisons psychotischer Phasen, (sich) abhanden kommen; kaputt gehen (splittern, reißen, in Scherben gehen, zersetzen); Nichts, Leere, Vakuum, Auflösung, Nichtsein; entgleiten, sich verflüchtigen, verlassen, u.v.a.m. Den Verlust von Kontrolle betrachte ich aufgrund seiner besonderen Bedeutung im Rahmen depressiver Erkrankungen separat in Kapitel 6.5.

Die Wendung „-losigkeit[92] der Depression“ liegt nahe: Hilflosigkeit, Sprachlosigkeit, Kraftlosigkeit, Freudlosigkeit, Leblosigkeit, Bewegungslosigkeit, Fassungslosigkeit, Ausweglosigkeit quälen die Betroffenen.

Rekonstruktionsentwicklungsstufen
Feld: Verlust
Konzept: DEPRESSION IST VERLUST.
Szenario: **DEPRESSIVSEIN BEDEUTET, VIELES, allem voran DIE KONTROLLE, ZU VERLIEREN.**

Deskriptive (Text-) Ebene:
Die Betroffenen verlieren so vieles an die Depression: Sie erleben sich, als seien sie „aus Porzellan“, „rissig“. „Man sollte mich mit einem Warnschild versehen. `Achtung, zerbrechlich!´“, meint Martha Manning lakonisch. Als solle sie „umgetauscht werden“ wie „ein Stück mangelhafte Ware“ fühlt sich Ursula Goldmann-Posch auf dem Weg zu einem weiteren Arzt. Die Betroffenen verlieren den Verstand, die Stimme, ihr Selbstvertrauen kommt ihnen abhanden, ihr Leben entgleitet ihnen. Sie büßen im Lauf ihrer depressiven Episoden Freude, Lebensmut, Zuversicht, Beweglichkeit und (wie die Fachleute es bezeichnen) „Schwingungsfähigkeit“ ein. Sie erleben den ganzen Menschen umfassende Verluste. Sie verlieren jedoch vor allem die Kontrolle, über sich, ihre Gefühle, ihre Gedanken – ihr Leben. Im Rahmen psychotischen Geschehens können sie erfahren, dass sie sich selbst verlieren. Die Leere wird in ihrem Erleben zu einem unendlichen Vakuum. Auflösung droht: des Verstands und des Selbst; sie meinen zu verschwinden. Die Verwandtschaft mit dem Konzept STERBEN liegt auf der Hand.

Eine spezielle, kleine Variante des VERLUST-Szenarios führt die Depression als Diebin personifiziert vor. Sie überfällt die Betroffenen und stiehlt Kontrolle, Beherrschung, Energie, Lebensfreude, Konzentrations- und Analysevermögen. Die Depression stellt den Menschen nach, belauert und beraubt sie. Die Betroffenen verlieren folglich nicht nur `einfach´ etwas, es wird ihnen entrissen. Die Diebin namens Depression ist aktiv, die Bestohlenen passiv, ihr gegenüber hilf- und schutzlos. Laut Lakoffs (in Ortony 1993:232) Konzept EREIGNISSE SIND HANDLUNGEN werden häufig v.a. zerstören-

---

[92] „-los“, auch „Verlies“ (siehe UNFREIHEIT) und „Verlust“ sind verwandt mit „verlieren“. Dasselbe gilt für das englische *-less, loss, to lose, loose.*

de, lebensnehmende Handlungen personifiziert – so der Tod, unabhängig ob ein „natürlicher“ oder ein im Krieg stattfindender. Da depressive Episoden von den Betroffenen als lebensbedrohlich erlebt werden, sind diese Personifizierungen Belege für dieses Lakoff´sche Konzept.

Therapeutische (Denkansatz- und Handlungs-) Ebene:
Es gilt, dieses alles durchdringende Verlusterleben zu validieren. Ich erachte es allerdings als sinnvoll, nicht auf ein „allgemeines“ Verlusterleben, sondern, sofern vorgetragen, auf spezifische metaphorische Erfahrungen einzugehen und so mit passgenauen VOMs das Verlusterleben gezielt zu würdigen. Wenn die Betroffenen z.B. schreiben, dass sie „die Scherben auflesen und wieder zusammenfügen müssen“, so ließen sich danach die genannten „Risse“ kitten oder flicken. Jenen Konzeptualisierungen des Verlusts von Ganzheit und Intaktheit folgend, benennen die GOMs Kleber, Füllmasse, Klammern und andere Reparaturmaterialien. Es geht um Wiederherstellung, ums (Wieder-) Heilmachen.
In den Szenen, die von verloren geglaubten Gütern und Fähigkeiten handeln, beziehen sich die GOMs auf das Wiederfinden ersterer bzw. das Wieder-Erlangen der vor Depressionsbeginn vorhandenen Ressourcen. Es geht um eine Suche, bei der andere Menschen, allen voran PsychotherapeutInnen, helfen können.
Besonders bei Menschen mit rezidivierenden depressiven Störungen, die wiederholt Verluste erleiden, sollten sich die POMs auf die irgendwann erneut notwendige „Schadensbegrenzung“ konzentrieren. Ein Fundbüro wäre denkbar, wo die verloren geglaubten Fähigkeiten ihrer Wiederentdeckung harren. Oder: „Lassen Sie uns eine Schatzkarte entwerfen, zur Erinnerung an Ihre Schätze (i.S.v. Fähigkeiten), die vorübergehend versteckt scheinen.“

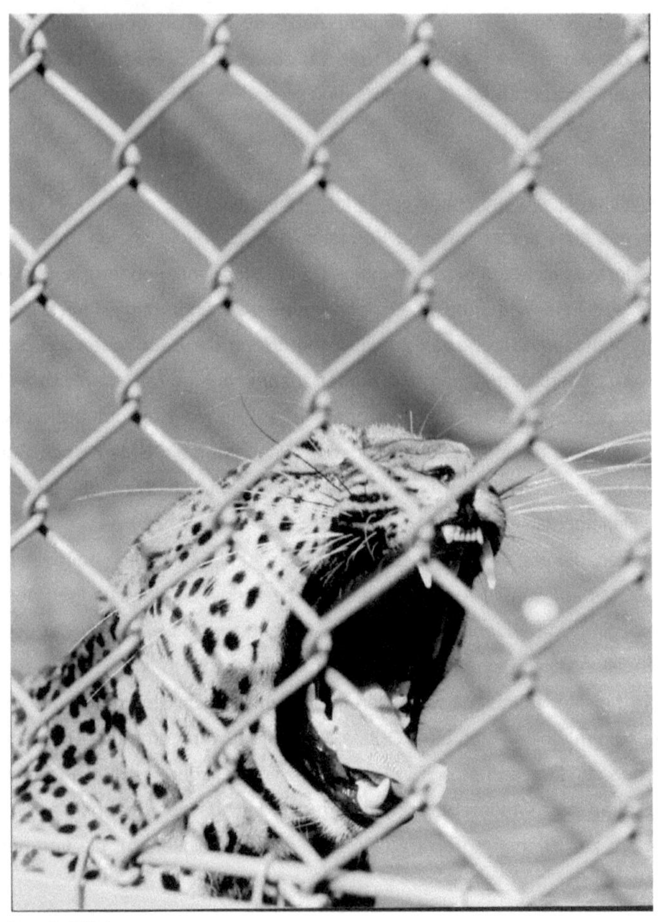

Foto: Karl Wiehn

6.4.4.17. **(Raub-) Tier**: **VON RAUB- UND ANDEREN TIEREN**

Rekonstruktionsentwicklungsstufen

Feld: Raubtier

Konzept: DIE DEPRESSION IST EIN WILDES TIER.

Szenario: **DEPRESSIVSEIN HEISST, VON EINEM GEFÄHRLICHEN TIER GEJAGT UND ANGEFALLEN ZU WERDEN.**

Deskriptive (Text-) Ebene:

Die Depression und ihre Symptome werden nicht personifiziert, sondern als Tier konzipiert und metaphorisiert. Die Betroffenen verstehe ich als Beute. Das wilde Tier Depression ist leise, schnell und agiert hinterhältig: Es umschleicht seine Beute, kreist sie ein und stürzt sich dann plötzlich auf sie oder springt sie an. Schon sein lauerndes Abwarten vor dem Zustoßen wirkt sehr bedrohlich. Wenn es sie nach der Jagd packt, hält es sie in seinen Fängen fest. John Bentley Mays beschreibt dies in seinem Buchtitel und ergänzt u.a.: „Ich spürte die Anwesenheit schwarzer Hunde in jeder Gasse, hinter jeder Ecke, die nur darauf warteten, mich anzugreifen und zu zerreißen." Auch die Symptome schleichen sich an: Der Schwindel packt zu, „die Angst verfolgt dich. Sie springt dich an. Sie stürzt sich mit einem dumpfen Aufprall auf dich." Die Betroffenen befürchten das Schlimmste: Die schwarzen Hunde John Bentley Mays´ können ihn „mit seinen eigenen Händen" töten, Ursula Goldmann-Posch ist „leicht zu verschlingen". Kay Redfield Jamisons manisch-depressive Erkrankung ist ein „wildes Tier", ein „wildes, dunkles Pferd, das keine Zügel kannte". John Bentley Mays´ Depression sind „schwarze Hunde", die sich in Rudeln in immer enger werdenden Kreisen um ihn „zusammenrotten". Tracy Thompson schreibt von der „Bestie", die jedoch mechanischer Natur ist (siehe 6.4.4.19.) und fühlt sich selbst „wie ein Tier im Netz" – ausgeliefert, hilflos, der animalischen Bedrohung kaum gewachsen. Die Betroffenen benennen ihr Erleben mehrfach mit Instanzen aus dem Herkunftsbereich „Bestiarium", wie Ricœur ihn (in Haverkamp ^{2}1996:363) bezeichnet. Sie schreiben, ihre Verzweiflung und Gefühle „im Zaume halten" zu wollen, sich „an die Kandare" nehmen zu müssen, sich in ihr „Schneckenhaus" zurückziehen zu wollen oder sich „zusammengepfercht" mit anderen Kranken in einer psychiatrischen Einrichtung wiederzufinden. Manches Mal „verkriechen" sie sich einfach. Ursula Goldmann-Posch kommt sich auf dem Weg zu einem Psychiater „wie ein Stück Vieh auf dem Weg zum Schlachthof" vor; Kay Redfield Jamison geht im Zimmer hin und her „wie ein Tiger". Während sie in manischen Phasen ihrer Gedanken, die „wie Tiger im Kopf umherrasen", nicht mehr Herrin wird, fühlt sie sich nach einem Suizidversuch durch eine Überdosis Medikamente „wie ein Hai"[93], den man durch ein Becken treibt, um aus dem medikamentenumnebelten Zustand herauszukommen.

Überleitend zu den therapeutischen Überlegungen ist zu betonen, dass sowohl der langsam und leise beginnende Angriff, ein als unaufhaltsam erlebtes Heranpirschen

---

93 Nur wenn ich sehr viele Instanzen aus einem Herkunftsbereich fand, erlaubte ich mir, auch explizite Vergleiche („... wie ...") zuzulassen, da sie die eruierten Konzepte mittragen.

wie auch das schnelle Zuschlagen des wilden Tieres die Gefahr, die von der Depression in dieser Gestalt ausgeht, selbst für nicht gefährdete LeserInnen fast körperlich spürbar lassen werden. Auch wenn keine/r in freier Wildbahn sich je plötzlich einem gereizten Löwen oder wilden hungrigen Hunden gegenübersah, so ist doch die gefährlich große Kraft solcher Tiere bekannt. Sich dieser ungestümen und überlegenen Bedrohung gegenüber hilflos zu wähnen, ihr schutzlos ausgesetzt zu sein, die eigene, körperliche Unversehrtheit nicht beschützen zu können, ist für die Betroffenen der zentrale Erlebnisaspekt dieses Szenarios.

Therapeutische (Denkansatz- und Handlungs-) Ebene:

VOMs beschäftigen sich mit jenem Tier Depression und mit den Ängsten und / oder Verletzungen durch seine Angriffe: „Wie groß, wie nah ist es?“, „Welche Wunden hat es gerissen, welche müssen wir gleich versorgen?“

Die GOMs überlegen, ob ein solch wildes Tier zu zähmen ist, wie Kay Redfield Jamison es formuliert. Eindeutig ja, denn wie sie erkennen muss, hilft Lithium ihre manisch-depressive Erkrankung zu „zügeln“, woraufhin sich ihre Einnahme-*Compliance* wesentlich bessert. Eine Möglichkeit, Eigeninitiative und Fremdhilfe zu kombinieren, bedeutet, sich an jemanden zu wenden, der Erfahrung hat im Umgang mit Großwild – z.B. TherapeutInnen, die Depressionen zu behandeln wissen. Ursula Goldmann-Posch erlebt die Depression als „Totstellreflex der Seele“, eine interessante Metapher, die sich therapeutisch aufzugreifen bzw. zu benennen lohnt. Tiere stellen sich tot, um sich v.a. vor fortgesetzten Angriffen zu schützen: „Könnte es sein, dass sich Ihre Seele schützt, dass sie nicht tot ist? Ich meine, könnte es sein, dass das, was Sie als schlimmen Verlust erleben, auch ein wirksamer, momentan dringend notwendiger Schutzmechanismus ist?“

POMs thematisieren weitere potentielle Schutzmaßnahmen: achtsames Wahrnehmen eigener Befindlichkeit, um schon, während das Tier sich heranpirscht, früh- bzw. rechtzeitig um Hilfe zu rufen; Antidepressiva als Waffen im Anschlag auf oder als Schutzkleidung gegen die Depression; sich mit anderen, die auch schon Beute dieses wilden Tieres waren, zusammenzuschließen, um nicht alleine mit solchen Erfahrungen zu bleiben und Verständnis für die damit verbundenen Ängste zu finden. Dadurch wird auch deutlich, dass es Überlebende gibt. Es lassen sich zudem die kohärenten Konzepte wie z.B. KRIEG nutzen, um über deren Instanzen genesungsorientiert verfügen zu können.

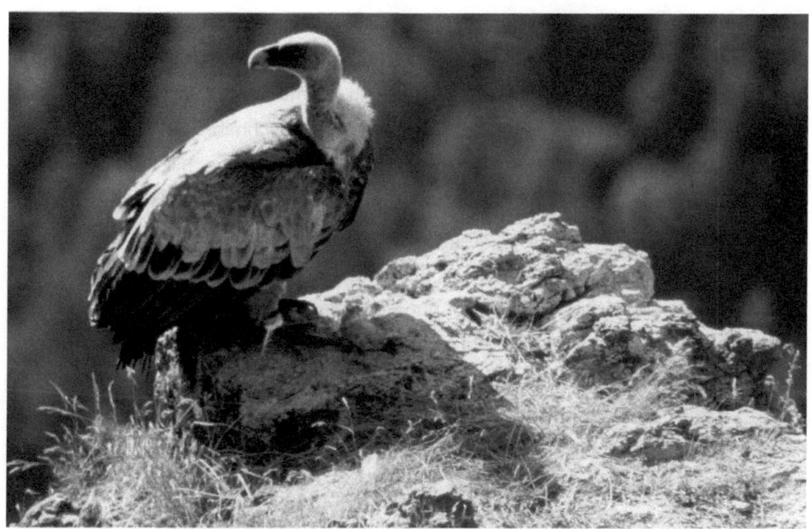

Foto: Karl Wiehn

6.4.4.18. **Vogel: FLÜGEL, VÖGEL UND NISTPLÄTZE**

Rekonstruktionsentwicklungsstufen

Feld: (Greif-) Vogel

Konzept: DIE DEPRESSION IST EIN (SCHWARZER) VOGEL.

Szenario: **DEPRESSIVSEIN BEDEUTET, DASS DIE DEPRESSION SICH EINNISTET.**

Da sich die Metaphorisierung der Depression als VOGEL auf ein anderes Schema beruft, klassifiziere ich sie als eigenständigen Unterpunkt zum „tierischen" Konzept der Depression; auch wenn sie sich bei nur vier der neun Betroffenen einnistet, betont dies einmal mehr das Behälter-Selbstverständnis des Menschen.

Deskriptive (Text-) Ebene:

„Sich einnisten" bedeutet, „sich an einem Ort, bei jemandem niederlassen und unerwünscht längere Zeit dort bleiben". Diese Denotation trifft die Empfindung der Betroffenen genau: Die Depression kommt „angeflogen", sucht die Betroffenen ohne Vorwar-

nung „heim[94]" und bleibt unaufgefordert eine Weile bei bzw. in ihnen. Sie ist schwarz, schlägt mit ihren Flügeln – William Styron zitiert Baudelaires „vorbeirauschende Flügel des Wahnsinns" – und hat etwas Bedrohliches. Ingrid Hahnfeld schreibt von Ungeheurem, das sich schwarz bei ihr einnistet, Sigrid Wilms betitelt ihr gesamtes Werk Schwarzer Vogel Depression. John Bentley Mays beschreibt die Depression als schwarze, ihm auflauernde „Harpyien": weibliche Sturmdämonen, mit Flügeln und Vogelkrallen; ersteres ein m.E. prototypisches Vogelmerkmal, letzteres dank des Kompositums ebenfalls ein, wenn auch kein prototypisches, Merkmal. Die drei Charakteristika „schwarz, Harpyie, auflauern" erwecken ein Gefühl von Gefahr, vor der sich zu schützen schwierig sein dürfte. – Aber nicht nur die Depression, auch die Angst nistet sich ein: „`Mir geht es gut´, sagte ich laut zu mir selbst, um die flatternde Angst in mir zu betäuben", schreibt Ingrid Hahnfeld. John Bentley Mays kennt jenen Vogel auch: „Die ganze Furcht nistet sich im Herzen ein, ein giftiger Vogel, der keinen anderen Platz findet." Ursula Goldmann-Posch quälen „aufgeplusterte Schattenbilder", wohingegen Kay Redfield Jamison in ihren Manien erlebt, dass ihr Ideen nur so „zufliegen", eine von ihr, im Gegensatz zu der depressiven, sehr geschätzte Erfahrung.
Auch in diesem Falle bedenken sich die Betroffenen mit Metaphern desselben Bereichs: „ein komischer Kauz" oder „ein seltsamer Vogel" sein – oder aber, so Ursula Goldmann-Posch, „eine kleine Meise [anstelle eines gesunden Gehirns, A.d.V.] haben". Individuelle i.S.v. nicht-lexikalisierten Selbst-Metaphern sind Ingrid Hahnfelds „greiser, stummer Vogel", dem „der Abflug", d.h. das Gesundwerden, nicht gelingen will, und Tracy Thompsons: „Ein Vogel, der in einem dunklen Raum gefangen ist, fliegt auf den ersten Lichtfleck zu, den er sieht. Ich war lange in einem dunklen Raum gewesen; mein Herz war dieser Vogel." Sie will sich der Freiheit, der Genesung, erfreuen. Sigrid Wilms möchte als „Nachtigall" aus ihrem Käfig der Depression fliegen, das wie das GEFÄNGNIS-Konzept auf dem BEHÄLTER-Schema aufbaut und die Depression als Behältnis konzipiert, nicht den Menschen als Nistplatz.

[94] Ein kleiner etymologischer „Ausflug": Im Mittelhochdeutschen bedeutete „Heimsuchung" „Hausfriedensbruch" – die Verbindung zum BEHÄLTER-Verständnis des Menschen diachron belegt.

Therapeutische (Denkansatz- und Handlungs-) Ebene:

Um das Einnisten als eine validierungsorientierte Metapher aufzugreifen, kann gefragt werden, um welchen Vogel es sich handelt: „Ist er groß? Schwer?". Mit der letzten Metapher lässt sich auf das Konzept LAST und dessen Instanzen zugreifen, mit der Frage, ob sich dieses Einnisten wie eine Invasion anfühlt, auf das Konzept KRIEG.

Im Rahmen einer rezidivierenden depressiven Störung kann, eigener Skepsis zum Trotz, eine GOM die Depression als „Zugvogel" benennen. So fragt sich Karin Dexel, als es ihr besser geht, ob der Druck, den sie verspürt hatte, davongeflogen sei[95]. Könnten Medikamente den Nistplatz unattraktiv machen? Tracy Thompsons „brütende Hoffnungslosigkeit" ist auch GOM-geeignet: „Was könnten Sie denn ausbrüten? Bringt diese Erkrankung andere als nur leidvolle Erfahrungen?". Oder: „Welche Möglichkeiten gäbe es, den Vogel Depression zum Wegfliegen zu bewegen?"

POMs legen das Aufsuchen von TherapeutInnen als ornithologisch Kundige nahe, v.a. dann, wenn die Depression wiederkommt oder sie sich schon lange eingenistet hat.

---

[95] Zwei andere authentische GOMs beziehen sich auf die Betroffenen, die „sich beflügelt fühlen" und „jubilieren", nachdem die Antidepressiva zu wirken beginnen.

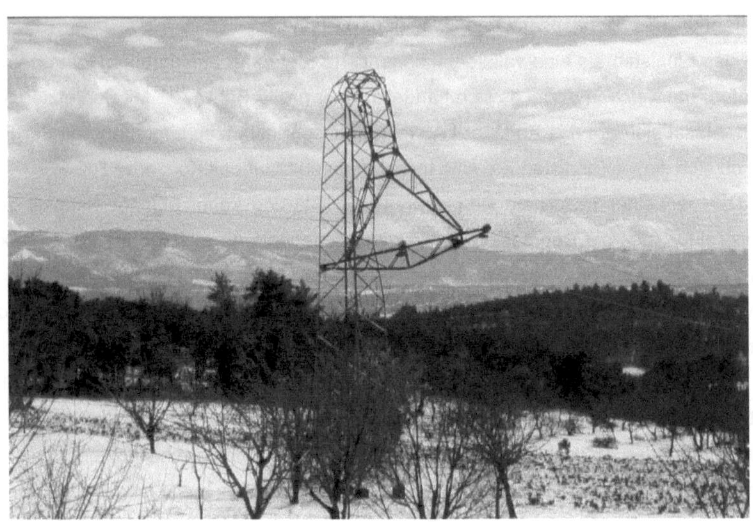

Foto: Karl Wiehn

6.4.4.19. **(Technischer) Defekt: ACHTUNG: DEFEKT!**

Rekonstruktionsentwicklungsstufen

Feld: (Technischer) Defekt

Konzept: DEPRESSION IST EIN DEFEKT, EINE STÖRUNG.

Szenario: **DEPRESSIVSEIN HEISST, FUNKTIONSEINGESCHRÄNKT, FUNKTIONSUNFÄHIG ZU SEIN.**

Freud spricht in der Einleitung seiner „Vorlesungen zur Einführung in die Psychoanalyse" von „Seelenstörungen", den Symptomen und „ihrem Mechanismus", von einigen, auch aus dem Bereich der Physik entnommenen „Hilfsvorstellungen wie die vom Ampèreschen Männchen, das im elektrischen Stromkreis schwimmt", von der „Struktur des seelischen Apparates", vom „Widerstand"[96]. Auch solche weitgehend lexikalisierten Metaphern bilden depressives Erleben ab. – Belege für eine (beeinträchtigte) mechanistische Selbstkonzeptualisierung finden sich zuhauf in der deutschen wie der US-amerikanischen Umgangssprache: „eine Schraube locker" oder *to have a screw loose*, „einen Schalter umlegen" oder *to flip a switch*, *nuts* und *screwball* bedeuten „verrückt", „spinnert", *screwed-up* „verdreht" oder „neurotisch", u.v.a.m.

---

[96] Sigmund Freud: Gesammelte Werke. Band XI. [8]1986. Ss.13,306,307,308.

Deskriptive (Text-) Ebene:

Die Maschine Mensch – kein neues Selbstkonzept – erfüllt depressionsbedingt ihre Funktionen nicht mehr. Der erwartete reibungslose Ablauf ist gestört: Die Sprache der Psychotherapie verwendet „Störung“ als Terminus technicus so selbstverständlich, dass er nicht mehr als Metapher registriert wird. „Störung“ steht hier für vielerlei Funktionseinbußen: Die Betroffenen schildern sich und ihr Depressionserleben als „defekt“, „funktionsgestört“, „geschädigt“ und spezifischer noch als „energiegedrosselt“, „an- und verspannt“, „aufgeladen“, „elektrisiert“. Die „Fehlfunktionen“ sind „Fehlzündungen und -schaltungen“, „Schaltfehler“, „Sperrmechanismen“, „unterbrochene Verbindungen“ zur Außenwelt, „ausgeschöpfte Reserven“, „abgestürzte Computer“, ein gänzlicher „Zusammenbruch“. Während Martha Manning vermutet, dass „ [...] irgendwo ein Kurzschluss in der Leitung sein muss, denn die Botschaft erreicht nie die Stelle, wo Vergnügen entsteht“, erlebt William Styron gar eine „Kernschmelze im Kopf“. Um auf diesen prekären Zustand hinzuweisen, geben Körper und Seele „Warn- und Alarmzeichen“ sowie „Gefahrensignale“ – Angst- und Panikattacken. Ursula Goldmann-Posch benennt Angst als „eingebautes Frühwarnsystem“, eine als POM geeignete Metapher, und fragt sich, ob sie nicht sogar ein „Sicherheitsrisiko“ darstelle.

Die meisten Metaphern dieses Feldes entstammen unserer hochtechnologisierten Welt. Z.B. schreiben die Betroffenen von „vorprogrammierten Misserfolgen“ oder dem „Pflichtbewusstsein eines Roboters“. Einzig Ingrid Hahnfeld konzipiert ihre Funktionseinschränkung als eine auf einem älteren Werkzeug beruhende und von außen auf sie einwirkende: „Der Kopf in einen Schraubstock gespannt, bebend am ganzen Körper, sah ich mit innerem Auge der Einengung meines Bewusstseins zu. Der Schraubstock presste mit eisernen Zwingen mein Denkvermögen auf ein Mindestmaß zusammen.“ John Bentley Mays sowie Tracy Thompson schreiben explizit von dem „geheimen Defekt eines jeden Depressiven“. Tracy Thompson lernt erst nach Jahren des Krankseins, dass sie nicht defekt, sondern krank ist; sie widmet sich mehrfach dieser Differenzierung und ihrer Bedeutsamkeit.

Folgerichtig ist bezüglich der Genesung mehrfach vom „Wiederhergestelltsein“ die Rede, vom „Reparaturbetrieb Seele“, von den „Reparaturen der Seele“, dem „Reparieren des Gehirns mit Prozac“ (deutscher Handelsname Fluctin™), von „Reparaturanleitungen für die Psyche“ und von „Seelenklempnern“. Ursula Goldmann-Posch nennt das Einsetzen der Wirkung des Antidepressivums eine „Initialzündung“ und zieht analog dazu für das „allmähliche Absetzen der Tabletten“ einen Begriff aus der Raumfahrt heran: der „chemische Countdown“. Mehrmals wird der Zustand eines „(stabilen)

Gleichgewichts" als Ziel oder Zwischenschritt auf der „Skala geistiger Gesundheit", d.h. der Funktionstüchtigkeit, als erstrebenswert benannt.

Therapeutische (Denkansatz- und Handlungs-) Ebene:

Die Betroffenen verwenden ein sehr breites Technikspektrum für ihre Leidensschilderungen, so dass auch mehrere validierungs-, genesungs- und prophylaxeorientierte Metaphern enthalten sind; andere lassen sich ergänzen.

Die maschinellen Defekte, ihre Auswirkungen und ihre Bewertung sind Thema der VOMs. Der Wunsch bzw. die Erwartung, sich auf die Gerätschaft und damit auf sich selbst verlassen zu können, wird enttäuscht: „Welche Funktionen sind gestört?", „Sind Sie immer gleich schwer beeinträchtigt?", „Welche Teile sind beschädigt, und welche funktionieren noch?" Spiess[97] schreibt, dass „in der deutschen Sprache der Körper räumlich-konkret durch sein Ganzes und seine Rückbezüglichkeit vereinnahmt wird; im Amerikanischen [wird er] abstrakter und damit besser in Teile gliederbar gedacht", was eine Fokussierung funktionierender Anteile erleichtert. Gerade in psychotherapeutischen Gesprächen ist es sinnvoll, Differenzierungen zu erarbeiten. So wie jemand mit Schmerzen lernen möge, zwischen unterschiedlich starken Beschwerden zu unterscheiden, um daraus z.B. genesungsrelevante (Einstellungs- und / oder Verhaltens-) Änderungen abzuleiten, so gilt auch hier, herauszufinden, was wann funktioniert und wann nicht. Bestimmte Anteile (in Analogie zu den „Zimmern" der Gebäude-Metaphorik) separat zu betrachten, ermöglicht es, jene zu fokussieren, die nicht gestört sind. Ursula Goldmann-Poschs „Pflichtbewusstsein eines Roboters" besagt, dass sie ihre Aufgaben erledigt, wenngleich vielleicht nicht so, wie sie es (gerne) täte, wenn sie gesund wäre. Daraus ist also vorsichtig zu schlussfolgern, dass sie sich nicht als gänzlich nicht einsatzfähig sehen möge.

Auch genesungsorientiert ist zu eruieren, welche (An-) Teile, der Körper und Seele umfassenden Störung zum Trotz, noch funktionstüchtig sind. Für Instandsetzungs- oder Erhaltungsmaßnahmen sind Fragen denkbar wie „Könnte nicht ein vorübergehendes Abschalten der Maschine erlaubt und hilfreich sein?" oder „Unter welchen Umständen ist Entspannung möglich?" Martha Mannings „Seelenklempner" hat KollegInnen, die dank ihres Kalibrierungswissens und ihrer Justierungserfahrungen Betroffenen weiterhelfen können. Warum sollten keine Fachleute für die Reparatur der Funktionseinbuße konsultiert werden, besonders vor dem vielfach geäußerten Wunsch, „wieder-

[97] Klaus Spiess: „Die kompetente Zelle – das Immunsystem als Metapher, Zeichen, Sprache und Kultur" in: Z.psychosom.Med.Psychother. 47, S.98-110, 2001.

hergestellt zu werden? „Vielleicht wäre auch, zur Genesung wie als Prophylaxe, ein Werkstattbesuch hilfreich?" In solchermaßen spezialisierten Institutionen und Einrichtungen kann oftmals besser noch als ambulant, eine (Neu-) Einstellung z.B. auch durch Medikamente erfolgen. Die Erfahrung macht Tracy Thompson: „Es [Prozac, A.d.V.] veränderte, oder reparierte, die grundlegende Funktionsweise meines Gehirns. Es bewirkte nicht, dass es mir gut ging. Aber es ermöglichte mir zu genesen."

Für einen trotz des traurigen Themas zum Schmunzeln einladenden Abschluss dieser Konzeptualisierung zitiere ich den wohl depressivsten, in der Literatur beschriebenen Roboter[98]:
„Soll ich mich so lange in eine Ecke setzen und vor mich hinrosten oder einfach gleich hier, wo ich stehe, auseinanderfallen?"

---

[98] Douglas Adams: Per Anhalter durch die Galaxis. München: Heyne Verlag, [18]2002:105.

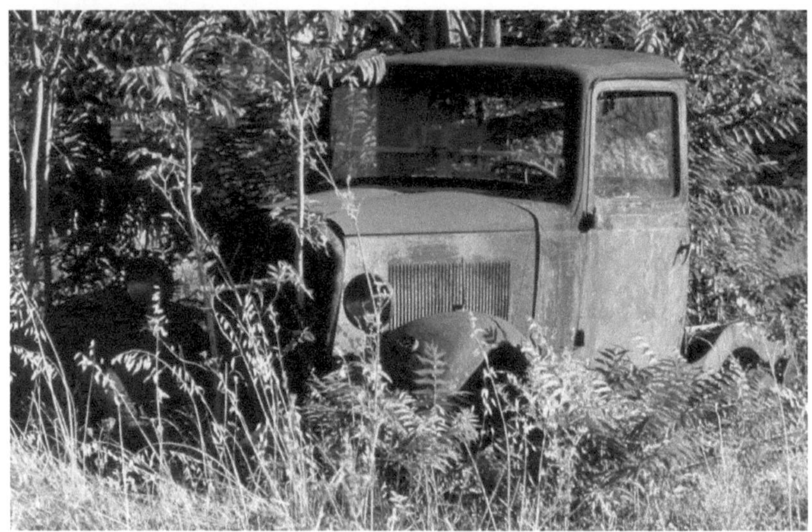

Foto: Karl Wiehn

6.4.4.20. **Transport (-Mittel): VON RASERN, GETRIEBESCHÄDEN UND SACKGASSEN**

Rekonstruktionsentwicklungsstufen
Feld: Transport (-Mittel)
Konzept: DIE DEPRESSION IST EIN GETRIEBESCHADEN, etc., SORGT FÜR VERKEHRSPROBLEME.
Szenario: **DEPRESSIVSEIN HEISST, VERKEHRSUNTÜCHTIG ZU SEIN.**

Deskriptive (Text-) Ebene:

Die motorisierte Mobilität und deren Unterbrechung ist Thema dieser Konzeptualisierung depressiven Erlebens. Die verhinderte (schnelle) Vorwärtsbewegung ist die eines Autos oder einer Eisenbahn, als welche die Betroffenen sich verstehen.
Aus dem Herkunftsbereich Eisenbahn stammen einige lexikalisierte Metaphern für Fahrt- (sprich, Lebensroutine-) Unterbrechungen. So gibt es „Schranken", die den Verkehr, den Gedankenfluss, anhalten und andere Einhalt gebietende „Barrieren", oder es wird versucht, die „Notbremse" zu ziehen. Schlimmstenfalls kommt es zu „Entgleisungen".

Die Depression fungiert als Bremsvorrichtung, so auch für Martha Manning: „Heute brauche ich keinen, der mir sagt, dass ich mit angezogener Handbremse fahre. Ich spüre es. Nur weiß ich diesmal nicht, wie ich sie lösen muss." Die Depression „drosselt die Geschwindigkeit", „würgt den Motor ab", sorgt dafür, dass frau / man nur noch „schwer in Gang kommt". Es ist abzuleiten, dass die Betroffenen sich nicht-depressiv ziemlich mobil erleben: Sie drohen gar, sich zu „überschlagen" oder „die Kurve nicht mehr zu kriegen"[99], während einer manischen Phase „ein Leben ganz auf der Überholspur zu führen". Und doch holt die Depression sie irgendwann ein und bringt sie mehr oder weniger plötzlich zum (Beinahe-) „Stillstand" – sie vollführen eine „Vollbremsung". In unseren „Hochgeschwindigkeitskulturen"[100] sind ein solches Ausgebremstwerden und eine Entgleisung sehr drastische Zäsuren. Wenn der Verkehr in der deutschen Übersetzung „durch einen neuronalen Stau auf den Verkehrsstraßen [ihres] Gehirns" zum Erliegen kommt, so schreibt Kay Redfield Jamison im Original gar von einem *pileup*, einer Massenkarambolage.

Die Unterscheidung, ob der Mensch als Ganzes („Ich fahre mit angezogener Handbremse [...] und komme nur noch mühsam in Gang") oder „nur" bestimmte Erlebensaspekte (die Freude gedrosselt, die Gedanken gestoppt) betroffen sind, vernachlässige ich hier, da zumeist FahrerInnen *und* Fahrzeug verkehrsuntüchtig gemacht werden; therapeutisch gesehen sind solche Differenzierungen allerdings sehr wertvoll (wie z.B. die „Teile" im vorherigen Szenario). Vom „Rasen" bis zu „Ich bin ein Wrack" und der „Tunnelsicht eines Selbstmörders" umfasst diese Metaphorik bis hin zum Schrottplatz fast das ganze Leben eines Autos, d.h. den gesamten Krankheitsverlauf einer depressiven Episode. Vorsicht ist selbstverständlich bei der Analogie von Schrottplatz und Friedhof geboten.

Die „Gondelfahrten bzw. -abstürze" thematisiere ich nicht weiter. Letztere könnten auch dem Konzept TIEFE zugeordnet werden, und mit ersteren schildert Kay Redfield Jamison ihre Hochstimmung in einer manischen Phase.

Eisenbahnmetaphern werden wesentlich seltener verwandt als Automobil-Metaphern, was ich dadurch erkläre, dass Deutschland und v.a. die USA mehr ein Auto- denn ein *Amtrac*-Land sind. Die Zug-Metaphern bezeichnen ausschließlich Fahrtabbrüche, die

---

[99] Beide metaphorischen Aussagen sind idiomatische Wendungen. In den Originaltexten heißt es *my thoughts were so fast* [...] *and raced* und *I can't seem to get started* – ebenfalls häufig verwandte idiomatische Redewendungen aus dem Quellbereich „Automobiles".

[100] Dieser Begriff Tracy Thompsons bezüglich der US-amerikanischen Gesellschaft lässt sich m.E. auch auf die deutsche Gesellschaft „übertragen".

Automobil-Metaphern hingegen sowohl den Geschwindigkeitsrausch der heutigen Zeit als auch die vielleicht gerade deshalb notwendigen Bremsmanöver.

Therapeutische (Denkansatz- und Handlungs-) Ebene:

Die VOMs würdigen ein allmähliches wie abruptes Aus-dem-Verkehr-gezogen-Werden. Denkbar ist, sehr empathisch und bereits gesundungsorientiert, die unfreiwillige Verkehrsuntüchtigkeit in eine Verschnaufpause in einer Parkbucht bzw. in einer Raststätte umzukonnotieren, die Frage einzuführen, ob dieses Liegenbleiben, wenn auch erzwungen, eventuell notwendig und deshalb unvermeidlich war. Und genauso vorsichtig ist anzudenken, dass eine Beibehaltung des bisherigen Tempos vielleicht zu einem schlimmen Unfall, einem *pileup* führen kann (siehe Fallvignette). Die Verschleiß- und Ermüdungserscheinungen ernst zu nehmen und – nach dem ersten Schock – die unfreiwillige Rast als Regenerationszeit zu interpretieren, ist eine ebenfalls genesungsorientiert ausgerichtete Überlegung.

Rezidivierende depressive Störungen als *stop-and-go traffic*, als ein Fahren im Schritttempo, wie es so unüblich heutzutage nicht ist, zu verstehen, kann helfen, das meist als Versagen erlebte Stehenbleiben zu relativieren i.S. einer ganz häufigen Erkrankung unserer Tage. „Hat die unfreiwillige Geschwindigkeitsreduktion nicht auch zur Folge, dass verschiedene Dinge, an denen frau / man sonst nur vorbeirast, erst (wieder) sichtbar werden?“ Wird die Depression als „Sackgasse“ erlebt, liegt die Suche nach einem Wendepunkt nahe, um die Fahrtrichtung zu ändern, das Leben anders weiterzuführen.

GOMs setzen da ein, wo Betroffene in der Lage sind, solche oder ähnliche Überlegungen anzustellen. Eine Werkstatt aufzusuchen, ist demnach keine Schande, sondern sinnvoll. Auch eine Batterie ist irgendwann leer und muss geladen werden. Kaum jemand würde weiterfahren, wenn bekannt wäre, dass der Ölstand auf Null ist. Wenn das Auto nicht reibungslos fährt, würden viele ganz selbstverständlich anhalten – warum es also nicht auch für sich selbst zumindest erwägen? (Ich schreibe absichtlich „erwägen“, um die PatientInnen nicht mit „tun“ zu überrollen, d.h. zu überfordern.) Um im Bilde zu bleiben: Inspektionen durchführen zu lassen, wird hierzulande sogar gesetzlich gefordert. Bemerken die FahrerInnen, dass etwas nicht in Ordnung ist, so ist das Konsultieren von Fachleuten und das Annehmen ihrer Ratschläge angezeigt. Vielleicht bedarf es ja „nur“ eines Schmiermittels i.S.v. von Gesprächen oder eines Medikaments, um in absehbarer Zeit wieder verkehrstüchtig zu werden. John Bentley Mays: „Seit Jahren jeden Morgen zwei Kapseln Fluoxetin zusammen mit meinem Orangensaft herunterzuspülen scheint das Karussell der Ressentiments in meinem Kopf auf halbe Geschwindigkeit reduziert [...] zu haben."

POMs weisen z.B. darauf hin, beim Bemerken eines dampfenden Kühlers an den Straßenrand zu fahren, also die Fahrt gleich zu unterbrechen, um einen potentiell schlimmeren Schaden zu verhindern. Beim Stottern eines Motors oder bei „Antriebsstörungen" gilt das gleiche. Vielleicht wäre so ein sich und eventuell andere gefährdender Unfall zu vermeiden. Zu lernen, Hilfe in Anspruch nehmen, ist auch hier ein ganz wesentlicher (selbst-) therapeutischer und prophylaktischer Schritt.

In diesem Konzept haderte ich mit einer Metapher: Tracy Thompson erlebt ihre Depression, nicht sich selbst, als einen „psychischen Güterzug namenloser Verzweiflung". Die Depression fährt laut und schwer auf sie zu und droht, sie zu überrollen. Sie bezeichnet sie durchgehend als „Bestie", und, kontextuell betrachtet, gehören alle Verben und Adjektive in das Feld „(Raub-) Tier". Ich entschied, „Bestie" dem Konzept TRANSPORT (-MITTEL) zuzuordnen, da Tracy Thompson sie selbst so definiert.

Fallvignette: „Der Raser"

Ein Patient, Manager von Beruf, war gewohnt, immer zu rasen. „Mein Motor lief ausschließlich auf Hochtouren, volle Power", war seine Aussage. Plötzlich ging gar nichts mehr, nicht einmal der Anlasser tat noch. Innerhalb seines metaphorischen Rahmens eruierten wir, wie lange wohl auch ein ansonsten zuverlässiges Auto einer solchen Überbeanspruchung standhalten würde. Beim Fahrzeug verbleibend und nicht seine Person ins Gespräch bringend, sagte er einige Tage später, sei ihm sein bisheriges, schuldhaft verarbeitetes Liegenbleiben erst verständlich, weil akzeptabel geworden. Die Schuldgefühle ließen sich so allmählich aus dem Weg räumen. Auch das regelmäßige Aufsuchen einer Raststätte, d.h. Urlaub zu nehmen, sich Auszeiten zu erlauben und sie sich irgendwann einmal auch zu gönnen, leuchteten ihm auf dieser Ebene ein. Seinen Briefen zufolge lässt sich aus katamnestischer Sicht sagen, er hat diesen Fahrstil, die reduzierte Geschwindigkeit und die (prophylaktischen) Unterbrechungen, beibehalten und fährt damit wesentlich besser.

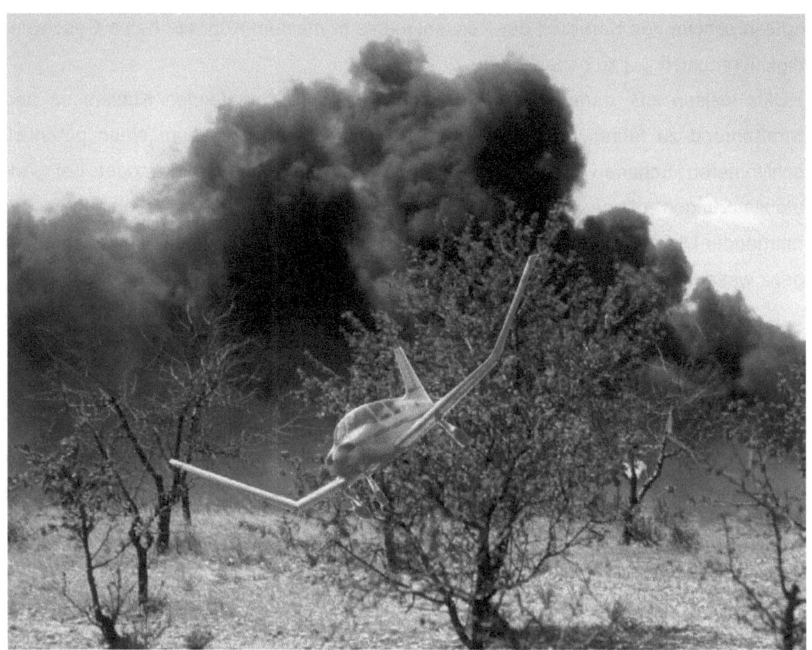

Foto-Collage: Karl Wiehn & Judith Barkfelt

6.4.4.21. **Fliegen: ABSTURZ UND BRUCHLANDUNG**

Rekonstruktionsentwicklungsstufen

Feld: Fliegen

Konzept: DEPRESSION IST EIN ABSTURZ.

Szenario: **DEPRESSIVSEIN BEDEUTET, ABZUSTÜRZEN ODER EINE BRUCHLANDUNG ZU MACHEN.**

Obgleich für dieses Konzept nicht viele metaphorische Instanzen aus den neun Texten vorliegen, benenne ich es als Unterkapitel zu TRANSPORT (-MITTEL), da es in der Umgangssprache häufig vorkommt und auch TherapeutInnen oft auf Worte aus diesem Herkunftsbereich zurückgreifen: Wir sprechen von Überfliegern, davon, die Schallmauer zu durchbrechen oder dass die Zeit wie im Flug vergeht (im US-Amerikanischen fliegt die Zeit selbst, jedoch nur mit der Einschränkung *when you´re having fun*), aber auch von einem Absturz und davon, jemanden auffangen zu wollen. – Ich ordnete diese Instanzen nicht dem Feld „Tiefe“ zu aufgrund der ihnen eigenen motorischen Geschwindigkeit.

Deskriptive (Text-) Ebene:

Mit Hilfe dieser Metaphorik lässt sich nicht nur sehr deutlich die Verschiedenheit manischer und depressiver Episoden aufzeigen: Erstere sind „Höhenflüge“, letztere „Abstürze“. Beide zeichnen sich durch das Element der Geschwindigkeit aus. Auch die unipolar depressiven Betroffenen greifen auf diesen Quellbereich zu: „Jetzt fühlte ich mich wie ein Passagier, der aus einem abgestürzten Flugzeug taumelt“, so Tracy Thompson. Martha Manning findet sich am Boden wieder: „Wenn ich so durch die Zeit fliege wie die ganze letzte Woche, dann denke ich, das Gesetz der Schwerkraft gilt nicht für mich. Aber wenn ich mich so fühle wie heute, merke ich, dass ich doch keine Ausnahme bin. Ich habe wieder mal eine `Bruchlandung´ gemacht“, schildert sie ihre Erfahrung. Ich erkläre mir eine solche Aussage damit, dass Betroffene oftmals in symptomfreien Intervallen Nachholbedarf verspüren: „Wenn ich doch jetzt wieder kann, dann ...“.

Die Fortbewegung ist in jedem Falle für alle Betroffenen eine rasend schnelle, egal, ob nach oben, vorwärts oder nach unten. Das Abheben, Fliegen und Abstürzen bildet mit seinen Flugbahnen den Verlauf einer depressiven Episode in entgegengesetzter Richtung ab: Während eine depressive Episode einen Verlauf von „nach unten, unten und wieder hoch“ aufweist, verläuft ein Flug „von unten, (nach) oben und wieder herunter“.

Therapeutische (Denkansatz- und Handlungs-) Ebene:

„Gleiten“ anstelle von „fliegen“ erscheint mir für die Validierung unpassend, da es in meinem Idiolekt etwas Friedliches, Schwebendes meint. „Düsen“, v.a. „nach unten“ während einer depressiven Episode, führt dagegen das jähe Abstürzen deutlich vor Augen. Die Panik ist anzusprechen und zu würdigen, die während eines Absturzes erlebt wird, die Fassungslosigkeit ob der Lebensgefahr und der eigenen Hilflosigkeit. Nach dem Absturz stellt sich die Frage nach Verletzungen und deren Behandlungsdringlichkeit. Auch beim Thema „Bruch- oder Notlandung“ ist es wichtig, sachte anzumerken, dass sogar diese äußerst kritische Situation überlebt werden kann bzw. überlebt worden ist. „Keiner aus der Runde ist zum ersten Mal in dieser Klinik außer mir. Beunruhigend. Ich möchte kein zweites Mal erleben. Abheben – um desto härter wieder aufzuschlagen“, schreibt Ingrid Hahnfeld amTag vor der Entlassung in ihr Tagebuch.

„Was also würde als erstes wieder ein langsames Rollen über das Flugfeld ermöglichen?“ Bei diesem Bild ist es einmal mehr angebracht, Verknüpfungen mit kohärenten metaphorischen Konzepten zu nutzen: mit TIEFE, wie im letztgenannten Fall oder z.B. mit LAST, wenn die Betroffenen sich zu schwer zum Abheben fühlen. Die gemeinsamen Implikationen erleichtern das Umsteigen in etwas weniger gefährliche Bereiche: „Welche Last könnte Ihnen das Aufsteigen erschweren?“, „Wie wäre ein Teamwork des Boden- und Flugpersonals (i.S.v. Betroffene und TherapeutInnen) zu gestalten?“ Es stünde zu prüfen an, was kaputt ist, z.B. ein Triebwerk, und was nötig wäre, die Maschine irgendwann (wieder) steuern zu können. Sehen sich die Betroffenen als PilotInnen? Oder verstehen sie sich als passive Passagiere? Dann ließe sich u.a. überlegen, wie sie sich ob der Gefahr schützen können: mit Fallschirmen, d.h. Gesprächen, Schwimmwesten mit eingenähter Notfallmedikation, usw. Flugzeuge müssen gewartet werden, d.h. es gibt Menschen, die dafür ausgebildet sind, die Flugvoraussetzungen zu überprüfen und herzustellen.

Genesungs- wie prophylaxeorientiert mag Tracy Thompsons Methode helfen, Gesetzmäßigkeiten festzuhalten, um um Gefahrensituationen zu wissen: „Ich konnte nicht jeden Absturz und Aufstieg rekonstruieren, aber ich konnte die groben Umrisse eines klaren Auf-und-ab-Musters sehen.“ Diese zu erkennen, eröffnet Möglichkeiten, gesundheitsförderliche Veränderungen einzuleiten.

Prophylaxeorientiert checken ExpertInnen regelmäßig, nach jeder wie auch immer gearteten Landung, die Sicherheit und die Flugtauglichkeit der Maschine, gleichgültig, ob es Probleme gab oder nicht, ob es sich um einen Düsenjet oder eine Cessna handelt. D.h., nicht nur Menschen mit einer rezidivierenden depressiven Erkrankung mögen sich in die Behandlung von Fachpersonal begeben, um für sich zu sorgen. Es ist ihnen sachte zu unterbreiten, sich um ihre Gurte, Rettungsjacken und / oder Fallschirme zu kümmern, damit sie im Notfall nicht nur ausgerüstet, sondern sich deren Funktionsweisen sicher sind: „Wann verständigen Sie wen?“, „Wo liegt Ihr Plan, der Sie daran erinnert, dass fremde, aber kundige Menschen Ihnen helfen können?“, „(Wann /) Sind Antidepressiva zu erwägen?“ Martha Manning beschreibt in diesem Zusammenhang die Konsequenz wesentlich weniger turbulenter Flüge: „Widerwillig schluckte ich die Pillen. Nach einigen Wochen merkte ich, dass es mir gut ging, kein Höhenflug, kein Jammertal, es ging mir einfach nur gut. Als wäre ein Schalter angeknipst worden.“ (Der letzte Satz verknüpft das Feld Fliegen mit den Feldern Technik und Dunkelheit.)

Fallvignette: „Schleudersitz“

In einem meiner Wochenenddienste meldete sich eine depressive Patientin, agitiert und weinend, mit der Aussage, sie wisse nicht, weshalb sie sich an mich wende. Nach einer Weile meinte sie, sie fühle sich wie auf einem Schleudersitz. Wir konnten ganz allmählich erarbeiten, dass diese Vorrichtung doch „eigentlich“ zur Rettung gedacht sei. Wie jedoch wäre dieser auszulösen, fragte sie. Im Verlaufe unseres Beisammenseins wurde sie etwas ruhiger, und wir kamen zu dem Schluss, dass ihr Betätigen des Klingelknopfes (d.h. mich anzufunken) ein Auslösemechanismus des Schleudersitzes sei. Allein schon der Hilferuf habe den Fallschirm zum Öffnen gebracht. Am nächsten Tag meinte sie, dass sie sich verstanden gefühlt habe; ich könnte sagen, dass sie im Gespräch aufzufangen war.

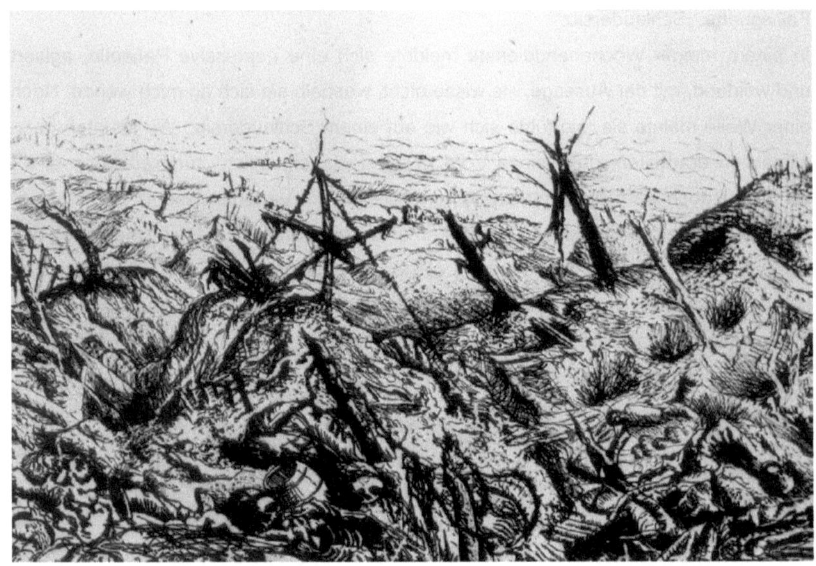

aus Otto-Dix-Zyklus „Der Tod"

6.4.4.22. **Höllisches**: **VON TEUFELN, DRACHEN UND DÄMONEN UND ANDEREM AUS DER UNTERWELT**

Rekonstruktionsentwicklungsstufen

Feld: Metaphysisches

Konzept: DIE DEPRESSION IST DIE HÖLLE.

Szenario: **DEPRESSIVSEIN BEDEUTET, VERTEUFELT ODER IN DER HÖLLE ZU SEIN.**

Deskriptive (Text-) Ebene:

Die Betroffenen erleben ihr Depressivsein als einen Zwangsaufenthalt (unten) in der Hölle: „[...] ist die Depression letztlich eine einsame Erfahrung. Ein Zimmer in der Hölle, auf dem nur dein Name steht", schreibt Martha Manning. Umgangssprachlich, nicht im Sinne der christlichen Glaubenslehre[101], ist die Hölle Metapher für eine Endstation der negativen Superlative[102]: furchtbarst, schrecklichst – ein Ort, an dem das (Über-) Leben

[101] Vorsicht ist geboten bei dieser Thematik im Rahmen depressiver (Schuld-) Verarbeitung.

[102] Bezeichnenderweise gelten „sehr" und „höllisch" als Synonyme (DUDEN (^{2}1986)).

grausam ist. „Infernalisch, ungeheuerlich, unheimlich, diabolisch“ sind die Lebensbedingungen dort, mit anderen Worten, für die dorthin „Verdammten“ wenig lebenswert. „Ein von einer bösen Hexe verzaubertes Wäldchen voll Flüstereien“ macht zunächst fast neugierig, ist jedoch nur eine andere Ortsbeschreibung John Bentley Mays´ für „das Reich der Toten“, wo „schwarze Harpyien lauern“. Die Betroffenen fühlen sich wie „Zombies[103], gespenstisch, verflucht, entgeistert, gottverlassen“ – trostlos und sozusagen von allen guten Geistern verlassen. Als sei diese Umgebung nicht schon bedrohlich genug, finden sich die Betroffenen mit dem Dämon oder dem Drachen Depression konfrontiert. Sie versuchen, gegen ihn zu kämpfen oder aus der höllischen Gefangenschaft auszubrechen. (Letztere Bemerkung, so sie in einem Therapiegespräch fiele, weist auf eine GEFÄNGNIS-Konzeptualisierung hin und wäre als VOM und GOM aufzugreifen, um dem Bild der Hölle zu entkommen.) – Ingrid Hahnfeld hingegen hat das Problem, die Hölle *in sich* zu erleben: „In mir tobte die Hölle und nahm all mein Empfinden in Anspruch.“

Therapeutische (Denkansatz- und Handlungs-) Ebene:
Die VOMs fokussieren auf das „Höllische“, das in meinem Idiolekt der Inbegriff unerträglichen Leids ist. Es bedarf schier übernatürlicher Kräfte und Mittel, sich vor Ort ein wenig schützen zu können und von dort irgendwann zu entkommen. Es kann ratsam sein, an einer solchen Stelle z.B. die Gefängnis-Metaphorik einzuführen, um über deren Metaphern verfügen zu können: „Kann ich mir Ihre Hölle wie ein Gefängnis vorstellen?“
Die GOMs der Höllen-Metaphorik zielen daraufhin, die Betroffenen auszustatten: „Talisman“ und „gläserner Schuh“ sind zwei Metaphern, die Tracy Thompson (allerdings in Zusammenhang mit dem „Antidepressivum“ Heirat) verwendet. Andere Zaubermittel könnten Amulett, Zauberstab, Zauberspruch, Schutzanzug, Tarnkappe oder irgendwelche Glücksbringer sein. Die Ausrüstung eines Drachentöters mit einem Schutzschild und einem Schwert als genesungs- wie prophylaxeorientierte Metaphern für Gespräche oder Medikamente sind denkbar. Personifizierte Hilfe wären eine gute Fee oder ein

---

103 Webster´s New Twentieth Century Dictionary Unabridged (1976:2126): Im Süden der USA [John Bentley Mays und Martha Manning sind SüdstaatlerInnen, A.d.V.] und auf Haiti ist „Zombie“ die Bezeichnung für jede Art von Voodoo-Schlangengöttlichkeit. Nach westindischem Aberglauben ist es eine übernatürliche Kraft, durch die eine Leiche tranceähnlich belebt wird und den Befehlen der sie belebenden Kraft gehorchen muss. Auch die so belebte Leiche wird „Zombie“ genannt. (Übersetzt v.d.V.) – Demnach sind die Betroffenen nicht HerrInnen ihrer selbst.

Engel, wobei größte Vorsicht geboten ist ob der sehr unrealistischen, sehr subjektiv konnotierten und märchenhaft anmutenden Komponenten.
Dagegen kann das Fokussieren auf die Aspekte der Tiefe oder der Gefangenschaft den Umgang mit dieser konzeptuellen Metapher erleichtern: „Senkrecht zur Hölle“, „hinab in die Hölle“, „unten in der Hölle“, „aus der Hölle ausbrechen“ sind Hinweise auf die räumliche Konzeptualisierung jenes Zwangsaufenthaltes, die für validierungs-, genesungs- und prophylaxeorientierte Metaphern nützlich sind.

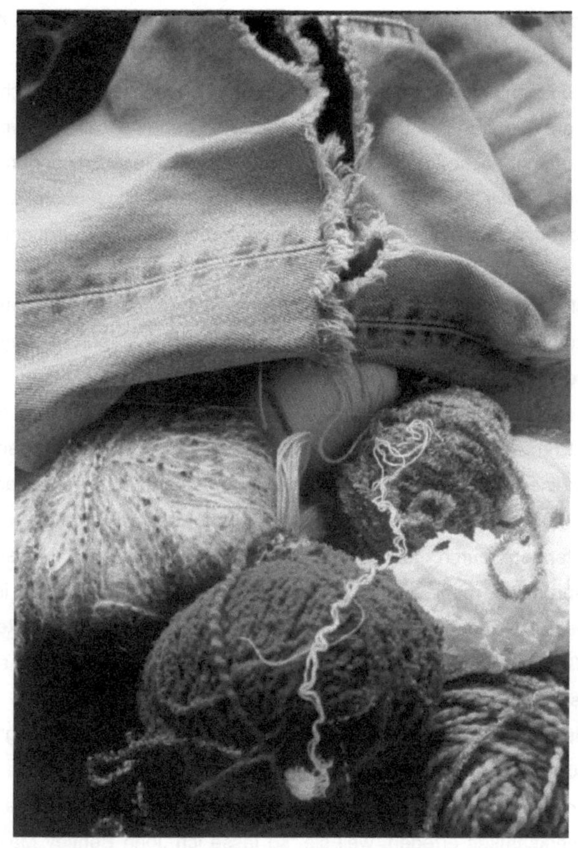

Foto: Judith Barkfelt

6.4.4.23. **Gewebe, Faden**: **VERWIRRUNG: NACKTHEIT, LOSE FÄDEN UND ANDERE REIßMUSTER**

Rekonstruktionsentwicklungsstufen

Feld: Gewebe

Konzept: DEPRESSION VERFILZT / IST EIN VERFILZTES GEWEBE.

Szenario: **DEPRESSIVSEIN HEISST, ZERRISSEN BZW. VERSTRICKT ODER NACKT ZU SEIN.**

Deskriptive (Text-) Ebene:

Das Feld „Gewebe" enthält Instanzen dreier Subkonzepte: ZERRISSENE KLEIDUNG, VERSTRICKTSEIN und ENTHÜLLUNG bzw. NACKTSEIN.

„Ich", so Ingrid Hahnfeld, „wurde innerlich zerrissen". Karin Dexel war „noch wesentlich tiefer und eingreifender in ihre Depression verstrickt", während William Styron schreibt: „Ich blieb emotional nackt zurück". Tracy Thompson teilt diese Empfindung, denn „für Aufmerksame sind wir alle dem Nacktsein viel näher als wir glauben." D.h., die Depression macht das Gewebe[104] kaputt und sorgt dafür, dass die Betroffenen unbekleidet sind.

Die Depression „verwirrt", „zerreißt", „franst aus" und „verstrickt" die Menschen, die ihretwegen zum eigenen Schutz sich etwas „zurechtspinnen". John Bentley Mays „umgarnt" andere mit „Lügengespinsten", um sich zu schützen. Die Augen jedoch sind „nackt vor Angst", und die AutorInnen fürchten, „sich zu entblößen", wenn sie von ihrer depressiven Erkrankung berichten: „Zu enthüllen, dass ich psychisch krank gewesen war, würde meiner Karriere schaden", fürchtet Tracy Thompson eine Zeitlang. Die Entlarvungsängste sind m.E. leibesnahe dieselben Befürchtungen wie die, denen in der Gebäude-Metaphorik durch die Fassadenarbeit entgegenwirkt wird. Menschen trugen Kleidung ursprünglich mehr zum Schutz als zur Zierde; Schutzlosigkeit ist demnach eine Folge des „Ausziehens". Die negativen Denotationen idiomatischer Redewendungen wie „bloßgestellt werden" und „sich eine Blöße geben" sind vor einem solchen Hintergrund verständlich. D.h., Scham spielt eine wichtige Rolle.

Der Fokus der sogenannten „Faden-Metaphorik" liegt auf der „Verwirrung", der Verfilzung. Die Hüllen fallen nicht weg, aber die Gewebezerstörung durch die Depression macht letztendlich ebenfalls schutzlos. „Verwirrte", (innerlich) „zerrissene" Menschen können Aufmerksamkeit erregen, weil sie, so fasse ich John Bentley Mays´ Aussage sinngemäß zusammen, aus dem Webrahmen der Normalität fallen. Er beschreibt seine vergeblichen verbalen Anstrengungen, seinem Umfeld etwas vorzuspielen (siehe auch 6.4.4.24.): „Die Lügengespinste wurden mittlerweile fast unerträglich schwer und begannen sich gleichzeitig aufzulösen, so dass ich gedanklich in dunklen, ausgefransten Kleidern dastand." Die einzigen Kleidungsstücke, die heil bleiben und die die Betroffenen anbehalten dürfen, sind „das Nesselhemd des Schmerzes", „der Schleier der Traurigkeit" und „das Leichentuch der Depression". An diesen Geweben aus Qual und Trauer vergreift sich die Depression nicht.

[104] Ein Hinweis auf die enge etymologische Verwandtschaft zu „Text" als „Gewebe" aus dem Lateinischen: „texo" – „ich webe".

Therapeutische (Denkansatz- und Handlungs-) Ebene:

Mit den VOMs sind der schambesetzte Zustand der Zerrissenheit, des Verstricktseins in die depressiven Gedanken und die befürchtete Bloßstellung zu validieren.

Drei GOMs finden sich in den Texten: Tracy Thompson nennt „harte Selbstliebe" den „Strick am Abgrund der Verzweiflung", mit dem sie sich hochzieht, und Martha Manning versucht „den Faden dort aufzunehmen", wo sie ihn verloren hat. Ingrid Hahnfeld erfährt vor ihrer Entlassung aus der Klinik, wie wichtig eine Tagesstruktur ist: „Machen Sie sich für jeden neuen Tag einen genauen Plan. Bis in die Minuten hinein, auch für alle Kleinigkeiten. Sie brauchen das zu Beginn als Korsett, das Sie stützen wird."

Psychotherapeutisch können wir mit viel Fingerspitzengefühl bei der Entwirrung helfen, versuchen, die Knoten zu lösen oder aufzudröseln, mögliche Webmuster der Erkrankung zu finden bzw. für die Heilung zu entwerfen; Zerrissenes versuchen wir zu verbinden. Ein Nähkästchen kann von einer Medikation bis zum Sozialen Kompetenztraining verschiedene Stoffe enthalten, die schon als POMs mit dafür Sorge tragen, ggf. eine neuerliche depressive Episode etwas geschützter zu überstehen.

Die Umgangs- und die Sprache der Psychotherapie enthalten noch weitaus mehr Instanzen der Faden- und Kleider-Metaphorik. Die Redewendung „Das bleibt nicht (nur) in den Kleidern hängen" verwenden wir, wenn eine seelische Belastung so groß ist, dass sie nicht einfach verkraftet oder weggesteckt werden kann. Sie belegt sowohl die Schutzfunktion von Kleidung als auch das Selbstkonzept des Menschen als Behälter. Das sprichwörtliche „sich öffnen" – wenngleich keine Instanz der obigen Metaphorik – bedarf hier der Erwähnung, u.a. weil es keinesfalls einer Bloßstellung gleichkommen sollte. Es obliegt den Betroffenen, wie viel sie wann von sich und ihrem Kranksein, ihrem Erleben erzählen. Wenn sie sich mit dem sie (vermeintlich) schützenden Mantel des Schweigens eine Weile länger bedeckt halten wollen, sollten wir sie unter keinen Umständen zu einem Seelenstriptease oder einer Nabelschau zwingen, auch nicht auf dem Laufsteg zur Gesundung.

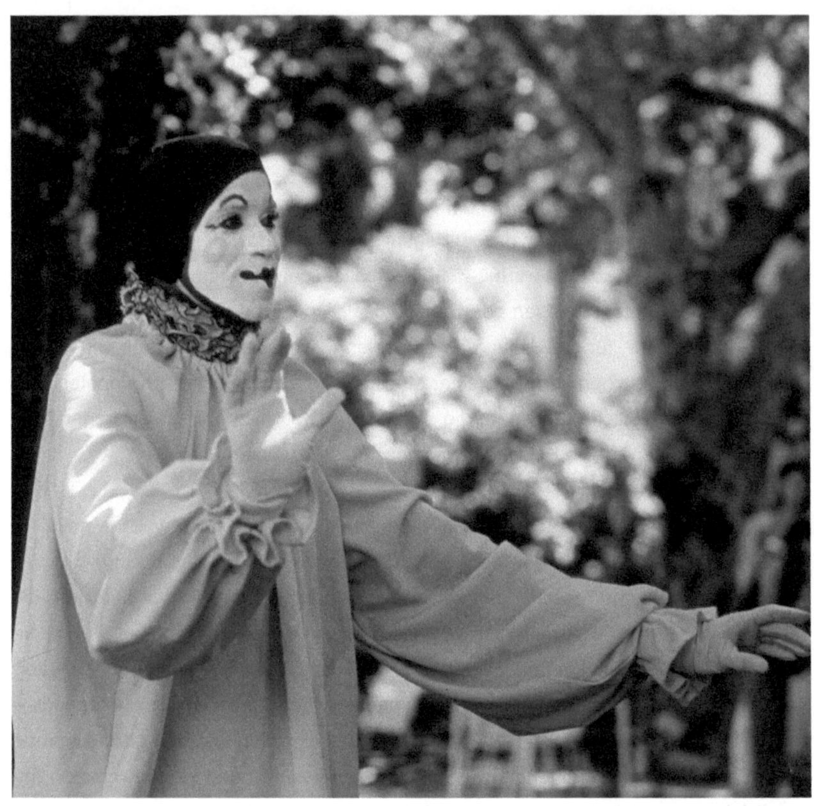

Foto: Karl Wiehn

6.4.4.24. **Theater: VON MASKEN UND STATISTINNEN, SKRIPTEN UND AUFTRITTEN**

Rekonstruktionsentwicklungsstufen

Feld: Theater, Spiel

Konzept: DIE DEPRESSION IST EIN VEXIERSPIEL DER SEELE, EIN NARRENSPIEL DER NATUR.

Szenario: **DEPRESSIVSEIN HEISST, MASKENTRAGENDE STATISTIN, MASKENTRAGENDER STATIST ZU SEIN.**

Deskriptive (Text-) Ebene:

Die Betroffenen bemühen sich so gut es ihnen (noch) möglich ist, ihren Krankheitszustand und die dazugehörigen Ängste zu überspielen, ihn bzw. sie unter Kleidern, hinter den Kulissen zu verbergen. Ursula Goldmann-Posch und Martha Manning ist es ganz wichtig, den Schein zu wahren. John Bentley Mays schreibt von seiner Inszenierung, räumt aber ein: „Schließlich wurde ich zu einem Szenario der Hoffnungslosigkeit, ich war nicht mehr fähig, die Maske des Untergangs abzulegen." Eine Zeitlang vermag er seine „Rolle noch zu spielen". Er verliert jedoch allmählich sein Publikum – d.h., die Menschen in seinem Umfeld finden auf Dauer keinen Gefallen an seinem Stück, das in einem „absurden Finale" zu kulminieren droht, einem Höhepunkt, bei dem es sich um den Tiefstpunkt handelt: seinem Selbstmord.

William Styron schreibt von einem (atypischen) „zuverlässigen Auftreten" der Symptome nachmittags oder gegen Abend und benennt sich selbst als „einzigen Darsteller wie Zuschauer im Parkett", eine Anspielung auf die Isolation, das Alleinsein „in" der Depression. – Karin Dexel, John Bentley Mays und Tracy Thompson tragen Masken: der Depression, des Untergangs oder das „Spiegelgesicht", jener apathische, starre, fast mimiklose Gesichtsausdruck, der Wissenden dennoch Aufschluss über ihr Befinden gibt. Die Depression gibt bzw. ist ein tragisches Stück. In Personalunion ist sie Stückeschreiberin, Regisseurin und durch die von ihr Betroffenen auch Protagonistin. Die Betroffenen spielen nicht freiwillig mit, die Depression macht ihren LaiendarstellerInnen sämtliche Vorgaben; sie zieht alle Fäden, so dass auch die Metapher „Marionette" auf die Betroffenen zutreffen kann. Diese vereint Aspekte mehrerer Konzepte: STARRE, GEWEBE (der Fäden wegen) und GEFÄNGNIS (keine Selbstbestimmung).

Therapeutische (Denkansatz- und Handlungs-) Ebene:

VOMs drehen sich, auch wenn dies widersprüchlich klingt, um die Hauptrolle der StatistInnen in einem bedrohlichen Stück, das mitzuspielen sie nicht gefragt worden sind. Das Moment der Unfreiwilligkeit in „dieser Spielart des Wahnsinns" bildet einen Überschneidungspunkt mit dem (deshalb) kohärenten Konzept GEFÄNGNIS, das genesungsorientiert eine hilfreiche Rolle spielt.

Die GOMs beziehen sich auf das Umschreiben[105] des Depressionsskripts, auf eine Wende – die Peripetie[106] – des aus Sicht der ProtagonistInnen äußerst bedenklichen

---

[105] Dieser Vorschlag widerspricht John Bentley Mays´ Haltung, derzufolge ein *rewriting* der Biographie nicht möglich ist. Ich argumentiere mit einer Aussage Sartres, wonach man das Beste aus dem machen möge, zu dem man gemacht worden ist.

Verlaufs: weg von der Suizidalität, hin zum Leben. Es ist genesungs- wie prophylaxe-orientiert denkbar, das Skript umzugestalten und HelferInnen einzuführen: „Welchen Beistand bräuchten Sie in dieser Situation?“, „An wen wenden Sie sich von nun an in Krisenzeiten?“ Eine Veränderung der Kulisse – „Szenenwechsel“ ist eine Metapher, die oftmals für Veränderungen verwendet wird – oder eine Pausenregelung zwischen den Akten können Schritte in Richtung Genesung sein. Die Pausenneuregelung bedeutet wie die Urlaube des „Rasers“ ein ausgewogeneres Verhältnis zwischen Belastung und Entspannung, zwischen Arbeitsleben und Freizeit beispielsweise.

---

[106] Griechisch: plötzliches Umschlagen, Glückswechsel, unerwartet plötzliche Wendung im Schicksal des epischen oder besonders des dramatischen Helden.

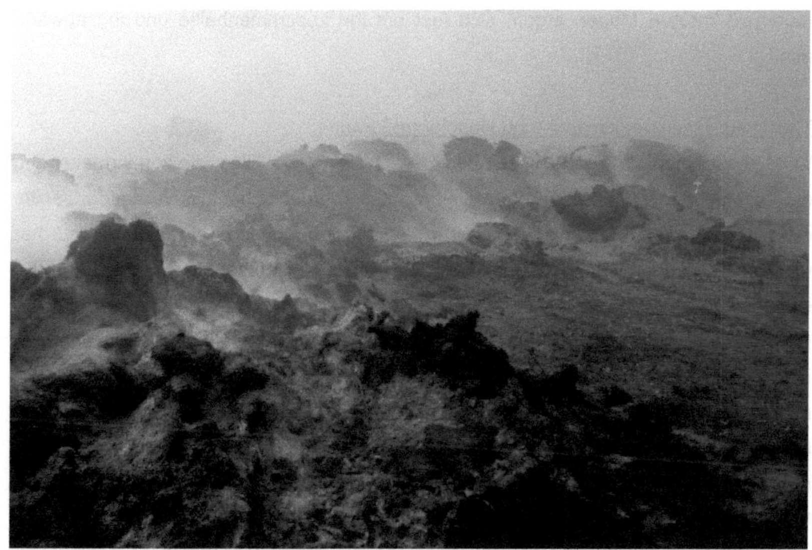

Foto: Karl Wiehn

6.4.4.25. **Feuer**: **FUNKEN, FLAMMEN UND FULMINANTE FEUER**

Rekonstruktionsentwicklungsstufen

Feld: Feuer

Konzept: DIE DEPRESSION IST EIN FEUER.

Szenario: **DEPRESSIVSEIN BEDEUTET ZU VERBRENNEN.**

Deskriptive (Text-) Ebene:

Obwohl zwei Autorinnen keine Feuer-Metaphern verwenden, erachte ich diese Konzeptualisierung für wichtig, denn sie bildet den Drei-Phasen-Verlauf einer depressiven Episode deutlich ab: Ein Feuer beginnt aufzuflackern, brennt dann und breitet sich aus und erlischt wieder, zerfällt zu Asche – schwelt aber vielleicht noch und könnte sich erneut entfachen. Kay Redfield Jamison schreibt über die Remission: „Sie ist nur ein trügerischer Aufschub der schließlich irgendwann wieder aufflammenden Krankheit". William Styron benennt, lange nachdem er das erste „ziellose Aufflackern" bemerkt hatte, „einen letzten Funken Gesundheit" [*sanity*, im US-Amerikanischen die mentale Gesundheit, A.d.V.], Tracy Thompson schreibt von einem „Fünkchen" Kontrolle.

In Ingrid Hahnfeld brennt es, ein Beleg für das Behälter-Selbstverständnis: „Während ich schrieb, begann der Brandherd in der Brust zu glühen. Bis schließlich eine Hand feuerheiß meinen Magen ergriff, sich fest um ihn zusammenballte und ihn abwärts riss."

Therapeutische (Denkansatz- und Handlungs-) Ebene:
VOMs bestätigen die Gefährlichkeit des Feuers: die große Hitze, die von ihm ausgeht; die Gefahr, sich zu verbrennen oder verbrannt zu werden. Ebenfalls validierend, sollte die Hilflosigkeit angesichts eines (großen) Brandherds bedacht und nachfragend thematisiert werden. – Um noch einmal die Grenzen einer Metaphorik zu benennen: Es wäre selbstverständlich gänzlich unpassend zu fragen: „Wo brennt´s denn?" –
Die GOMs beschäftigen sich mit dem Löschen oder Ausgehen des Feuers. Ob es nun einfach in sich zusammenfällt (d.h. die depressive Episode ist endlich) oder ob mit Löschmitteln wie Wasser oder dem Schaum aus einem Feuerlöscher (z.B. Medikamente) nachgeholfen oder für ein längerfristiges Begrenzen des Brandherdes gesorgt wird (z.B. durch Psychotherapie), diese Interventionen sind je nach Feuerart und -größe individuell abzuwägen. „Hässliche Gedanken aus dem Gehirn herauszubrennen", wie es Ursula Goldmann-Posch, allerdings nicht in Zusammenhang mit ihrer Depression, tun möchte, hieße, übertragen auf das Depressivsein, Feuer mit Feuer bekämpfen zu wollen. Bezogen auf die Depression bietet es sich an, die Verbindung zu der Kriegs-Metaphorik zu nutzen – der Kampf gegen die Feuersbrunst –, um die Instanzen jenes Feldes genesungsorientiert nutzen zu können.
Die POMs thematisieren u.a. längerfristige Vorkehrungen bezüglich der Brandgefahr: „Wen informieren Sie, wenn das Feuer erneut aufzuflackern oder um sich zu greifen droht?", „Wer hat entsprechende Kenntnisse und / oder die notwendige Ausrüstung?"

Die metaphorische Konzeptualisierung (VER-) BRENNEN ist ein relativ aggressives Szenario, voller Dynamik und unmittelbares Handeln erfordernd. – Interessant ist ihr Vergleich mit dem Konzept WASSER: Während dort nur riesige Mengen metaphorisch zum Tragen kommen und ein Bild der Gefahr zeichnen, reichen hier Funken und Fünkchen aus, um die verbliebene Gesundheit zu benennen, die im Verhältnis zum Erleben der Erkrankung klein zu sein scheint. Dort hingegen ist die Gesundung nur im Zurückweichen der enormen Wassermassen denkbar. M.E. liegt die Begründung – gemäß des Erfahrungsrealismus-Konzepts Lakoffs und Johnsons – in unseren Erfahrungen mit Wasser und Feuer: Wenig Wasser ist i.d.R. ungefährlich, aber auch ein kleines Feuer genügt schon, um sich zu verbrennen. Folgerichtig können bereits Funken der metaphorischen Strukturierung der Depressionserfahrung dienen.

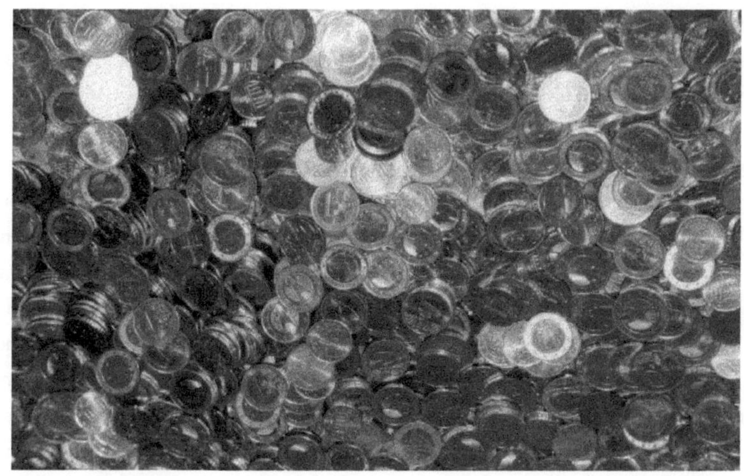

Foto: Judith Barkfelt

6.4.4.26. **Geld: TEURE DEPRESSION: SIE KANN DAS LEBEN KOSTEN.**

Rekonstruktionsentwicklungsstufen

Feld: Geld

Konzept: DEPRESSION IST TEUER.

Szenario: **DEPRESSIVSEIN KANN DAS LEBEN KOSTEN.**

Deskriptive (Text-) Ebene:

Diese letzte Formulierung verwenden mehrere AutorInnen. Ich zitiere William Styron: „Ich bin mir ziemlich sicher, dass mir in einem dieser schlaflosen Trancezustände klar wurde – [...] –, dass mich dieser Zustand, wenn er anhielt, das Leben kosten würde." Die Kostspieligkeit der Erkrankung und die eigene Wertlosigkeit finden sich in den Instanzen des Feldes „Geld". „Die Depression scheint vorbei zu sein, aber ich zahle immer noch den Preis dafür", so Martha Manning. Zunächst kostet die Depression „nur" viel Mühe und Kraft, ob zum Reden oder mit dem Leben fertig zu werden. Karin Dexel alias Julia budgetiert widerwillig die ihr verbliebene Kraft: „Obwohl sie es im Laufe der Jahre gelernt hat, mit ihren Kräften hauszuhalten, kann sich Julia nur unter ständigem inneren Protest mit ihrem stark reduzierten Kräfte-Etat abfinden." Die Armut der Betroffenen, der Verlust ihrer Gefühle, ist groß, der Bankrott umfassend: „In der Nacht der Schwermut hingegen steht die Seele selbst zum Ausverkauf an", formuliert es Ursula Goldmann-Posch. Der Preis einer schweren depressiven Störung ist letztlich exorbitant hoch: Sie kann das Leben kosten! Sigrid Wilms glaubt, ihn zahlen zu müssen: „Unabweisbar, wahnhaft, festigte sich die Überzeugung, dass ich mich töten müsste, um Ruhe zu finden vor der Gewissheit vollkommener Wertlosigkeit."

Therapeutische (Denkansatz- und Handlungs-) Ebene:

Die VOMs bestätigen den befürchteten finanziellen Ruin, die Einbußen, die Verarmungsängste. „In diesem Fall [Tracy Thompson befürchtete, ihren Verstand zu verlieren, A.d.V.] hatte ich mein einziges Kapital verloren; mein Gehirn wäre dann einfach nur noch ein krankes Organ." Wie Tracy Thompsons Zitat belegt, sind die Kosten und die Verluste identisch: D.h., es empfiehlt sich, auf die Metaphern des Verlusts zu achten, sie sind zahlreicher als die Geld-Metaphern. VOMs müssen (auch) auf den ultimativen Kostenpunkt eingehen – das Leben, gerade wenn PatientInnen „nichts mehr zu geben haben": „Heißt das, Sie überlegen, sich das Leben zu nehmen?" (Obgleich es umstritten ist, dieses Thema von TherapeutInnenseite zu initiieren, verfahre ich so.) PsychotherapeutInnen sprechen in solchen Fällen von „Bilanzierung", d.h. davon, dass die Betroffenen ihr Leben abschließend bewerten, dass sie „Bilanz ziehen".
GOMs fokussieren zunächst das Haushalten mit den reduzierten Kräften; eine Budgetierung legt ja nicht nur fest, was ausgegeben werden kann, wie knappe Mittel eingeteilt werden, sie kann auch Buch darüber führen, kleine Freuden als Kostbarkeiten festzuhalten und schätzen zu lernen. Für Martha Manning heißt das, sich erst einmal „den Luxus von Tränen zu gönnen". Bezüglich ihrer Medikationsversuche verwendet sie eine andere Geld-Metapher: „Aber ich würde die Übelkeit sogar in Kauf nehmen, wenn ich nur das tote, leere Gefühl loswerde." William Styron hingegen schreibt (geldmetaphorisch) darüber, dass er „in den wenigen Stunden, in denen der depressive Zustand so weit nachließ, um den Luxus der Konzentration zu erlauben", Seite um Seite über Depressionen nachliest, in der Hoffnung, auf ihm helfende Ideen zu stoßen.
Die POMs können zum einen auf vorhandenes Kapital hinweisen, – Kay Redfield Jamisons Kommentar: „die wenigen mir verbliebenen Inseln gesunden Urteilsvermögens formierten sich" –, auch auf das Wissen, dass eine depressive Episode zeitlich begrenzt ist. Zum anderen können sie eine Art Kontoführung initiieren, in der festgeschrieben steht, wann welche Fachleute zu konsultieren sind, wie der Umgang mit einer vorherigen Baisse (sprich, depressiven Episode) war. Tracy Thompson beispielsweise strebt eine gezielte Einsparung an: „Es gab auch andere Leute, die wie ich mit ihren eigenen Dämonen kämpften. Auch ihre Gesellschaft konnte ich mir nicht leisten." – Und letztlich, analog zur Schatztruhe im Konzept VERLUST, ist auch hier anzuraten,

das gesunde Vermögen aufzulisten, das während einer depressiven Episode vorübergehend in einem Tresor verschlossen scheint.
Im Gegensatz z.B. zu dem Konzept DUNKELHEIT, das von stockdunkel bis strahlend hell viele Lichtgrade abdeckt, ist die Struktur dieser Konzeptualisierung wenig bipolar; nirgendwo ist von Gesundung als pekuniärem Gewinn die Rede.

Das sind die 26 aus den neun authentischen Texten metaphernanalytisch und -synthetisch gewonnenen metaphorischen Detailkarten des Depressionserlebens.
Dieses Kapitel abschließend führe ich vier Konzeptualisierungsansätze an, die ich nicht (vollständig) rekonstruiere, da sie auf kleinen, den Verlauf einer Episode nicht umfassenden und nicht von allen Betroffenen gewählten Anzahlen von metaphorischen Instanzen beruhen. Ich benenne sie, der Vollständigkeit halber dennoch, weil sie mir aus dem beruflichen Alltag vertraut sind.

6.4.4.27. Pflanzliches: VOM AUFKEIMEN, BLÜHEN UND VERROTTEN.
In diesem Feld geht es um Samen, Keime, Verwurzelungen, um das Brachliegen und das Verrotten: Betroffene bedenken sich und ihre Erkrankung mit denselben Metaphern. Die Pflanze Depression beginnt als „Keim der Selbstzerstörung", ist „im Ich" bzw. „in der Kindheit verwurzelt" und wächst zu einem „Gestrüpp der Niedergeschlagenheit" und einem „dunklen Wald" heran. Der Mensch und der Herbst dienen ihr als „Nährboden". Tracy Thompson schildert das „Wachsen der Angst", des „Giftsumach". Es ist von „neuen Trieben", vom „Wuchern", von „Dickicht" und dem „Irrgarten der Depression" die Rede – die Depression ist ein unkontrolliert sprießendes und undurchdringliches Gewächs. Die Betroffenen liegen erst „brach" und „verrotten", erfahren dann auch „zaghaft blühende Ansätze innerer Ruhe". Da dieses Feld nur eine kleine Ernte abwirft, verwende ich VOMs, GOMs und POMs nur in Konditionalwendungen. Das Überwuchernde der Pflanze Depression wäre als bedrohlich zu validieren. GOMs könnten hortikulturelle Tätigkeiten anregen, die diesen Wildwuchs begrenzen würden; einige der AutorInnen entdecken Gartenarbeit als Antidepressivum. „Zaghaft blühende" und andere „Knospen" dürften gehegt, gepflegt, gedüngt werden. POMs würden sich z.B. mit dem Anlegen von Herbarien, d.h. Tagebüchern, beschäftigen, in denen sich u.a. die Wachstumsphasen protokolliert ließen.

6.4.4.28. Essen: UNGENIEßBARES.

Die zehn metaphorischen Wendungen sind, wie alle anderen auch, im Anhang gelistet; sie bilden keine Konzeptgrundlage. – Dennoch: Eine Fallvignette belegt, dass auch „kulinarische Metaphern“ in Therapiegesprächen aufgegriffen werden können: Eine Patientin meldet sich, weil sie einen „Fressanfall“ aufschieben wolle. Sie esse entweder gar nicht(s), oder aber sie esse viel zuviel. Im Gespräch lässt sich eine Parallele zu ihrem Sozialverhalten herausarbeiten: Sie „kapsle“ sich zumeist gänzlich ab; tue sie dies nicht, habe sie das Gefühl, „aufgefressen“ zu werden. Wir besprechen Möglichkeiten, was sie statt einer „Futterorgie“ machen könnte. Nichts „schmeckt“ ihr. Ich prophezeie ihr, dass wahrscheinlich keine Unternehmung „das Gelbe vom Ei“ sei und einen „schalen Nachgeschmack“ hinterlassen werde. – Sie bestätigt dies später, kommt aber mit einem Schmunzeln noch einmal auf „unser Sprachspiel“, wie sie es nennt, zurück: Wenigstens das habe sie „goutieren“ können ...

Auf die vielen in der US-amerikanischen wie der deutschen Umgangssprache üblichen Metaphern – „schwer zu verdauen“, *hard to digest*; „immer alles schlucken“, *to swallow something (whole)*; „etwas hat einen schlechten Nachgeschmack“, *to leave a bad taste in one´s mouth*; „bitter“ und „süß“, *bitter* und *sweet*, „etwas satt haben“, *to be fed up with something, someone*; „etwas (nicht) vertragen“, *to stomach something* u.v.a.m. – weise ich nur hin, um die Omnipräsenz alltagsmetaphorischer Formulierungen hervorzuheben.

6.4.4.29. Kreis: DEPRESSIVSEIN BEDEUTET, SICH IM KREIS ZU DREHEN.

Da unsere Umgangssprache Formulierungen aus diesem Feld für das psychische Erkranktsein bereithält, greife ich einige aus den Texten auf. Es gilt selbstverständlich auch in diesem Fall, auf sie einzugehen, wenn sie angeboten werden.

Meist „dreht es sich darum“, den „Teufelskreis“, das „Kreisen“ i.S.v. Grübeln, die „Runden sinnloser Verzweiflung“ empathisch zu validieren, sie zu gegebener Zeit jedoch zu unterbrechen und z.B. einen Gedankenstopp anzuregen. Bezüglich der Furcht oder des Gefühls, „durchzudrehen“, gilt das gleiche: beruhigend validieren, den Kreisel, das Rotieren zu unterbrechen.

6.4.4.30. Musik: VON RHYTHMEN, TROMMELN UND VERSTIMMUNGEN.

Die AutorInnen verwenden idiomatische Redewendungen wie „irgend etwas stimmt mit mir nicht“ oder „etwas geht flöten“, auch originelle wie William Styrons „das tägliche Trommeln der Verzweiflung hatte begonnen“. Ich gehe hier nur auf „klingen“ ein, weil es m.E. bemerkenswert ist, dass es ausschließlich und eindeutig für Phase 3 i.S.v. „abklingen“ bestimmt zu sein scheint: Ein Präfixtausch als Analogon für Phase 1 ist nicht möglich; „anklingen“ bedeutet nicht eine Zunahme der Symptom(stärk)e.

Mit diesen letzten vier Einblicken in nicht zu Episoden entfaltete Metaphoriken beschließe ich die Einzelbetrachtungen aller aus den Texten gewonnenen Metaphern. – Im folgenden benenne ich ihnen gemeinsame implizite wie explizite Botschaften, die von großer therapeutischer Relevanz sind.

6.5. Verlust, Gefahr und Angst – die Triade depressiven Erlebens in den rekonstruierten metaphorischen Konzeptualisierungen

Verlust ist das vorrangige Erlebnismoment und steht im Mittelpunkt der 26 Konzeptualisierungen des Depressivseins.
Gefahr wird vor dem Verlust, bezüglich des Verlusts selbst und verknüpft mit der Befürchtung empfunden, diesen Verlust nicht rückgängig machen zu können.
Die Einschätzung der eigenen (Handlungs-) Möglichkeiten angesichts der Gefahr und des Verlusts kann in Hilflosigkeit, gar Hoffnungslosigkeit münden.
Die Schreibenden rekurrieren für ihre Metaphorisierungen von Verlust und Gefahr auf dieselben Herkunftsbereiche.

Während der Rekonstruktionen der 26 Szenarien wurde die allgegenwärtige Präsenz von Verlust, Gefahr und Angst deutlich, und so wählte ich vier auf verschiedenen Denkansätzen beruhende Perspektiven – die der übergeordneten Konzeptmetapher, der prototypischen Konzeptmetapher, des abstrakten Subkonzepts und des Tenors –, um das Verhältnis von Verlust und Gefahr und Angst und seine Auswirkungen zu untersuchen.
Aus diesen Perspektiven ergaben sich folgende Fragen:
Übergeordnete Konzeptmetapher → Welche ist so umfassend, dass die anderen in ihr zu subsumieren sind ?
Prototypisches Erlebensmoment → Welche ist die zentralste Erfahrung ?
Abstraktes Subkonzept → Welcher Aspekt des jeweiligen Herkunftsbereichs wird metaphorisiert ?
Tenor → Was steht „zwischen den metaphorischen Zeilen“ ?

6.5.1. Die übergeordnete Konzeptmetapher

Es gibt „etablierte“ konzeptuelle Metaphern, deren Rahmungen so groß sind, dass sie andere Metaphoriken in sich aufnehmen können. Ich formuliere die Einordnungen als Fragen, denn ich präferiere eine andere Konzeptmetapher:
- DAS LEBEN IST EINE GESCHICHTE, die DEPRESSION dann eines der KAPITEL?
- DER MENSCH IST EIN HAUS, die DEPRESSION der KELLER?
- DAS LEBEN IST EIN WEG[107] oder EINE REISE, bedeutet DEPRESSION dann, UNTERWEGS ZU FALLEN oder STEHEN ZU BLEIBEN?

[107] Vor dem Hintergrund des LEBENS ALS WEG schlussfolgert Kronberger (1999), dass die Depression ein NICHT-MEHR-WEITER-KÖNNEN ist.

Meine Rekonstruktionen, einer WEG- oder REISE-Konzeptmetapher untergeordnet, wären als Zwischenstopps, Exkursionen oder Abenteuer zu verstehen. Die Betroffenen würden demnach unterwegs in einen Krieg verwickelt, beraubt werden, sich fremd fühlen, (ab)stürzen, technische Probleme haben, in schlechtes Wetter oder eine Naturkatastrophe geraten usw. In eine Konzeptmetapher REISE gehörte auch Martha Mannings Metapher vom „Land der Depression", in dem es „Touristenführer" (d.h. TherapeutInnen) und „einheimische Touristenführer " (d.h. depressiv erkrankte TherapeutInnen) gibt. Allerdings wird die Reise-Metaphorik allein m.M.n. den so existenziellen Erfahrungen des Depressivseins nicht gerecht.

„Verlust" dagegen durchdringt die rekonstruierten metaphorischen Depressionsszenarien, auch wenn Verlust nicht immer gleich Verlust ist.
In der Phase 1 koinzidieren das Erleben von etwas Bedrohlichem und der beginnende Verlust: Etwas droht zu geschehen („Gefahr im Verzug") oder etwas (Licht, Bewegungsfähigkeit, -spielraum z.B.) wird weniger, die Angst hingegen nimmt zu. In Phase 2 ist der Verlust eingetreten: Was auch immer ist (so gut wie) nicht mehr vorhanden, der Verlust selbst wird als gefährlich erlebt, und hinzu kommt die Befürchtung, dass er irreversibel ist. D.h., das Erleben in den Phasen 1 und 2 einer depressiven Episode steht im Zeichen des Verlusts, eines befürchteten, des eingetretenen und des möglicherweise unumkehrbaren, was als gefährlich erlebt bzw. eingestuft wird und mit Angst einhergeht. Je nach Einschätzung ihrer Lage und der eigenen *coping*-Fähigkeiten fühlen sich einige Betroffene hilflos, manche bald hoffnungslos. (Die Phase 3 ist hier nicht Betrachtungsgegenstand, bedeutet eine Umkehr, ein allmähliches Zurückgewinnen oder Wiederfinden des Verlorengegangenen, das die Betroffenen metaphorisch wenig thematisieren.)

Welche Arten von Verlust erlebt werden, zeigen die Titel der Szenarien:
ZERFALL UND UMMAUERUNG → Stabilitäts- oder Beweglichkeits**VERLUST**
VERBANNT: REISE DURCH EINE UNWIRTLICHE WELT → Heimat-, Sicherheits-**VERLUST**
VON NEBELBÄNKEN UND WIRBELSTÜRMEN → Orientierungs-, Wärme**VERLUST**
VULKANAUSBRÜCHE UND ANDERE NATURKATASTROPHEN → Lebensraum-, schlimmstenfalls Lebens**VERLUST**
VORSICHT: SPRINGFLUT! → Sauerstoff-, schlimmstenfalls Lebens**VERLUST**
AUS VERLIESEN, KERKERN UND GEFÄNGNISSEN → Freiheits**VERLUST**

VOM FALLEN INS BODENLOSE → Bodenhaftungs-, Gleichgewichts**VERLUST**

(SICH-) FREMDSEIN – ANDERS- VS. NORMALSEIN? → Identitäts-, schlimmstenfalls Selbst**VERLUST**

NICHTS `GEHT´ MEHR: STARRE UND LÄHMUNG → Bewegungs**VERLUST**

DUNKELHEIT UND DÜSTERE TAGE: SONNENFINSTERNIS ODER EWIGE NACHT? → Licht-, Sicht- und Orientierungs**VERLUST**

ERNSTHAFT KÖRPERLICH ERKRANKT U/O (PLÖTZLICH) URALT SEIN → Gesundheits**VERLUST**

MELDUNGEN AUS DEM KRIEGSGEBIET → Friedens-, schlimmstenfalls Lebens**VERLUST**

DER EMOTIONALE TOD → Lebens**VERLUST**

FOLTERQUALEN → Unversehrtheits-, schlimmstenfalls Lebens**VERLUST**

UNERTRÄGLICHE LASTEN → **VERLUST** der aufrechten Haltung, Beweglichkeits**VERLUST**

DIE DIEBIN → Besitz**VERLUST**

VON RAUB- UND ANDEREN TIEREN → Sicherheits- bis hin zu Lebens**VERLUST**

FLÜGEL, VÖGEL UND NISTPLÄTZE → Unversehrtheits**VERLUST**

ACHTUNG: DEFEKT! → Funktions**VERLUST**

VON RASERN, GETRIEBESCHÄDEN UND SACKGASSEN → Mobilitäts**VERLUST**

ABSTURZ UND BRUCHLANDUNG → Bodenhaftungs**VERLUST**, schlimmstenfalls Lebens**VERLUST**

VON TEUFEL, DRACHEN UND DÄMONEN: HÖLLISCHES AUS DER UNTERWELT → Sicherheits-, Lebens**VERLUST**

VERWIRRUNG: NACKTHEIT, LOSE FÄDEN UND ANDERE REIßMUSTER → Schutz-, Intaktheits**VERLUST**

VON MASKEN UND STATISTINNEN, SKRIPTEN UND AUFTRITTEN → Authentizitäts-, Selbstbestimmungs**VERLUST**

FUNKEN, FLAMMEN UND FULMINANTE FEUER → Unversehrtheits-, schlimmstenfalls Lebens**VERLUST**

DIE DEPRESSION IST TEUER → Lebens**VERLUST**

Fazit: DEPRESSION IST VERLUST ist also die hergeleitete metaphorische Formulierung, die die Erfahrungen aller Erlebniskonzeptualisierungen der Phasen 1 und 2 subsumiert und in ihnen ihre differenzierte Ausgestaltung erfährt. DEPRESSION IST VERLUST heißt die übergeordnete Konzeptmetapher.

6.5.2. Das prototypische metaphorische Erlebensmoment

Verstehe ich die Metaphoriken als durch ihre gemeinsame Thematik des Depressionserlebens miteinander verwandt, kann ich argumentieren, dass „Verlust“ das starke Gen ist, das sie alle prägt. D.h. auch, „Verlust“ ist die prototypische depressive Erfahrung. Folglich ist die Antwort auf die Frage nach der übergeordneten Konzeptmetapher und der prototypischen Konzeptmetapher dieselbe.

Schematisch ließe sich die **übergeordnete Konzeptmetapher** so veranschaulichen:

DEPRESSION BEDEUTET VERLUST

von

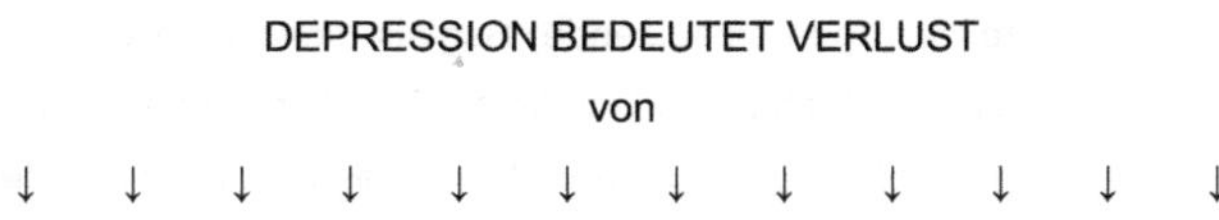

den Boden unter den Füßen – Freiheit – Bewegung – Sicherheit – Lebensraum

die **prototypische Konzeptmetapher** dagegen clusterförmig:

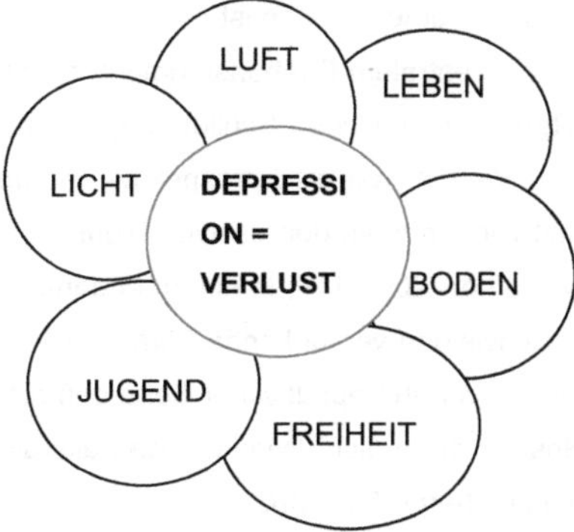

In beiden Modellen ist Verlust der gemeinsame Nenner. Der vertikale Betrachtungswinkel zeigt, metaphernanalytisch gesprochen, das „übergeordnete Konzept“, die kreisförmige Anordnung gemäß der Standardversion der Prototypentheorie den „prototypischen Vertreter“ (siehe 4.2.2.). Verlust ist der *link*, der die verschiedenen Konzepte verkettet. Die unter 6.4.4.16. gruppierten, expliziten metaphorischen Verlustbenennungen wie „zerbrechen, verlieren, zersplittern, abhanden kommen, einbüßen“ etc. kommen in den einzelnen Szenarien in je spezifischen Kontexten zum Tragen.

Jener prototypentheoretische Ansatz, der besagt, dass Kategorienmitglieder nicht direkt mit dem Prototypen verwandt sein müssen, sondern dass sie über ein Merkmal (immer weiter) miteinander verbunden sein können, und der Lakoff-Johnsonsche Kohärenzgedanke der gemeinsamen Implikationen verschiedener Metaphoriken lassen mich an dieser Stelle meine Assoziationen zu der dominanten depressiven Verlusterfahrung einflechten: Die so verschiedenen Verlusterfahrungen evozieren die Vorstellung von Verharren, Innehalten, Ausgebremst-Werden. Einige Szenarien thematisieren den Mobilitätsverlust explizit, wie GETRIEBESCHÄDEN, SACKGASSEN, LÄHMUNG, GEFÄNGNIS, BRUCHLANDUNG etc., aber auch in den anderen ist Stillstehen als (eine eventuell leicht zeitverzögert einsetzende) Begleiterscheinung von Verlust denkbar: Wenn es stockfinster um mich ist und ich keine Orientierung habe, bleibe ich stehen. Wenn ich schwer krank bin, liege ich im Bett. Eine nicht funktionierende Maschine bleibt stehen, läuft nicht mehr. Die metaphorischen Wendungen „starr vor Angst“ und „vor Entsetzen gelähmt“ besagen das gleiche. Die Formulierungen „Ich kann oder weiß nicht weiter“ implizieren ebenfalls einen Stopp. Diese Ideen machen Sinn auf dem Hintergrund der eingangs genannten konventionellen Konzeptmetapher DAS LEBEN IST EINE REISE (eine der klassischen metaphorischen Projektionen des WEG-Schemas, siehe 6.9.), mit der Verlust insofern kompatibel ist, als dass die Reise aufgrund der Depression – des Bewegungsverlusts – unterbrochen ist.
Vor dem Hintergrund von Verlust als zentralem Erlebensmoment, bleibt zu postulieren, dass in anderen, nicht untersuchten authentischen Schilderungen Hinweise darauf zu finden sein müssten: Der „`Fund´ Verlust“ hat also prospektive therapeutische Relevanz, gerade auch im Kontakt mit verstummten depressiven Menschen. Möglicherweise initiiert er das, was Koch und Keßler (2002:149) in einem anderen Zusammenhang mit „das Versprachlichen von in Schweigen versunkenen Stimmungen“ meinen. Möglicherweise zeitigt das Thema Verlust, von therapeutischer Seite den nicht sprechenden Betroffenen angeboten, eine „Sesam, öffne dich“-Wirkung, was allerdings im Rahmen einer weiteren empirischen Arbeit zu überprüfen wäre.

Fazit: **Verlust** ist das zentrale Erfahrungsmoment des Depressivseins, die Nomenklatur, ob nun Verlust übergeordnet oder prototypisch genannt wird, sekundär.

6.5.3. Das abstrakte Subkonzept

Angesichts der vielen verschiedenen Herkunftsbereiche fragt sich, was sie außer des gemeinsamen Zielbereichs miteinander verbindet, ob die AutorInnen bestimmte Ausschnitte aus ihnen für ihre Metaphorisierungen wählen. Ich rekapituliere die Definition des Baldaufschen Begriffs „abstraktes Subkonzept“[108], um ihn nun, im Gegensatz zum Definitionskapitel, auf den vorliegenden Untersuchungsgegenstand zu beziehen: „Abstrakte Subkonzepte“ können, laut Baldauf (1997:260), „verschiedene, größere Erfahrungsbereiche charakterisieren und konstitutive Elemente umfassenderer, gestalthafter IKMs darstellen. Diese abstrakten Subkonzepte sind es, die metaphorisch konzeptualisiert werden und in bestimmten Kontexten metaphorische Instanzen auf sprachlicher Ebene auslösen.“ Entgegen der traditionellen Metaphernauffassung, wonach die konkreten Herkunftsbereiche selbst als Quelle für die Metaphorisierungen dienen, postuliert Baldauf (ebd.:261) also, dass es die abstrakten Subkonzepte sind, die die metaphorischen Instanzen auf sprachlicher Ebene verursachen. Da sie die abstrakten Subkonzepte – *Gefahr* oder *Bedrohung*[109] in dieser Untersuchung, die Antwort vorwegnehmend – als Teile von Konzepten und Merkmalclusters „im Sinne der revidierten Fassung der Prototypentheorie“ versteht, können sie „verschiedenen Konzepten [Beispiele hier sind GEWITTER, TIEFE, DUNKELHEIT, A.d.V.] gemeinsam sein“, was auch die Vielfalt der Szenarien erklärt.

Ich fand 31 Erfahrungsbereiche, die (als Herkunftsfelder) der Metaphorisierung depressiven Erlebens dienen, die ich jedoch von Beginn an ganz unterschiedlich eng fasse: Z.B. überschreibe ich ein Feld „Wasser“ und nicht „Flut“, ein anderes hingegen „Technischer Defekt“ und nicht einfach „Technik“. Ich hätte viele, wenn auch nicht alle, in zwei großen Gruppen „Natur“ und „Technik“, erfassen können. Unabhängig davon, wie ich die Herkunftsbereiche betitele, ist auffällig, dass jene Erfahrungsbereiche, die ja – laut der holistischen kognitiven Semantik – physische und soziale Erfahrungen sowie allgemeines, tradiertes Wissen umfassen, nicht als Ganzes zur Metaphorisierung der Phasen 1 und 2 einer depressiven Episode herangezogen werden, sondern nur jeweils deren „schlechten“, angstverursachenden Seiten. Es dient nicht „Technik“ inklusive ihres Fortschrittsaspekts der Metaphorisierung, nur ihr Versagen; nicht „Wasser“ auch als lebensspendendes Element, nur seine bedrohlichen Seiten wie Überflutung; nicht „Feuer“ als wärmendes Element, sondern nur seine verletzenden und zerstörerischen Auswirkungen. Aus der Erfahrung Dunkelheit wird nicht beispielsweise „Sonnenuntergang“ genutzt, nur bedrohliche Verfinsterungen wie „düsterste Nacht“ oder „ewige Sonnenfinsternis“ dienen der Metaphorisierung des Depressionserlebens. Ich selbst entschied unreflektiert, ein Feld „Naturkatastrophe“ zu überschreiben und benenne so ausschließlich das Gefährliche. Hätte ich es beispielsweise mit „Große Naturphänome-

---

[108] Für eine ausführlichere Betrachtung verweise ich auf das Kapitel 4.2.10.

[109] Die Kursivierung entspricht Baldaufs Schreibkonvention für die abstrakten Subkonzepte.

ne“ überschrieben, würde deutlicher, dass auch hier nur der bedrohliche Aspekt zählt: In der Konzeptmetapher DEPRESSION IST EINE NATURKATASTROPHE und einer ihrer Subkonzeptualisierungen, DEPRESSIVSEIN HEISST, SICH INMITTEN EINES ERDBEBENS WIEDERZUFINDEN, ist die als unbeeinflussbar eingeschätzte Qualität der Naturgewalt, gegenüber der sich die meisten Menschen machtlos fühlen, auch für jene, die noch nie ein Erdbeben erlebt haben, Teil des enzyklopädischen Bedeutungswissens. Es ist ein Szenario massiver Bedrohung und einer Gefahr, der Einhalt zu gebieten den Betroffenen nicht möglich ist: Sie erleben sich im „Epizentrum“. Diese Konzeptualisierung impliziert zudem, dass auch die Menschen im „Umfeld“, die Angehörigen der Erkrankten, das Beben spüren und es auch bei ihnen Angst- und Hilflosigkeitsgefühle auslösen kann. Andere Bereiche – „Gefängnis“, „(Raub-) Tier, „Schlechtes Wetter“, „Krieg“, etc. – lösen (fast) ausschließlich negative Gedanken, Gefühle, Assoziationen aus.

Die spezifischen „Gefahrenareale“ der Herkunftsbereiche sehen so aus:
Gebäude → ***Bedrohung*** durch ***Zerfall*** bzw. ***Einmauerung***
Welt-Reise → ***Gefahr*** durch ***Fremdsein, Heimatlosigkeit***
Schlechtes Wetter → ***Gefahr*** durch mächtige ***Elemente***
Wasser → ***Überflutungs-, Lebensgefahr***
Unfreiheit → ***Bedrohung*** durch ***Isolation, Eingesperrtsein***
Tiefe → ***Sturz-, Lebensgefahr***
Fremdheit → ***Bedrohung*** durch ***verunsichertes Selbstverständnis***
Starre → ***Bedrohung*** durch ***Bewegungsunfähigkeit***
Dunkelheit → ***Bedrohung*** durch ***Orientierungslosigkeit***
Krankheit / Alter → ***Lebensgefahr***
Krieg → ***Lebensgefahr***
Sterben → ***Lebensgefahr***
Folter → ***Bedrohung*** durch ***Ausgeliefertsein, Ohnmacht***
Last → ***Gefahr, zusammenzubrechen***
Diebin → ***Bedrohung*** der ***Unversehrtheit*** durch ***Beraubung***
(Raub-) Tier → ***Verletzungs-*** bis hin zu ***Todesgefahr***
(Greif-) Vogel → ***Bedrohung der Unversehrtheit***
(Technischer) Defekt → ***(Lebens-) Gefahr*** durch ***Funktionsunfähigkeit***
Transport (-Mittel) → ***Gefahr*** durch ***Immobilität***
Fliegen → ***Lebensgefahr*** durch ***Absturz***
Metaphysisches → ***(Lebens-) Gefahr*** durch ***Übernatürliches***

Theater → ***Bedrohung*** durch ***Fremdbestimmung*** und ***Unechtheit***

Feuer → ***Verbrennungsgefahr***

Geld → ***Verarmungs-, Lebensgefahr***

Fazit: In ihren retrospektiven Schilderungen der Phasen 1 und 2 nutzen die Betroffenen aus all den verschiedenen Erfahrungsbereichen nur deren Negativaspekte für ihre Metaphorisierungen: Das die Szenarien vereinende abstrakte Subkonzept[110] heißt ***Gefahr, Bedrohlichkeit***.

6.5.4. Der Tenor

Haverkamp (^{2}1996:8) nennt den Tenor einer Metapher „emotiv". Ich übernehme Richards´ Terminus „Tenor", verstehe darunter jedoch das, was *nicht* gesagt wird, in den metaphorischen Aussagen nur „anklingt", das „Atmosphärische" der rekonstruierten Episoden, den eher sinnlich wahrnehmbaren denn den verbalisierten Bedeutungsanteil. D.h., ich verstehe „Tenor" als den Sinn einer Äußerung, ihr Gehalt. Mit dieser Abweichung nicht genug: Ich unterstelle dem Tenor zudem eine Appellfunktion: Auf der Beziehungsebene benennen die Betroffenen mit ihren metaphorischen Darstellungen ihre Gefährdung, ihre Angst angesichts einer großen Bedrohung.

Angst haben die Betroffenen nicht nur vor (den unter 6.5.3. genannten) Erdbeben und Lawinen: Angst geht eng umschlungen, nicht nur Hand in Hand, mit der depressiven Entwicklung einher. Das gezielte Durchsehen aller metaphorischen Exzerpte und deren weiterer Kontexte macht offensichtlich, wie „agil" und mächtig die Angst erlebt wird: Sie ist Element, Mensch, Tier. (Im Anhang A 6.5.4. führe ich die Angst-Metaphern auf.) Sie packt die Betroffenen, springt sie an, überfällt sie (u.a. unter dem Alias „Panik"). Die Angst wächst, ebbt ab, lähmt, kriecht oder jagt, fließt, ist manchmal eisig, dann wieder verbrennt sie die Betroffenen. Ihre Verwandlungsfähigkeit dokumentieren die vielen bedrohlichen und oft lebensgefährlichen Erlebniskonzeptualisierungen. Ich verstehe Angst nicht als abstraktes Subkonzept, denn sie ist abstrakt vor ihrer metaphorischen Personifikation und Reifikation, kann also nicht zur Metaphorisierung herangezogen, sondern muss selbst metaphorisiert werden.

Der Tenor sämtlicher Episoden ist die beängstigende Gefährlichkeit der Situationen, in denen sich die Betroffenen wiederfinden. Für mich transportiert der Tenor eine je ganz persönliche Botschaft der Angst und eventuell implizit die Bitte um Hilfe. Der Tenor

---

[110] Baldauf würde sagen: Das diese Metaphoriken verursachende abstrakte Subkonzept lautet *Gefahr*, Herkunftsbereich ist nicht „Naturkatastrophe" oder „Gebäude". Der Lexikalisierung dient er allerdings, d.h, er „generiert" die maifesten Metaphern.

Angst ist m.E. das emotionale Pendant zu dem kognitiveren abstrakten Subkonzept *Gefahr* oder *Bedrohung*: Er drückt die Empfindung, das Gefühl aus angesichts einer als external erlebten Gefahr des Verlusts von Bewegung, Stabilität, Leben ... Die Intensität der Angst ist abhängig von der Bewertung der Gefährlichkeit der Situation und der eigenen *coping*-Möglichkeiten. Der Tenor „Ich habe (große) Angst" resultiert also aus der externalen Bedrohung durch die Depression und mündet oder droht zu münden in Hilflosigkeit.

Angst, Verlust, gerade auch Kontrollverlust, und Hilflosigkeit sind aus meiner Sicht für das leidensempathische Verständnis für depressiv erkrankte Menschen von ganz besonderer Bedeutung: Kontrollverlust und Hilflosigkeit – „nicht mehr *Herr*In des eigenen Lebens zu sein", „keine Be*herr*schung[111] mehr zu haben" – sind der eine Pol der in den Metaphernfeldern enthaltenen Kontinua[112]. Ich verstehe unter „Kontrolle" u.a. das Gefühl, die Fäden seines Lebens selbst in der Hand und für nicht persönlich beeinflussbare Geschehnisse wenigstens eine Erklärung zu haben. Flammer (1990:7) sieht Hilflosigkeit als Komplementärbegriff zu Kontrolle, die bedeutet: „Ziele erreichen zu können, seine Lebensbedingungen im Griff zu haben, Freiheit oder doch Freiheitsgrade zu besitzen, funktionstüchtig und glücklich zu sein, [...]." „Hilflosigkeit" hat dagegen „mit Machtlosigkeit, mit Versagen, ja mit Depression zu tun". 70 Seiten später bezeichnet er „Kontrolle" und „Hilflosigkeit" als Antonyme: „Kontrolle ist das Gegenteil von Hilflosigkeit."
An dieser Stelle darf Seligmans (1975:52) Definition seiner „Theorie der Hilflosigkeit" nicht fehlen: „die Erwartung, dass eine Konsequenz von den eigenen willentlichen Reaktionen unabhängig ist, senkt (a) die Motivation, diese Konsequenz kontrollieren zu wollen, interferiert (b) mit der Fähigkeit zu lernen, dass die eigenen Reaktionen die Konsequenz tatsächlich kontrollieren, und – wenn die Konsequenz traumatisch ist – löst (c) diese Erwartung solange Furcht aus, wie das Individuum sich der Unkontrollierbarkeit der Konsequenz nicht sicher ist; danach führt sie zu Depression".
Fähigkeiten und Wirksamkeit sind auch für Flammer Voraussetzungen für Kontrolle, die dazu diene, das in die Tat umzusetzen, was sich jemand vornehme. Er differenziert

---

[111] Für die metaphorische Analyse der Wendung „die Fassung verlieren" und ihrer Bedeutung im Kontext depressiver Erkrankungen verweise ich auf Kapitel 6.9.2.

[112] Nur der negative Pol der Kontinua wird, wie erläutert, zur Metaphorisierung depressiven Erlebens genutzt; um so wichtiger sind die genesungsorientierten Metaphern, GOMs, die das andere Ende der Skalen ins Blickfeld rücken. Siehe Kapitel 6.6.

zwischen direkter, aktiver, und indirekter Kontrolle bzw. Kontrollausübung. Kontrolle zu haben, heißt, Fähigkeiten zielgerichtet auszuüben. Folglich üben die Betroffenen indirekte Kontrolle aus, wenn sie sich Hilfe holen: Sie haben Kontrolle trotz ihrer Angst, was m.M.n. zu betonen ist, denn sie handeln, indem sie professionelle HelferInnen aufsuchen. Für Flammer (1990:20) bedeutet Kontrolle also Handlung: „Kontrolliert werden Zustände und Vorgänge. Die Kontrolle besteht darin, geeignete Prozeduren bereitzuhalten und im Bedarfsfall einzusetzen". John Bentley Mays (1999:152) beschreibt deren Verlust u.a. als „[...] eine zersetzende Entscheidungsunfähigkeit, die sich sehr bald in allen Winkeln meiner Seele auszubreiten begann."

Mindestens so entscheidend (wie die objektive Seite der Kontrolle, d.h. eine meist auch für andere erkennbare Zielerreichung,) ist nach Flammer jedoch die subjektive Überzeugung eines Menschen, d.h. die Kontrollmeinung, teleologisch vorgehen zu können. Der Verlust der dazu notwendigen Fähigkeiten und der Verlust, an diese und / oder an sich zu glauben, machen die Hilflosigkeitserfahrung der Betroffenen umfassend. Mit anderen Worten: Lageorientierung ersetzt fast vollständig die Handlungsorientierung, ein Ansatz, den ich in Kapitel 6.6.1. erläutere.

Bezüglich des m.E. potentiell gefährlichsten Verlusts wandle ich Flammers (1990:72) Formulierung zu Hoffnungslosigkeit als „einem Spezialfall der Hilflosigkeit" nur wenig ab: Hilflos zu sein, bedeutet, sich nicht selbst helfen zu können; hoffnungslos zu sein, bedeutet, dass auch andere nicht mehr helfen können, also völlig hilflos zu sein. – Depressive Menschen legen eine solche Haltung, „Mir kann eh keiner helfen", recht häufig an den Tag. Kuiper (1991:213) rät allerdings aufgrund seiner persönlichen Depressionserfahrung nicht-betroffenen Außenstehenden, sich keinesfalls abschrecken zu lassen und sich unbedingt über solche Kommentare hinwegzusetzen, um den kranken Menschen in ihrem Elend keinen Grund für das Gefühl zu geben, sie im Stich zu lassen. – Hoffnung zu haben, ist m.M.n. (über-) lebensnotwendig, Hoffnungslosigkeit somit der schlimmste (Kontroll-) Verlust schlechthin.

Fazit: „Lausche dem Tenor" – auch den impliziten **Angsterfahrungen**, den emotiven Botschaften der Metaphorisierungen.

6.5.5. Verlust-, Gefahr- und Angstbetrachtungen – Zusammenfassung

In Phase 1 nehmen die Betroffenen eine Gefahr, ein drohendes Unheil, wahr, zumeist eine Bedrohung durch etwas Unbekanntes oder ein bereits beginnender Verlust irgendwelcher Fähigkeiten. Interessant ist, dass die zunächst als diffus und beängstigend erlebte, noch nicht näher zu bezeichnende Gefahr in dem Moment benennbar wird, in dem der Verlust einsetzt. Fühlen sich die Betroffenen wehrlos und ohne Einflussnahme, sind sie bereits zu diesem Zeitpunkt voller Angst und oftmals hilflos. In Phase 2 ist die Gefahr da, der Verlust eingetreten; wenn sich die Betroffenen außerstande wähnen, Kontrolle in irgendeiner Form auszuüben, verwandelt sich ihre Angst in Hilf-, schlimmstenfalls in Hoffnungslosigkeit.
„Übertragen" auf das Konzept DEPRESSION IST TIEFE beispielsweise, heißt das: Das Stehen am Rande eines tiefen Lochs und der Sog, der von der Tiefe ausgeht, stellen die Gefahr bzw. die bedrohliche, angstauslösende Situation in Phase 1 dar. Hilflosigkeit und Angst werden schon dann erlebt, wenn die Betroffenen (meinen,) nichts ausrichten (zu) können, wenn sie das eigene Handeln als wirkungslos einschätzen, unabhängig davon, ob sie Bewältigungsversuche unternehmen oder nicht. Das Hineinstürzen und Fallen entspricht dem Eintreten der Gefahr; der Verlust besteht darin, keinen festen Boden mehr unter den Füßen zu haben, die Angst darin, sich (schwer) zu verletzen, vielleicht gar sterben zu müssen. Die Gefahr und die Angst liegen im Sturz selbst und im (befürchteten) Aufprall und den damit assoziierten Risiken. Wenn die Betroffenen glauben, ihr Stürzen sei durch nichts und niemanden aufzuhalten, so stimmt sie dies hoffnungslos.

Vom Ergebnis her betrachtet, erweist sich die für wissenschaftliche Untersuchungen und Verständigungen nützliche Nomenklatur, nach deren Inhalt auch ich mein Vorgehen orientiere, bei der empirischen Ausrichtung dieser Arbeit als nicht so wichtig, denn: Ob ich nun VERLUST die übergeordnete oder die prototypische Konzeptmetapher nenne, *Gefahr* als abstraktes Subkonzept bezeichne und sie im emotiven Tenor als Angst zusammenfließen – die Erkenntnisse sind immer die gleichen, unabhängig von der Betrachtungswarte: Die mit Hilfe der Metaphernanalyse (und empirischer, klinischer Erfahrung) rekonstruierten Konzeptualisierungen depressiven Erlebens zeigen ausnahmslos Verlust, Gefahr und Angst als die allen Metaphoriken „gemeinsame Schnittmenge des Erlebens". D.h. jedoch auch, dass aus empirischer, therapieorientierter Sicht die theoretischen Unterscheidungen – so denn größere Stichproben diese interpretativen Ein-Sichten bestätigten – unnötig sind bzw. ein Analyseansatz (statt der geschilderten vier) genügen würde.

Angesichts solch fundamentaler Angst- und Ohnmachterfahrungen sind die im folgenden erläuterten validierungs- und genesungsorientierten Metaphern therapeutisch besonders wertvoll.

6.6. Von metaphernanalysierten authentischen Texten hin zu einem metapherntherapeutischen Ansatz der Depressionsbewältigung: VOMs, GOMs, POMs – coping[113]- und Interventionsmetaphern

„Worte waren ursprünglich Zauber und das Wort hat noch heute viel von seiner alten Zauberkraft bewahrt. [...] Worte rufen Affekte hervor und sind das allgemeine Mittel zur Beeinflussung der Menschen untereinander. Wir werden also die Verwendung der Worte in der Psychotherapie nicht gering schätzen [...]“, so Freud ([8]1986:XI,10).

6.6.1. VOMs, GOMs, POMs – und „die“ Depression

Wie bereits erwähnt, fiel mir bei dem Zusammenfassen verwandter Einzelmetaphern in Feldern auf, dass einige Metaphern Antonyme zu denen des Depressionserlebens sind: Wenn „Dunkelheit“ für das Depressivsein gewählt wurde, so wies „Helligkeit“ auf die Gesundung hin. Ich nahm die gefundenen Antonyme in die jeweiligen, von mir oftmals „einseitig“ negativ titulierten Felder (siehe 6.5.3) auf, da sie assoziativ und erfahrungsgemäß zusammengehören. Die Bipolarität der Felder (siehe 6.1.), so meine Schlussfolgerung, umfasst Instanzen für die drei Phasen einer depressiven Episode, die in den drei Phasen je verschiedene Aufgaben erfüllen können. Als endgültige Zusammenführung meiner zwei Anliegen – das Eruieren depressiver Muster und ihre therapeutische Relevanz – erläutere ich nun die drei der therapeutischen Intervention und letztlich der Bewältigung des Depressivseins dienlichen Metaphernfunktionsklassen. Ich schreibe „letztlich der Bewältigung dienlich“, da es zunächst um *coping* i.S.v. Zurechtkommen mit der Erkrankung gehen muss:

Phasen 1 und 2: **v**alidierungs**o**rientierte **M**etaphern, **VOMs**, für (beziehungs-) stabilisierende und v.a. wertschätzende therapeutische Interventionen,
Phasen 2 und 3: **g**enesungs**o**rientierte **M**etaphern, **GOMs**, als *coping*-Metaphern und für therapeutische Interventionen und
Phase 3: **p**rophylaxe**o**rientierte **M**etaphern, **POMs**, ebenfalls als *coping*-Metaphern und für therapeutische Interventionen.

Einige als GOMs einsetzbare Metaphern fand ich in den Texten, und sie brachten mich auf den Gedanken, die Konzeptrekonstruktionen zusätzlich um Metaphern für die Phasen 1, 2 und 3, für die Möglichkeit der Remission und die Zeit danach zu ergänzen. Die

[113] *To cope with* bedeutet „umgehen, zurechtkommen mit“, nicht nur „bewältigen“, wie *coping* im Deutschen oft verwendet wird.

Anwendung der drei Metaphernfunktionsklassen sind im privaten, v.a. aber in therapeutischen Gesprächen und in schreib- und poesietherapeutischen Sitzungen hilfreich. VOMs, GOMs und POMs gehören i.d.R. in die von den Betroffenen vorgegebenen metaphorischen Rahmen. Vorsicht ist nur dort geboten, wo die Gefahr droht, im Bilde stecken zu bleiben, d.h. metaphorisch in der Depression zu verharren oder gar Sterben und Tod zu evozieren[114]. Ortony (1993:6) formuliert in seinem einleitenden Kapitel mit Bezug auf Schöns Beitrag eine Warnung vor allen „generativen Metaphern", die ihre eigenen Lösungen generieren", denn sie präsentierten meist keine objektive Darstellung einer Problemsituation. Ich verwerfe meine metapherntherapeutischen Idee dennoch nicht, weil es mir um das sehr subjektive (Sich-) Erleben in einer depressiven Episode geht. Zudem erlaubt die Metaphernanalyse, diese individuellen Sichten zusammenzuführen und so mehrere inter- wie intrasubjektive Einsichten zu bündeln. Sie nicht aufzugreifen, wäre m.E. vergleichbar mit „unterlassener Hilfeleistung" – und zudem ermöglicht die Vielzahl der rekonstruierten Konzepte und ihre in 6.5. dargelegten Gemeinsamkeiten das Übernehmen auch anderer Warten bzw. deren Metaphern (siehe auch 6.8.). Ich gebe also Grove und Panzer (1991:xi) recht, die sagen, *The structure of the client's complaint contains the seed of the healing*, wenngleich ich diese Aussage mit „meist" einschränkend modifizieren würde.

Um einen anderen Einwand vorweg zu nehmen, gehe ich kurz auf den potentiellen Verlust des Sprechvermögens während sehr schwerer Depressionen ein. Vorübergehend verstummen einige der Betroffenen nahezu: Sie können nichts oder nur wenig über ihr Befinden sagen. Es könnte also eingewandt werden, dass in einem (Therapie-) Gespräch Metaphern fast „blind", ohne an vorher Gesagtes anknüpfen zu können, offeriert werden (müssen), um den Betroffenen zu verstehen zu geben, dass man sich ein „Bild" von ihrem Leid zu machen versucht. Völlig „blind" ist das Vorgehen jedoch nicht, da es Orientierungspunkte gibt:

die BEHÄLTER- und WEG-Schemata, die u.a. eine präpositionale Bestimmung ermöglichen (siehe 6.9.),

das die Depressionserfahrung prägende Verlusterleben (siehe 6.5.),

das abstrakte Subkonzept *Gefahr* und der Tenor Angst (siehe 6.5.) und

die prototypischen Herkunftsbereiche „Dunkelheit", „Tiefe", „Höllisches" und „Krieg" (siehe 6.3.).

---

[114] Siehe dazu 6.4.4. und 6.8.

Je nachdem, welche Metapher auch nur ein wenig positive Resonanz bei einem schwer depressiven Menschen auslöst, empfiehlt sich der Verbleib in ihrem Feld und das vorsichtige Ausloten weiterer, verwandter Instanzen.
Bevor ich die drei Metaphernklassen anhand der Transportmittel-Metaphorik erläutere, gehe ich auf zwei etablierte Terminologien ein, wonach validierungsorientierte Metaphern zusätzlich als lage- und problemorientiert, genesungsorientierte Metaphern zusätzlich als handlungs- und lösungsorientiert und prophylaxeorientierte Metaphern zusätzlich als problem- und handlungsorientiert charakterisiert werden können. Ich grenze die Verwendung der Termini hier ab gegenüber Hartungs und Retzers ursprünglichem Gebrauch in ihren Untersuchungen und Artikeln.
In Hartungs Angst- und Volitionsstudien sind die „Konzepte Lage- und Handlungsorientierung" von zentraler Bedeutung. Ich zitiere die Autorin (1995:262) der genauen Definitionswiedergabe wegen wörtlich: „Während im Modus der Handlungsorientierung die Komponenten einer Intention (Ist- und Zielzustand, angemessene Handlungsstrategien zur Überwindung der Diskrepanz und eine Selbstverpflichtung auf die Verwirklichung der Intention) kognitiv repräsentiert sind, findet in einem lageorientierten Modus eine Fixierung auf Lagen / Zustände statt, insbesondere den derzeitigen (misslichen) oder den angestrebten (nicht-erreichten) Zielzustand, ohne dass Handlungsstrategien und die Selbstverpflichtung auf die Realisierung der Absicht hinreichend mental repräsentiert sind." Zudem „[manifestieren sich] handlungshinderliche Emotionen (z.B. Entmutigung) [...]." Die Relevanz für den vorliegenden Untersuchungsgegenstand liegt in der Übereinstimmung von „lageorientiert" für das (lähmende) Angstempfinden in den Phasen 1 und v.a. 2 und von „handlungsorientiert" für die ansatzweise (wieder) mögliche Kontrollübernahme und Handlungsfähigkeit, auf die es für die und in der Phase 3 hinzuweisen bzw. die es zu stärken gilt.
Retzer (1995:213) untersucht vor dem Hintergrund „erlebten und erzählten Lebens" die „Passgenauigkeit von Problemmetaphern zu Lösungsmetaphern" (ebd.:210) und kommt (ebd.:219) zu folgendem Schluss: „Die *offene Problemmetapher* bietet vage oder lückenhafte Erklärungen und uneindeutige Bewertungen [...] und führt zu unterlassenem Problemlöseverhalten." [...] „Dagegen bietet die *geschlossene Problemmetapher* eine präzise, vollständige Erklärung und eine eindeutige Bewertung [...]. Sie induziert Problemlöseverhalten, das durch seinen wiederholten Vollzug das Problem aufrechterhält." [...] „Die *öffnende Lösungsmetapher* führt mehrdeutige Bewertungen des Problems ein [...], es kann Ambivalenz entstehen." [...] „Die *schließende Lösungsmetapher* dagegen bietet eine präzise Lösungserklärung mit der entsprechenden eindeutigen Bewertung. – Einer geschlossenen Problemmetapher sollte mit einer öffnen-

den Lösungsmetapher und einer offenen Problemmetapher sollte mit einer schließenden Lösungsmetapher begegnet werden." Ich fasse seine Illustration dieses Vorgehens an einer Fallgeschichte kurz zusammen: Die eindeutige (geschlossene Problem-) Metapher eines dominanten Vaters, er werfe einen Schatten auf den schwachen Sohn, ergänzt Retzer um die Bewertung `gut´ (da so z.B. die Gefahr einer Melanomentwicklung reduziert werden könne) und entwickelt sie so zu einer öffnenden Lösungsmetapher. – Ich wandle zwei der Begrifflichkeiten seiner Vierfachdifferenzierung ab, wenn ich statt von „Problemmetapher" von „problemorientiert" bezüglich der validierenden Metaphern spreche, da sie sich auf das depressive Erleben des Verlusts beziehen, und wenn ich mit „lösungsorientiert" die genesungsorientierten Metaphern, die GOMs, charakterisiere.

6.6.2. VOMs, GOMs und POMs zum Beispiel der Transport (-Mittel)-Metaphorik

Mit den **validierungsorientierten Metaphern, VOMs**, ist das Erleben der Betroffenen v.a. in den Phasen 1 und 2 zu würdigen; d.h., sie sind dialogische, ausschließlich von PsychotherapeutInnen in die Gespräche einzubringende Metaphern. Greifen TherapeutInnen die von den PatientInnen vorgetragenen metaphorischen Instanzen auf, so signalisieren sie gezielt mit diesen, denselben Konzepten angehörenden Metaphern Verständnis für die „Lage" der Betroffenen. VOMs validieren das Elend, fokussieren es sehr empathisch, u.a. indem sie paraphrasierend zunächst „im Bilde bleiben". Ihre statische (weil problem- oder lageorientierte) Qualität ist relativ, denn Verständnis ist ein erster Schritt, wenn nicht Richtung Genesung, so doch zur Etablierung und Festigung der therapeutischen Beziehung. Beck et al. (1999:103) kommentieren Frageformen als „wichtigstes therapeutisches Mittel": Durch „vorsichtig formulierte Fragen" können „rigide dargelegte Ansichten" die Bedeutung von Arbeitshypothesen erhalten und so (ebd.:106) zu „einer Lockerung depressiver, gehemmter Gedankengänge" beitragen. Frageformen eignen sich, um behutsam vorzugehen, sie erleichtern es PatientInnen z.B., „einzulenken" oder „irreführende" Wendungen zu korrigieren.
Beispiele: „Heißt das, Ihr Antrieb ist gestört, es fällt Ihnen sehr schwer ...?", „Sagen Sie, Sie stecken in einer Sackgasse?", „Sie kommen nur noch schwer in Gang?", „Ist das, als stünden Sie in einem Stau und könnten nichts tun?"

Mein Hauptaugenmerk liegt auf den **genesungsorientierten Metaphern**, den **GOMs**. Sie sind in zweifacher Hinsicht „handlungsorientierte" Hoffnungsträger und im engeren Sinne *coping*-Metaphern. Sie deuten zum einen Möglichkeiten an, sich während der (sehr bedrohlichen) Phase 2 zu schützen und so durchzuhalten und zu überleben. Bei-

spiele: „Ich stelle es mir sehr schlimm vor, sich plötzlich aus dem Verkehr gezogen zu fühlen, richtig?", „Könnte es sein, dass es angezeigt ist, statt eines anderen Gangs erst einmal eine Rast einzulegen?"
Zum anderen ziehen sie, noch in der Phase 2 und für Phase 3, handlungs- und lösungsorientiert, Beendigungsmöglichkeiten der depressiven Episode in Betracht – ihre „eigentliche" Hoffnungsträgerfunktion, oder mit Bloch (1974:132) gesprochen: „kein Kellergeruch, nein, Morgenluft [...]". Beispiel: „Haben Sie denn jemanden verständigt, kommt sozusagen jemand vom Abschleppdienst?"
GOMs können externale Kontrollmeinungen[115] aufgreifen. Beispiel: „Hielte es denn nicht auch ein Automechaniker für sinnvoll, erst einmal langsam anzufahren und nicht gleich voll zu beschleunigen?"
Sie können die Meinung, indirekte Kontrolle zu haben, aufgreifen. Beispiel: „Rufen Sie bei Bedarf in einer Werkstatt, d.h. bei Fachleuten, an?"
Und sie können internale Kontrollmeinungen nahe legen. Beispiele: „Wäre es nicht denkbar, erst einmal ein Warndreieck aufzustellen und damit jemanden zum Anhalten zu bewegen?", „Was hielten Sie denn davon, zunächst in Begleitung eine kleine Probefahrt zu unternehmen?"

„Genesungsorientierte Metaphern" sind, mit Hartung gesprochen, „handlungsorientiert" oder, Retzers Terminologie abwandelnd, „lösungsorientiert". Unabhängig von der Namensgebung zeichnen sie sich durch ihre dynamische Qualität aus, denn sie richten den Blick auf das Ende einer depressiven Episode. Ich greife für sie entweder Instanzen aus von Betroffenen vorgegebenen Metaphoriken auf und bleibe mit ihnen in deren Rahmen oder ich nehme die erhaltenen Signale auf und führe (*pacing*, siehe unten) die betreffende Person von dort, „wo sie steht", mittels der genesungsorientierten Metaphern aus der Situation heraus. (Verknüpfungsmöglichkeiten erarbeite ich in Kapitel 6.8.). Es sollte nicht der Eindruck entstehen, dies sei mit der Erwähnung einer einzigen Metapher getan, aber ein erster Schritt in die „Gesundungsrichtung" kann so denkbar werden. – Bezüglich des „Schritts in Richtung Gesundung": Die Metapher „WegbegleiterInnen" für TherapeutInnen resultiert aus der Konzeptmetapher THERAPIE IST EIN WEG. – Sollte jedoch zusätzlich z.B. zu dem zugrunde liegenden WEG-Schema (siehe 6.9.) eine konzeptuelle Metaphorik erkenntlich sein, wie DEPRESSION IST EIN TRANSPORT (-MITTEL), so ist die genauere Passung vorzuziehen. Diese Metaphern sind spezifischer: „langsam anfahren, sich wieder in den Verkehr einfädeln", usw., sie

---

[115] Siehe Kapitel 6.5.

führen nicht undifferenziert nur „heraus". Mit „heraus" impliziere ich, dass es nicht nur ein zugrunde liegendes WEG-Schema gibt, sondern auch, dass jemand in einer Art Behältnis steckt, z.B. einer Sackgasse, zurückzuführen auf das BEHÄLTER-Schema (siehe 6.9.).

GOMs weisen in „Richtung Hoffnung", denn dank ihrer ist konkret metaphorisch formulierbar, dass es ein Ende des Leidens geben kann, das durch sie benennbar wird. Auch wenn es immer wieder während der finstersten Zeit so scheint, als bliebe es ewig dunkel, gibt es doch Licht am Ende des Tunnels – und genau auf dieses hinzuweisen, ggf. es herzuholen, ist Aufgabe der GOMs. Vor dem Hintergrund der Kognitiven Verhaltenstherapie argumentiere ich also, dass GOMs die Funktion erfüllen, die Grenze der für Depressive so typischen dichotomen Denkweise, des Schwarz-Weiß-Denkens, zu überschreiten. Das häufig verabsolutierte Denken (Beck et al. 1999:45) „zeigt sich in der Neigung, alle Erfahrungen in eine von zwei sich gegenseitig ausschließenden Kategorien einzuordnen; z.B. makellos oder mangelhaft, sauber oder schmutzig, heilig oder sündhaft. Wenn er sich selbst beschreibt, wählt der Patient extrem negative Klassifizierungen." Im Sinne einer Expansion der vorgegebenen problemzentrierten Metaphern sind GOMs demnach auch als ein Mittel der kognitiven Umstrukturierung, als Technik zur Reattribuierung (Beck et al. 1999:199ff) zu verstehen und einzusetzen, den oben genannten „Stau" als „Verschnaufpause" oder „(erzwungene) Rast" verstehen zu lernen. Sowohl in therapeutischen (Gruppen-) Gesprächen als auch in schreib- oder poesietherapeutischen Sitzungen kann gezielt mit Metaphern gearbeitet werden, indem vorgegebene aufgegriffen oder neue eingebracht werden, um alternative Perspektiven zu eröffnen. Bezogen auf das Konzept DUNKELHEIT heißt das, Metaphern der „Helligkeit" zu bemühen: Lampe, Laterne, Kerze, Sonne, welche auch immer geeignet erscheinen, „Licht ins Dunkel" zu bringen.

Prophylaxeorientierte Metaphern, **POMs**, sind problem- und handlungsorientierte Metaphern, also solche, die darauf hinweisen, dass eventuell Vorkehrungen getroffen werden können für die und von den Betroffenen, die an einer rezidivierenden depressiven Störung leiden. Was wäre denkbar, um sich prophylaktisch auf eine erneute depressive Episode vorzubereiten? Beispiele: „Tragen Sie die Nummer derjenigen bei sich, die Sie verständigen, wenn Sie merken, dass der Motor wieder zu stottern anfängt?", „Vielleicht könnten Sie ein Notfallkitt ins Auto (z.B. die Telefonnummern von FreundInnen) legen?", „Könnten Sie Mitglied beim ADAC (z.B. ambulante Gruppentherapie, Selbsthilfegruppe; „*A*nti-*D*epressive *A*mbulante *C*are") werden?", „Vorsorglich

regelmäßige Inspektionen (z.B. ambulante Therapiesitzungen in drei-, vierwöchigem Intervall) einplanen und durchführen lassen?"
Auch wenn ich GOMs und POMs getrennt anführe und ihre Differenzierung in den Szenarien beibehielt, so zeigte sich im Laufe der Rekonstruktionsarbeit, dass sie sich funktional sehr ähneln, sich nur hinsichtlich des Anwendungszeitpunktes unterscheiden und in einer Metaphernfunktionsklasse zusammengefasst werden können.

Eine weitere Untermauerung für meine *coping*-Metaphern-Idee finde ich bei Bock, dessen frühe Arbeit ich spät, nach der Ausarbeitung meiner Klassifizierungen, entdeckte. Bock (1983:94) schreibt über „die heuristische Funktion des Analogieschlusses" bezüglich „metaphorischer Sprache und therapeutischer Einflussnahme" und unterscheidet (ebd.:106) in diesem Zusammenhang „`aktive´ und `passive´ Problemauseinandersetzungen". Anhand des Beispiels „Lawine" oder „Berg" als Bild für das Problem eines Klienten zeigt er auf, dass „vor einer Lawine stehen" eher zu Hilflosigkeitsgefühlen führt, wohingegen „vor einem Berg stehen" aktive Handlungsoptionen ermöglicht: „über den Berg steigen" oder „um ihn herumgehen". Ich führe Bock an, weil die Unterscheidung „aktiv" und „passiv" zu meinen ersten Überlegungen bezüglich der validierungs- und der genesungsorientierten Metaphern gehörte: Validierend, also das depressive Erleben aufgreifend, und genesungsorientiert, also das Depressivsein lindern oder beenden wollend – findet sich m.E. in Bocks „passiv" und „aktiv" sowie sinngemäß in den Modifikatoren „problem- und lösungsorientiert" bzw. „lage- und handlungsorientiert" wieder.
Ich zitiere noch einmal Hartung (1997:120) zur Bestätigung meines Ansatzes. Sehr simplifizierend ausgedrückt, ebnen – nach dem Erkennen und Aufgreifen der vorgebrachten Metaphoriken – VOMs den Weg für GOMs: „Als bedeutsam für den Therapieerfolg erwies sich, inwieweit es gelingt, in der Anfangsphase der Therapie Handlungsorientierung aufzubauen und lageorientierte Denkroutinen zu unterbrechen."

6.6.3. Psychotherapie und Metaphern, (psycho-) therapeutische Metaphern

Die therapeutische Arbeit mit Metaphern ist nicht neu, so dass ich meinen auf den Betroffenenmetaphern und -metaphoriken beruhenden Ansatz gegenüber dem tradierter Schulen abgrenze, die sich meist mit TherapeutInnen-generierten Metaphern beschäftigen.
Dennoch gibt es einige Autoren, die die Metaphern Betroffener fokussieren. Grove und Panzer (1991:76-86) plädieren in ihrem Buch Resolving Traumatic Memories u.a. dafür, die von den KlientInnen kreierten Metaphern aufzugreifen. Sie „gehen in die Meta-

pher", z.B. „Stein", und erfragen detailliert seine Form: „Wie sieht der `Stein´ aus? Ist er rund? Eckig? Wo genau ist er? Woher kommt er?" usw. Als nächste Schritte stünden das Formatieren und Restrukturieren der Metapher an. Sollte sie sich als dysfunktional in ihrer Repräsentation eines Lebensausschnitts und in ihrer Aufgabe erweisen, schlagen sie vor, nur die notwendigsten Änderungen vorzunehmen, damit sie wieder funktionieren könne.

Auch Kopp steigt mit KlientInnen in ihr Bild ein, um von dort aus Veränderungen zu initiieren. In Metaphor Therapy (1995:xiv-xv) schildert er, wie er die ihm angebotenen Metaphern aufnimmt: Eine Klientin bezeichnet ihren Ehemann als „Lokomotive", und auf sein Nachfragen hin erfährt Kopp, dass sie sich als „Tunnel" versteht. Vor dem Hintergrund der erfragten Selbstkonzeptualisierung leitet er Veränderungen ein, indem er die Klientin mit einer in seinem Werk immer wiederkehrenden Frage auffordert, Modifikationen zu bedenken: „Wenn Sie das Bild ändern könnten, so dass es besser für Sie wäre, wie würden Sie es ändern?" Für Kopp (ebd.:xvii) sind Metaphern das zentrale Element des Veränderungsprozesses in der Psychotherapie. Mein Betsreben ist es jedoch, wenn möglich die ursprünglichen Betroffenenmetaphern mit erfahrungsgemäß verwandten, genesungsorientierten, auch TherapeutInnen-generierten Metaphern zu verbinden.

Kopp steht m.E. in der hypnotherapeutischen Tradition Milton Ericksons. Während allerdings Ericksonsche Hypnose- oder Trancezustände mit der Abgabe von Kontrolle einhergehen, lege ich auf eine sehr bewusste Sprachverwendung wert. Zudem störe ich mich an dem hypnotherapeutischen Metaphernverständnis, das ganze Beispielgeschichten oder Märchen als Metapher erachtet. Nichtsdestotrotz ist Erickson anzuführen, weil er während der von ihm induzierten Hypnosen, laut Haley (1986:26), immer die ihm vorgetragenen Metaphern aufgriff und innerhalb dieser weiterarbeitete, um Veränderungen herbeizuführen.

Bandler und Grinder (^{9}1991:101), die das Neurolinguistische Programmieren entwickelten und auf den Spuren Ericksons wandeln, schreiben darüber, wie sie „Rapport zu einer anderen Person bekommen, sich ihrem Modell der Wirklichkeit anschließen, als Vorbereitung dafür, ihr zu helfen, neue Alternativen in ihrem Verhalten zu finden" – Beispiele des sogenannten *pacing* oder *Spiegelns*. I.d.R. führt dessen Gelingen dazu, dass sich PatientInnen eher Richtung Veränderung führen lassen, das sogenannte *leading*. „VOM-GOM-POM-Dialoge" dagegen sind m.M.n. nur in Nicht-Trancezuständen zu führen – um auf linguistischer Ebene zunächst einmal `nur´ Verständnis vermitteln, damit jedoch auf konzeptueller Ebene Denkperspektiven und später Handlungsoptionen erwägen oder gar initiieren zu können.

Von Kleist (in Bergold & Flick 1987:122f.) benennt zwei grundsätzliche Arten der (Metaphern-) Intervention: Die eine arbeitet innerhalb der PatientInnen-Metaphoriken, um die „Widerstände" zu minimieren, die andere führt neue Metaphoriken ein, um eine weitere Perspektive auf das als Problem Geschilderte zu ermöglichen. Von Kleists abschließende Frage, ob nicht therapeutische Fortschritte sich in einem „Wandel der Wurzel- und Hintergrund-Metaphorik niederschlagen" würde, beinhaltet m.E. eine sehr interessante Hypothese, zu deren Klärung es einer weiteren Untersuchung bedarf.

Es gibt also einige Parallelen zwischen den zitierten Verfahren und meinem Ansatz. Mein Fokus liegt jedoch auf den die einzelnen metaphorischen Instanzen verbindenden bzw. sie generierenden Metaphoriken oder Hintergrundmetaphern der Betroffenen, da ich mit Lakoff und Johnson übereinstimme, dass „unter" oder „hinter"[116] den einzelnen metaphorischen Wendungen ganze Metaphernkonzepte „stecken". Sie aufzudecken, heißt, das Krankheits- und Selbstverständnis der Betroffenen vollständiger erfassen und nachvollziehen zu können. Zuerst sind die Felder zu erkennen, in die die vorgetragenen Metaphern gehören. Der nächste Schritt besteht darin, metaphernsemasiologisch diese Felder zu „durchpflügen", die ich als Konzeptvorstufen verstehe, um über Konzeptwortbasen für therapeutische Interventionen zu verfügen. Ein Beispiel: Bietet eine Patientin Metaphern wie „Raubtier", „auflauern" und „Beute" an, dann entnehme ich Worte aus dem „Großwildjagd"- Szenario – Lakoff würde es *ICM* nennen –, um mit dem in dieser Metaphorik enthaltenen Krankheitsverständnis das individuelle Erleben meiner Gesprächspartnerin zu thematisieren.

Ich fasse mein Anliegen zusammen als die Bestrebung, eine „feldbezogene Interventionskompetenz" anzuregen, wie Schmitt (2002:15) sie in einem anderen Kontext anführt[117]. Das Eruieren der Felder und Konzeptualisierungen ist entscheidend, um „Einsicht" gewinnen und ein inhärentes Verständnis aufbauen zu können: die VOMs. Erst dann ist es m.E. angezeigt, mit Einzelmetaphern der anderen Funktionsklasse genesungsorientiert zu intervenieren: den GOMs (und POMs).

[116] Daher auch die Termini „Wurzel-" und „Hintergrundmetapher".

[117] Er findet heraus, dass die von (abstinenten) AlkoholikerInnen gewählten Metaphernkonzepte nicht auf fremde Hilfe abzielen, sondern eher eine Ich-Überschätzung signalisieren. Ihr Tenor ist also im Gegensatz zu dem der Angst depressiver Menschen ein wesentlich anderer.

Anmerkung: Der „Ariadnefaden“ oder die „Wegweiserfunktion“

Ich hätte die genesungsorientierten Metaphern gerne als „Ariadnefaden“ für das Terrain der Depression bezeichnet. Leider stimmt dies nicht mit der griechischen Mythologie überein, denn Ariadnes Garnknäuel führte Theseus zum Eingang des Labyrinths zurück. Nach einer schweren depressiven Episode betonen die Betroffenen jedoch, dass nichts so sei wie vorher, als so „tief“ wird die krankheitsbedingte Lebenszäsur empfunden. Folglich eignet sich der Ariadnefaden nicht als Metapher für die Funktionen der validierungs-, genesungs- und prophylaxeorientierten Metaphern. Nichtsdestotrotz ist v.a. den GOMs „Wegweiserfunktion“ zuzuschreiben, denn dank ihrer wird das Terrain der Depression für einige Betroffene weniger „ausweglos“. – Allerdings, so heißt es, führen mehrere Wege nach Rom, sprich, durch die Depression, wie es die verschiedenen Reiseerfahrungsberichte belegen, und auch aus ihr heraus. Um die eingangs erwähnte Warnung und auch gleich ihr Gegenargument noch einmal aufzugreifen, bedeutet dies, den *hiding*-Effekt von Metaphern zwar zu bedenken: Die „Skotome“ oder „toten Winkel“ ergeben sich durch die gewählte Perspektive und versperren den Blick für andere Sichtweisen, verstecken sie sozusagen. Diese „Verdunklungsgefahr“ kann aber mit Hilfe der Metaphernanalyse für einen bestimmten Themenbereich deutlich reduziert werden. Die Beachtung aller, einen Erfahrungsbereich strukturierenden, Metaphoriken eröffnet zudem den Blick für Überschneidungen, Bildschnitte, die sich in den Kombinationen zweier oder mehrerer Metaphoriken innerhalb einzelner Aussagen zeigen[118]. Sie zu erkennen, erleichtert das Einführen von GOMs aus anderen Metaphoriken.

Einerseits rate ich deshalb, die potentielle Gefahr des Im-Bilde-Steckenbleibens mancher Metaphoriken im Auge zu behalten, andererseits sind die vielen rekonstruierten Szenarien ein, wenn auch kleiner, (Straßen-) Atlas für das Land der Depression, in dem viele Wege verzeichnet sind, die gewählt werden können.

Fazit:

Es ist also möglich, psychotherapeutisch nutzbare Schlussfolgerungen aus diesem metaphernanalytisch-synthetischen Vorgehen zu ziehen:

Die Beachtung der Metaphern bzw. ihrer Felder und der Betroffenenkonzepte, wenigstens jedoch deren Schemaverwendungen,

zunächst zur Nutzung entsprechender VOMs, also zur Validierung des Leids,

zur Rekonstruktion oder Entwicklung von Konzeptualisierungen,

[118] Im nächsten Kapitel thematisiere ich die Metaphernkombinationen.

und schließlich zur Ableitung weiterhelfender GOMs (und POMs).
Bleibt, die Sinnhaftigkeit einer feldbezogenen Interventionskompetenz zu betonen.

Zu ersterem Punkt verweise ich auf Kapitel 6.9., zu Überschneidungen, die ebenfalls wegweisende Funktionen erfüllen zudem auf Kapitel 6.8. Es folgt ein vergleichender Exkurs in eine andere Welt der Metaphernbetrachtung.

6.7. Exkurs: Praxis- bzw. Therapierelevanz dieses metaphernanalytischen Ansatzes im Vergleich mit Völkers traditioneller literaturwissenschaftlicher Melancholie-Forschung

Ich füge den Exkurs an dieser Stelle ein, da die (Idee der) VOMs und GOMs, neben den Konzeptrekonstruktionen des Depressionserlebens, die aus dieser Arbeit „exportierbaren" Ergebnisse darstellen und dieser Punkt zentral ist für einen abgrenzenden Vergleich sowie einer möglichen Zusammenführung mit einer Forschungsrichtung, die i.d.R. nicht interdisziplinär ist – was, wie ich andeuten werde, auch anders sein könnte.

Die Zielsetzungen der beiden Ansätze – die Überschrift weist darauf hin – sind das wesentliche Unterscheidungsmerkmal und geben die anderen Abweichungen vor: Zum einen gibt es die Erwartung, therapeutisch nützliche Erkenntnisse zu gewinnen, keine wissenschaftstheoretischen; zum anderen gibt es die so verschiedenen Quellen: hier alltagssprachliche, retrospektiv verfasste Berichte Betroffener, dort (zumeist) lyrische, nicht ausschließlich retrospektive Meisterwerke von WeltliteratInnen; und zum dritten die zwei Betrachtungsmethoden, die Metaphernanalyse einerseits, textimmanente, detaillierte Gedicht- oder Textinterpretationen andererseits.
Die traditionelle literaturwissenschaftliche „Melancholieforschung" untersucht die Verbindung zwischen Melancholie bzw. Depression und produktiver Kreativität seit langem, erachtet[119] die „Melancholie als literarisches Phänomen" (Völker 1978:7) und zeigt u.a. in synchronen und diachronen Betrachtungen, welchen Stellenwert die beredten Zeugnisse depressiver WeltliteratInnen, welchen Stellenwert die psychische Störung als literarische Schaffensgeneratorin oder, weniger prosaisch, als „Muse" innehat. In den Interpretationen finden sich Worte wie „Selbstreflexion", „Melancholie als Schreibanlass und -thema", schreibende oder dichtende „Bewältigungsversuche", auch kathartische; es sind bedeutungsträchtige Begriffe, von denen viele auch in nicht-klassischen Untersuchungsansätzen wie dem vorliegenden, pragmatischen (d.h. anwendungsbezogenen) eine Rolle spielen. – Wenngleich mich die Ästhetik der von Völker literaturwissenschaftlich-geschichtlich analysierten lyrischen und Prosawerke und seine interpretativen Schlussfolgerungen, auch bezüglich des (selbst-) therapeutischen Wertes solcher „Dichtungen", sehr ansprechen, verweile ich nicht bei den traurig-schönen, in ihrer lyrischen Komprimiertheit sehr dichten Aussagen und deren „Schöp-

[119] Kay Redfield Jamison thematisiert in Touched With Fire, einem ihrer Fachbücher, die schöpferischen Tätigkeiten sehr vieler sehr berühmter DichterInnen, SchriftstellerInnen und Komponisten in z. Tl. ursächlichem Zusammenhang mit deren (manisch-) depressivem Kranksein.

fern", sondern frage: Könnten nicht auch jene verschriftlichten Erfahrungen noch anderen Menschen außer den Schreibenden zugute kommen?
Diese Überlegung verweist auf ein Ziel der vorliegenden Untersuchung: Sie widmet sich Texten von Menschen, die depressiv waren oder sind und über diese Erfahrung schreiben, auf der Suche nach über sie hinausweisenden, anderen Menschen[120] potenziell hilfreichen Einsichten. Wie das Ansinnen der Förderung einer „feldbezogenen Interventionskompetenz" im letzten Kapitel es bereits benennt, sind mein Weg und mein Ziel empirisch, genauer, therapeutisch ausgerichtet: einen semasiologischen Betrachtungsansatz auszudehnen auf die Felder-Gruppierungen der Einzelmetaphern, die die Rekonstruktionsbasis bilden der Konzepte und des (Selbst-) Verständnisses von Menschen mit einer depressiven Störung, um deren und auch das Krankheitsverständnis allgemein zu vertiefen, die Kommunikation mit den Betroffenen zu verbessern – und ihnen u.a. auf diese Weise weiterzuhelfen.

Die Erkenntnisse zu teilen, mitzuteilen ist eine Verknüpfungsmöglichkeit. So zeichnen sich die beiden hier genannten Ansätze eher durch Übereinstimmungen denn durch Unterschiede aus, und m.E. könnte sie noch mehr verbinden:
- Die Texte, so lese ich Völker, und damit auch die Schreibenden verstehen zu wollen, ist ein gemeinsames Interesse.
- Völker thematisiert die mit der depressiven Störung häufig einhergehende Sprachlosigkeit, die mir angesichts der sehr evokatorischen Metaphorik zunächst so widersprüchlich erschien. Einige der von ihm untersuchten Literaten[121] betonten, mit dem Schreiben der Depression zuvorkommen zu wollen, ihr so vielleicht sogar entgehen zu können, obwohl sie sie selbst als die Schreibursache, die treibende Kraft, oder wie Völker es ausdrückt, „die Muse", benannten. Die Einschätzung Völkers, wie wichtig das Überwinden von Sprachlosigkeit für eine mögliche Befindlichkeitsverbesserung ist, deckt sich (nicht nur) mit der meinen. Die mir aus dem klinischen Alltag bekannte Beinahe-Verstummung depressiver Menschen ist eines meiner Motive, die (metaphorische) Sprache derer anzuschauen, die dieses Stadium überwunden und etwas geschrieben haben, was anderen zugute kommen kann.

---

[120] Eine Anspielung darauf, dass sehr viele Menschen depressiv erkranken oder, wie William Styron es formuliert, dass die Depression sehr demokratisch sei und jede/n treffen könne ...

[121] Keine der von Völker (1978) untersuchten Werke verfassten Frauen, weshalb ich die männliche Form verwende.

- Zusammenhänge zwischen depressiven Erkrankungen und gesellschaftlichen Bedingungen beschäftigten nicht nur die von Völker analysierten Literaten, sondern auch die ProtagonistInnen dieser Arbeit. (Bemerkenswert finde ich, dass die Betroffenen über die Zeiten hinweg „die Zeit" mit ihren je aktuellen Ansprüchen an die Menschen für die Entstehung der Depression mitverantwortlich machen.)

- Völker analysiert dieselben Metaphern, die ich in den alltagssprachlichen Texten finde, z.B. Kälte, Gefangensein, Dunkelheit – d.h., die Einsichten sind vielfach kongruent.
Ich demonstriere die „unterschiedliche Gleichheit" der authentischen, alltagssprachlichen Krankenberichte und eines Gedichts von Emily Dickinson (1995:97), wenngleich Völker dieses nicht interpretiert, um zu betonen, dass ich trotz des von mir gewählten Ansatzes die Arbeit der klassischen Melancholie-Forschung schätze. Dickinsons Zeilen fangen das depressive Erleben in sehr expressiven Metaphern ein, die sich mit den von mir in den alltagssprachlichen, authentischen Texten gefundenen decken:

„Es gibt die Einsamkeit des Raums
Die Meereseinsamkeit
Die Einsamkeit im Tod, doch sie
Sind gesellig im Vergleich
Zu jenem abgrundtiefen Ort
Privater als der Pol
Einer Seele in Klausur mit sich –
Umgrenztes Grenzenlos"

Die beiden Forschungsansätze versöhnend, ließe sich fragen, warum den Betroffenen keine Exzerpte aus weltliterarischen Texten als „Verständnisbalsam" und / oder mögliche Perspektivenerweiterung offeriert werden sollten, wie ich es beispielsweise als Leiterin einer Depressionsbewältigungsgruppe gelegentlich tue. Wie viele „aufschlussreichen" Anhaltspunkte könnten solche Aussagen metaphernsensibilisierten TherapeutInnen für validierungs- und genesungsorientierte Metaphern bieten: Die Isolation, die Tiefe, das Verlorensein geben Befindlichkeitshinweise, die aufzugreifen das Verständnis und die Verständigung fördern. Völker (1978:147) schreibt: „Die Tendenz zur Heiterkeit, zur Aufhebung der Trauer, [...] ist jeder poetischen Melancholie-Darstellung immanent, weil sie schon als solche die Sprachlosigkeit der Melancholie hinter sich lässt". Bezüglich der „Tendenz zur Aufhebung der Trauer" gebe ich Völker recht, aber mein aus der Praxis stammendes Ansinnen ist, das Potenzial solcher und anderer Verse über die hinaus, die sie schreiben, auch für andere schreibende wie nichtschreibende Betroffene zu nützen.

Alles in allem vergegenwärtigt mir dieser ursprünglich als Abgrenzung gedachte Exkurs, dass – gerade im Rahmen eines humanistischen Forschungsverständnisses – das Zusammenführen unterschiedlicher Untersuchungsansätze viel sinnvoller und dienlicher ist als (Wertungen beinhaltende) Abgrenzungsbemühungen; d.h., ich plädiere, metaphorisch gesprochen, dafür, an einem Strang zu ziehen, gerade wenn bzw. weil dadurch (kranken) Menschen geholfen werden kann.

6.8. Metaphernkombinationen – die Synthese nach den Analysen und daraus resultierende Überlegungen

Entgegen des Eindrucks, der durch die 26 Einzelanalysen entstehen mag, sind die Instanzen metaphorischer Konzepte keine SolistInnen – sie treten zusammen auf, sind miteinander sinnstiftend. Beispiele: John Bentley Mays´ „Ich zerfalle in der Folter Gottes" enthält „zerfallen" aus dem Metaphernfeld „Gebäude" und „Folter" aus „Folter". Karin Dexels „einen dunklen Weg durchschreiten" kombiniert Instanzen aus den Feldern „Dunkelheit" und „Reise", Sigrid Wilms´ „im Land des Todes eingekerkert" Instanzen aus „Welt" und „Gefängnis".

Die Kombinationen, mit denen die Betroffenen ihr Erleben schildern, sind erweiternde Differenzierungen: Je mehr Perspektiven in einer metaphern-synthetisierenden Zusammenschau erfasst werden, desto genauer ist das Erleben nachvollziehbar, um so genauer lässt sich dieses Erlebensterritorium kartographieren, und um so besser können wir jenen helfen, die dort der Hilfe bedürfen. Zum wiederholten Male spreche ich damit einen der Anwendungszwecke der Untersuchung an: die Förderung der Interaktion zwischen TherapeutIn und PatientIn durch das Wissen um und die Nutzung der metaphorischen *landmarks*. Sollte ein vorgefundenes Feld bzw. sein Konzept die Gefahr des Im-Bilde-Steckenbleibens bergen, eröffnet der Blick auf das benachbarte, anders, aber vereinbar „bestellte" Feld eine zusätzliche Sichtweise auf die erlebte Schwierigkeit oder das Leid. Das Aufgreifen einer verträglichen Metaphorik, die Nutzung von anderen Feldern angehörenden VOMs und GOMs weist eine via regia, womöglich i.S. eines „Königs-feld-weg".[122]

Diese Übergänge von einem Feld zu einem anderen, diese Koinzidenzen sind keine zufälligen oder willkürlichen, sie sind erfahrungsverankert. Sie sind Kohärenzen[123], denn sie entsprechen unserer Perzeption der Welt, in der wir leben: Sprache, Metaphern, mit der wir die Welt und unser Leben darin erfahren und ausrichten. Mit Lakoff und Johnson gesprochen, leben wir nach und mit ihnen – *metaphors we live by*. Dieses pragmatische Sprach- und v.a. Metaphernverständnis schließt immer SprecherInnen

---

[122] Ebenfalls zum wiederholten Male weise ich darauf hin, dass die Passung sehr wichtig ist, jedoch der gezielte Einsatz von ein, zwei oder drei Metaphern noch keine Heilung bedeuten (kann).

[123] „Kohärenz" umschließt zu dem kontextuellen Sinnzusammenhang unsere „holistische Welterfahrung", die in den szenischen Rekonstruktionen aufgrund der einzelanalytischen Betrachtungen vorübergehend aufgehoben zu sein scheint.

und ihre (Welt-) Erfahrung ein, deshalb experiential realism bezeichnet; sie ist ganzheitlich und synästhetisch, umfassender und wirklichkeitsverhafteter als Brentanos „farbige Klänge“ oder „der Töne Licht“.

Von Kleist (1987:35) zitiert in diesem Kontext die von Lakoff und Johnson so genannten *shared entailments* verschiedener Metaphoriken. Es strukturierten zwar mehrere Metaphoriken einen Bereich, aber sie seien verbunden über gemeinsame Implikationen, Schlussfolgerungen, die sich träfen. Sie (ebd.:36) präsentiert eine zusätzliche Hypothese, wonach auch „unzulässige“ Metaphernverknüpfungen Sinn machen können: „Denkbar ist nämlich, dass die Erfahrung psychischen Leidens mit einer Unfähigkeit, das eigene Leben als \`kohärent´ und \`in sich stimmig´ wahrzunehmen, verbunden ist, so dass auch in spezifischer Weise widersprüchliche Konzeptualisierungen eine Rolle spielen können.“ Ihre Hypothese führe ich an, nicht weil ich sie mit Beispielen aus den analysierten Werken belegen kann; hätte ich jedoch eine Erklärung für ansonsten nicht verständliche Metaphernbrüche gebraucht, hätte ich diese These herangezogen. Auf die *shared entailments* komme ich im Anschluss an die Auflistung der gefundenen Kombinationen zurück.

Ich exzerpierte aus den für die Einzelanalysen gruppierten Zitate autorInnenübergreifend alle, die Metaphernkombinationen enthalten. Es gibt sehr viele Konzeptmischungen, manche allerdings in so geringer Zahl, dass ich sie nicht erwähne. Ich führe nur diejenigen an, deren Anzahl deutlich höher liegt als die anderer Kombinationen in dem jeweils erstgenannten Feld:

In	**Zitaten der Szenarien**	**finden sich**	**Instanzen der Metaphernfelder**	**und zudem Instanzen der Felder**
55	WELT-REISE	16	Dunkelheit	Last und Verlust
19	SCHLECHTES WETTER	8	Dunkelheit	
31	WASSER	10	Tiefe	
48	TIEFE	19	Dunkelheit	
120	DUNKELHEIT[124]	24	Tiefe	Krieg und Welt-Reise
107	KRIEG	19	Dunkelheit	
26	VERLUST	6	Krieg	Welt

[124] Die so unterschiedliche Zitatenanzahl rührt aus der konzeptbezogenen Analyse: Im Feld „Tiefe“ waren es nur 48 Zitate mit Kombinationen, in „Dunkelheit“ dagegen 120. – Die Tabelle verdeutlicht die Schreibkonventionen: Großbuchstaben für die Konzepte, nicht für die Felder.

36	(RAUB-) TIER	12	Krieg	
10	FLIEGEN	8	Tiefe	
30	METAPHYSISCHES	10	Dunkelheit	Krieg

Die Hälfte aller Metaphernkombinationen enthalten Wendungen aus dem Herkunftsbereich „Dunkelheit", über so verschiedene Konzepte hinweg wie WELT-REISE, SCHLECHTES WETTER, TIEFE, KRIEG UND METAPHYSISCHES (v.a. HÖLLE).

Ich nenne je ein repräsentatives Beispiel für deren gemeinsames Auftreten:
Welt-Reise + Dunkelheit: „düstere Seelenlandschaft" (Ursula Goldmann-Posch)
Schlechtes Wetter + Dunkelheit: „schwarzer Orkan der Depression" (William Styron)
Wasser + Tiefe: „ich bestehe nur noch aus Stürzen und Sinken" (Ingrid Hahnfeld)
Tiefe + Dunkelheit: „meine Gedanken stürzten in die Tiefe, in die dunklen Abgründe des Lebens" (Kay Redfield Jamison)
Dunkelheit + Tiefe: „meine Seele taucht vielleicht wieder in das Dunkel" (Ursula Goldmann-Posch)
Krieg + Dunkelheit: „mit der Dunkelheit kämpfen" (Martha Manning)
Verlust + Krieg: „ich wollte keine aussichtslosen Schlachten mehr schlagen, ich hatte verloren" (Tracy Thompson)
(Raub-) Tier + Krieg: „die Hunde warteten, mich anzugreifen und zu zerreißen" (John Bentley Mays)
Fliegen + Tiefe: „abheben – um desto härter wieder aufzuschlagen" (Ingrid Hahnfeld)
Höllisches + Dunkelheit: „aus den schwarzen Tiefen der Hölle nach oben klettern" (William Styron).

Letzteres wie die folgenden auch sind Beispiele für die noch komplexeren Dreifach-Kombinationen: So enthält Karin Dexels Formulierung „eingesogen in die dichte, von Zweifel und Schuld aufgeladene Atmosphäre ihrer Schwermut" Metaphern der Felder „Technischer Defekt", „Schlechtes Wetter" und „Last". John Bentley Mays kombiniert Instanzen aus „Tiefe", „Dunkelheit", „Krieg" und „(Raub-) Tier": „Abstieg in die dunkelste Herrschaft der schwarzen Hunde". Und ein Zitat Kay Redfield Jamisons beinhaltet eine Kombination aus den Konzeptvorstufen, d.h. Feldern, „Dunkelheit", „Vogel", „Fremdheit" und „Krieg": „das Dunkel nistete sich als Fremdkörper bei mir ein, mit dem ich kämpfte". Vor dem erläuterten Verständnishintergrund überrascht die Dominanz der

Instanzen aus den Feldern „Dunkelheit", „Tiefe" und „Krieg" wenig[125]. Metaphern der „Dunkelheit" sind prototypisch (siehe Kapitel 6.3.) für die Erlebnisperspektive und deshalb auch so präsent. Es sind viele der Konzepte erfahrungsgemäß mit Dunkelheit verbunden: Es gibt dunkle Gebäude, düstere Landschaften, schwarze Wolken, dunkle Vulkane, dunkelgraue Autos usw. Ebenfalls auf alltägliche, kollektive bzw. tradierte Erfahrung zurückzuführen, ist das Wissen um (die Koinzidenz von) z.B. Dunkelheit und Tiefe: Selbst wenn jemand noch nie in ein tiefes Erdloch gefallen ist, kann sie oder er sich ausmalen, dass es in zunehmender Tiefe zunehmend dunkler wird; das Sonnenlicht reicht nur so weit. Die „Augenscheinvalidität" der Zusammengehörigkeiten rührt aus solchen Erfahrungen und mag banal anmuten, spiegelt jedoch die Realitätserfahrung und -einschätzung.

Die Frage nach gemeinsamen Implikationen nochmals aufgreifend, also Lakoffs und Johnsons (1998:109f.) Kohärenzbestimmung durch die Überschneidungen, die durch gemeinsame metaphorische Ableitungen zu erklären sind, komme ich zu folgender Einsicht:

Ein Raubtier wird als (lebens-) gefährlich eingestuft, Krieg genauso. D.h., die Ableitungen aus den beiden Konzepten DEPRESSION IST EIN RAUBTIER und DEPRESSION IST KRIEG[126] – es droht Lebensgefahr, ich könnte sterben (siehe 6.5.) – sind identisch; wehrlos zu sein oder ums Überleben zu kämpfen sind *shared entailments*. Ein anderes Beispiel: Den Konzepten DEPRESSION IST EINE FLUT und DEPRESSION IST TIEFE ist gemein, dass auch sie von den Betroffenen als gefährlich erachtet werden und sie ängstigen. Die gemeinsamen Implikationen der Metaphoriken – Verlust, Gefahr und Angst – sind (Lebens-) Erfahrungen.

Die Ergebnisse sind empirisch bedeutsam aufgrund ihres potenziellen therapeutischen Einsatzes: Das abstrakte Subkonzept und der Tenor sind *shared entailments*, das vereinende Element der diversen Metaphernkombinationen. Wird deren Botschaft verstanden, können VOMs, POMs und v.a. GOMs felderüberschreitend bzw. konzeptverbindend verwendet werden.

---

[125] Überrascht hat mich hingegen, dass nur Ingrid Hahnfeld und William Styron je zweimal bzw. einmal auf die umgangssprachlich häufig angenommene Lokalisierung der Hölle in der Tiefe anspielen („tief unten in der Hölle schmoren").

[126] Entsprechend die jeweiligen Erlebenskonzeptualisierungen: DEPRESSIVSEIN BEDEUTET, VON EINEM RAUBTIER BEDROHT ZU WERDEN und IN EINEM KRIEG UNTERLEGEN ZU SEIN.

Ein Beispiel veranschaulicht die Zugriffsmöglichkeit auf zwei Felder: Wenn Martha Manning sich „zur Oberfläche durchkämpfen“ will, kann auf die Wasser- oder die Kampf-Metaphorik eingegangen werden. Da Ertrinken lebensbedrohlich ist, empfiehlt es sich, auf die des Kämpfens zuzugreifen, womit die Gefahr gewürdigt (VOM-Funktion), aber auch die Chance gegeben ist, dem Versinken zu entgehen (GOM-Funktion). Validierend bliebe ich bei der Wasser-Metaphorik: „Verstehe ich Sie richtig, Sie haben Angst, unterzugehen?“ Genesungsorientiert zöge ich allerdings aus genannten Gründen die Kampf-Metaphern vor: „Sie sprechen von `Durchkämpfen´. Welche Ausrüstung wäre von Vorteil? Was könnte Ihrer Verstärkung dienen: Welche Allianzen sind denkbar? Wie könnten Ihnen KampfgefährtInnen (TherapeutInnen oder FreundInnen) hilfreich zur Seite stehen?“

Als letzter Betrachtungspunkt verbleiben die Schemata, die laut der kognitionswissenschaftlichen Forschung an erster Stelle stehen: Sie liegen in unserer körperlich-sinnlichen Welterfahrung begründet und dienen – via metaphorischer Projektion – zur Strukturierung abstrakter, fremder Bereiche.

6.9. SCHEMATA: Über- und Ein-Sichten sowie Zuordnungsversuche

Da, laut Buchholz (1996:145), Redundanz Komplexität reduziert, wiederhole ich die Definition von (*image* und *embodied*) Schemata: So heißen die präkonzeptuellen, vor- und nichtsprachlichen Erfahrungseinheiten, die wir nur dank unseres körperlichen „Welt-Erkundens" so erleben. Diese basalen, physischen Realitätserfahrungen machen wir von klein auf und übertragen sie auf andere, abstraktere, schwerer konzeptualisierbare (Er-) Lebensbereiche, um diese dementsprechend zu strukturieren und zu verstehen. Ihre Raumbezogenheit erläutere ich im folgenden: BEHÄLTER, WEG, BALANCE (GLEICHGEWICHT), VERTIKALITÄT u.v.a.m.

6.9.1. Einzelne und kombinierte Schemata

Ich analysierte die 31 entdeckten Konzeptmetaphern des Depressionserlebens bezüglich ihrer potentiellen Verwandtschaften, d.h., wie sie einander außer über Kohärenzen zuzuordnen sind. Zu jenem Zeitpunkt stieß ich auf Lakoff (1987) und Johnson (1987) und begann, die Spurensuche entlang ihrer Wegweiser auszurichten. Immer wieder drohte ich, über Stolpersteine zu fallen, wofür ich die von mir gewählten Perspektiven verantwortlich machte. Ich hatte meine Felder überschrieben, wie es mir passend schien, noch in Unkenntnis der Schema-Theorie. Positiv formuliert: Mein empirisches Procedere führte zu einer originären Einteilung, weil ich unvoreingenommen vorgegangen war. Eventuell hätte ich die Felder anders eingeteilt, wenn ich von vornherein durch die Lakoff-Johnsonsche Brille[127] geschaut hätte. Wenngleich ich an meiner ursprünglichen Einteilung festhalte, konnte ich nun die von Lakoff und Johnson beschriebenen Schemata nicht mehr ignorieren. Ich orientierte mich also an ihren „Karten", aber wo ich ihnen meine Konzepte nicht zuordnen konnte, behielt mir vor, diese nicht in jene „hineinzuzwängen" (auch ein Beispiel für die in 6.9.2. erläuterte Behälter-Metaphorik).

Meine Vorgehensweise umkehrend, führe ich nun erst die von ihnen benannten Schemata an und danach meine Erkenntnisse. In der Umgangssprache[128] finden sich un-

[127] Die 1980er Brille für die Kurzsichtigkeit (manifeste Metaphern), die 1987er Brille für die Ferne (Schemata) – will sagen: Ich mag zwar in Schemata denken und diese daher an erster Stelle nennen müssen, aber gesehen habe ich zuerst die maifesten Metaphern.

[128] Ein weiterer Beleg für die Ubiquität der Metaphorik, weshalb auch der Begriff Alltagsmetaphorik Sinn macht.

zählige Beispiele metaphorischer Extensionen der Schemata. Auf fünf gehe ich ein, da sie für die Konzeptualisierung des Depressivseins besonders relevant sind:

„Ein-Sichten" in das BEHÄLTER-Schema erfolgen ausführlich in 6.9.2.

Die dem WEG-Schema inhärente Dynamik umfasst einen Anfang (A), eine bestimmte Strecke, einen Punkt (B) oder ein Ziel (Z), wie wir sie von unseren ersten Bewegung(sversuch)en an erfahren. Metaphorische Extensionen oder Projektionen i.S.v. Übertragungen sind beispielsweise: „von A nach B kommen", „von A bis Z". Das WEG-Schema strukturiert auch das abstrakte Konzept „Zeit": „von ... bis", „losgehen", „zwischendurch". Der „Verlauf" der Erkrankung Depression ist auch präpositional WEG- und BEHÄLTER-schematisch zu verstehen. So sprechen wir davon, „in einer Depression zu stecken", aber auch, „sie durchzumachen"[129].

Das BALANCE- oder GLEICHGEWICHTS-Schema ist ebenfalls präverbal auf unser physisches Zurechtkommen in der Welt zurückzuführen: „Etwas hält sich die Waage" oder „ist im Lot", „jemand ist ausgeglichen" sind metaphorische Extensionen jener physischen menschlichen Erfahrung in psychische Bereiche. „Kontrolle" z.B. über unser „Im-Leben-Stehen" ausüben zu können, selbst nur zu meinen[130], es zu können, ist existenziell wichtig; sich nicht aus dem Gleichgewicht bringen zu lassen, die Fassung zu wahren, etc. erläutere ich in 6.9.2. .

Das LINK-Schema rührt von unserem vorbegrifflichen Verbindungserfahrungen (Nabelschnur, sich fest oder an der Hand halten, Spielzeug hinter sich herziehen) und wird u.a. in der Gewebe-Metaphorik sichtbar: verstrickt sein, sich jemandem verbunden fühlen, den (roten) Faden verlieren, etc.

Nach der räumlichen Oben-unten-Orientierung ist das VERTIKALITÄTS-Schema benannt. Lakoff und Johnson (1998) formulierten MEHR IST OBEN nach der Erfahrung, dass z.B. Wasserspiegel bei starkem Regen steigen. Metaphorisch gesprochen: GLÜCKLICH SEIN IST OBEN (Lakoff & Johnson ebd.:23). Der Umkehrschluss lautet

---

[129] Interessant ist in diesem Zusammenhang auch die etymologische Karriere von „Emotion". Die ursprüngliche Bedeutung im Lateinischen war: sich weg- oder viel bewegen (Beispiel: „Er war sehr bewegt, very *moved* ...").

[130] Ich verweise auf Kapitel 6.5. und die vielen verschiedenen (Kontroll-) Verlust-Metaphern.

KRANK / TRAURIG SEIN IST UNTEN: „Er ist ganz unten“, *he is down*. Da es sich um eine typisch menschliche Erfahrung handelt (zu liegen im Krankheitsfalle, erhobenen Hauptes zu gehen, wenn jemand stolz ist), ist es nicht verwunderlich, dass mehrere Sprachen dasselbe zum Ausdruck bringen, wie Lakoff (1987:304) es für Dyirbal und weitere Sprachen belegt.

Einige meiner rekonstruierten Konzepte der Depressionserfahrung ließen sich aus der Phase 2 als Betrachtungsstandort den „etablierten“ Schemata problemlos zuordnen:
ZERFALL oder UMMAUERUNG → BEHÄLTER
VERBANNT → BEHÄLTER + WEG
NEBEL → BEHÄLTER
LAWINE → BEHÄLTER
FLUT → BEHÄLTER
GEFÄNGNIS → BEHÄLTER
LOCH → BEHÄLTER + VERTIKALITÄT
FREMDSEIN → LINK
STARRE → BEHÄLTER
DUNKELHEIT → BEHÄLTER
KRANKHEIT / ALTER → UNMITTELBARE KÖRPERSENSATIONEN
KRIEGSGEBIET → BEHÄLTER
STERBEN → UNMITTELBARE KÖRPERSENSATIONEN
FOLTER → UNMITTELBARE KÖRPERSENSATIONEN
LAST → GLEICHGEWICHT
VERLUST → GLEICHGEWICHT; VERTIKALITÄT; WEG; BEHÄLTER
DIEBIN → Personifikation
(RAUB-)TIER → GLEICHGEWICHT (Betroffene) + SELBSTSTÄNDIG HANDELNDE EINHEIT (Depression)
(TECHNISCHER) DEFEKT → SELBSTSTÄNDIG HANDELNDE EINHEIT
VOGEL → SELBSTSTÄNDIG HANDELNDE EINHEIT
SACKGASSE (aus TRANSPORT) → WEG
FLIEGEN → WEG
HÖLLE → BEHÄLTER
STATIST/IN → LINK (?)
FEUER → BEHÄLTER (?)

Ich kommentiere vier Auffälligkeiten: Die Felder, die ich als erste entdeckte (siehe obige Reihenfolge) – Gebäude, Welt-Reise, Wetter, Naturkatastrophe, Wasser, Gefängnis, Tiefe, Starre und Dunkelheit – weisen als Konzepte rekonstruiert alle BEHÄLTER-schematische Strukturen auf, ein Hinweis auf die große Verbreitung dieses Konzeptualisierungsverfahrens. VERLUST, das ich zunächst als Szenario rekonstruierte und dann als das die anderen Konzepte subsumierende und als die prototypische Erfahrung herausarbeitete, beruht bezeichnenderweise auf vielen Schemata, weil Verlust in so vielerlei Form erlebt wird. Nach Lakoffs und Johnsons erster (1980; dt. 1998) Einteilung zählten die Verlust-Instanzen zu den onotologisierenden Metaphern, beruhten also auf einem DING-Schema, eine Einteilung, die sie beide 1987 nicht mehr vornehmen. UNMITTELBARE KÖRPERSENSATIONEN bezeichne ich als Schema, da sie präverbal sind und auf unseren Empfindungen basieren, obwohl Lakoff und Johnson sie nicht benennen. Auch SELBSTSTÄNDIG HANDELNDE EINHEITEN führen sie nicht an.

Berücksichtige ich den gesamten Verlauf – die Phasen1, 2 und 3 –, so sind die statischen BEHÄLTER-Szenarienausschnitte der Phase 2 umgeben von den dynamischen Phasen 1 und 3, deren Metaphern in das WEG-Schema zurückreichen: Am Beispiel der „Hölle" illustriert, bedeutet das:
Phase 1: WEG-Schema → Metapher „*zur* Hölle *fahren*"
Phase 2: BEHÄLTER-Schema → Metapher „*in* der Hölle *sein*"
Phase 3: WEG-Schema → Metapher „*aus / von* der Hölle *zurückkommen*".
Der Verlauf einer Episode wird größtenteils mit einer Kombination von Schemata und deren metaphorischen Extensionen verstanden:

<u>Phase 1</u>	<u>Phase 2</u>	<u>Phase 3</u>
WEG	**BEHÄLTER**	**WEG**
=		
\`rein in die →	*in der* →	*\`raus aus der Depression*[131]
(dynamisch)	(statisch)	(dynamisch)

Die folgenden meiner Rekonstruktionen basieren auf dieser Schemakombination: WELT-REISE, SCHLECHTES WETTER, NATURKATASTROPHE, WASSER,

---

[131] Die Grafik auf der übernächsten Seite veranschaulicht das Zusammenspiel der Schemata.

UNFREIHEIT, TIEFE, STARRE, DUNKELHEIT, KRIEG und HÖLLE – also alle, deren Phase 2 BEHÄLTER-schematisch konzipiert ist. Ein weniger augenscheinliches Beispiel ist KRIEG; hier gilt die Schemata-Verteilung sogar in zweierlei Hinsicht: Als Krieg oder Kriegerin kommt die Depression, ist da und zieht wieder ab; aus der Betroffenenwarte heißt das, in den Krieg zu ziehen bzw. eingezogen zu werden, sich im Krieg zu befinden, aus dem Krieg heimzukehren.
Die Aussage, dass genesungsorientierte Metaphern einen Weg aus der Depression aufzeigen, gewinnt „Kontur": „Weg" verweist auf das WEG-Schema, „aus der Depression" verdeutlicht zudem präpositional das zugrunde liegende BEHÄLTER-Schema.

Sich der beiden, für die metaphorische Konzeptualisierung depressiven Erlebens wichtigsten Schemata, WEG und BEHÄLTER, bewusst zu sein und sie verbal zu konkretisieren, ermöglicht eine Fülle (je nach Vorgabe) zu konkretisierender validierungs- und genesungsorientierter Formulierungen, um Betroffene durch die und aus der Depression zu begleiten.
Diese Erkenntnis ist m.E. auch schreib- oder poesietherapeutisch von großer Relevanz: Einfache präpositionale und / oder Schema-Vorgaben könnten sich gerade in sehr heterogenen Gruppen als offene i.S.v. kontextuell unspezifisch belassenen Schreibanregungen eignen, um möglichst viel Freiraum zu geben bzw. die Überforderungsgefahr derer gering zu halten, die zu dem Zeitpunkt keine strengen (Struktur-) Vorgaben benötigen: „Ich nenne Ihnen nun ein Wort und bitte Sie, zu überlegen, welche Beziehung zwischen dem Wort \`in´ und Ihrem Kranksein besteht. Schreiben Sie auf, was Ihnen dazu in den Sinn kommt." In einer anderen Stunde: „Ich bitte Sie, kurz darüber nachzudenken, was das Wort „Weg" bezüglich des Verlaufs Ihrer Erkrankung und auch bezüglich Ihrer Gesundung bedeuten kann. Schreiben Sie doch einmal – in ganzen Sätzen, im Telegrammstil oder in Versen – Ihre Einschätzungen und Empfindungen auf."
Ich bin gespannt, welche Texte entstehen, welche Erkenntnisse sie erlaubten – und werde dies selbst bei nächster Gelegenheit in einer Gruppe herauszufinden versuchen.

Die folgende Darstellung bildet nicht nur den Drei-Phasen-Verlauf einer depressiven Störung ab, sondern auch die WEG-schematischen Komponenten der Phasen 1 und 3 sowie die im folgenden ausführlich erläuterte BEHÄLTER-schematische Konzeptualisierung der Phase 2 („in der Depression").

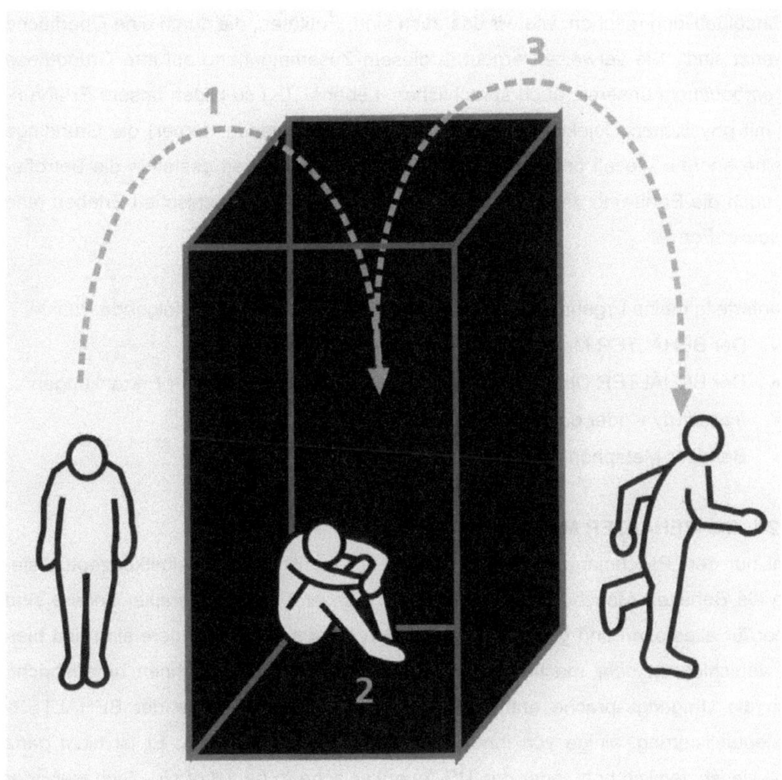

6.9.2. Das BEHÄLTER-Schema: Ein-Blicke in die Container-, Gefäß- oder Behälter-Metaphorik

Ein Behälter beinhaltet etwas oder kann etwas enthalten und zeichnet sich durch drei Charakteristika aus: ein Inneres, ein Äußeres und dazwischen eine Grenze. Das BEHÄLTER-Schema[132] ist eines der häufigsten (Bild-) Schemata. Wir verstehen uns bzw. unseren Körper als Behältnis, sprechen von „Innenleben", „Lebensraum", von „Äußerlichkeiten" und „inneren Werten", sind *in* oder *out* – Buchholz und von Kleist (1997:94) bezeichnen den „Körper als Bedeutungsspender". Die Behälter-Metaphorik ist die Extension des BEHÄLTER-Schemas auf abstrakte, dadurch erfahrbare Bereiche.

Lakoff & Johnson (1998:35-43) argumentieren, dass Dinge, die keine festen Grenzen aufweisen, von uns kategorisiert werden, als ob sie solche hätten und so „Phänomene

[132] Zur Erinnerung: Großschreibung der Schemata, nicht der Metaphern.

zu Einzelgebilden machen, wie wir das auch sind: Entitäten, die durch eine Oberfläche begrenzt sind“. Sie verweisen erneut in diesem Zusammenhang auf ihre Grundthese des *embodiment* unseres, auch sprachlichen, Lebens. „[...] so bilden unsere Erfahrungen mit physischen Objekten (insbesondere mit dem eigenen Körper) die Grundlage für eine enorme Vielfalt ontologischer[133] Metaphern“. Mit ihnen gestalten die Betroffenen auch die Erfahrung des Depressivseins, verleihen dem psychischen Erleben eine „fassbare“ Form.

Ich unterteile meine Ergebnisse der Behälter-Metaphorik-Analyse in folgende Punkte:

- Der BEHÄLTER Mensch
- Der BEHÄLTER Depression: Das RAUM-Konzept psychischer Erkrankungen
- *transitivity* – oder das „Matrioschka-Prinzip“
- Behälter-Metaphorik 1. und 2. Grades?

6.9.2.1. Der BEHÄLTER Mensch

Nicht nur der „Psychojargon“ enthält viele Beispiele für unsere Selbstkonzeptualisierung als Behälter: Manche Menschen äußern sich erst in der Therapie, andere sind immer für alles offen und gehen gerne aus sich heraus. Wieder andere sind und bleiben verschlossen oder machen dicht und zu, bevor etwas aus ihnen herausbricht. Auch die Umgangssprache enthält viele metaphorische Beispiele der BEHÄLTER-Konzeptualisierung, einige von ihnen eher pejorativen Charakters: Er ist nicht ganz dicht, sie ist ziemlich hohl, oder das US-Amerikanische *to be full of sh*... Sich leer oder ausgepumpt zu fühlen, spielt auf ein Behältnis an, dessen Inhalt aufgebraucht ist. Die idiomatischen Redewendungen zu „Fassung“ – Gefäß-Metaphern – illustrieren besonders deutlich das Drinnen und Draußen des BEHÄLTER-Schemas: aus der Fassung bringen oder sie verlieren, um Fassung ringen, gefasst oder aber fassungslos sein, in guter oder schlechter Verfassung sein. US-amerikanische metaphorische Instanzen greifen auf dasselbe BEHÄLTER-schematische Selbstverständnis zu: Während man dort *to be beside oneself* sagt, steht man im Deutschen neben sich oder aber ist außer sich (geraten); auch dort gibt es einen Zustand, der das Verlassen des Behälters noch deutlicher benennt: *He´s out of it* oder *out of his mind*. Dagegen kann jemand in sich ruhen und gelegentlich sein Herz ausschütten. Schmitt (2000:7) zitiert das Umgangssprachliche, wenn er bezüglich psychischer Erkrankungen schreibt „Wer ganz offen ist, kann nicht ganz dicht sein.“ Und Kövecses (1990) widmet eine detaillierte Untersu-

[133] Von „vergegenständlichenden Metaphern“ sprechen beide Autoren 1987 nicht mehr.

chung den in uns enthaltenen Gefühlen und benennt die Container-Metaphorik als das „Konzept der Gefühle".

Besonders häufig wählen wir das Haus oder Gebäude als metaphorische Form des BEHÄLTER-Schemas: „Na, altes Haus" und Freuds „Zimmer" und „Dietrich" resultieren aus diesem Schema. Es ist (nicht nur) einigen der neun Betroffenen auch – oder gerade wichtig, um sich und anderen den Eindruck zu vermitteln, es gäbe noch Stabilität –, „die Fassade zu erhalten", wenn es „an allen Ecken bröselt und bröckelt": Sie erleben sich „innerlich ausgehöhlt", „aus sich heraustretend", ihre Körper als „unbewohnbar"; in ihnen gibt es „verschlossene Gefühle und Tränen", Verzweiflung „baut sich auf" in ihnen. Sie werden zur „Ruine".

6.9.2.2. Der BEHÄLTER Depression: Das RAUM-Konzept psychischer Erkrankungen

Sowohl die US-amerikanische wie die deutsche Sprache sind voller Hinweise auf die räumliche Ausrichtung (*spatial orientation*[134]) u.a. der Konzeptualisierungen psychischer Erkrankungen, auch der Depression.

Die metaphorische Formulierung „in einer Depression stecken" zeigt, dass die psychische Erkrankung als BEHÄLTER begriffen und entsprechend metaphorisiert wird: Jemand „fällt in" eine Depression, „ist in einer Depression" und kommt irgendwann auch wieder „heraus". Auch für andere psychische Störungen gilt das BEHÄLTER-Schema, wie es v.a. die Präposition verdeutlicht: Jemand ist „in" einer Manie, „in" einer Psychose, „in" einer Panikattacke. Für seelische Erkrankungen gibt es also Formulierungen, die u.a. präpositional auf das BEHÄLTER-Schema hinweisen. Sie sind jedoch so selbstverständlich, dass wir sie meist nicht mehr als metaphorische Projektionen erkennen, als Übertragungen konkreter Raumerfahrungen in abstraktere Krankheitsdomänen: „*in* einer Depression stecken", „*in* eine Psychose rutschen" und „*in* einem Schub oder Anfall" sind verständliche Äußerungen. Im Gegensatz dazu sind sie in Aussagen über körperliche Erkrankungen schlicht ungrammatikalisch: *in einer Grippe, *in einem Diabetes oder *in einer KHK, etc. Weshalb werden viele psychische Krankheiten metaphorisiert, somatische hingegen nicht? Letztere sind materiell, räumlich fassbar, sind bekannt, d.h., viele Menschen haben eine Vorstellung von z.B. einer Blinddarmentzündung als schmerzhaft und gefährlich. Körperliche Erkrankungen sind zumeist greifbar, z.B. Eiter oder geschwollene Lymphknoten; sie sind sichtbar, z.B.

---

[134] Siehe dazu Langackers (1987) *space grammar*, Lindners (1983) Arbeit zu den Verbpartikeln *out* und *up* und Brugmans (1983) „*Story of over*".

eine vergrößerte Leber und / oder hörbar, z.B. rasselnder Atem. Die „Minussymptomatik" der Depression hingegen, dass etwas nicht geht, nicht da ist, bedarf der Metaphorisierung, weil sie ansonsten nicht nachvollziehbar wäre. Die Wahl, so meine Hypothese, fällt auf die Raum-Metapher wegen des *embodiment*, das sie nahe legt: Etwas, das nicht da ist (siehe 6.5.), muss Raum, Form, Kontur gegeben werden, damit es begreifbar wird. (Warum wir differenzieren zwischen „in Angst leben", „Angst haben" und „in Panik sein", weshalb wir Etikettierungen wie „etwas haben" und „etwas sein" benützen, wie es auch Martha Manning anschneidet, thematisiere ich hier nicht.)
Für psychische wie für somatische Erkrankungen gilt jedoch, während der Zeit *„in* schlechter *Verfassung*" zu sein und danach sie *„über*standen" zu haben, *„über* den Berg"[135] zu sein. Auch im Amerikanischen heißt es, *to be in bad or good shape* oder *to be in a ... state* und, wenn genesen(d), *to be out of the worst, to be over something, to have come out of something*. Die Auffassung des Depressivseins und anderer Krankheitsperioden als „Auszeit" besagt, dass die Betroffenen vorübergehend den gesunden Zeitraum verlassen und sich in einem anderen Raum aufhalten – und sie zeigt, dass auch die Zeit aufgrund ihrer Abstraktheit räumlich konzeptualisiert wird.

Beispiele aus den Texten: Die Depression als eine äußerst unattraktive Immobilie ist die „Hölle" oder, kleiner, „ein Zimmer in der Hölle". Oder die Depression besteht aus „dunklen Zimmern", „weißen, kahlen Räumen, „finsteren Gängen" und „gläsernen Wänden". Weiträumiger und mit weniger deutlichen, aber dennoch vorhandenen Abgrenzungen verstanden, ist die Depression eine „zerstörte (Schatten-) Welt", eine „gefährliche Region" mit „Höhen und v.a. Tiefen", ein „Jammertal", ein „anderes, fremdes Land", eine „Wüste". – Ich rekonstruierte mehrere Konzeptualisierungen des Depressivseins, die auf dem BEHÄLTER-Konzept beruhen: So enthält das Metaphernfeld „Gebäude" metaphorische Instanzen nicht nur für den BEHÄLTER Mensch, sondern auch für das Ummauern der Betroffenen durch die Depression, also den BEHÄLTER Depression. Das Metaphernfeld „Gefängnis" beinhaltet viele metaphorische Wendungen des „Gefängnisses Depression". Die Betroffenen sind in diesem Behältnis gefangen. Die Trennung zwischen einem Innen- und einem Außenbereich kann kaum plastischer dargestellt werden als mit dem „Gefängnis Depression". Das Metaphernfeld „Tiefe" zeigt die Depression als „Schacht" oder „Brunnen", in den die Betroffenen hineinrutschen oder -fallen.

---

135 Allerdings bedeutet *to be over the hill* umgangssprachlich, (für etwas) zu alt zu sein; auf „medizinisch" hat es jedoch dieselbe Denotation wie das deutsche Idiom.

6.9.2.3. *transitivity* – oder „das Matrioschka-Prinzip"

Johnson (1987:39) illustriert seinen *transitivity*-Ansatz an dem Beispiel einer Murmel: Befindet sie sich in einem kleinen Säckchen, und dieses wird in einen größeren Beutel gesteckt, so ist die Murmel dann logischerweise in dem größeren Beutel. Er verweist auf den für die Prototypentheorie so zentralen Begriff der „Kategorie", die selbst als Container gedacht wird, denn entweder besitzt etwas die Eigenschaften, um in einer Kategorie zu sein oder es besitzt sie nicht und ist deshalb, umgangssprachlich, „außen vor", d.h. nicht Teil jener Kategorie. Er betont so nochmals das strukturierende, das Organisationsprinzip dieses (Bild-) Schemas.

Um den Transitivitäts-Begriff der Logik und Mathematik zu ersetzen, nenne ich dieses Verschachtelungsprinzip nach den russischen „Matrioschka"-Püppchen, die dies verkörpern und – wie Metaphern – greifbar machen.

Textbeispiele sind das „Einzelzimmer in der Hölle" und John Bentley Mays´ Aussage, er habe die Depression „im Schließfach" seiner Seele nach Toronto mitgenommen. Letzteres besagt also, dass der Behälter Mensch einen Behälter Seele „enthält", der wiederum die Depression enthält. „Das Herz ausschütten" fällt auch in diese Kategorie: Der Behälter Mensch beinhaltet einen Behälter Herz, sonst könnte es sich nicht ausschütten. Die Depression sitzt demnach ziemlich tief oder fest im Behälter Mensch. Wie behutsam und wie beharrlich ist vorzugehen, um an sie heranzukommen? Welcher VOMs und GOMs, wie vieler Schlüssel oder Zahlenkombinationen bedarf es, sie zu erschließen?

Die Frage lässt sich, leicht abgewandelt, auch für den nächsten Punkt stellen.

6.9.2.4. Behälter-Metaphern 1. und 2. Grades: „bessere und schlechtere Behältnisse?"

Behälter-Metaphern 1. Grades sind Metaphern, die im engeren Sinne die Kriterien „innen, Grenze, außen" erfüllen, die klar voneinander und für sich abgegrenzt sind, prototypische Behälter-Metaphern sozusagen. Bei Behälter-Metaphern 2. Grades sind die Grenzziehungen weniger deutlich, sie weisen aber dennoch die Behälter-Charakteristika „drinnen und draußen" auf, so z.B. die Land-Metaphern der Depression.

Folglich ist „Gefängnis" eine Behälter-Metapher 1. Grades, eine prototypische Behälter-Metapher, da es sich um einen dreidimensionalen und *per definitionem* abgeschlossenen Behälter oder Raum handelt. „Tiefe", „Dunkelheit" und „Schlechtwetterzone" sind Behälter-Metaphern 2. Grades, weil sie die Kriterien nur in einem großzügigeren Sinne erfüllen: „Tiefe" wird in den Szenarien LOCH, SCHACHT oder BRUNNEN den Komponenten „innen, Grenze, außen“ noch eher gerecht als beispielsweise die schwerer eingrenzbaren DUNKELHEIT und SCHLECHTWETTERZONEN. Auch für die beiden letzten gilt, dass man sich in ihnen befinden kann, aber die Trennlinien nach außen sind schwieriger zu ziehen, schwieriger nachzuvollziehen. „Erstarrung“ kann ebenfalls als Behälter-Metapher 2. Grades verstanden werden, ist der betroffene Mensch doch in sich gefangen, eingeschlossen, kann sich u.a. nicht öffnen und nicht aus seiner Haut heraus.

Die Antwort auf die Frage nach der „Erschließung“ der Depression ist abhängig von der jeweiligen Metaphorik. D.h., für die Behälter mit Türen werden Schlüssel, Brecheisen, Dietriche oder vielleicht Zahlenkombinationen gebraucht; für die Behälter „Land“ oder „Welt“ Dinge, die die Weiterreise erleichtern: Karten, Interesse an Neuem, Ortskundige usw. Die Differenzierungen sind also für die auswegweisenden genesungsorientierten Metaphern therapeutisch relevant: Die Präpositionen zeigen für eine Behälter-Metapher 1. Grades einen (horizontalen) Weg hinaus, einen Ausweg; für z.B. „Tiefe“ sind die präpositionalen Wegweiser“ nicht nur hinausweisend, sondern nach oben gerichtet. Daraus leite ich ab, dass die Art des Containers Aufschluss darüber gibt, in welcher Richtung das Ende der depressiven Episode liegt. Diese Hypothese bleibt empirisch zu überprüfen.

Welche der rekonstruierten Konzeptmetaphern sind (präpositionale) Extensionen des BEHÄLTER-Schemas?

DEPRESSION IST →

→ EIN GEBÄUDE: Der MENSCH ist ein ZERFALLEN(D)ES GEBÄUDE, die DEPRESSION als MAUERWERK umgibt die Betroffenen.

→ EINE WELT-REISE: Lakoff & Johnson (1998:40) schreiben zum „Akt des Quantifizierens“, der durch bestimmte Grenzziehungen möglich wird: „Der amerikanische Bundesstaat Kansas ist z.B. ein umgrenztes Gebiet – ein GEFÄSS –, weshalb wir sagen können `Es gibt viel Land *in* Kansas.´“ Die REISE ist WEG-schematisch konzipiert, die Verbannung, d.h. der Aufenthalt (Phase 2 einer depressiven Episode) *in* einer fremden Welt, jedoch eine metaphorische Projektion des BEHÄLTER-Schemas.

→ SCHLECHTES WETTER: Die SCHLECHTWETTERFRONT ist eine eingrenzbare ZONE (Behälter-Metapher 2. Grades), in der sich die Betroffenen wiederfinden.

→ NATURKATASTROPHE: Wie im vorherigen Fall ist die Depression ein Behältnis.

→ WASSER: Die DEPRESSION als FLUT oder GROßER SEE i.S. eines Behälters zu verstehen, heißt, das Schema sehr großzügig zu interpretieren.

→ UNFREIHEIT: Die DEPRESSION als GEFÄNGNIS dagegen ist eine prototypische metaphorische Projektion des BEHÄLTER-Schemas.

→TIEFE: Die DEPRESSION als LOCH oder SCHACHT ist m.E. wiederum ein Konzept mit Behälter-Metaphern 2. Grades.

→ STARRE: Die Konzeptmetapher DEPRESSIVSEIN HEISST ERSTARRUNG lässt offen, ob die Depression oder der Mensch als Behälter zu verstehen ist. Auch wenn die Betroffenen sich als BEHÄLTER im Sinne eines Gelähmt- und In-sich-Gefangen-Seins begreifen, so verursacht die Depression die Lähmung, kreiert das Behältnis.

→ DUNKELHEIT: Die DEPRESSION als DUNKLER RAUM ist grob abgrenzbar, umgeben von Licht und Leben.

→ KRIEG: Das Depressivsein als „kriegerische Auseinandersetzung", als Zustand des „Sich-*im*-Krieg-Befindens" als Behälter-Metapher zu interpretieren, bemüht das BEHÄLTER-Schema sehr, wenngleich die Kriterien für eine Trennlinie zwischen „im Krieg" und „nicht im Krieg" einigermaßen erfüllt sind: Ein Krieg findet in einem bestimmten Gebiet statt, nebenan ist kein Krieg. Ein solches Szenario ist allerdings weit von einem prototypischen entfernt.

→ VOGEL: Der MENSCH ist NISTPLATZ, also eine Art offener Behälter.

→ HÖLLISCHES: Die DEPRESSION als HÖLLE oder HEXENKESSEL ist ein BEHÄLTER.

→ FLORA: Ich leitete zwar kein Konzept aus den Instanzen dieses Feldes her, aber auch hier gibt es ein Beispiel, das die DEPRESSION als Behältnis benennt: der DUNKLE WALD.

→ FEUER: Dort, wo das Feuer in den Betroffenen lodert oder schwelt, verstehen sich die Betroffenen als BEHÄLTER.

Die Konzepte FREMDHEIT, KRANKHEIT / ALTER, FOLTER, LAST, STERBEN, (RAUB-) TIER, (TECHNISCHER) DEFEKT, TRANSPORT (-MITTEL), FLIEGEN, THEATER und GELD enthalten keine Behälter-metaphorischen Instanzen.

Unter den 26 rekonstruierten Szenarien sind drei, die die Betroffenen als Behälter[136] zeigen: als GEBÄUDE, als NISTPLATZ und als FEUER-CONTAINER. Weitaus häufiger verstehen die Betroffenen die Depression als Behältnis: als EINMAUERUNG, FREMDE/S WELT/LAND, als SCHLECHTWETTERZONE, NATURKATASTROPHE,

---

[136] Schmitt (persönliche Korrespondenz, 2002) führt Andrea Holzers Dissertationsergebnis an, wonach alle von ihr befragten Subjekte, die illegale Drogen nahmen, „ihr Selbstkonzept als BEHÄLTER metaphorisieren".

als FLUT, GEFÄNGNIS, TIEFE, als DUNKELHEIT, als HÖLLE und als DUNKLEN WALD.

Fazit:
Zu der im Rahmen der noch relativ jungen Kognitionswissenschaften schon als tradiert geltenden These, dass sich der Mensch als Behälter verstehe, rückt hier eine weitere Einsicht in den Vordergrund: Die Depression wird als Behälter erlebt, d.h. so konzeptualisiert und metaphorisiert. – DIE PSYCHISCHE ERKRANKUNG IST EIN BEHÄLTNIS.

Die Grafik zu Beginn des Kapitels 6.9.2. bildet also zu dem Behältnis Depression mit den Phasen 1, 2 und 3 den gesamten dreiteiligen Verlauf einer depressiven Episode ab, zeigt die (Bild-) Schemata WEG – CONTAINER – WEG aus der Erlebnisperspektive der Betroffenen.

7. Zusammenschau, Funktionen und Implikationen

Die Interdisziplinarität dieser zweigeteilten Untersuchung – die Deskription metaphorischer Muster und deren therapeutische Relevanz – zeigt sich in der Verbindung zweier Schwerpunkte:

die metaphernanalytische Arbeit an den authentischen Texten zur Deskription lexikalischer Muster (die manifesten Metaphern) und ihre metaphernsynthetische Zusammenführung (die Felder) als Rekonstruktionsgrundlagen der ihnen zugrunde liegenden metaphorischen Konzeptualisierungen des Depressionserlebens sowie deren Ergänzungen (VOMs und GOMs) für die Anwendung in der Praxis, d.h. ihre therapeutische Relevanz.

Das ursprüngliche Ziel, einen Bilderkatalog des Depressionserlebens zu erstellen, war mit dem Entdecken und anschließenden systematischen Erarbeiten der Metaphernfelder bereits erreicht. Diese 31 Bündelungen erfahrungsrealistisch zusammengehörender Metaphern bedeuteten jedoch nicht das Ende der Untersuchung, sondern bildeten den Ausgangspunkt für weitere Betrachtungen. Von der Hypothese ausgehend, dass die einzelnen Instanzen der Felder Momentaufnahmen der drei postulierten Phasen einer depressiven Episode repräsentieren, rekonstruierte ich metaphernanalytisch und -synthetisch die den Felderinstanzen zugrunde liegenden Konzepte der Depression und des Depressionserlebens: Die narrativ zu Szenarien[137] ausgestalteten Metaphoriken[138] bilden die erlebten depressiven Wirklichkeiten differenziert ab – und ergeben miteinander einen kaleidoskopartigen Einblick in die Depressionserfahrung. Während dieser zweiten, von den Originaltexten losgelösten und bereits therapeutisch-anwendungsbezogenen Arbeitsphase entwickelte ich die Klassifikation der validierungs-, der genesungs- und der prophylaxeorientierten Metaphern (VOMs, GOMs und POMs[139]) und sorgte so für eine „Rückübersetzung der metaphorischen Modelle in die Lebenswelt", wie Schmitt (2002:18) in einem anderen Zusammenhang schreibt. Die interdisziplinäre Zusammenführung ergab, dass aus einer linguistisch-literaturwissenschaftlich ausgelegten Studie therapeutisch relevante Erkenntnisse zu gewinnen waren: VOMs, die Metaphoriken der PatientInnen erkennend und aufgreifend, fungieren als bezie-

---

[137] Zur Erinnerung: „Szenarien" und „Konzeptualisierungen" benennen die Betroffenenperspektive, „Konzepte" das Depressionsverständnis; sie werden üblicherweise groß geschrieben.

[138] Ebenfalls zur Erinnerung: „Metapher" bezeichnet die einzelne metaphorische Wendung (z.B. „untergehen"), „Metaphorik" die „Konzept-, Wurzel- oder Hintergrundmetaphorik" (z.B. FLUT).

[139] POMs ordnete ich aufgrund ihrer funktionellen Ähnlichkeit im nachhinein den GOMs zu.

hungsstabilisierendes Element, da sie das Befinden der Betroffenen innerhalb der angebotenen metaphorischen Rahmen wertschätzen. GOMs sind in therapeutischen Gesprächen besonders wertvoll, indem sie, wiederum von den Metaphoriken der Betroffenen ausgehend (oder gegebenenfalls über Metaphernkohärenzen bzw. -kombinationen neue einführend), stimmig einen Weg aus den Depressionsszenarien aufzeigen.

7.1. Zu **Einzelheiten**:

3296 Metaphern neun betroffener AutorInnen belegen die Komplexität individuellen depressiven Erlebens. Die 26 rekonstruierten Konzeptualisierungen verdeutlichen je verschiedene Erlebnisaspekte, deren gemeinsame Implikationen sowie interpretative Differenzierungen die folgende Zusammenschau berücksichtigt.

→ Die **personifizierte** Depression: Ihre Versatilität ist erstaunlich. In den auf dem Feld „Gebäude" basierenden Konzeptualisierungen ist die Depression zum einen ein Eindringling, der sehr destruktiv das ganze Haus (Mensch) zerfallen lässt. Zum anderen tritt sie als Baumeisterin auf, die den Menschen einmauert. Jenes Szenario erinnert an die Depression als GEFÄNGNIS, in dem die Depression u.a. als „strenge Zuchtmeisterin" auftritt. Sie wird auch als Folterknecht, als Diebin, Kriegsherrin und Feindin erlebt, und sie zieht, krankmachend, als Nomadin von einem Menschen zum anderen. Der Hypothesen, weshalb die Betroffenen „ihre" Depression personifizieren, gibt es einige: Jene Erfahrungen sind so bedrohlich, dass sie nicht im Selbst verankert sein dürfen. Andererseits wird durch die, wenn auch ungewollte, Gegenwart eines anderen Menschen (d.h. der Depression) eventuell eine Verständigung denkbar, was beispielsweise „mit" einer Naturkatastrophe nicht möglich ist[140]. Surmann (in Brünner & Gülich 2002) argumentiert in seiner Studie, die häufigen Personifizierungen fokaler Epilepsieanfälle durch die Betroffenen indizierten eine „Außenverortung", der sich die Erkrankten „aktiv entgegen stellen" – ich ergänze „können".

→ Die Depression als **Raum** oder **Gefäß**: Die metaphorischen Konzeptualisierungen der depressiven Störung als Räume sind vielseitiger als ihre Personifizierungen. Prototypisch für das Verständnis der Depression als Raum ist die Gefängnis-, weniger typisch, dennoch alle Kriterien aufweisend, z.B. die Höllen-Metapher. Auch Tiefe als

140 In diesem Zusammenhang expliziere ich mein eng gefasstes Personifikationsverständnis: Obgleich andere Wendungen wie „kommen und gehen" oftmals als Indikator einer Personifizierung gelten, z.B. im Kontext einer Gewitter-Metapher, verwende ich den Terminus „Personifikation" nur dann, wenn ich verschiedenerlei explizite Hinweise auf das Menschsein der Depression vorfand.

Schacht oder Loch ist ein Raum mit einer Begrenzung nach Außen, ebenso wie i.w.S. Dunkelheit und Starre; in letzterer hält die Depression die Betroffenen in deren Körpern fest. Auch die Depression als Land ist Beleg für die metaphorischen Projektionen des BEHÄLTER-Schemas i.w.S. (Darauf und auf die Rolle der Präpositionen komme ich in 7.3. zurück.)

→ Die Depression als **„natürliches" Phänomen**: In den Szenarien SCHLECHTES WETTER, NATURKATASTROPHE, FLUT und FEUER erleben sich die Betroffenen der Depression als gewaltigen Naturelementen ausgesetzt. Hier steht eher Schutzbedürftigkeit denn Gegenwehr im Vordergrund.

→ Die **technische** Seite: In vielen Subkonzeptualisierungen des Konzepts TECHNISCHER DEFEKT verstehen sich die betroffenen AutorInnen als Maschinen – Autos, Computer, Flugzeuge –, deren Funktionstüchtigkeit durch die Depression als technische bzw. mechanische Entität beeinträchtigt wird: als Handbremse, Stromausfall, Absturz.

→ **„Tierisches"**: Die Depression ist ein (Raub-) Tier oder ein sich im Mensch einnistender Vogel, der depressive Mensch ein Behältnis. Auch hier verstehen sich die Erkrankten selbst und ihre Erkrankung mit den gleichen Bildern: Erstere möchten ihren Gefängnissen oder Käfigen – die Depression ein Raum – als Vögel entfliegen; die Depression selbst wird auch als Vogel oder Hund metaphorisiert.

Für diese Einsichten ist festzuhalten, dass die Depression als eigenständig handelnde Einheit erlebt wird, ob als Reifikation oder als Personifikation.

→ **Akut lebensbedrohlich** sind die auf unmittelbaren körperlichen Sensationen basierenden Erlebniskonzeptualisierungen: Eine plötzliche ALTERUNG, fatale SOMATISCHE KRANKHEITEN und FOLTERUNG benennen das als akut lebensgefährlich erlebte Depressivsein, sind jedoch nicht gleichzusetzen mit Suizidalität, die metaphorisch wenig thematisiert wird.

→ Szenarien, wie KRIEG, spiegeln das **plötzlich**e Vorhandensein der Depression, während DUNKELHEIT einen **allmählich**en Übergang, von hell zu dunkel und umgekehrt, thematisiert, als enthielte diese Konzeptualisierung ähnlich einer modernen Leuchte einen *dimmer*. Das (Raub-) Tier Depression pirscht sich heran und kreist seine Beute ein – die depressive Symptomatik manifestiert sich allmählich. Auch das Konzept GELD beinhaltet eine allmähliche Teuerung; die Depression kostet mehr und mehr Kraft und Anstrengung – möglicherweise sogar den Höchstpreis, das Leben. Ich fand keine Hinweise in den Texten, die den Schluss zulassen, dass diejenigen Betroffenen, die das Kommen der Depression spüren, sich eher „wappnen", früher um Hilfe rufen (können). Die so unterschiedlichen Konzeptualisierungen sind ein Indikator dafür, wie breit das Spektrum individueller Depressionserfahrungen ist. „Dunkelheit", das unter dem Aspekt der Synonymität betrachtet die häufigsten Instanzen enthält und in der Gesamtschau insgesamt den zweiten Platz nach „Krieg" belegt, wird in den ausschließlich phasenbezogenen Schilderungen kaum eingesetzt. Daraus lässt sich folgern, dass die Metaphern der Dunkelheit für allgemeine Aussagen gut, für erlebnisnahe Schilderungen der Phasen 1 und 2 nicht geeignet sind.

→ „Last" ist ein alltagssprachlich etablierter Quellbereich mit vielen konventionellen Metaphern, die auch dem Verständnis und der Beschreibung anderer Erkrankungen und Belastungszustände dienen – „schwer" krank sein, „unter einer Last zusammenbrechen", „belastet sein", „unter Druck stehen", „unerträglich" leiden, etc. „Metaphysisches" umfasst die Depression als Dämon und diabolisches Ungeheuer, die Betroffenen als verteufelt und verdammt. „Gewebe" benennt sowohl die Depression als auch die Betroffenen als Filz und Verstrickung, die letzteren zudem als zerrissen und emotional nackt, ungeschützt. Unter „Theater" figurieren die Erkrankten als maskentragende StatistInnen: Sie fühlen sich fremdbestimmt, die Depression führt Regie. „Fremdheit" erfasst das Depressivsein wertfrei als „anders sein", wertend als „unnormal sein"; oftmals sind die Kranken sich selbst fremd. Bei dieser Konzeptualisierung ist Vorsicht geboten, weil es sehr genau zwischen Metaphorisierung und (der Benennung von) psychotischem Geschehen zu unterscheiden gilt.

→ Und letztlich „Verlust", das Depressionserleben als die Einbuße von Kontrolle, Eigenständigkeit, Unversehrtheit. Sehr viele der oben genannten Erfahrungskomponenten können unter „Verlust" subsumiert werden; ich entschied dagegen, weil ich jeweils viele spezifische metaphorische Instanzen fand, die speziellere Rekonstruktionen nahe legten, mit Hilfe derer ich einen differenzierteren, erlebnisnäheren Katalog der Metaphoriken des Depressionserlebens erstellen konnte. **VERLUST** ist die allen gemeinsame Erfahrung des Depressivseins – die übergeordnete oder prototypische Konzeptmetapher.

7.2. **Tenor** und **abstraktes Subkonzept**

Übertragen auf therapeutische Gesprächssituationen sind die beiden folgenden Erkenntnisse aus den metaphernanalytischen und v.a. -synthetischen Betrachtungen von großer Relevanz: Bei aller Diversifikation und Individualität gibt es einen, die erlebnisnahen (Selbst-) Konzeptualisierungen der Phasen 1 und 2 einenden Tenor: Die emotive Botschaft zwischen den metaphorischen Zeilen lautet **Angst** angesichts einer zumeist als existenziell erlebten Bedrohung. Jene ***Gefahr*** ist ein weiterer spezifischer Aspekt aus den Herkunfts- bzw. Erfahrungsbereichen, den alle rekonstruierten Erlebnismetaphorisierungen teilen: Laut Baldauf verursacht das „abstrakte Subkonzept" (in den untersuchten Erlebniskonzeptualisierungen des Depressivseins *Gefahr*) die Metaphorisierungen und nicht ein ganzer Herkunftsbereich. M.E. empfiehlt es sich, die Bedrohung zu validieren, die impliziten Angstschilderungen u.U. auch als Appell zu interpretieren und zunächst Schutz- und Hilfsangebote zu machen, möglichst innerhalb der vorgetragenen metaphorischen Rahmen. Auf die in diesem Zusammenhang entwickelte Idee der VOMs und der zu einem späteren Therapiezeitpunkt hilfreichen GOMs gehe ich unter 7.4., den anwendungsbezogenen Erkenntnissen, näher ein.

7.3. Den Konzeptualisierungen liegen bestimmte **Schemata** zugrunde:
Der **Mensch** erfährt sich aufgrund seiner Körperlichkeit – Johnsons *embodiment*-Konstrukt – als **GEFÄß oder BEHÄLTER** in seiner Interaktion mit der Welt und mit anderen. Die Körperoberfläche, die Haut ist die Begrenzung zwischen Innenleben und der Außenwelt, in sich der Mensch bewegt. Konzeptualisierungsbeispiele sind der ZERFALL des Gebäudes Mensch und der Mensch als NISTPLATZ für die Depression. Die vorliegende Untersuchung belegt jedoch, dass die **DEPRESSION** selbst als **BEHÄLTNIS** konzeptualisiert wird. Szenarien mit dem BEHÄLTER Depression sind GEFÄNGNIS, TIEFE, UMMAUERUNG, DUNKELHEIT u.a.m. Die Betroffenen rutschen oder fallen in eine Depression, stecken in derselben – und in Phase 3 kommen sie wieder heraus. D.h., das Depressivsein wird bildschematisch gedacht als aus zwei Schemata bestehend: **WEG – CONTAINER – WEG**. Ein Konzeptualisierungsbeispiel des WEG-CONTAINER-WEG-Schemas aus der Perspektive der Betroffenen ist VERBANNT: REISE DURCH EINE UNWIRTLICHE WELT. Gemäß dieses Szenarios ist das Depressivsein nicht nur eine kräftezehrende Reise, sondern synonym mit einer Verbannung der Erkrankten in sehr trostlose Gegenden. Das Konzept WELT-REISE enthält als einziges mehrere Hinweise auf Phase 3: Die „Rückreise" in die Gesundheit oder Remission ist durch das inhärente WEG-Schema-Verständnis zu erklären. Eine weitere solche Konzeptualisierung heißt VOM FALLEN INS BODENLOSE. Auf derselben Schema-Konstellation beruhen auch die Konzepte, in denen die Depression zu den Betroffenen kommt (Weg), sie umgibt oder in sich aufnimmt (Behälter) und wieder geht[141] (Weg). Die Szenarien SCHLECHTES WETTER und (RAUB-) TIER bilden ebenfalls jenes Verständnis ab. – Der deutsch-amerikanische Sprachvergleich anhand von William Styrons Text zeigt eine Gleichverteilung der Schemata, die *embodiment*-Theorie belegend, wonach unseren Metaphorisierungen ein zwar kulturell „gefärbtes",

[141] Auch dieser Fall gilt für mich nicht als Personifikation – siehe 6.1.1.

aber aufgrund unseres Menschseins universal gültiges Selbstverständnis und enzyklopädisches Wissen zugrunde liegen.

Fazit: Die metaphernsynthetisch eruierten Einsichten in authentisches Depressionserleben bestätigen die in der ICD-10 aufgeschlüsselten Kriterien dieser psychischen Störung.

7.4. Abschließende Anmerkungen zu einem **deskriptiven Ansatz** und seinem **anwendungsbezogenen Ausklang**

Metaphern sind m.E. einzigartig geeignet, depressives Erleben versteh- und mitteilbar zu machen. Selbst abstrakter formulierte Lehrbücher kommen um metaphorische Formulierungen wie „schwere" oder „tiefe" Depression nicht umhin und setzen so die LeserInnen nicht nur über psychische Krankheiten ins Bild, sondern geben zugleich *Ein*blick in das Erleben derselben. Die reichhaltigen *Ein*sichten *in* das Depressionserleben dank der so verschiedenen metaphorischen Wahrnehmungskolorierungen von „nur" neun Betroffenen belegen, wie *aufschluss*reich[142] eine Fokussierung der Metaphorisierungen Betroffener mit und bezüglich einer so schwer (be-) greifbaren psychischen Erkrankung ist. – Auch im Rahmen traditioneller Melancholie-Forschung, die sich weltliterarischen Texten widmet, sind Metaphern zu gewinnen, die trotz ihres hochliterarischen Kontextes für Gespräche mit depressiven Menschen hilfreich sein oder als Schreibanregungen für poesietherapeutische Gruppen dienen können.

Die Zusammenführung der beiden Untersuchungsanliegen, Deskription und Therapierelevanz, wurde möglich, nachdem ich, nicht länger textimmanent arbeitend, die „Übertragbarkeit" der aus den authentischen Texten gewonnenen Erkenntnisse in die Praxis erkannte – von den Metaphern des Leids über die Metaphernanalyse zu Metaphern der Therapie und Genesung: **VOMs und GOMs**, die **validierungs- und genesungsorientierten Metaphern**. Angesichts des die rekonstruierten Konzeptualisierungen charakterisierenden Tenors „Angst" ist die Bedeutung der **GOMs** nicht hoch genug einzuschätzen. Ihre Hoffnungs- und Genesungsorientierung, verankert i.d.R. in den von den Betroffenen gewählten metaphorischen Ausgestaltungen der Verlust- und Angsterfahrung, greift jenes individuelle metaphorische Depressions- und Selbstverständnis auf und eröffnet Möglichkeiten, ein Ende der depressiven Episode „in diesem Licht zu sehen" und somit ein Ende des passiven, lageorientierten Verlusterlebens denkbar werden lassen.

---

[142] Die Kursivierungen verweisen auf das BEHÄLTER-schematische Grundverständnis der depressiven Störung seitens der Betroffenen.

Das hat, übertragen auf therapeutische Gesprächssituationen, folgende Bewandtnis: Da die Metaphern und Metaphoriken ein sehr differenziertes Bild davon zeichnen, wie sich die Betroffenen zu Beginn und während einer depressiven Episode erleben, empfiehlt es sich, die metaphorisch ausgedrückten Erfahrungen mit den passenden **VOMs** wertzuschätzen, die Notlage also zunächst lageorientiert zu validieren, bisweilen lange bevor die **GOMs** und ihre handlungs- und v.a. genesungsorientierte Funktion zum Zuge kommen (können). Die dritte Kategorie der *coping*- und Interventionsmetaphern, die prophylaxeorientierten Metaphern oder POMs, erwies sich im nachhinein als nicht eigenständig: Sie ähnelt funktional der GOM-Kategorie und ist dort enthalten.
Die Anzahl der für das Ende einer depressiven Episode gefundenen Metaphern ist vernachlässigenswert gering. Meine Drei-Phasen-Aufteilung einer depressiven Episode – Beginn der Symptomatik, in der Depression, Beginn der Remission – findet sich fast ausschließlich in den Phasen 1 und 2 metaphorisch abgebildet. Das Krankheitserleben ist der Fokus, das Schreiben selbst „Zeugnis" der Phase 3. Durch das Schreiben erfährt die Erkrankung eine Um-Wertung – sie ist des Schreibens wert ...
Ich unterstreiche abschließend noch einmal die anwendungsbezogene Relevanz der metaphernanalytisch- und -synthetisch aus den Texten Betroffener gezogenen Schlüsse: Metaphern fungieren m.E. als (linguistisch-) psychotherapeutisches **Diagnostikum** einerseits und als (linguistisches) Psycho-**Therapeutikum** andererseits.
„Verlust" als der zentrale, metaphorisch vielfach benannte Erfahrungsaspekt verdeutlicht, wie wichtig es ist, die Distanz zwischen Betroffenen und Nicht-Betroffenen zu überbrücken, i.w.S. metapherntherapeutisch vorzugehen und die alltagsmetaphorischen „Zauberworte" zu nutzen: Mein Plädoyer gilt der Beachtung der Metaphern und Metaphoriken durch dafür sensibilisierte TherapeutInnen. Ihre Übernahme (VOMs) und ihre Erweiterung (VOMs wie GOMs) tragen nicht nur dazu bei, die Verständigung zwischen depressiven und nicht-depressiven Interagierenden zu verbessern; die Metaphoriken erweisen sich zudem zu gegebener Zeit für das Beschreiten eines Genesungsweges als richtungsweisend (GOMs) ...

8. Bibliographie

(Die neun Originaltexte sind **fett** gedruckt.)

Adams, Douglas: Per Anhalter durch die Galaxis. München: Wilhelm Heyne Verlag, [18]2002.

Aristoteles: Rhetorik. Stuttgart: Philipp Reclam Jun., 1999.

Baldauf, Christa: „Konzept und Metapher – Präzisierung einer vagen Beziehung." in: Sonderdruck Linguistische Berichte. Opladen: Westdeutscher Verlag, 1996.

dies.: Metapher und Kognition. Frankfurt/M.: Peter Lang, 1997.

Bandler, Richard & Grinder, John: Neue Wege der Kurzzeit-Therapie. Neurolinguistische Programme. Paderborn: Junfermann, 1981.

Beck, Aaron T. et al.: Kognitive Therapie der Depression. Weinheim: Beltz Taschenbuch, 1999.

Berger, Mathias: Psychiatrie und Psychotherapie. München: Urban & Schwarzenberg, 1999.

Bertau, Marie-Cécile: SPRACHSPIEL METAPHER. Denkweisen und Kommunikative Funktion einer rhetorischen Figur. Opladen: Westdeutscher Verlag, 1996.

Bloch, Ernst: Das Prinzip Hoffnung. Frankfurt/M.: Suhrkamp Taschenbuch Verlag, 1959/1974.

Block, J. Richard & Yuker, Harold E.: Ich sehe was, was Du nicht siehst. 250 optische Täuschungen und visuelle Illusionen. München: Wilhelm Goldmann Verlag, 1996.

Blumenberg, Hans: Schiffbruch mit Zuschauer. Frankfurt/M.: Suhrkamp Verlag, 1979, 1997.

Bock, Herbert: „Metaphorik: Bildersprache als therapeutisches Werkzeug?" in: PSYCHOLOGISCHE BEITRÄGE, Band 25, 1983, S. 94-111.

Bradley, Sculley et al.: The American Tradition in Literature. Band I. NY, NY, USA: Random House [5]1981.

Brockhaus. Studienausgabe. Leipzig: Brockhaus GmbH, [20]2001.

Brünner, Gisela & Gülich, Elisabeth (Hg.): Krankheiten verstehen. Bielefeld: Aisthesis Verlag, 2002.

Brugman, Claudia Marlea: „STORY OF *OVER*". Bloomington, IN, USA: IU Linguistics Club, 1983.

Buchholz, Michael B. (Hg.): METAPHERNANALYSE. Göttingen: Vandenhoeck & Ruprecht, 1993.

Buchholz, Michael B.: METAPHERN DER `KUR´. Eine qualitative Studie zum psychotherapeutischen Prozess. Opladen: Westdeutscher Verlag, 1996.

Buchholz, Michael & von Kleist, C.: Szenarien des Kontakts. Eine metaphernanalytische Untersuchung stationärer Psychotherapie. Gießen: Psychosozial Verlag, 1997.

Burton, Robert: DIE ANATOMIE DER MELANCHOLIE. Mainz: Dieterich´sche Verlagsbuchhandlung, [3]1988.

Bussmann, Hadumod: LEXIKON DER SPRACHWISSENSCHAFT. Stuttgart: A. Kröner Verlag, [2]1990.

Cole, Roger W. (ed.): Current Issues in Linguistic Theory. Bloomington, IN, USA: Indiana University Press, 1979.

The Compact Edition of the Oxford English Dictionary. Band II. London: Book Club Associates, 1979.

Dante Alighieri: Die Göttliche Komödie. München: Deutscher Taschenbuch Verlag, 1978[12].

Dexel, Karin: Wolken über dem Tag. Leben mit einer endogenen Depression. Frankfurt/M.: Fischer Taschenbuch Verlag, 1991.

Dickinson, Emily: Dichtungen. Mainz: Dieterich´sche Verlagsbuchhandlung, 1995.

Dictionary of Literary Terms. Toronto: Coles Publishing Company Ltd., 1980.

Dörner, Klaus & Plog, U.: IRREN IST MENSCHLICH. Lehrbuch der Psychiatrie/Psychotherapie. Bonn: Psychiatrie Verlag, 1984, 1990[6].

Draaisma, Douwe: DIE METAPHERNMASCHINE. Eine Geschichte des Gedächtnisses. Darmstadt: Primus Verlag, 1999.

Duden. Bände 7 und 8. Mannheim: Bibliographisches Institut, 1963 und 1986.

Eco, Umberto: DIE SUCHE NACH DER VOLLKOMMENEN SPRACHE. München: Beck´sche Verlagsbuchhandlung, 1994.

ders.: SEMIOTICS and the Philosophy of LANGUAGE. Bloomington, IN, USA: First Midland Book Edition / IUP, 1986.

Faust, Volker (Hg.): „Psychopathologie: Psychiatrie in Stichworten." Bändchen 3 und 4. Stuttgart: Ferdinand Enke Verlag, 1998.

Fillmore, Charles J.: „Santa Cruz Lectures on Deixis 1971". Bloomington, IN, USA : IU Linguistics Club, 1975.

Flammer, August: Erfahrung der eigenen Wirksamkeit. Einführung in die Psychologie der Kontrollmeinung. Bern: Verlag Hans Huber, 1990.

French, Nicci: The Memory Game. London: Penguin Books, 1997.

Freud, Sigmund: Gesammelte Werke. Frankfurt: Fischer Verlag, [8]1986.

Goldmann-Posch, Ursula: Tagebuch einer Depression. München: Goldmann, 1985, 1998.

Grove, David J. & Panzer, B.I.: Resolving Traumatic Memories. Metaphors and Symbols in Psychotherapy. NY,NY,USA: Irvington Publishers, Inc., 1989, 1991.

Hahnfeld, Ingrid: Höllenfahrt. Tagebuch einer Depression. Frankfurt/M.: Fischer Taschenbuch Verlag, 1998.

Hartung, Johanna: „Die HOLO-Angstskala. Erfassung dispositioneller Handlungs- und Lageorientierung in angstrelevanten Kontexten." In: Diagnostica 1995, 41, Heft 3. S.261-282.

Hartung, Johanna: „Handlungskontrolle der Angstbewältigung. Was macht Reizkonfrontationsverfahren so effektiv?" Sonderdruck aus: Zeitschrift für klinische Psychologie, 26 (2), 118-128, 1997.

Hautzinger, Martin: Depression. Göttingen: Hogrefe, 1998.

Haverkamp, Anselm (Hg.): THEORIE DER METAPHER. Darmstadt: Wissenschaftliche Buchgesellschaft, 1983, 1996[2].

Hayakawa, S.I.: language in action. a guide to accurate thinking. NY, NY, USA: Harcourt, Brace & Company, 1941.

Jamison, Kay R.: (An Unquiet Mind, 1995) Meine ruhelose Seele. Die Geschichte einer manischen Depression. München: Goldmann, 1999.
dies.: Night Falls Fast. Understanding suicide. NY, NY, USA: Random House Inc., 1999.

dies.: Touched With Fire. NY, NY, USA: Free Press Paperbacks, 1994.

Johnson, Mark: The Body in the Mind. The Bodily Basis of Meaning, Imagination, and Reason. Chicago, Il, USA: The University of Chicago Press, 1987.

Keßler, Nicola (Hg.): Manie-Feste. Frauen zwischen Rausch und Depression. Drei Erfahrungsberichte. Bonn: Psychiatrie Verlag GmbH, 1995.

Kleiber, Georges: Prototypensemantik. Eine Einführung. Tübingen: Gunter Narr Verlag, 1998[2].

von Kleist, Cornelia: „Zur Metaphorik psychischen Leidens. Eine Analyse therapeutischer Erstgespräche.“ Unveröffentlichte Diplomarbeit am Psychologischen Institut im FB Philosophie und Sozialwissenschaften I der Freien Universität Berlin, 1984.

dies. in: Bergold & Flick (Hg.): EIN-SICHTEN. Zugänge zur Sicht des Subjekts. Tübingen, dgvt-Verlag, 1987.

KLUGE. Etymologisches Wörterbuch der deutschen Sprache. Berlin: Walter de Gruyter, [23]1999.

Koch, Helmut H. & Keßler, N. (Hg.): Schreiben und Lesen in psychischen Krisen. Bd.1. Gespräche zwischen Wissenschaft und Praxis. Bonn: Psychiatrie-Verlag; Neumünster: Paranus-Verlag, 1998.

dies. (Hg.): Schreiben und Lesen in psychischen Krisen. Bd.2. Authentische Texte: Briefe, Essays, Tagebücher. Bonn: Psychiatrie-Verlag; Neumünster: Paranus-Verlag, 1998.

dies.: Ein Buch muss die Axt sein. Schreiben und Lesen als Selbsttherapie. Krummwisch: Königsfurt Verlag, 2002.

Kövecses, Zoltan: Emotion Concepts. NY, NY, USA : Springer Verlag, 1990.

Kopp, Richard Royal: Metaphor Therapy: Using Client-Generated Metaphors in Psychotherapy. Bristol, PA, USA: 1995.

Kronberger, Nicole: „Schwarzes Loch, geistige Lähmung und Dornröschenschlaf: Ein metaphernanalytischer Beitrag zur Erfassung von Alltagsvorstellungen von Depressionen.“ In: Psychotherapie und Sozialwissenschaft, 1,22, 1999, S.85-104.

Kuiper, Piet C.: Seelenfinsternis. Frankfurt/M.: S. Fischer Verlag, 1991.

Lakoff, George: Women, Fire, and Dangerous Things. What Categories Reveal about the Mind. Chicago, Il: The University of Chicago Press, 1987.

Lakoff, George & Johnson, Mark: Leben in Metaphern. Konstruktion und Gebrauch von Sprachbildern. Heidelberg: Carl-Auer-Systeme-Verlag, 1998.

Lakoff, George & Turner, Mark: More Than Cool Reason. A Field Guide to Peotic Metaphor. Chicago and London: The University of Chicago Press, 1998.

Langacker, Ronald W.: Foundations of Cognitive Grammar. Volume I. Theoretical Prerequisites. Stanford, CA, USA: Stanford University Press, 1987, 1999.

Leary, David E. (ed.): Metaphors in the History of Psychology. Cambridge University Press, 1990, 1994.

Lindner, Susan J.: "A Lexico-Semantic Analysis of English Verb Particle Constructions with out and up." Bloomington, IN, USA: IU Linguistics Club, 1983.

Lückert, H.-R. & Lückert, I. Einführung in die kognitive Verhaltenstherapie. München: E. Reinhardt, 1994.

Malchow / Kanitz / Dilling: Computerisiertes Tutorial zur ICD-10. Göttingen: Huber, 1993.

Mangasser-Wahl, Martina (Hg.): Prototypentheorie in der Linguistik. Anwendungsbeispiele – Methodenreflexion – Perspektiven. Tübingen: Stauffenberg-Verlag, 2000.

Manning, Martha: (Undercurrents, 1994) Am eigenen Leibe. Von der Psychotherapeutin zur Patientin. München: Droemersche Verlagsanstalt Th. Knaur Nachf., 1996.

Mays, John B.: In den Fängen der schwarzen Hunde. Mein Leben mit der Depression. München/Zürich: Piper Verlag GmbH, 1999.

Mazza, Nicholas: Poetry Therapy: Interface of the Arts and Psychology. Boca Raton, FL, USA: CRC Press, 1999.

Millett, Kate: Der Klapsmühlentrip. Köln: Kiepenheuer & Witsch, 1993.

Moser, Karin S.: METAPHERN DES SELBST: Wie Sprache, Umwelt und Kognition zusammenhängen. Lengerich: Pabst Science Publishers, 2000.

Muschg, Adolf: Literatur als Therapie? Ein Exkurs über das Heilsame und das Unheilbare. Frankfurt: Suhrkamp Verlag, edition suhrkamp, 1981.

Niedermair, Klaus: „Metaphernanalyse." http://info.uibk.ac.at/c108/c10803/

Ortony, Andrew (ed.): METAPHOR AND THOUGHT. Cambridge, England: Cambridge University Press, [2]1993.

Orwell, George: Animal Farm. Harmondsworth, England: Penguin Books, 1945, 1973.

Overberg, Philipp: "Merkmalssemantik und Prototypensemantik". Magisterarbeit, Universität Münster, 1999.

Pearce, Stephen S.: Flash of Insight. Metaphor and Narrative in Therapy. Needham Heights, Mass., USA: Allyn & Bacon, 1996.

Perakis, Charles R.: "Prescriptive Literature: Story and Lyric as Therapy." in: Journal of Poetry Therapy, Vol. 6, No. 2, 1992.

Petzold, Hilarion & Orth, Ilse (Hg.): Poesie und Therapie. Über die Heilkraft der Sprache. Poesietherapie, Bibliotherapie, Literarische Werkstätten. Paderborn: Junfermann, 1985, 1995[3].

Plath, Sylvia: The Bell Jar. London: Faber and Faber Ltd., 1963/ [8]1982.

Poe, Edgar Allan: Tales of Mystery and Imagination. London: dent, 1977.

ders.: Der Untergang des Hauses Usher und andere Geschichten von Schönheit, Liebe und Wiederkunft. Zürich: Diogenes Verlag, 1984.

Retzer, Arnold: "Sprache und Psychotherapie." In: Psychotherapeut (1995) 40, S.210-221.

Ricæur, Paul: Die lebendige Metapher. München: Wilhelm Fink Verlag, 1986, 1991[2].

Rosch, Eleanor: „Linguistic Relativity" in: A. Silverstein (ed.): Human Communication: Theoretical Perspectives. Hillsdale, NJ, USA: Lawrence Erlbaum Ass., 1974.

Schmitt, Rudolf: Metaphern des Helfens. Weinheim: Beltz. Psychologie Verlags Union, 1995.

ders.: „Metaphernanalyse als sozialwissenschaftliche Methode." In: Psychologie und Gesellschaftskritik, Heft 1/1997, S.57-86.

ders.: „Fragmente eines kommentierten Lexikons der Alltagspsychologie: Von lichten Momenten, langen Leitungen, lockeren Schrauben und anderen Metaphern für psychische Extremzustände." http://qualitative-research.net/fqs/beirat/schmitt-d.htm. (2001)

ders.: „Ein guter Tropfen, maßvoll genossen, und andere Glücksgefühle. Zur Metaphorik des alltäglichen Alkoholgebrauchs." http://qualitative-research.net/fqs/beirat/schmitt-d.htm. (2002)

Seligman, Martin E.P.: Erlernte Hilflosigkeit. Weinheim, Basel: Beltz Taschenbuch Verlag, 1975, 1999.

Solomon, Andrew: The Noonday Demon. An Atlas of Depression. NY, NY, USA: Scribner, 2001.

Spieß, Klaus: „Die kompetente Zelle – das Immunsystem als Metapher, Zeichen, Sprache und Kultur." in: Zeitschrift für psychosomatische Medizin und Psychotherapie 47, 98-110, 2001.

Styron, William: (Darkness Visible, 1990) Sturz in die Nacht. Die Geschichte einer Depression. Köln: Kiepenheuer & Witsch, 1991.

Thompson, Tracy: (The Beast, 1995) Die Bestie. Überwindung einer Depression. Reinbek: Rowohlt Taschenbuch, 1998.

Völker, Ludwig: Muse Melancholie Therapeutikum Poesie. Studien zum Melancholie-Problem in der deutschen Lyrik von Hölty bis Benn. München: Wilhelm Fink Verlag, 1978.

Webster´s New Twentieth Century Dictionary Unabridged. William Collins + World Publishing Company, Inc., ^{2}1975.

Weinrich, Harald: Sprache in Texten. Stuttgart: Ernst Klett Verlag, 1976.

Wilkins, Lois E.: « Metaphorical Language : Seeing and Hearing with the Heart. » in: Journal of Poetry Therapy, Vol. 15, No. 3, Spring 2002. S. 123-130.

Wilms, Sigrid: Schwarzer Vogel Depression. Die Entwicklung einer Depression und ihre Heilung. Göttingen: Vandenhoeck & Ruprecht, 1999.

von Wilpert, Gero: SACHWÖRTERBUCH DER LITERATUR. Stuttgart: Alfred Kröner Verlag, ^{6}1979.

Wittchen, Hans-Ulrich: Wenn Traurigkeit krank macht. München: Mosaik Verlag, 1997.

Wittorf, Susanne: „Die Abschlussphase von Psychotherapien." 1999. http://elib.ub.uni-osnabrueck.de//publications/diss/E-diss_thesis.pdf

9. Anhang

9.2.6. William Styrons Sturz in die Nacht. Deutsche und US-amerikanische Metaphern

Seite	Zitat	Phase	Metaphern	Bez	MFA	MFB	MFC	MFD
11	Kampf ... psychische Störung ... tödlich	4	**tödlicher (14) Kampf (13)**	bkb	14	13		
3	struggle with the disorder in my mind a fatal outcome		**struggle (13) with fatal (14) outcome**		13	14		
12	nie wieder jene Klarheit zurückerlangen, die mir so erschreckend schnell entglitt	1	**Klarheit (11) mir entglitt (8)**	bkb	11	8		
4	lucidity slipping away from me with terrifying speed		**lucidity (11) slipping awawy (8)**		11	8		
12	auf verhängnisvolle Weise an das Ende meines Weges gelangt	2	**das Ende meines Weges (3)**	bkb	3			
4	I had come fatally full circle		**fatally (14) full circle (27)**		14	27		
14	über jene vertraute, überschaubare Niedergeschlagenheit hinaus	1	**Niedergeschlagenheit (13)**	dkb	13			
7	I had descended far past manageable doldrums		**descended (8) past doldrums (4)**		8	4		
14	die Schwermut, "der Blues"	4	**Schwermut (16)**	dkb	16			
7	the gloom, "the blues"		**gloom (11)**		11			
15	unheilverkündender Haltepunkt zw. dem ziellosen Aufflackern im Sommer und jenem fast gewalttätigen Ausbruch im Dezember	1	**Haltepunkt (20) zwischen ziellosem Aufflackern (29) und gewalttätigem (13) Ausbruch (5)**	dkb	20	29	13	5
8	at an ominous way station betw. its unfocused stirrings in summer and the near-violent denouement in December		**way station (20) betw. Stirrings and violent (13) denouement (1)**		20	13	1	
15	kritisches Stadium im Aufgang der Krankheit	1	**Aufgang (4)**	dkb	4			
8	critical stage in the development		**development**		0			
9	meine emotionale Verfassung = my worsening emotional climate - nix im Dt.		**emotional climate (4)**		4			
16	Opfer	4	**Opfer (13)**	bkb	13			
10	victim		**victim (13)**		13			
16	psychisch zu nahegehen = cut too close to the psychic bone		**psychic bone (12)**		12			
16	der depressive Zustand so weit nachließ, um den Luxus der Konzentration zu erlauben	1	**Luxus (30) der Konzentration**	bkb	30			

9	the depressive state itself eased off long enough to permit the luxury of concentration		**the luxury of concentration**		30			
17	schwere Depression	4	**schwere (16) Depression**	dkb	16			
10	major depression		**major depression**		0			
17	Die Krankheit Depression bleibt ein großes Mysterium.	4	**Depression großes Mysterium (21)**	dkb	21			
11	the disease of depression remains a great mystery		**depression great mystery (21)**		21			
18	im täglichen Auftauchen der Symptome	1	**Auftauchen (8) der Symptome**	dkb	6			
12	the daily onset of symptoms		**onset (13) oder =Einbruch (4)?**		13	4?		
10	fühlen sich morgens schlecht = are laid low in the morning		**laid low (8)**		8			
18	ein Gefühl von Furcht und Entfremdung und vor allem erstickender Angst	1	**erstickende (14) Angst**	bkb	14			
12	a sense of dread and alienation and, above all, stifling anxiety		**stifling (14) anxiety**					
18	Schwermut umgab mich	1	**Schwermut (16) umgab mich**	dkb	16			
12	gloom crowding in on me		**gloom (11)**		11			
18	die Symptome am Nachmittag oder gegen Abend auftraten	1	**Symptome treten auf (24)**	dkb	24			
12	the onset of symptoms		**onset (13) oder =Einbruch (4)?**		13	4?		
19	meine Krankheit mit seinen wunderbaren Medikamenten wegfegen würde	4	**Krankheit mit Medikamenten wegfegen (1)**	div	1			
13	whisk my malaise away		**whisk away (1) my malaise**		1			
19	die langsame Auflösung meines Verstandes	1	**Auflösung (17) meines Verstandes**	bkb	17			
13	my mind was dissolving		**dissolving (17)**		17			
20	mein ganzer Verstand von anarchischen Fehlschaltungen regiert	2	**Verstand von anarchischen (13) Fehlschaltungen (19) regiert (7)**	dkb	13	19	7	
14	my entire mind dominated by anarchic disconnections		**mind dominated (7) by anarchic (13) disconnections (19)**		7	13	19	
20	düstere Verwirrung	1	**düstere (11) Verwirrung (23)**	bkb	11	23		
14	murky distractedness		**murky (11) distractedness**		11			
20	Verdüsterung	1	**Verdüsterung (11)**	bkb	11			
15	murk		**murk (11)**		11			
20	einige ihrer berüchtigsten und unheimlichsten Indikationen: Verstörung, Versagen der Konzentrati-	1	**berüchtigste (17a) Indikation**	dkb	17a			

	on und Gedächtnisverlust							
	sinister hallmarks		**sinister (11) hallmarks**		11			
21	mich überlief es kalt	1	**mich überlief (6) es kalt (4)**	bkb	6	4		
15	I was chilled		**I was chilled (4)**		4			
21	mich für einen seltsamen Vogel hielt	1	**seltsamer Vogel (31)**	bkb	31			
16	thought me a weird number		**weird (21) number**		21			
22	Panik und Schwindel, das Gefühl, dass meine Gedankengänge von einer giftigen, nicht benennbaren Flut verschlungen wurden, ...	1	**meine Gedankengänge (1) von giftiger (14) Flut (6) verschlungen (25)**	dkb	1	14	6	25
16	my thought processes being engulfed by a toxic and unnameable tide		**engulfed (8) by a toxic (14) tide (8)**		6	14	6	
22	für mich verbindet sich der Schmerz am ehesten mit Ertrinken oder Ersticken	2	**Ertrinken (6) oder Ersticken (14)**	bkb	6	14		
17	the pain is most closely connected to drowning or suffocation		**drowning (6) or suffocation (14)**		6	14		
22	die grundsätzliche Unfähigkeit Gesunder, sich eine Form von Qualen vorzustellen, die völlig jenseits ihrer Alltagserfahrung liegt	4	**Qualen jenseits der Alltagserfahrung (9)**	bkb	9			
17	a positive and active anguish, a sort of psychical neuralgia wholly unknown to normal life		**wholly unknown to normal life (9)**		9			
22	mein Kopf hatte bereits unter der vertrauten Folter zu leiden:	1	**Folter (15)**	dkb	15			
16	my brain had begun to endure ist familiar siege		**siege (13)**		13			
23	um so furchterregender, weil sie in den Stunden des heftigsten Elends zuschlug	1	**sie schlug (13) in den Stunden des heftigsten Elends (13) zu**	dkb	13	13		
18	it struck during the hours of the most intense misery		**it struck (13) ... hours of most intense misery (13)**		13	13		
23	I managed to reassemble myself = mich aufrappeln		**reassemble myself (19)**		19			
23	in einer Trance höchster Pein an die Decke starrte	1	**in Trance (10) höchster Pein**	bkb	10			
17	in a trance of supreme discomfort		**in a trance (10)**		10			
23	Trance	1	**Trance (10)**	bkb	10			
17	Trance		**Trance (10)**		10			
23	ein Zustand hilflosen Stupors, in dem diese "regelrechte, aktive Angst" jedes Begreifen verdrängte	1	**Stupor (10)**	bkb	10			
17	a condition of helpless stupor		**Stupor (10)**		10			
23	mit verhängnisvoller Schlaflosigkeit	1	**mit Schlaflosigkeit ge-**	bkb	13			

	geschlagen		**schlagen (13)**					
18	afflicted with injurious sleepless-ness		**afflicted (1)/(8)/(13)???**		13			
23	der Affront nachmittäglicher Schlaf-losigkeit	1	**Affront (13)**	dkb	13			
18	the insult of this afternoon insomnia		**insult (14)**		14			
23	unerträglich	1	**unerträglich (16)**	bkb	16			
18	notoriously devastating		**notoriously (17a) devastat-ing (13)**		17a	13		
24	sein Licht ein dunkles Braun.	4	**sein Licht (11) ein dunkles (11) Braun (11)**	dkb	11	11	11	
19	its light a brownout		**light (11) a brownout (11)**		11	11		
24	Das Wetter der Depression bleibt beständig	4	**Wetter (4) der Depression beständig**	dkb	4			
19	the weather of depression is un-modulated		**weather (4) of depression**		4			
24	Zombie	1	**Zombie (21)**	bkb	21			
19	zombie		**Zombie (21)**		21			
24	Zombie	1	**Zombie (21)**	bkb	21			
1	zombielike		**Zombie (21)**		21			
28	ein Mann im Kampf mit der klini-schen Depression	4	**im Kampf (13) mit klini-scher Depression**	bkb	13			
23	in the throes of clinical depression		**in the throes (14) of ...**		14			
29	diese bleierne, vergiftete Stimmung in grüngrauer Tönung	1	**bleierne (16), vergiftete (14) Stimmung in grün-grauer Tönung (11)**	dkb	16	14	11	
24	this leaden and poisonous mood the coclor of verdigris		**leaden (16), poisonous (14) mood the color of verdigris (11), eigentlich Grünspan**		16	14	11	
30	nicht die Spur einer Ahnung von den tatsächlichen Ausmaßen oder jener Art des Schmerzes, den so viele Opfer fühlen, während die tückische Kernschmelze im Kopf weitergeht	1,2	**Kernschmelze (19) im Kopf**	dkb	19			
26	the mind continues in its insidious meltdown		**meltdown (19)**		19			
30	Opfer	4	**Opfer (13)**	bkb	13			
26	victims		**victims (13)**		13			
25	possessed of an Eastern European melancholy		**possessed (21)**		21			
30	Kernschmelze	1,2	**Kernschmelze (19)**	dkb	19			
26	meltdown		**meltdown (19)**		19			
30	das tägliche Leidensmuster	4	**Leidensmuster (23)**	dkb	23			
26	each day´s pattern of distress		**pattern (23) of distress**		23			
31	Dinge, ... jenseits des unmittelbaren Aufruhrs lagen, unter dem mein	1	**unter Aufruhr (13) sich krümmen (8)**	bkb	13	8		

	Organismus sich krümmte							
26	focus on matters beyond the immediate upheaval convulsing my system		**the upheaval (5) convulsing (10) my system (19)**		5	10	19	
30	Erleichterung .. Wie ein Wechsel von einem Sturzregen in einen regelmäßig niedergehenden Schauer	1	**Erleichterung (16) Wechsel Sturzregen (4) zu Schauer (4)**	bkb	16	4	4	
26	relief like the change from a torrential downpour to a steady shower		**relief (16) torrential (5) downpour (4) to steady shower (4)**	16	16	5	4	4
31	Nacht ... eine Ahnung von Klarheit wiedererlangte	1	**Klarheit (11)**	bkb	11			
26	a resemblance of clarity / my mind lucid enough to ...		**clarity / lucid (11)**		11			
32	Todesgedanken bliesen wie eisige Orkanböen durch den Kopf		**eisige (4) Orkanböen (4) bliesen (4)**	bkb	4	4	4	
28	thoughts of death common during the siege blowing through my mind like icy gusts of wind		**siege (13) .. Blowing (4) like icy (4) gusts of wind (4)**		13	4	4	4
32	Schmerz auf mich herabsenkte	1,2	**Schmerz auf mich herabsenkte (8)**	dkb	8			
28	the pain descended once more		**pain descended (8)**		8			
27	the loss had deepened his depression		**deepened (8) his depression**		8			
35	Anfälle rabenschwarzer Mutlosigkeit	4	**Anfälle (12) rabenschwarzer (11) Mutlosigkeit**	dkb	12	11		
31	his fits of black despondency		**fits (12) of black (11) despondency**		12	11		
35	verheerende Depression	4	**verheerende (13) Depression**	dkb	13			
32	a depression so devastating		**devastating (13) depression**		13			
35	ihre Schmerzen nicht mehr ertragen	4	**nicht mehr ertragen (16)**	bkb	16			
32	no longer endure her pain		**no longer endure (16)**		16			
35	Gefahrensignale der Depression	4	**Gefahrensignale (19) einer Depression**	dkb	19			
31	the danger signals of depression		**danger signals (19)**		19			
36	eine Geheimkammer zu öffnen, aus der viele herauswollten	4,5	**eine Geheimkammer (1) öffnen (1), aus der viele herauswollten (7)**	div	1	1	7	
34	unlock a closet from which many souls were eager to get out		**unlock (1) a closet (1) ... eager to get out from (7)**		1	1	7	
36	Selbstvernichtung	4	**Selbstvernichtung (13)**	bkb	13			
33	self-destruction		**self-destruction (13)**		13			
36	Selbstzerstörung	2	**Selbstzerstörung (13)**	bkb	13			
35	to destroy oneself		**destroy oneself (13)**		13			

36	Qualen einer schweren Depression	4	**schwere (16) Depression**	bkb	16				
33	the pain of severe depression		**severe depression**		0				
36	sie verläuft oft genug tödlich, weil die Angst unerträglich wird	2	**Angst unerträglich (16)**	bkb	16				
33	it kills in many instances because its anguish can no longer be borne		**anguish (15) no longer to be borne (16)**		15	16			
37	Depression sehr demokratisch - schlägt unterschiedslos zu	4	**Depression schlägt zu (13)**	dkb	13				
35	depresion assertively democratic - strikes indiscriminately at ...		**depression strikes at (13)**		13				
38	Kindheit ..., wo, soweit wir wissen, der Same der Krankheit verwurzelt ist	7	**Same (22) der Krankheit verwurzelt (22)**	dkb	22	22			
36	childhoods where the seeds of the illness take strong root		**seeds (22) of illness take root (22)**		22	22			
38	Hinfälligkeit der Psyche, ihre heikle Zerbrechlichkeit	4	**Hinfälligkeit (8), Zerbrech-lichkeit (19)**	bkb	8	17			
36	the psyche´s perishability, its exqui-site fragility		**psyche´s perishability (22), fragility (19)**		22	17			
38	nur ganz wenige Menschen kein potentielles Opfer	4	**Opfer (13)**	bkb	13				
38	Depression sich ihre Opfer überall sucht	4	**Opfer (13)**	bkb	13				
39	mich die Krankheit lahmgelegt hatte	1	**die Krankheit legt lahm (10)**	dkb	10				
36	I had been laid low by the disease		**been laid low (8) by dis-ease**		8				
40	bis an die Grenze des Ertäglichen unter der Krankheit gelitten und bin doch zurückgekommen, um davon zu berichten	4	**bis an Grenze (3) des Erträglichen (16), aber zurückgekommen (3)**	bkb	3	16	3		
37	suffered from the malady in extre-mis yet returned to tell the tale		**returned (3) to tell**		3				
40	mit welcher Heftigkeit diese Krank-heit wüten kann, wenn sie einmal außer Kontrolle geraten ist	4	**Krankheit wütet (4), wenn außer Kontrolle (17)**	dkb	4	17			
37	the horrible intensity of the disease when out of control		**the disease out of control (17)**		17				
40	"brainstorm"	4	**brainstorm (4)**	dkb	4				
37	"brainstorm"		**brainstorm (4)**		4				
40	Sturm	4	**Sturm (4)**	dkb	4				
38	storm		**storm (4)**		4				
40	tatsächlich ähnelt eine klinische Depression am ehesten einem regelrecht heulenden Orkan im Gehirn	4	**Depression heulender Orkan (4)**	dkb	4				
38	a veritable tempest in the brain		**tempest (4) in the brain**		4				
38	"You´ll pull out of it" -								

	CONTAINER!!!							
40	Nervenzusammenbruch	4	**Nervenzusammenbruch (19)**	dkb	19			
38	nervous breakdown		**nervous breakdown (19)**		19			
40	die Depression, die mich erfasste	4	**Depression mich erfaßte (4)**	dkb	4			
38	the depression that engulfed me		**depression engulfed me (6)**		6			
40	in ihrer unipolaren Form, die geradewegs nach unten führt	1	**geradewegs nach unten (8)**	dkb	8			
38	it leads straight down		**straight down (8)**		8			
40	war bereits 60, als die Krankheit zum ersten Mal zuschlug	1	**die Krankheit schlug zu (13)**	dkb	13			
38	the illness struck for the first time		**the illness struck (13)**		13			
41	in die abwärts drehende Spirale geraten	4	**in die abwärts (8) drehende Spirale (27) geraten (4)**	dkb	8	27	4	
39	plunge into the downward spiral of depression		**plunge (8) into downward (8) spiral (27)**		8	8	27	
41	Der Orkan, der mich im Dezember in ein Krankenhaus wehen sollte, begann im Juni zuvor mit einer Wolke, die nicht größer war als ein Weinpokal.	1	**Orkan (4), der mich ins KH wehte (4), begann mit einer Wolke (4)**	dkb	4	4	4	
40	the storm which swept me into a hospital in..began as a cloud no bigger than a wine goblet		**storm (4) swept me (1) .. began with a cloud (4)**		4	4	4	
41	Wolke	1	**Wolke (4)**	dkb	4			
	cloud		**cloud (4)**		4			
41	Blutend, gebeugt von den Unbillen des Lebens, stolpern die meisten Menschen doch auf ihrem Lebensweg weiter, ohne dass sie eine echte Depression befiele.	4	**die Depression befällt (18) Menschen**	dkb	18			
39	unscathed by real depression		**unscathed (17) by depression**		17			
42	Alkohol als magischen Weg zu ...	4	**Alkohol magischer (21) Weg (3)**	div	21	3		
40	alcohol as the magical conduit to		**alcohol magical (21) conduit (19)**		21	19		
42	um meine Angst und das beginnende Grauen einzudämmen, die ich irgendwo in den Verliesen meines Geistes so lange versteckt hatte	1	**die in den Verliesen (7) meines Geistes versteckte Angst eindämmen (6)**	bkb	7	6		
40	as a means to calm the anxiety and incipient dread that I had hidden away for so long somewhere in the dungeons of my spirit		**hidden away in the dungeons (7) of my spirit**		7			

42	als hätte sich mein Körper im Protest erhoben und mit meinem Geist verschworen, dieses tägliche Stimmungsbad zurückzuweisen	1	**tägliches Stimmungsbad (6)**	bkb	6			
41	this daily mood bath		**daily mood bath (6)**		6			
42	das Gefühl zu versinken	1	**versinken (6)**	bkb	6			
41	a sinking sensation		**a sinking (6) sensation**		6			
42	Alkohol ... tröstlicher, oft verstohlener Partner	4	**Alkohol Partner (17a)**	div	17a			
40	soothing, often sublime agent		**soothing sublime agent (17a)**		17a			
42	Alkohol war als nicht ganz stiller Teilhaber von unschätzbarem Wert für meinen Intellekt, ... ein Freund, dessen Hilfe und Unterstützung ich täglich suchte ...	1,4	**Alkohol Teilhaber (17a)**	div	17a			
41	alcohol invaluable senior partner		**senior partner (17a)**		17a			
42	Alkohol ... der trostspendende Freund	4	**?**					
	the comforting friend		**?**					
43	das Gefühl, dass in dem gewohnten Universum, in dem ich so lange und bequem gelebt hatte, etwas schiefgelaufen war	1	**in meinem Universum (2) war etwas schiefgelaufen (19)**	div	2	19		
42	a sense of something having gone cockeyed in the domestic universe		**somthing cockeyed (12) in domestic universe (2)**		12	2		
43	Anfälle ... Alarmzeichen	1	**die Anfälle (12) waren Alarmzeichen (19)**	dkb	12	19		
42	such a seizure at least slightly alarming		**seizure (12) alarming (19)**		12	19		
43	Ausbruch meiner Stimmungsstörung		**Ausbruch (5) meiner Stimmungsstörung (19)**	dkb	5	19		
41	the onset of my depressive mood		**onset (4)**		4			
43	einen gelegentlichen, atmosphärischen Wandel meiner Umgebung: Die Schatten der Dämmerung schienen düsterer, der Morgen war weniger heiter, ...	1	**atmosphärischer (4) Wandel**	div	4			
42	surroundings took on a different tone				0			
43	ich buchstäblich aufgelaufen	1	**aufgelaufen (6)**	bkb	6			
	I was left high and certainly dry, and unhelmed		**unhelmed (13)**		13			
43	die Gesichter der Depression	1	**Gesichter (24) der Depression**	dkb	24			
42	the idiosyncratic faces of depression		**faces (24) of depression**		24			

44	konnte der große Verbündete (Schutzschild gegen die Angst), der so lange meine Dämonen in Schach gehalten hatte,	1	**der große Verbündete (13) (Schutzschild (13)) hatte meine Dämonen (21) in Schach gehalten (7)**	div	13	13	21	7
43	the great ally (shield against anxiety) had kept my demons at bay		**ally (13) (shield (13)) kept demons (21) at bay (13)**		13	13	21	7
44	die Depression mich schon jahrelang umkreist und auf einen geeigneten Moment gelauert, um zuzustoßen	1	**die Depression hatte mich umkreist (27) und gelauert (18), um zuzustoßen (18)**	dkb	27	18	18	
43	depression had hovered near me, waiting to swoop down		**depression hovered (31), waiting to swoop down (31)**		31	31		
44	im ersten Stadium des schwarzen Orkans der Depression - ein Warnung, wie ein Wetterleuchten, das man kaum wahrnimmt	1	**Wetterleuchten (4) des schwarzen (11) Orkans (4) der Depression**	dkb	4	11	4	
43	in the first stage - premonitory, like a flicker of sheet lightning barely perceived - of depression´s black tempest		**a flicker of sheet lightning (4) of depression´s black (11) tempest (4)**		4	11	4	
44	in die Gewalt einer Stimmungsstörung geraten	1	**in die Gewalt (13) einer Stimmungsstörung geraten (4)**	bkb	13	4		
42	in the grip of ... A mood disorder		**in the grip (7) of**		7			
44	diese Dämonen daran nicht mehr hindern, durch mein Unterbewusstsein zu schwärmen	1	**diese Dämonen (21) schwärmten (31) jetzt durch mein Unterbewusstsein**	dkb	21	31		
43	those demons swarmed through my subconscious		**demons (21) swarmed (31)**		21	31		
44	mein Körper tatsächlich zerbrechlich, überempfindlich, irgendwie und ungelenk, ohne die gewohnte Koordination in der Bewegung	1	**Körper zerbrechlich (17)**	bkb	17			
43	my body frail		**body frail (17)**		17			
44	und ich blieb emotional nackt zurück, verwundbar	1	**emotional nackt (23)**	bkb	23			
43	emotionally naked		**emotionally naked (23)**		23			
45	erklärt deshalb dem ihm innewohnenden Bewusstsein, dass sein Körper mit seinen möglicherweise reparablen Defekten - und nicht der kostbare, unersetzliche Verstand - durchdreht.	1	**sein Körper mit seinen reparablen (19) Defekten (19) und nicht der kostbare (30) Verstand durchdreht (27)**	bkb	19	19	30	27
44	announces to its indwelling consciousness the body with its perhaps correctable defects, not the		**body with correctable defects (19), not precious (30) mind, going haywire**		19	30	19	

	precious and irreplaceable mind, that is going haywire		**(19)**					
45	Der Kopf ist nicht bereit, seinen eigenen drohenden Niedergang hinzunehmen	1	**drohender (13) Niedergang (8)**	bkb	13	8		
44	the mind unwilling to accept its own gathering deterioration		**deterioration (19)**		19			
45	in den Kampf mit einer alles durchdringenden Hypochondrie verstrickt	1	**in den Kampf (13) verstrickt (23)**	bkb	13	23		
43	in the throes of a pervasive hypochondria		**in the throes of (14)**		14			
45	mich ins Strudeln brachte		**Strudeln (26)**	bkb	26			
44	sent me into a tailspin		**tailspin (26)**		26			
45	persönlicher Untergang	1	**Untergang (6)**	bkb	6			
45	a sense of interior doom		**doom (21)**		21			
45	Teil des psychisches Abwehrsystems:	1	**psychisches Abwehrsystem (13)**	bkb	13			
44	part of the psyche´s apparatus of defense		**the psyche´s apparatus (19) of defense (13)**		19	13		
46	wieder die rhythmische, tagtägliche Erosion meines Gemüts begann - Angst, Erregung, grundlose Furcht	1	**rhythmische (28) Erosion (2)**	bkb	28	2		
45	the rhythmic daily erosion of my mood	1	**rhythmic (28) erosion (2)**		28	2		
46	meine Stimmung auf den Tiefpunkt sank	1	**Stimmung sinkt (6) auf den Tiefpunkt (8)**	bkb	6	8		
45	my spirits sank to their nadir		**spirits sank (6) to nadir (8)**		6	8		
46	grenzenlose, schmerzende Einsamkeit	1	**grenzenlose (2) Einsamkeit**	bkb	2			
46	an immense and aching solitude		**solitude**		0			
46	erschreckende, sprunghafte Angstanfälle	1	**Angstanfälle (12)**	bkb	12			
46	pouncing seizures of anxiety		**pouncing (31) seizures (12)**		31	12		
47	die verwirrten Gedanken das Leiden eines sich in Krämpfen windenden Organs registrieren	1	**verwirrte (23) Gedanken registrieren (19) Leiden eines in Krämpfen (10) sich windenden (27) Organs**	bkb	23	19	10	27
47	the muddied thought processes register the distress of an organ in convulsion		**muddied (2) thought processes register (19) distress of organ in convulsion (10)**		2	19	10	
47	Aufruhr in den Gehirnzellen	1	**Aufruhr (13) in Gehirnzellen**	bkb	13			
47	upheaval in the brain tissues		**upheaval (5)**		5			

47	kein Wunder, wenn der Verstand sich allmählich gekränkt, verwundet fühlt	1	**der Verstand fühlt sich verwundet (13)**	bkb	13			
47	schwere Krankheit	4	**schwere (16) Krankheit**	dkb	16			
47	Baudelaire: die Flügel des Wahnsinns, die an ihm vorüberrauschten	4,5	**die Flügel (31) des Wahnsinns**	dkb	31			
46	Baudelaire: felt the wind of the wing of madness		**the wing (31) of madness**		31			
48	mein Verstand einer jener veralteten Telefonanlagen in kleinen Orten glich, die von einer Flut überschwemmt wird:	1,2	**Verstand alte, von einer Flut (6) überschwemmte (6) Telefonanlagen (19)**	bkb	6	6	19	
48	my mind like one of those outmoded small-town telephone exchanges, gradually inundated by flood waters		**mind old phone exchanges (19) inundated (6) by flood waters (6)**		19	6	6	
48	Zwar ist es ein Orkan, aber einer aus Nebelschwaden.	4	**Orkan (4) aus Nebelschwaden (4)**	dkb	4	4		
47	a storm indeed, but a storm of murk		**storm (4) of murk (4)**		4	4		
48	Eines nach dem anderen gingen die Netzwerke unter	1,2	**Netzwerke (19) gingen unter (6)**	bkb	19	6		
48	the normal circuits began to drown		**circuits (19) drowned (6)**		19	6		
48	die Störung meinen Organismus allmählich vollständig in Besitz nahm	1,2	**Störung (19) meinen Organismus in Besitz nahm (7)**	dkb	19	7		
47	the disorder gradually took full possession of my system		**disorder (19) took possession (7)**		19	7		
48	beinah alle instinktiven und intellektuellen Funktionen sich langsam abschalteten	2	**die Funktionen (19) schalteten sich ab (19)**	bkb	19	19		
48	functions of body, instinct and intellect slowly disconnected		**functions (19) disconnected (19)**		19	19		
48	die psychische Energie ... fast völlig gedrosselt	1	**psychische Energie (19) gedrosselt (20)**	bkb	19	20		
47	psychic energy throttled back close to zero		**psychic energy (19) throttled (20)**		19	20		
48	eine Lähmung fast	1	**Lähmung (10)**	bkb	10			
47	near-paralysis		**paralysis (10)**		10			
48	ein Körper im Belagerungszustand	2	**Körper im Belagerungszustand (13)**	bkb	13			
48	a a body in beleaguered emergency		**body in beleaguered (13) state**		13			
48	verheerendste Instinktstörung	4	**verheerendste (13) Instinktstörung (19)**	dkb	13	19		
48	instinctual disruptions		**instinctual disruptions (19)**		19			
48	eine selten grausame Folter	4	**Folter (15)**	dkb	15			
48	a rare torture		**torture (15)**		15			

49	grübelte leiderfüllt über die Verheerungen, die sich in meinem Kopf abgespielt hatten	2	**Verheerungen (13)**	bkb	13			
49	the devastation taking place in my mind		**devastation (13)**		13			
49	eine groteske ... Offenbarung einer lange verhüllten metaphysischen Wahrheit vergleichbar-, daß mich dieser Zustand, ..., das Leben kosten würde	2	**das Leben kosten (30)**	dkb	30			
50	this condition would cost me my life		**cost (30) me my life**		30			
50	er wehte in kalten Böen über mich hin.	2	**Tod wehte (4) in kalten (4) Böen (4) über mich hinweg**	dkb	4	4	4	
50	death daily presence, blowing over me in cold gusts		**death blowing (4) over me in cold (4) gusts (4)**		4	4	4	
50	das graue Nieseln des Schreckens, das die Depression hervorruft	4	**graues (11) Nieseln (4) des Schreckens**	dkb	11	4		
50	the gray drizzle of horror		**gray (11) drizzle (4) of horror**		11	4		
50	kein Ausweg aus erstickendem Gefängnis	4	**kein Ausweg (7) aus ersti-ckendem (14) Gefängnis (7)**	bkb	14	7	7	
50	no escape from this smothering confinement		**no escape (7) from smoth-ering (14) confinement (7)**		7	14	7	
50	die im kranken Gehirn mitwohnende Psyche ... gleicht die Verzweiflung dem diabolischen Unbehagen, das man empfindet, wenn man in einem grässlich überheizten Zimmer eingeschlossen ist	4	**die im kranken Gehirn mitwohnende (1) Psyche ...diabolisches (21) Unbehagen, wenn in überheiztem Zimmer eingeschlossen (7)**	bkb	1	21	7	
50	the sick brain inhabited by the psyche .. The diabolical discomfort of being imprisoned in a fiercely overheated room		**brain inhabited (1) by psyche .. diabolical (21) discomfort of being imrpisoned (7)**		1	21	7	
50	kein Lufthauch in diesem Hexenkessel	4	**Hexenkessel (21)**	dkb	21			
50	no breeze stirs in this cauldron		**cauldron (21)**		21			
50	die Vorstellung eines Selbstmords in Schach halten	2	**Vorstellung von Selbstmord in Schach halten (7)**	bkb	7			
50	keeping the idea of suicide at bay		**keeping suicide at bay (13)**		13			
50	das Opfer unablässig an Bewusstlosigkeit zu denken beginnt	2	**Opfer (13)**	bkb	13			
50	victim thinks of oblivion		**victim (13)**		13			
51	unwahrscheinlich ..., das Gespräch mit einem anderen Sterblichen ... mein Elend würde lindern können	2,6	**mein Elend (13)**	bkb	13			
51	misery		**misery (13)**		13			

51	Die Verzweiflung hatte mit ihrem erbarmungslosen täglichen Trommeln begonnen.	2	**tägliches Trommeln (28) der Verzweiflung**	dkb	28			
51	the despair had commenced its merciless daily drumming		**daily drumming (28) of despair**		28			
52	auch sie für das am Boden liegende Opfer, das ich inzwischen geworden war, nur eine weitere Schimäre	2	**das am Boden liegende (8) Opfer (13)**	bkb	8	13		
52	a chimera for a bottomed-out victim		**bottomed-out (8) victim (8)**		8	8		
52	absterbende Energien	2	**absterbende (14) Energien (19)**	bkb	14	19		
52	one´s dying energies		**dying (14) energies (19)**		14	19		
52	Selbstzerstörung	2	**Selbstzerstörung (13)**	bkb	13			
52	my own destruction		**my destruction (13)**		13			
52	ernster Anfall	4	**ernster Anfall (12)**	dkb	12			
52	serious onslaught		**serious onslaught (13)**		13			
53	auf eine solche Folterbank gefesselt	2	**auf Folterbank (15) gefesselt (7)**	bkb	15	7		
54	stretched on such a torture rack		**stretched (7) on torture rack (15)**		7	15		
53	für das in tiefste Depression verfallene Gemüt ... nichts anderes als jene lüsterne Tagträume ... normal	2	**in tiefste (8) Depression verfallenes Gemüt**	bkb	8			
53	the deeply depressed mind		**the deeply (8) depressed mind**		8			
54	mein Sturz in die Tiefe	4	**mein Sturz (8) in die Tiefe (8)**	bkb	8	8		
55	my plunge toward the depths		**my plunge (8) .. Depths (8)**		8	8		
54	der bösartige Verlauf meiner Krankheit	4	**bösartiger (12) Verlauf meiner Krankheit**	dkb	12			
54	the malign process of my illness		**malign (12) process of illness**		12			
54	Opfer der Depression	4	**Opfer (13)**	bkb	13			
54	victims of depression		**victims (13)**		13			
54	schwere Depression	4	**schwere (16) Depression**	dkb	16			
55	major depression				0			
54	Leid völlig außer Kontrolle geraten	2	**Leid außer Kontrolle (17)**	bkb	17			
55	affliction beyond control		**affliction beyond control (17)**		17			
56	das eigentliche Verlustgefühl mit dem Bewußtsein verknüpft, daß einem das Leben mit erhöhter Geschwindigkeit entgleitet	2	**das Leben mit erhöhter Geschwindigkeit (20) entgleitet (8)**	bkb	20	8		
57	life slipping away at accelerated speed		**life slipping away (8) at accelerated speed (20)**		8	20		
56	den letzten Tiefen der Depression nähert	2	**letzte Tiefen (8) der Depression**	dkb	8			
57	the penultimate depths of depres-		**penultimate depths (8)**		8			

	sion							
56	Opfer	4	**Opfer (13)**	bkb	13			
57	victim		**victim (13)**		13			
57	Mein Gehirn, in die Gefangenschaft seiner wildgewordenen Hormone geraten	2	**mein Gehirn in Gefangenschaft (7) seiner wildgewordenen (18) Hormone geraten (4)**	bkb	7	18	4	
58	my brain in thrall to its outlaw hormones		**my brain in thrall (7) to its outlaw (7) hormones**		7	7		
57	war von einem Denkorgan zu einem Meßinstrument geworden, das die sich von Minute zu Minute verändernden Grade seines eigenen Leides registrierte.	2	**registrierte (19) als Meßinstrument (19) die sich verändernden Grade (19) seines eigenen Leides**	bkb	19	19	19	
58	an instrument registering varying degrees of its own suffering		**instrument (19) registering (19) degrees (19) of suffering**		19	19	19	
57	wie sich die Angst, einer giftigen Nebelbank gleich, über meinen Kopf wälzte und mich ins Bett trieb	2	**Angst giftige (14) Nebelbank (4)**	dkb	14	4		
58	the horror like some poisonous fogbank		**horror like poisonous (14) fogbank (4)**		14	4		
57	lag ich ... starr und buchstäblich paralysiert, starrte ...	2	**starr (10) und paralysiert (10)**	bkb	10	10		
58	stuporous and virtually paralyzed		**stuporous (10) and paralyzed (10)**		10	10		
57	meine Folterqualen	2	**Folterqualen (15)**	bkb	15			
58	crucifixion		**crucifixion (15)**		15			
57	automatengleich	2	**automatengleich (19)**	bkb	19			
59	like an automaton		**automaton (19)**		19			
59	dieser saftlose, von seiner Krankheit schwer gezeichnete Halbinvalide, dieser Schlurfer mit der Greisenstimme	2,6	**Halbinvalide (12) und Schlurfer (12)**	bkb	12	12		
60	this juiceless and ravaged semi-invalid with the shuffle and the ancient wheeze		**ravaged (13) semi-invalid (12)**		13	12		
59	Schmerzschwelle	2	**Schmerzschwelle (1)**	bkb	1			
61	threshold of pain		**threshold of pain**		1			
60	sein Nagelbett ... daran gefesselt	2	**an Nagelbett (15) gefesselt (7)**	bkb	15	7		
62	bed of nails		**bed of nails**		15			
60	die Lage des gehfähigen Verwundeten	2	**gehfähiger Verwundeter (13)**	bkb	13			
62	the situation of the walking wounded		**walking wounded**		13			
60	verheerender Zustand	2	**verheerender (13) Zustand**	bkb	13			
62	devastation		**devastation (13)**		13			

60	Mehr noch als der Schmerz drückt einem die Hoffnungslosigkeit auf die Seele.	4	**Hoffnungslosigkeit drückt (16) auf die Seele**	bkb	16			
62	hopelessness crushes the soul		**hopelessness crushes (16) the soul**		16			
60	Bei einer Depression fehlt dieses Vertrauen auf Erleichterung darauf, daß man irgendwann schon wiederhergestellt sein wird.	4	**Erleichterung (16) ..wiederhergestellt sein (19)**	bkb	16	19		
62	in depression this faith of deliverance is absent		**deliverance (7)**		7			
61	nicht erkennbare Torturen eines nebulösen Schreckens	2	**Torturen (15) eines nebulösen (4) Schreckens**	bkb	15	4		
63	indistinguishable ordeals of fogbound horror		**ordeals (15) of fogbound (4) horror**		15	4		
61	wie ein noch gehfähiges Kriegsopfer	4	**gehfähiges Kriegsopfer (13)**	bkb	13			
62	like a walking casualty of war		**walking casualty of war (13)**		13			
61	seltsamer innerer Krampf, den ich nur als Verzweiflung jenseits aller Verzweiflung beschreiben kann	2	**innerer Krampf (10)**	bkb	10			
61	a curious inner convulsion that I can describe only as despair beyond despair		**inner convulsion (10)**		10			
61	Folterqualen	2	**Folterqualen (15)**	bkb	15			
63	torture		**torture (15)**		15			
61	trotz der Angst, die ihm den Verstand aufzufressen droht	2	**Angst droht, den Verstand aufzufressen (18)**	dkb	18			
63	despite the anguish devouring his brain		**anguish devouring (18) brain**		18			
62	wie sein Gefährte gegen die heraufziehende Katastrophe ankämpft ...	4	**sein Gefährte (3) kämpft (13) gegen heraufziehende (4) Katastrophe (5) an**	bkb	3	13	4	5
64	as his companion struggles against the oncoming disaster		**companion (3) struggles (13) against oncoming (20) disaster (5)**		3	13	20	5
62	ein gespenstischer Beobachter, der, weil er nicht unter der Demenz seines Doubles leidet, ... in leidenschaftsloser Neugier zusehen kann	4	**gespenstischer (21) Beobachter (24) und sein Double (24)**	bkb	21	24	24	
64	a wraithlike observer not sharing the dementia of his double		**wraithlike (21) observer (24) and his double (24)**		21	24	24	
62	ich gleichzeitig den einzigen Darsteller wie auch den einsamen Zuschauer im Parkett gab.	2	**ich einziger Darsteller (24) wie Zuschauer (24) im Parkett (24)**	bkb	24	24	24	
64	I was both the solitary actor and lone member of the audience		**I solitary actor (24) and member of audience (24)**		24	24		

62	wie in einem Melodrama - ein Melodrama, in dem ich, das baldige Opfer einer Selbsttötung	2	**Melodrama (24), in dem ich Opfer (13) einer Selbsttötung**	bkb	24	13		
64	a melodrama in which I, the victim-to-be of self-murder		**melodrama (24) with me victim-to-be (13)**		13			
62	das Gefühl ..., von einem zweiten Ich begleitet	4	**von zweitem Ich begleitet (3)**	bkb	3			
64	a sense of being accompanied by a second self		**accompanied (3) by second self**		3			
62	tiefe Depression	4	**tiefe (8) Depression**	dkb	8			
64	deep depression		**deep (8) depression**		8			
62	Tage, die ich dumpf mit den Vorbereitungen zu meiner Auslöschung verbrachte	2	**meine Auslöschung (11)**	bkb	11			
64	preparing for extinction		**extinction (11)**		11			
63	grabesdunkle Feierlichkeit	2	**grabesdunkle (11) Feierlichkeit**	div	11			
65	the sheer dirgelike solemnity		**dirgelike solemnity**		0			
63	beschloss, schweigend aus der Welt zu gehen	2,5	**aus der Welt gehen (14)**	bkb	14			
66	resolving to go out in silence		**go out in silnce (14)**		14			
63	die psychotische Belastung	2	**psychotische Belastung (16)**	bkb	16			
65	the psychotic strain		**psychotic strain (10)**		10			
64	verließ mich auf den letzten Funken Gesundheit, um die schrecklichen Ausmaße jener tödlichen Zwangslage zu erfassen, in die ich geraten war	2	**letzter Funken (29) Gesundheit**	bkb	29			
67	drew upon some last gleam of sanity		**last gleam (29) of sanity**		29			
65	das Wesen der tiefsitzenden Angst	4	**tiefsitzende (8) Angst**	dkb	8			
68	the nature and depth of the anguish patients are undergoing		**depth (8) of anguish patients are undergoing (8)**		8	8		
66	der Orkan in meinem Kopf	4	**Orkan (4) im Kopf**	dkb	4			
69	the tempest in my brain		**tempest (4) in my brain**		4			
66	der trübe Verstand der Depressiven	4	**trüber (11) Verstand**	bkb	11			
69	the depressive´s fuzzy brain		**fuzzy (11) brain**		11			
67	Klinik ... Zwischenstation ... ein Fegefeuer	2	**Klinik Zwischenstation (3) Fegefeuer (21)**	div	3	21		
69	the hospital was a way station, a purgatory		**hospital way station (3), purgatory (21)**		3	21		
67	der Geist wieder Frieden zu finden vermag	4	**Geist findet Frieden (13)**	bgb	13			
71	peace can return to the mind		**peace (13) returns to the mind**		13			
68	so tief gestürzt	2	**tief (8) gestürzt (8)**	bkb	8	8		
72	brought so low		**so low (8)**		8			

68	ich strebte geradewegs in den Abgrund	2	**geradewegs in den Abgrund (8)**	bkb	8			
72	I was headed for the abyss		**headed for the abyss (8)**		8			
69	der Orkan sich schließlich legt	3	**Orkan (4) legt sich (4)**	dbb	4	4		
73	the eventual passing of the storm		**passing 84) of the storm (4)**		4	4		
69	eine zum Selbstmord neigende Schwermut	4	**zum Selbstmord neigende (8) Schwermut (16)**	dkb	8	16		
72	in the throes of melancholia of a suicidal complexion		**in the throes (14) of melancholia**		14			
69	Wenn sie den eigentlichen Orkan überleben, läßt seine Gewalt fast immer nach und verschwindet dann.	3,4	**den Orkan (4) überleben (14), seine Gewalt (13) läßt nach**	bgb	4	14	13	
73	if they survive the storm itself, its fury almost always fades and then disappears		**survive (14) the storm (4), its fury (13) fades (11)**		14	4	13	11
69	die einzige Gunst ..., die einem die Depression widerwillig gewährt - ihre schließliche Kapitulation	3	**die Kapitulation (13) der Depression**	dbb	13			
73	depression´s only grudging favor - its ultimate capitulation		**ultimate capitulation (13)**		13			
71	ich war wieder ans Licht getreten	3	**wieder ans Licht (11) getreten**	bgb	11			
75	I had emerged into light		**emerged into light (11)**		11			
72	Opfer ... Kampf mit dem Monstrum	4	**Opfer (13) Kampf (13) mit Monstrum (21)**	bgb	13	13	21	
76	victims .. deal with the ogre		**victims (13) deal with ogre (21)**		13	21		
72	in die Gewalt einer besonders schlimmen Depression geraten	4	**in die Gewalt (13) einer Depression geraten (4)**	bkb	13	4		
76	in the grip of depression at its ghastliest		**in the grip (7) of depression**		7			
72	die Depression pflegt wiederzukehren	4	**Depression kehrt wieder (3)**	dkb	3			
76	depression has the habit of recurrence		**recurrence**		0			
72	Abgesehen von bestimmten schrecklichen Erinnerungen hinterlässt eine akute Depression wenig bleibende Wunden.	4	**wenig bleibende Wunden (13)**	bgb	13			
75	save for the awfulness of certain memories it leaves, acute depression inflicts few permanent wounds		**acute depression inflicts (15) few permanent wounds (13)**		15	13		
72	Sisyphusqualen	4	**Sisyphusqualen (15)**	bkb	15			
75	a Sisyphean torment		**Sisyphean torment (15)**		15			
76	the summer of my decline		**decline (8)**		8			

73	mein herbstlicher Tiefpunkt	4	**Tiefpunkt (8)**	bkb	8			
77	my autumnal plunge		**plunge (8)**		8			
77	why I had been visited by such a calamity		**visited (1) by calamity (5)**		1	5		
74	der abrupte Alkoholentzug den Sturz in die Tiefe auslöste?	7	**Sturz (8) in die Tiefe (8)**	div	8	8		
77	the plunge downward		**the plunge (8) downward (8)**		8	8		
74	Depression und ihr späteres Hin-übergleiten in den Wahnsinn	7	**Depression und ihr Hin-übergleiten (26) in den Wahnsinn**	dkb	26			
78	the evolution of depression and its later flowering into madness		**flowering (22) into mad-ness**		22			
78	after I had returned to health		**returned to (3) health**		3			
74	Depression sich schon seit vielen Jahren am äußeren Rand meines Lebens bemerkbar gemacht hatte	4	**Depression am Rand (2) meines Lebens**	dkb	2			
78	depression had clung close to the outer edges of my life		**depression close to (2) outer edges of my life**		2			
74	die Landschaft der Depression	4,5	**Landschaft (2) der De-pression**	dkb	2			
	the landscape of depression		**landscape (2) of depres-sion**		2			
75	nicht einmal überraschender Be-such; sie hatte bereits jahrzehnte-lang an meine Tür geklopft	4	**sie war kein überraschen-der Besuch (1), sie hatte jahrelang an meine Tür (1) geklopft**	dkb	1	1		
79	depression not a visitor totally unannounced, had been tapping at my door		**depression a visitor (1), not unannounced (1) been tapping at (1) my door**		1	1	1	
79	the psychic imbalance		**psychic imbalance (17)**		17			
75	Unterbewusstsein ... bereits durch Stimmungsstörungen aufgewühlt	5	**Unterbewusstsein durch Stimmungsstörungen (19) aufgewühlt (2)**	bkb	19	2		
79	roiled by disturbances of mood		**roiled (6) by disturbances (19)**		6	19		
75	die Depression mich schließlich einholte, alles andere als fremd	4	**als Depression mich ein-holte (20), war sie nicht fremd (9)**	dkb	20	9		
79	depression came to me, in fact no stranger		**depression came to me (1), no stranger (9)**		1	9		
79	genetic roots of depression		**roots (22) of depression**		22			
75	bedrückende, abwärtsführende Entwicklung	4	**bedrückende (16), abwärts (8) führende Entwicklung**	bkb	16	8		
79	a despondent spiraling downward		**spiraling (27) downward (8)**		27	8		

75	unerträgliche Last	2	**unerträgliche (16) Last (16)**	dkb	16	16		
80	insufferable burden		**insufferable (15) burden (16)**		15	16		
75	unterdrückter Kummer Verursacher der Selbstzerstörung	2	**unterdrückter (16) Kummer Selbstzerstörung (13)**	bkb	16	13		
80	damned-up sorrow seeds of self-destruction		**damned-up (6) sorrow seeds (22) for self-destruction (13)**		6	22	13	
75	Drachen	4	**Depression Drachen (21)**	dkb	21			
79	gorgon		**gorgon (21)**		21			
80	suicidal turmoil		**suicidal turmoil (13)**		13			
76	in den tiefsten Tiefen seines suizidalen Verhaltens	2	**tiefste (8) Tiefen (8)**	bkb	8	8		
81	in the nethermost depths of one´s suicidal behavior		**nethermost (8) depths (8)**		8	8		
81	the embrace of what appears to be profound psychotic depression		**embrace (7) of profound (8) depression**		7	8		
77	beeindruckendste Metapher, die dieser unendlichen Qual am getreuesten Ausdruck gibt, stammt aber von Dante ... im dunklen Wald, da vom rechten Weg abgekommen	5	**im dunklen (11) Wald (22) vom rechten Weg (3) abkommen (3)**	bkb	11	22	3	3
77	grauenhafte Phantasmagorien in einem betäubten Zustand	4	**betäubter (12) Zustand**	bkb	12			
82	the drowned mind´s appalling phantasmagoria		**drowned (6) mind**		6			
78	schwarzer Kampf	4	**schwarzer (11) Kampf (13)**	bkb	11	13		
83	black struggle		**black (11) struggle (13)**		11	13		
78	Verwüstungen der Schwermut	4	**Verwüstungen (2) der Schwermut (16)**	dkb	2	16		
82	desolation of melancholia		**desolation (2) of melancholia**		2			
78	Verwüstungen der Schwermut		**Verwüstungen (2) der Schwermut (16)**	dkb	2	16		
83	the ravages of melancholia		**ravages (13) of melancholia**		13			
78	düstere Vorahnung	4	**düstere (11) Vorahnung**	bkb	11			
83	somber foreboding		**somber (11) foreboding**					
79	aus den schwarzen Tiefen der Hölle immer weiter nach oben klettert ...	4	**aus den schwarzen (11) Tiefen (8) der Hölle (21) immer weiter nach oben klettert (8)**	bgb	11	8	21	8
84	trudging upward and upward out of hell´s black depths, emerging into ... The "shining world"		**upward (8) and upward (8) out of hell´s (21) black (11) depths (8)**		8	21	11	8

79	gleicht die Rückkehr aus dem Abgrund dem Aufstieg des Dichters	4	**die Rückkehr (3) aus dem Abgrund (8) ist ein Aufstieg (8)**	bgb	3	8	8	
84	their return from the abyss is like the ascent of the poet		**return (3) from abyss (8) like ascent (8)**		3	8	8	
79	Für jene, die im dunklen Wald der Depression gelebt und ihre unerklärbare Agonie erfahren haben	4	**im dunklen (11) Wald (22) der Depression**	bkb	11	22		
84	for those who have dwelt in depression´s dark wood		**dwelt in depression´s dark (11) wood (22)**		11	22		
79	Depression nicht zwangsläufig die Auslöschung der Seele bedeutet	4	**Depression nicht zwangsläufig Selbstauslöschung (11)**	bkb	11			
84	depression is not the soul´s annihilation		**annihilation (13) of the soul**		13			
79	wahrscheinlich die einzig positive Eigenschaft der Depression: Sie kann besiegt werden.	4	**Depression kann besiegt (13) werden**	bgb	13			
84	its only saving graco: it is conquerable		**depression is conquerable (13)**		13			
79	und ihre unerklärbare Agonie erfahren haben	4	**die Agonie (14) der Depression**	dkb	14			
84	known its inexplicable agony		**the agony (14) of depression**		14			

9.4.5. ICD-10

„Beachte !

Eine Demenz (F00 - F03) oder eine Intelligenzminderung (F70 - F79) schließen die Diagnose einer behandelbaren depressiven Episode nicht aus. Aber wegen der **Kommunikationsprobleme** ist es dabei mehr als sonst erforderlich, die objektiv zu beobachtenden somatischen Symptome wie psychomotorische Hemmung, Appetit und Gewichtsverlust und Schlafstörungen, zur Diagnose heranzuziehen.

Dazugehörige Begriffe:

einzelne Episoden der

- depressiven Reaktion
- major depression, ohne psychotische Symptome
- majoren Depression, ohne psychotische Symptome
- psychogenen Depression
- reaktiven Depression“[143]

Eine **rezidivierende depressive Störung** (F33) ist definiert wie folgt:

„Hierbei handelt es sich um eine Störung, die durch wiederholte depressive Episoden charakterisiert ist, wie sie unter leichter, mittelgradiger oder schwerer depressiver Episode (F32.0 - F32.3) beschrieben wurden. In der Vorgeschichte finden sich keine unabhängigen Episoden mit gehobener Stimmung und Überaktivität, welche die Kriterien für eine Manie (F30.1 und F30.2) erfüllen. Diese Kategorie soll auch dann verwendet werden, wenn kurze Episoden von leicht gehobener Stimmung und Überaktivität, die die Kriterien der Hypomanie (F30.0) erfüllen, sofort nach einer depressiven Episode (und manchmal offenbar durch eine Behandlung der Depression ausgelöst) aufgetreten sind.

Verlauf:

Alter bei Beginn, Schweregrad, Dauer und Häufigkeit der depressiven Episoden sind sehr unterschiedlich. Im allgemeinen tritt die erste Episode später als bei den bipolaren Störungen auf, im Mittel im 5. Lebensjahrzehnt. Die einzelnen Episoden dauern ebenfalls zwischen drei und zwölf Monaten (im Mittel etwa sechs Monate). Rückfälle sind allerdings weniger häufig. Die Besserung zwischen den Episoden ist im allgemeinen vollständig, aber eine Minderheit von Patienten entwickeln eine anhaltende Depression, hauptsächlich im höheren Lebensalter (für diese sollte diese Kategorie auch verwendet werden). Die einzelnen Episoden jeden Schweregrades werden häufig durch belastende Lebensereignisse ausgelöst. Einzelne Episoden und

---

[143] aus: Malchow / Kanitz / Dilling: Computerisiertes Tutorial zur ICD-10.

anhaltende Depressionen kommen in vielen Kulturkreisen bei Frauen doppelt so häufig vor wie bei Männern."[144]

Da Kay Redfield Jamison an einer manisch-depressiven Erkrankung, einer sogenannten **bipolaren affektiven Störung** (F31) leidet, zitiere ich abschließend ebenfalls aus der ICD-10 den entsprechenden Eintrag:

„Hierbei handelt es sich um eine Störung, die durch wiederholte (d.h. wenigstens zwei) Episoden charakterisiert ist, in denen Stimmung und Aktivitätsniveau des Betreffenden deutlich gestört sind. Bei dieser Störung treten einmal eine gehobene Stimmung, vermehrter Antrieb und Aktivität (Manie oder Hypomanie) auf, dann wieder eine Stimmungssenkung, verminderter Antrieb und Aktivität (Depression). Charakteristischerweise ist die Besserung zwischen den Episoden vollständig. Die Inzidenz der Erkrankung ist, verglichen mit anderen affektiven Störungen, bei beiden Geschlechtern nahezu gleich. Patienten mit ausschließlich manischen Episoden sind vergleichsweise selten. Sie werden als bipolar (F31.xx2) klassifiziert, da sie den Patienten, die wenigstens gelegentlich auch depressive Episoden erleben, in Familienanamnese, prämorbider Persönlichkeit, Krankheitsbeginn und langfristiger Prognose ähneln.

Verlauf:

Manische Episoden beginnen in der Regel abrupt und dauern zwischen zwei Wochen und vier bis fünf Monaten (im Mittel etwa vier Monate). Depressionen tendieren zu längerer Dauer (im Mittel etwa sechs Monate), selten allerdings länger als ein Jahr, außer bei älteren Menschen. Episoden beider Art folgen oft einem belastenden Lebensereignis oder einem anderen psychischen Trauma. Vorhandensein oder Fehlen einer solchen Belastung ist aber für die Diagnose nicht wesentlich. Die erste Episode kann in jedem Alter, von der Kindheit bis zum hohen Alter auftreten. Die Häufigkeit von Episoden, das Verlaufsmuster von Remissionen und Rückfällen ist sehr variabel, wenn auch die Intervalle im Laufe der Zeit eher kürzer werden und Depressionen im höheren Lebensalter eher häufiger auftreten und länger dauern.

---

[144] Ebd.

9.0. Originalzitatenlisten, alphabetisch nach AutorInnennamen aufgeführt

9.0.1. Karin Dexel: Wolken über dem Tag.

Seite	Zitat	Phase	Metaphern	MFA	MFB	MFC	MFD
11	.. unüberwindliches Gebirge vor Julia auf. ..als sei sie aus ihrem Körper herausgetreten, und eine 2. Julia beobachtete sie, losgelöst und doch auf seltsame Weise mit ihr verbunden. Verzweiflung wuchs in ihr	1	**als sei sie aus ihrem Körper herausgetreten (1)**	1			
11	Ein eisernes, immer enger werdendes Band umspannte ihre Brust.	1	**eisernes Band um Brust (7)**	7			
11	Sie kann nicht ohne die Medikamente leben, höchstens existieren. Nach Sebastians Geburt gab es plötzlich eine ganz andere Julia, fast eine Fremde für Philipp, noch fremder für Julia	1	**eine Fremde (9)**	9			
11	In der Dunkelheit der Nacht vervielfältigte sich das Unheimliche der Verwandlung, die sich in ihr vollzog. Arme und Beine schienen zeitweilig gelähmt, ohne jedoch lahm zu sein. Hunger und Eitelkeit ...	1	**gelähmt (10), ohne lahm zu sein**	10			
11	Ihre Spannkraft ließ nach. Ihr Herz stolperte.. Nie gekannte Ängste...	1	**ihr Herz stolperte (12)**	12			
11	war sie nicht eine Last für ...?	1	**Last (16)**	16			
11	... hatten sie verlassen. In ihr war etwas auf unbegreifliche Weise verrückt geworden. Verlor sie den Verstand? - psychiatrische Klinik: Endogene Depression...	1	**den Verstand verlieren (17)**	17			
11	nie gekannte Ängste hielten sie gepackt, unbegründete, unkontrollierbare Weinkrämpfe schüttelten sie.	1	**Ängste hielten sie gepackt (18)**	18			
11	Schlaflosigkeit machte die Nächte zur Hölle.	1	**Nächte Hölle (21)**	21			
11	Ein ständiger Druck lag auf ihrer Kehle. Ihre Zähne mahlten aufeinander.. Die Arbeit türmte sich wie ein..	1	**ihre Zähne mahlten (27) aufeinander**	27			
12	Das Seil beherrschte den ganzen Raum mit seiner einladenden Schlaufe.	2	**das Seil mit seiner einladenden Schlaufe**	0			
12	Ihr Aufenthalt dort hat Narben hinterlassen .. sie weiß nun, dass ein geöffnetes Fenster einen Menschen zum Hinausspringen zwingen kann. Oder, erdrückender in der Erfahrung, dass ein Seil Sehnsucht auslöst, sich von aller Qual zu befreien, ...	2	**Psychiatrie Narben (13) hinterlassen**	13			
12	vergeblich versucht Julia, die belastenden Gedanken abzuschütteln. .. wandern ihre Erinnerungen in die Nervenklinik zurück	1	**belastende (16) Gedanken**	16			
12	Es ließ die Gedanken um sich kreisen. Zog die	2	**Gedanken kreisen (27) um**	27			

	Blicke immer wieder an sich.		**das Seil (Suizid)**				
15	froh, den beklemmenden Erinnerungen zu entrinnen	4	**beklemmenden (7) Erinnerungen entrinnen (6)**	7	6		
21	am Rande ihrer Nervenkraft .. ihre Stimme sich überschlagen	5	**am Rande (2) ihrer Nervenkraft**	2			
27	viel wahrscheinlicher trugen auch sie den Keim zur Selbstzerstörung, die Melancholie genauso in sich wie Julia	4	**Keim (22) der Selbstzerstörung (13) in sich**	22	13		
42	nicht helfen können versenkt Druck in in sie wie einen schweren, unabwälzbaren Stein	4	**Druck in sie versenken (6) wie schweren (16), unabwälzbaren Stein (16)**	6	16	16	
42	Reißt eine Schleuse auf. Ein Weinkrampf entsteht. Ströme von Tränen lassen sich nicht eindämmen.	4	**reißt eine Schleuse (6) auf, und Ströme (6) von Tränen sind nicht einzudämmen (6)**	6	6	6	
42	Kommt eine neue, oft nur geringfügige Belastung hinzu, wird die seelische Spannung zu groß	4	**zusätzliche Belastung (16) macht seelische Spannung (19) zu groß**	16	19		
42	Das Schuldgefühl hält an.. Sie schleppt den Schuldkomplex mit sich. Stundenlang. Tagelang. .. Er kommt und geht wieder, nach eigenen Gesetzen. Ein Symptom ihrer Krankheit. Eines von vielen.	4	**Schuldkomplex mit sich herumschleppen (16)**	16			
42	sie schafft sich Bahn	4	**sie schafft sich Bahn (20)**	20			
43	Julia längst mit Philipp ihren Kampf gegen die endogene, veranlagungsbedingte Depression aufgenommen hatte ... "Krankheit bedeutet Schuld" - Worte eines gesunden Menschen...	4	**Kampf (13) gegen Depression**	13			
43	dieser sie so häufig quälende Druck	4	**sie quälender (15) Druck (16)**	15	16		
44	In ihren schwersten Tiefs, in ihrer größten Verzweiflung, wenn Angst, Spannung, körperliches Unbehagen die Schwelle des Ertragbaren überschreiten	4	**Angst etc. überschreiten (1) die Schwelle (1) des Ertragbaren (16)**	1	1	16	
44	schwerste Tiefs	4	**schwerste (16) Tiefs (8)**	16	8		
44	fügt sich das Schuldgefühl hinzu. Wird übermächtig. Beherrscht sie ganz.	4	**beherrschen (7)**	7			
45	Noch ahnte Julia nicht, in welche Hölle der Angst, Spannung, Unruhe, Schmerzen, Zweifel und Verzweiflung sie stürzen würde.	4	**in eine Hölle (21) stürzen (8)**	21	8		
45	Noch kannte sie den Zustand lähmender Erschöpfung nicht, der Antriebslosigkeit. Noch war ihr die Panik fremd, die ganz plötzlich ..	4	**lähmende (10) Erschöpfung**	10			
45	und Willenskraft und Vernunft erstickt.	4	**Panik erstickt (14) Vernunft**	14			
45	.. in ihr aufsteigt, sich ausbreitet und	4	**Panik steigt auf (20a)**	20a			
46	entlasten, .. entspannen, ..Julias Gedanken sind heute sprunghaft ..Zeiträume sind aufgehoben. Existieren nicht. Erlebtes, Gefühltes, Gedachtes ist parat. .. Erfahrungswerte - ein Schatz - manchmal Qual.	4	**entlasten (16) und entspannen (19)**	16	19		

48	die Angst wurde unerträglich	1	**die Angst wurde unerträglich (16)**	16			
48	eine für Julia unverständliche, ganz unerwartete Angst .. Panik .. Sie war nicht auszurotten.	1	**Angst nicht auszurotten (18)**	18			
49	Julia kraftlos, wie ausgelaugt	1	**kraftlos, ausgelaugt (17)**	17			
49	kostete Julia mehr und mehr Kraft .. nervliche Belastung .. keine leichte Aufgabe	1	**nervliche Belastung (16), Kraft kosten (30)**	16	30		
64	Druck unerträglich	1	**unerträglicher (16) Druck (16)**	16	16		
64	Muskeln verspannt und verkrampft	1	**verspannt (19), verkrampft (10)**	19	10		
68	Julias Reizschwelle des Ertragbaren besonders niedrig .. schwierige Zeiten ihrer Krankheit .. Erregungszustände	4	**Reizschwelle (1) des Ertragbaren (16) niedrig**	1	16		
68	Zweifel überfluten sie,	4	**Zweifel überfluten (6) sie**	6			
68	ertränken sie in Minderwertigkeitsgefühlen,	4	**ertränken (6) sie,**	6			
68	sie schwemmen ihr jeden Glauben an sich, jede Sicherheit.. davon	4	**schwemmen (6) jede Sicherheit davon**	6			
68	Chaos fehlgeleiteter Gedanken- und Gefühlszwänge	4	**fehlgeleitete (19) Zwänge (7)**	19	7		
69	Strudel der Zweifel und Unsicherheit	4	**Strudel (6) der Zweifel**	6			
69	Sie muß nicht innerlich an ihren Problemen ersticken.	3	**nicht innerlich an Problemen ersticken (14)**	14			
69	wieder mit ihrer Gefühlswelt in Einklang bringen	2	**mit ihrer Gefühlswelt (2) in Einklang bringen (28)**	2	28		
70	eine von Julias nie vorhersehbaren schweren depressiven Krisen und Spannungen ... Abweichung von ihrem normalen Tagesablauf ... völlig zerschlagen und vor Kälte klappernd	4	**zerschlagen (13), Spannungen (19)**	13	19		
72	die Lawine des Zweifels, der Unsicherheit und der Verzweiflung ausgelöst	4	**Lawine (5) des Zweifels**	5			
74	begannen sich die aufgewühlten Gedanken zu verdichten und in Julias Kopf zu kreisen .. immer gewaltiger schwollen ihre Selbstvorwürfe an. füllten mehr und mehr ihren gesamten Körper aus. drangen aus ihrem Gehirn bis in die Fingerspitzen vor ...	2	**Gedanken kreisen (27)**	27			
74	starre Verkrampfung	2	**starre (10) Verkrampfung (10)**	10	10		
75	Tränenausbruch	2	**Tränenausbruch (5)**	5			
75	seelische Belastung ..Panik ..Tränen in die Augen schießen.. Aufruhr .. Tränen zurückhalten, die noch drückend hinter den Augen standen .. erneut überfließen	2	**seelische Belastung (16)**	16			
77	wie ich euch belaste	2	**belasten (16)**	16			
78	riss die so mühsam verschlossenen Schleusen ihrer Tränenkanäle .. auf. Senkte die Bürde der Schuldgefühle noch tiefer in sie hinein, ließ ihr Gewicht verdoppeln, .. die Last nicht mehr tragen können	2	**Schleusen (6) der Tränenkanäle (6)**	6	6		

78	die Last nicht mehr tragen können	2	**Last (16) nicht mehr tragen (16) können**	16	16		
78	ihr Gedächtnis ein schwarzes Loch, in dessen Leere sie gewaltsam einzutauchen suchte	2	**Gedächtnis schwarzes (11) Loch (8), gewaltsam (13) eintauchen (6)**	11	8	13	6
78	das Karussell ihrer Gedanken .. rotierte das Rad der nicht zu entrinnenden Fragen .. schneller und schneller .. wirbelte erneut Panik auf	2	**Karussell (27) ihrer Gedanken**	27			
79	Ausfall der Gedächtniszellen, Schaltfehler, Sperrmechanismus	4	**Ausfall (19) der Gedächtnis-zellen, Schaltfehler (19), Sperr-mechanismus (19)**	19	19	19	
80	wie fest gebannt	4	**wie festgebannt (10)**	10			
80	Zusammenbruch .. saß vollkommen zusam-mengekauert.. hatte das Gefühl gehabt, nicht nur innerlich, sondern auch äußerlich wie erstarrt zu sein, sich niemals wieder bewegen, noch jemals wieder sprechen zu können	2	**wie erstarrt (10), Zusammen-bruch (19)**	10	19		
80	jetzt wie leergebrannt, innerlich ausgehöhlt, leblos und stumm wie eine große Gliederpuppe	5	**wie leergebrannt (29), ausge-höhlt (1), Gliederpuppe (24)**	29	1	24	
81	seine wortlose Nähe ... half ihr, sich mehr und mehr aus ihrer körperlichen und seelischen Versteifung herauszuschälen .. Verkrampfung begann sich zu lockern	3	**aus der Versteifung (10) herausschälen (25)**	10	25		
82	schwierig, ein klares Bild ihrer Erregung und der Eskalation ihrer Gedanken und Empfindun-gen zu vermitteln. ihm den ganzen infernali-schen Denk- und Gefühlswirbel ..	2	**infernalischer (21) Denk- und Gefühlswirbel (4) wütet (4) in ihr**	21	4	4	
82	sich aus der von ihr selber entfachten Hölle zu befreien, aufzuatmen	3	**aus selbst entfachter (29) Hölle (21) befreien (7)**	29	21	7	
82	bis fast an die Grenze einer Selbstzerstörung in ihr gewütet, anschaulich darzustellen	5	**bis an die Grenze (3) der Selbstzerstörung (13)**	3	13		
82	Schwelle des Schweigens, Sprachbarriere	5	**Schwelle (1) des Schweigens, Sprachbarriere (20)**	1	20		
83	in Julia blitzten trotz ihrer niedergeschlagenen Stimmung für Sekunden Bilder .. auf .. Rück-blenden .. verflogen wieder .. Verlust ihres Erinnerungsvermögens .. Panik	4	**niedergeschlagene (13) Stimmung**	13			
83	Gedächtnis schwärzeste Finsternis, abgrundtie-fes Loch	4	**Gedächtnis schwärzeste (11) Finsternis (11), abgrundtiefes (8) Loch (8)**	11	11	8	8
85	er sei Materie geworden, die man fortstoßen, abwälzen, wegstemmen könnte	4	**fortstoßen (16), abwälzen (16), wegstemmen (16)**	16	16	16	
85	Der Stein, der mit seinem Druck wie ein Zent-nergewicht .. auf ihr gelastet hatte, war von ihr genommen.	4	**Stein (16) hatte wie ein Zent-nergewicht (16) auf ihr ge-lastet (16)**	16	16	16	
85	... spurlos zu entweichen. Nicht die geringste Druckstelle zurücklassend. Wer kennt ihn nicht,	4	**magischer (21) Stein (16)**	21	16		

	diesen Druck, diesen magischen Stein?						
85	Er hatte sich aufgelöst. Schwerelos war er davongegangen. Davongeschwemmt?	4	**davongeschwemmt (6)**	6			
85	Der den Magen mit seiner Schwere ausfüllt, ausweitet, ihn zu sprengen droht sich weiter ausdehnend in den Leib hineinpreßt	4	**den Magen zu sprengen (13) droht**	13			
85	Wo kommt er her? Wo geht er hin? Dieser steingewordene Druck. Den man meint, packen zu können. Von dem man glaubt,	4	**steingewordener Druck (16)**	16			
85	nichts anderes ist als ein Narrenspiel der Natur, dem man ...	4	**Narrenspiel (24) der Natur**	24			
85	Davongeflogen?	4	**davongeflogen (18a)**	18a			
91	"Spiegelgesicht" .. fast als hätte jeder seine ganz bestimmte Maske über das Gesicht gestülpt.. heute durch Zufall ihr "Spiegelgesicht" kennen gelernt? Sind unter ihrer Maske die gesuchten Spuren verborgen?	4	**Maske (24)**	24			
93	Die beschämende Erkenntnis, unfähig zu sein, sich über die Panikmauer hinwegzusetzen, die sich sofort massiv, unüberwindbar vor ihr aufbaut...	4	**Panikmauer (1) baut (1) sich vor ihr auf**	1	1		
93	die fröhlichen Zeiten der .. Feste .. sind Julias Krankheit zum Opfer gefallen	4	**der Krankheit zum Opfer fallen (13)**	13			
93	ein zusätzliches Sich-Unterwerfen ihrer Depression. Ein weiterer Verlust ihrer Vitalität.	4	**sich unterwerfen (13)**	13			
93	panische Furcht .. höchster Alarmzustand	4	**Alarmzustand (19)**	19			
94	ihre Freude weitgehend gedrosselt, beinahe abgewürgt	2	**ihre Freude gedrosselt (20), beinahe abgewürgt (20)**	20	20		
94	gesamtes Nervensystem unter dem Hochdruck eines geladenen Spannungsfeldes	1	**unter Spannung (19) stehen**	19			
95	Sie braucht die Freundschaft in ihrem Leben. .. Symptom der Antriebslosigkeit.. Kampf des Sich-entschließen-Müssens	4	**Kampf (13) des Sich-entschließen-Müssens**	13			
95	an ihrem Gemütsfrieden rüttelt. der kräftig an den Nerven reißt. sinnloses Hin und Her	4	**ihr Gemütsfrieden (13)**	13			
96	"Spiegelgesicht" .. es war ihr Gesicht, diese nach außen hin so gelassen wirkende Fassade. Und doch ein Trugbild	4	**Fassade (1)**	1			
96	Zwar keine Larve, .. Ein Antlitz, das wohl im äußersten Notfall alle Seelenqual offenbart, sich danach aber wieder verschließt und die ...	4	**keine Larve (24)**	24			
96	Ausweglosigkeit	4	**Ausweglosigkeit (7)**	7			
97	Teufelskreis ... ständiger Gewissenskonflikt zwischen ihrem Pflichtgefühl und ihrem krankhaften Unvermögen. trotz des legitimen Alibis ihrer Depression	4	**Teufelskreis (21) trotz Alibi (17a) ihrer Depression**	21	17a		

97	im Laufe der Jahre gelernt, mit ihren Kräften hauszuhalten, kann sich Julia nur unter ständigem inneren Protest mit ihrem stark reduzierten Kräfte-Etat abfinden	4	**mit ihren Kräften haushalten (30), da reduzierter Kräfte-Etat (30)**	30	30		
98	Sie räumt ihr Freiheit und Selbstbestimmung über Kraftaufwand und Ausdauer ein. .. alles fällt von ihr ab...	3	**räumt ihr Freiheit (7) ein (0)**	7	0		
98	ertragen ... die Depression ist eine gestrenge und mächtige Zuchtmeisterin	4	**Depression mächtige (7) Zuchtmeisterin (7)**	7	7		
98	lässt Julias Tätigkeitsdrang in einem Erschöpfungszustand erlahmen ..	4	**sie (7) läßt Julia erlahmen (10)**	7	10		
98	... unergründlich schlägt sie zu. .	4	**sie (7) schlägt zu (13)**	7	13		
98	Dann hebt die Depression ihre Gewaltherrschaft auf. Entläßt Julia aus ihren tückischen Zwängen.	3	**die Depression entläßt (7) sie aus ihrer Gewaltherrschaft (7)**	7	7		
98	ihre Energie. Die Zuchtmeisterin drosselt sie. Gibt eine Einheit hinzu. Senkt sie auf ein Minimum herab.	4	**Zuchtmeisterin (7) drosselt Energie (19)**	7	19		
98	Legt sie brach. Willkürlich. Unberechenbar. ..Launenhaft und ..	4	**sie (7) legt sie brach (22)**	7	22		
98	verzichtet andererseits nicht weniger überraschend auf ihre Vormundschaft ..	4	**verzichtet dann wieder auf ihre Vormundschaft (7)**	7			
99	ein gewaltiger Strom der Befreiung war damals nach dieser Erläuterung in Julia aufgestiegen. Er hatte den sie seit Monaten quälenden, sie fest umschließenden starren Ring ihrer Beklemmungen gesprengt und ihre heimlichen, unausgesprochen gebliebenen ...	3	**ihren starren (10) Ring (7) gesprengt (13)**	10	7	13	
99	ein gewaltiger Strom der Befreiung war damals nach dieser Erläuterung in Julia aufgestiegen.	3	**ein Strom (6) der Befreiung (7) war in Julia aufgestiegen**	6	7		
100	... Ängste, die furchtbaren Zweifel an ihrem Verstand, diese teuflischen, rotierenden Irrläufer ihrer Gedanken .. restlos mit sich fortgerissen .. das Gefühl der Normalität zurückgegeben	3	**teuflische (21), rotierende (27) Gedanken fortgerissen (6)**	21	27	6	
100	Taumel der Erleichterung	3	**Taumel (27) der Erleichterung (16)**	27	16		
101	eine innere Bremsvorrichtung, die ihren Überschuss an Arbeitskraft zur rechten Zeit abblocken würde	4	**innere Bremsvorrichtung (20)**	20			
102	Wie stark ist sie in ihr verankert, wie sehr sie mit ihr verhaftet ist.	4	**in ihr verankert (6)**	6			
102	Wieder empfindet Julia, wie fest die Krankheit sie in ihren Fängen hält. (cf. Mays)	1	**die Krankheit hält sie in ihren Fängen (18) fest**	18			
102	Kein Tag vergeht, an dem die Krankheit sich nicht in ihre Gedanken schleicht. Nicht ein Tag, an dem .sie nicht bemerkbar	1	**die Krankheit schleicht sich in Gedanken ein (18)**	18			
103	wie ein Bergwanderer, der auf einem schmalen	4	**auf schmalem Grat (2) zwi-**	2	8	8	

	Grat zwischen tiefen Abgründen .. geht, so voller Furcht, so klischeehaft...		**schen tiefen (8) Abgründen (8)**				
103	in welche Nacht, in welche Finsternis des Geistes wird sie fallen? In welche Stumpfheit?	1	**in welche Nacht (11), in welche Finsternis (11) des Geistes fallen (8)?**	11	11	8	
103	Wie ein Schlittschuhläufer, der statt einer dicken Eisschicht plötzlich eine dünne, brüchige Stelle mitten im Strom unter sich fühlt	4	**auf dünner Eisschicht (4) mitten im Strom (6)**	4	6		
103	Wo hinein wird sie diesmal sinken? Wie tief	1	**wie tief (8) wird sie sinken (6)?**	8	6		
103	sich von dieser heimtückischen Geißel zu befreien? Die sie lockt! ...	1	**sich von Geißel (15) zu befreien (7)**	15	7		
103	... Die gewaltigen Druck auf Julia ausübt, allem zu entfliehen, endlich mit diesem Elend Schluss zu machen und ihrem Leben selbst ein Ende zu bereiten. Dieses Leben, das ihr zu belastend, zu nutzlos .. erscheint .. überflüssig ..Diese Sehnsucht, die sie ..	2	**Druck (16), allem zu entfliehen (7)**	16	7		
103	Die Narben sind kaum verheilt von ihrem letzten Sieg. Demnach kein tödlicher Kampf? Ein Gefecht mit sicherem Ausgang? ..	1	**Narben (13) kaum von letztem Sieg (13) verheilt**	13	13		
103	Demnach kein tödlicher Kampf?	4	**tödlicher (14) Kampf (13)?**	14	13		
103	Herbst einer der fruchtbarsten Nährböden für sie.	4	**Herbst fruchtbarster (22) Nähr-boden (22) für Depressionen**	22	22		
103	Er fördert ihr verzweigtes Wuchern.	4	**fördert ihr verzweigtes (22) Wuchern (22)**	22	22		
103	... durchlebt Julia manche größere Phase, manche stärkere Welle ihrer Depression.	4	**Welle (6) der Depression**	6			
103	Wird sie wieder emportauchen können? Wird es das Ende aller normalen Empfindungen, aller gesunden Gedanken ... sein?	1	**wieder emportauchen (6) können?**	6			
103	.. umwirbt, aufzugeben. Mit eigener Hand sich auszulöschen. Ihr Leben einfach wegzuwerfen?	2	**sich auslöschen (11)**	11			
103	So kämpfte Julia seit Wochen vermehrt gegen ihre Krankheit an	1	**gegen Krankheit ankämpfen (13)**	13			
103	Ein Gefecht mit sicherem Ausgang? ..	4	**Gefecht (13)?**	13			
103	Er unterstützt ihr Wachstum.	4	**unterstützt ihr Wachstum (22)**	22			
103	Treibt neue kräftige Triebe hervor	4	**treibt neue Triebe (22) hervor**	22			
104	es ist ihr, als habe sie einen dunklen, beklemmenden Weg durchschritten (cf. Styrons Dante-Zitat)	4	**als habe sie einen dunklen (11), beklemmenden (7) Weg (3) durchschritten**	11	7	3	
104	Wetter ... hellt die Depression auf. Verdüstert sie. Wirkt sich auf ihr körperliches Befinden aus. Wie erlöst ist Julia.	2	**Wetter hellt Depression auf (11), verdüstert sie (11)**	11	11		
104	... Trieb zur Selbstzerstörung	2	**Selbstzerstörung (13)**	13			
104	der schwer auf ihren Magen drückende Stein ... Schwermut	4	**schwer (16) drückender (16) Stein (16)**	16	16	16	

119	in welche Tiefe der Melancholie er (der Herbst) sie stürzt	4	**in Tiefe (8) der Melancholie stürzen (8)**	8	8		
120	sich in ihrem Inneren als niederdrückende Beklemmung widerspiegelt	4	**niederdrückend (16)**	16			
131	erzwungen durch ihre Depression . das befristete Ausspannen bedeutet für sie Erholung. .. Atempause .. Das ungewollte Pausieren gehört zu ihrem Krankheitsbild. Die Ohnmacht, sich aus einer unerklärlichen Unbeweglichkeit herauszulösen ..	4	**durch die Depression erzwungene (7) Ohnmacht (7)**	7	7		
131	fühlt sie Ruhe in sich hineinströmen	4	**Ruhe in sich einströmen (6) fühlen**	6			
131	depressive Phase .. bremst ihren Antrieb,	4	**Depression bremst (20) ihren Antrieb**	20			
131	depressive Phase würgt Initiativen ab, hindert sie ...Julia hasst diesen Zustand der erzwungenen Passivität, der ihren Körper zu lähmen scheint, denn er lässt gleichzeitig ihrem Geist den Spielraum, sich dieser Trägheit zu schämen	4	**Depression würgt Initiativen ab (20)**	20			
132	Unerträgliche Spannung lud sich in ihr auf und kam nicht zu einer Explosion	4	**unerträgliche (16) Spannung (19) lud sich in ihr auf (19), aber keine Explosion (13)**	16	19	19	13
132	Eine nicht zu bändigende Unruhe bemächtigte sich ihrer.	4	**nicht zu bändigende (18) Unruhe bemächtigte sich (7) ihrer**	18	7		
132	... puddingähnlichen Substanz ... Die Zweifel an ihrem Wert überfluteten sie, stiegen an, durchbrachen ihr Gleichgewicht, verstörten sie.	4	**Zweifel überfluteten (6) sie**	6			
132	Schübe von Weinkrämpfen überschwemmten sie, durchzuckten, schüttelten sie. Ein Tränenfluss folgte dem anderen.	4	**Weinkrämpfe überschwemmten (6) sie**	6			
132	.. zum Atmen. Kein Fluchtweg bleibt offen.	4	**kein Fluchtweg (7)**	7			
132	Wie soll sie aus diesem Gefängnis wieder herauskommen? .. Gewirr von Anforderungen .. die sie anstarrenden Arbeiten	4	**wie aus dem Gefängnis (7) herauskommen (7)?**	7			
132	dankbar und glücklich, heute dieser schweren Form der Krankheit nicht ausgeliefert zu sein	4	**ausgeliefert (7)**	7			
132	war sie noch wesentlich tiefer und eingreifender in ihre Depression verstrickt .. die Angst vor einer Lähmung der Glieder beklemmte sie, denn Arme und Beine waren wie taub. Bewegten sie sich .. doch, glichen sie einer wattigen, haltlosen, auch ...	4	**Arme und Beine wie taub (17), tief (8) in ihre Depression verstrickt (23)**	17	8	23	
133	diese unheilgeladene, unglücksdichte Atmosphäre ihrer Niedergeschlagenheit	2	**unheilgeladene (19) Atmosphäre (4) ihrer Niedergeschlagenheit (13)**	19	4	13	
133	das ganze Elend einer Schwermut	4	**Elend (13) der Schwermut**	13	16		

			(16)				
133	Als sie glaubte, aus sich herausgetreten zu sein, vermeinte, ihren Körper neben sich sitzen zu sehen und sich selbst zu beobachten, fürchtete sie endgültig um ihren Verstand. Diese vorher unvorstellbaren Empfindungen, diese Auswüchse und Folgen der ...	4	**aus sich heraustreten (1)**	1			
133	Der Drang, allem Übel zu entfliehen, allem ein Ende zu setzen,	2	**allem entfliehen (7)**	7			
133	Der Drang, allem Übel zu entfliehen, allem ein Ende zu setzen, der Wunsch nach Selbstmord bekam beherrschende Gewalt. Er wurde Zuflucht. Versprach Erlösung. Bedeutete Frieden. Nicht nur für Julia.	2	**Wunsch nach Selbstmord bekam beherrschende (7) Gewalt (13)**	7	13		
133	verdüsterten ihr Gemüt. Beklemmung und Hoffnungslosigkeit peinigten sie.	4	**Selbstanklagen verdüstern (11) Gemüt**	11			
133	Die ständigen Selbstanklagen ... töteten ihre Lebensfreude	4	**Selbstanklagen töten (13) Lebensfreude**	13			
133	... Melancholie begannen Julias Seele systematisch zu vergiften.	4	**Melancholie vergiftet (14) die Seele**	14			
133	Angst und Entsetzen wurden zu einer Folter ..	4	**Angst ist Folter (15)**	15			
133	Sie hatte sich, trotz aller Bemühungen, sie zu verbergen, in ihrem Haus eingenistet und bis in die Zimmer der Kinder hinein ausgedehnt.	2	**Depression hatte sich in ihrem Haus eingenistet (18a)**	18a			
134	alleine mit ihrer selbstgeschaffenen Hölle ... Desaster (-ins KH)	2	**Hölle (21) .. Desaster (5)**	21	5		
135	die bösen Geister nicht verscheucht ...	3	**nicht alle bösen Geister (21) verscheucht (18)**	21	18		
135	wenn auch danach (nach KH) längst nicht alle Schatten gebannt waren	3	**nicht alle Schatten (11) gebannt**	11			
135	so weit wieder hergestellt	3	**wieder hergestellt (19)**	19			
165	ohne weiter auf das Warnzeichen ihres Körpers Rücksicht zu nehmen	4	**Warnzeichen (19) ihres Körpers**	19			
165	sie überspielt .. sofort und unbewusst ihre Hinfälligkeit	4	**Hinfälligkeit (8) überspielen (24)**	8	24		
175	sie steigt wie ausgehöhlt in ihr Bett	3	**wie ausgehöhlt (1)**	1			
176	unfähig, sich zu rühren .. ihr ganzer Körper besteht aus Schwäche .... allmählich beginnt die Angst abzuebben .. Alptraum	4	**die Angst ebbt ab (6)**	6			
177	Panik ausbrechen . . sie verursacht ...	4	**Panik bricht aus (5)**	5			
177	...Die Klaustrophobie gehört mit zu der ihren. Sie zerstört ..die Freude an allen Aktivitäten	4	**Klaustrophobie zerstört (13) Freude**	13			
177	die Klaustrophobie (im Rahmen ihrer Depression) schürt die Angst vor dem Eingeschlossensein	4	**sie schürt (29) Angst**	29			
178	Die Melancholie ist längst zu einer Fessel geworden, die ihren Lebensrhythmus energisch mitbestimmt.	4	**Melancholie: die Lebensrhythmus (28) bestimmende Fessel (7)**	28	7		

178	Bevor ihre Krankheit zum Ausbruch kam, waren ihr solche Beklemmungen und Zwänge vollkommen fremd. .. Erst seit Beginn der Schwermut wird sie in ihrem Lebensraum derartig beeinträchtigt. Für ein tatkräftiges Zuviel muss sie nun bezahlen .. mit der dumpfen..	4	**Ausbruch (5) der Krankheit**	5			
178	(nach Zugfahrt:) kann sie häufig nicht sofort Füße und Beine zum Laufen richtig koordinieren ... glaubt, den Verstand zu verlieren ..	4	**Angst, den Verstand zu verlieren (17)**	17			
178	Für ein tatkräftiges Zuviel muss sie nun bezahlen ... mit ...	4	**bezahlen (30) müssen**	30			
179	Und sie lässt nicht nach, sich bemerkbar zu machen, sich in die Gedanken einzuschleichen. .. Die Melancholie ist verantwortlich für die zahlreichen Beschwerden. .. die ihr Körper seine Krankheit zum Ausdruck bringt	4	**Melancholie schleicht sich ein (1)**	1			
179	Sie schränkt ihn ein. Sie legt ihn lahm. ..zwingt Julia ein Leben mit reduzierter Kraft auf	4	**Melancholie legt sie lahm (10)**	10			
179	das intensive Empfinden von gelähmten Beinen .. von der Hüfte abwärts scheinen sie von ihrem Körper abgetrennt.	4	**gelähmte (10) Beine**	10			
179	Einfach neben ihr zu liegen. Nicht mehr zugehörig. .. Schmerzüberfälle .. normales Funktionieren nicht .. Tortur ertragen	4	**Schmerzüberfälle (13) Tortur (15) ertragen (16)**	13	15	16	
180	ebenso kann sie ein aufregender Mangel an Gemütsbewegungen entsetzen... die Gefühlskälte, die sie unfähig macht, zu lieben oder Freude zu empfinden, ist ein Zustand, der ihr unerträglich ist.	2	**unerträgliche (16) Gefühlskälte (4)**	16	4		
180	wird ihr Brustkorb von einem unsichtbaren, nur in ihrer Vorstellung existierenden Panzer fest umschlossen. Er gleicht einem breiten, eisernen Band, dessen Enden eng und enger zusammengedreht werden.	4	**Brustkorb von Panzer (7) fest umschlossen (7)**	7	7		
180	Das befremdende Gefühl, neben sich zu sitzen und sich selbst zu beobachten .. Auswirkungen oft in Wellenbewegungen .. holen sie ein, erschweren es ihr, normal zu leben	4	**Depression in Wellenbewegung (6)**	6			
180	des Panzers luftabwürgende Umklammerung	2	**des Panzers (7) Umklammerung (7)**	7	7		
180	Sehnsucht, Drang, Hand an sich zu legen .. Der Wunsch, sterben zu wollen, vergiftet ihr Dasein	2	**Selbstmordwunsch vergiftet (14) ihr Dasein**	14			
180	nicht länger ertragen	2	**nicht länger ertragen (16)**	16			
181	Wie sehr der Stein den ganzen Körper ausfüllt. Wie leblos und kalt er macht.	4	**Stein (16) macht kalt (4)**	16	4		
181	Gefühllosigkeit den Menschen versteinert.	4	**Gefühllosigkeit versteinert**	10			

			(10) sie				
181	die Sinne erstarrt	4	**Sinne erstarren (10)**	10			
181	Versteinerung der Seele	4	**Versteinerung (10) der Seele**	10			
181	wußte vorher nicht, daß der Tod dieser Gefühle einen so großen Verlust in ihrer Sinneswelt bedeutet. .. kommt einer so ungeheuren Armut gleich, daß er ihren ganzen Lebenswillen in Frage stellt ... ihr Absterben fast .. einem Gefühl des Totseins nahekommt	2	**Tod (14) der Gefühle eine ungeheuere Armut (30)**	14	30		
182	durchtränkt von der Schmach, sich nicht beherrschen zu können	4	**durchtränkt (6) von Schmach, sich nicht beherrschen (17) zu können**	6	17		
183	... das Thema bricht einfach hervor. Ungewollt. ... Sie weiß nie, wie lange ihr die Depression noch einen Freiraum läßt. .. fast unerträgliche Panik. .. Unruhe .. das automatische Überspielen ihres Befindens	5	**automatisches (19) Überspielen (24)**	19	24		
183	ihre unabsichtlich vorgegaukelte Vitalität ...	4	**vorgegaukelte (24) Vitalität**	24			
184	Als *Gefangene* einer ihr aufgezwungenen krankhaften Welt versucht sie	4	**Gefangene (7) einer ihr aufgezwungenen (7) Welt (2)**	7	7	2	
184	Als Gefangene einer ihr aufgezwungenen krankhaften Welt versucht sie, über die Sprache aus ihrem selbst geschaffenen Gefängnis auszubrechen. ... "ihr helft mir, meine Probleme zu bewältigen, wenn ich sie aussprechen darf"	6	**via Sprache aus selbst geschaffenem Gefängnis (7) ausbrechen (7)**	7	7		
185	... zusätzliche Verzweiflung. Denn mit Ohnmacht erkennt sie, wie schnell noch jedes Mal die Grenze erreicht ist, die einen Zugang zu dem Geschehen während einer Depression mit seinen komplizierten, körperlich und seelisch verquickten Vorgängen versperrt	5	**Grenze (3) versperrt (7)**	3	7		
185	die Schwere ihrer Depression	4	**Schwere (16) der Depression**	16			
186	ernsthafte Gefahren .. ein vermehrtes Beschäftigen mit sich, das ständige Besinnen auf sich selbst, das ganz intensive In-sich-hinein-Horchen kann zur Folge haben, dass sie nur stärker in ihre Schwermut hineingezogen wird, statt sich aus ihr herauszuwinden	4	**in die Schwermut (16) hineingezogen (8) werden, statt sich herauszuwinden (27)**	16	8	27	
186	ein Misserfolg, der aber durch die Depression so gut wie vorprogrammiert ist, sie nur noch tiefer in ihre schuldverhafteten Versagerkomplexe hineintreiben würde	4	**Misserfolg durch Depression vorprogrammiert (19)**	19			
187	.. wirbeln einmal mehr Zwiespalt in ihr auf .. Sie stören ihr Gewissen auf. .. füllen sich ihre Augen mit Tränen, laufen über, und sie bleibt aufgewühlt zurück. Eingesogen in die dichte, von Zweifel und Schuld aufgeladene Atmosphäre ihrer Schwermut.	4	**eingesogen (8) in die ... Aufgeladene (19) Atmosphäre (4) der Schwermut (16)**	8	19	4	16

187	.. wirbeln einmal mehr Zwiespalt in ihr auf .. Sie stören ihr Gewissen auf. .. füllen sich ihre Augen mit Tränen, laufen über, und sie bleibt aufgewühlt zurück	4	**aufgewühlt (2)**	2			
188	Für Julia ist es schwer, diese massiven Angriffe abzuwehren.	4	**Angriffe (13) abwehren (13)**	13	13		
188	depressives Stimmungstief?	4	**Stimmungstief (8)**	8			
188	düstere Gemütslage .. verstockt, gar hysterisch?	4	**düstere (11) Gemütslage**	11			
188	leiden unter	4	**leiden unter (16)**	16			
188	.. durch den Kopf kreuzt. Ein furchtbarer Gedanke, der sie verfolgt. Eine Idee, die sie nicht loslässt und die sich für längere oder kürzere Zeit einnistet. .. Lässt ihre Ängste wieder abklingen.	4	**Ängste klingen ab (28)**	28			
189	Zusammenbruch ..in eine ihrer tiefsten depressiven Phasen hineingefallen, und nur durch ihren freiwilligen Entschluss, in die Psychiatrie zu gehen, hat sie damals überlebt. Aber selbst in der Psychiatrie ist beim Absetzen der Medikamente das Risiko ...	2	**in tiefste (8) depressive Phase hineingefallen (8)**	8	8		
189	... eines Selbstmordes nie auszuschließen. Julia hat dort mit Menschen gesprochen, die versucht hatten, in den Tod zu flüchten.	2	**in den Tod flüchten (7)**	7			
189	Zusammenbruch	4	**Zusammenbruch (19)**	19			
190	sich gerade in einer besonders starken Welle ihrer Depression befand .. elend ..	4	**starke Welle (6) ihrer Depression**	6			
191	Ihr Selbstwertgefühl war also auf seinem niedrigsten Stand herabgesunken, und ihre Tränen standen längst bereit, um überzulaufen..	4	**Selbstwertgefühl auf niedrigsten (8) Stand abgesunken (6)**	8	6		
191	ein Thema (Entmündigung), bei dem sich in Julia gleich zusätzlich Furcht, Komplexe und Unsicherheit aufzutürmen begannen	4	**Furcht etc. türmen sich auf (1)**	1			
193	Unfreiwillig war sie .. in den Sog des Streits von Fachleuten über die Behandlungsmethoden .. von Depressionen gezerrt worden. Hineingestürzt in einen Orkan von panischen Zweifelsängsten, blind vor Verunsicherung nach dem verlorenen Halt tastend. (cf. Styron)	2	**hineingestürzt (8) in einen Orkan (4) panischer Zweifelsängste**	8	4		
193	in Abgründe stürzen zu lassen. Was es bedeutet, ihn aus einer krankhaft ...	4	**nicht in Abgründe (8) stürzen (8)**	8	8		
193	eines eben einkehrenden Seelenfriedens wieder zerstört.	4	**einkehrenden (1) Seelenfrieden (13) zerstört (13)**	1	13	13	
193	Julia weiß, was es heißt, einen depressiven Menschen stabil zu halten.	4	**stabil (1) halten**	1			
193	Seine seelischen Schwankungen unter Kontrolle zu bekommen.	4	**unter Kontrolle bekommen (17)**	17			
193	Sie hat zwischen allen erdenklichen Fronten	4	**Hölle (21) der Hoffnungslo-**	21			

	gestanden. Für die Patienten ein makabres Verwirrspiel. Aber auch eine Hölle der Hoffnungslosigkeit		**sigkeit**				
193	Zweifel ob der richtigen Behandlung .., der den vielleicht gerade zaghaft blühenden Ansatz einer inneren Ruhe,	4	**zaghaft blühender (22) Ansatz innerer Ruhe**	22			
193	die sich besonders in dramatisch zugespitzten Phasen ihrer Krankheit vor ihnen auftut.	4	**dramatisch (24) zugespitzte Phasen**	24			
194	... morbiden Gedankenwelt herauszulösen	4	**aus morbider (12) Gedankenwelt (2) herauslösen (7)**	12	2	7	
194	ein seelischer Zusammenbruch vorprogrammiert	4	**Zusammenbruch (19) vorprogrammiert (19)**	19	19		
194	und sein Gemüt aufzuhellen.	4	**Gemüt aufhellen (11)**	11			
196	So sinkt denn vielleicht die labile Julia nach einem solchen Nachmittag in die Einsamkeit und Verzweiflung ihrer Depression zurück. Übermüdet ... überanstrengt .. überfordert durch die Explosion, die der Zündstoff, das brisante Thema zur Folge hatte	4	**zurücksinken (8)**	8			
197	... Selbstbewusstsein. So stürzt sie nach dem Ausbruch eher noch tiefer und verzweifelter in die düstere Gemütsverfassung zurück. ... übersensibel	4	**tiefer (8) in düstere (11) Gemütsverfassung stürzen (8)**	8	11	8	
197	Hartnäckiger und schwerwiegender greift der Zwang ihrer Phobie in ihre Lebenswünsche und Ziele ein. Legt die ersehnten Eigeninitiativen lahm	4	**lahm legen (10)**	10			
198	gründlich auszumalen, wie ihre Gemütskrankheit mit ihren verheerenden Symptomen die Kinder verwirrt. Sie und ihren Mann belastet.	4	**verheerende (13) Symptome belasten (16)**	13	16		
198	Die Bedrängnis ist groß, in die sie hineingerät. Die Angst zu enttäuschen lähmt, statt zu beflügeln.	4	**Angst lähmt (10) statt zu beflügeln (18a)**	10	18a		
199	sie bleibt unglücklich zurück. Voller Scham über ihren unkontrollierten Gefühlsausbruch.	4	**unkontrollierter (17) Gefühlsausbruch (5)**	17	5		
199	Nein! Sie ist nicht fähig, die Tränen zurückzuhalten. Nein! Sie hat es nicht in ihrer Gewalt, die Symptome der Depression einzugrenzen oder einfach abzuschalten.	4	**kann Symptome nicht eingrenzen (3) oder abschalten (19)**	3	19		
199	Der ihr als einziger Ausweg aus dieser Lage aufgedrängte Zwang zum Suizid, der sie in seine Gewalt genommen hatte, war gebrochen.	2	**Ausweg (7)**	7			
199	ihr Außersichsein war durch das Gespräch aufgehoben.	5	**Außersichsein (9)**	9			
199	außer sich vor Verzweiflung, von einem Weinkrampf geschüttelt nicht in der Lage, richtig zu sprechen, um Hilfe bittet, um sich aussprechen zu können, da sie fürchtet, sonst ersticken zu	4	**sie fürchtet zu ersticken (14)**	14			

	müssen						
199	Der gewichtige Hintergrund ihres Zusammenbruchs ...	4	**Zusammenbruch (19)**	19			
199	,.. die seelische Komponente, war kaum angesprochen worden. Julia hatte sie nicht genügend vermittelt. Doch ihre Fassungslosigkeit, die Entgleisung ihrer Gefühle	4	**Entgleisung (20) ihrer Gefühle**	20			
199	sie bleibt unglücklich zurück. Voller Scham über ihren unkontrollierten Gefühlsausbruch. Weil sie ganz offensichtlich die eigentliche Dramatik in ihrem Innern nicht darlegen konnte .. Notlage ..	5	**Dramatik (24) in ihrem Innern**	24			
203	Julia ahnt, wie schwierig es ist, ihre Lage zu begreifen. Denn wie ein Schauspieler sein Lampenfieber überspielt sie ja ihre Ängste, ihre Spannungen, ihre .. Gebrechen .., wenn ihr Einsatz beginnt.	4	**Ängste überspielen (24) in ihrem Einsatz (24)**	24	24		
203	Ängste, Spannungen, Gebrechen ... um dann mit geballter Kraft nach dem letzten Akt, nach dem Abschied, nach Beendigung der Beanspruchung auf eine ganz und gar erschöpfte Julia erneut niederzufallen	4	**Ängste fallen nach letztem Akt (24) auf sie nieder**	24			
204	dann legt sich eine Zentnerlast auf ihre Brust .. durch ihre Krankheit muss vieles liegen bleiben .. bemüht sich, trotz Schwäche und Schwindelgefühlen	4	**Zentnerlast (16) auf Brust**	16			
212	wie schnell und gründlich das aus geliehener Energie erbaute Gerüst noch jedes Mal in sich zusammenstürzt .. Depression	4	**aus geliehener Energie erbautes (1) Gerüst (1) stürzt in sich zusammen (1)**	1	1	1	
212	Julias unfreiwilliges Täuschungsspiel! .. Julias Fassade sofort abzubröckeln beginnt..	4	**Fassade (1) bröckelt ab (1)**	1	1		
212	Gemütskranke .. vollkommen entkräftet ..Ihre physische Kraft ist inzwischen so gut wie aufgezehrt. Ihre seelischen Reserven sind bis zum letzten ausgeschöpft.	4	**seelische Reserven (19) ausgeschöpft (6)**	19	6		
214	der sie, wie eine unsichtbare Zwangsjacke, in eine unerträgliche Enge treibt. Unerbittlich fühlt sie sich dann z.B. gezwungen, sich ausgerechnet die verrosteten und nie ganz ...	2	**krankes Gehirn wie unsichtbare Zwangsjacke (7) sie in unerträgliche (16) Enge treibt (7)**	7	16	7	
214	schnell verliert sie ihr seelisches Gleichgewicht	4	**verliert (17) ihr seelisches Gleichgewicht (19)**	17	19		
214	der Mechanismus in ihrem Gehirn beherrscht sie ...	2	**Mechanismus (19) beherrscht (7) sie**	19	7		
214	... geschlossenen Scherenblätter der großen Heckenschere in die Brust zu stoßen. Und welcher Anstrengung bedarf es anschließend, sich selbst aus dem zähflüssigen, haftenden	2	**zähflüssiger (6) Brei (25) der Emotionen**	6	25		

	Brei der Emotionen,						
214	.sie in dramatisch zugespitzten Gefühlsausbrüchen	2	**Gefühlsausbrüche (5)**	5			
214	der sie herunterziehen will, wieder herauszuzerren!	2	**sie herunterziehen (8) will**	8			
215	Gerade die undurchsichtige Vielseitigkeit der Ausdrucksformen und der Beweggründe, das Unwissen über die Vorboten und Kennzeichen dieser wirklich gespenstischen und nicht nur unheimlich anmutenden Gemütskrankheit bieten Anlass für ...	4	**Vorboten (13) dieser gespenstischen (21) Krankheit**	13	21		
215	Julias Gewissen wird fast gesprengt von den Schuldgefühlen .. hofft sie, dass mehr Wissen um das gestörte Verhältnis von Körper und Seele - über das krankhafte Gegeneinander statt des gesunden Zusammenspiels - das Krankheitsgeschehen verständlicher ...	4	**Gewissen fast von Schuldgefühlen gesprengt (13)**	13			
217	düstere Gemütsstimmungen aufhellen ...	4	**düstere (11) Gemütsstimmungen aufhellen (11)**	11	11		
217	zurückkommende Eitelkeit Wende in Julias Depression .. hartnäckige depressive Phase begann abzuklingen	4	**Phase begann abzuklingen (28)**	28			
218	Julia versucht jetzt, aus ihrem beklemmenden Gedankengebäude auszubrechen. Sie will zurück in die Wirklichkeit.	4	**aus beklemmendem (7) Gedankengebäude (1) ausbrechen (7) wollen**	7	1	7	
220	diese Regungen bis in ihre größte Bedrängnis, in ihre höchste Not hinein vordringen und Eingang in ihre angstüberreizte, von Panik außer Kontrolle geratene Gefühlswelt, in ihre tiefste Verzweiflungsverwirrung finden	4	**Eingang (1) in von Panik außer Kontrolle (17) geratene Gefühlswelt (2)**	1	17	2	
220	viell. Verantwortungsgefühl für Kinder so schwer von Gewicht, es ihren Todeswunsch überwiegt? viell. hat ihre erdrückende Gewissenhaftigkeit und der daraus resultierende Kampf gegen den Drang, sterben zu wollen, Tod durch Tabletten noch jedes Mal vereitelt	2	**Kampf (13) gegen den Drang (7), sterben zu wollen**	13	7		
221	hindert, den letzten Weg freiwillig einschlagen? Auch das kann Julia nicht beantworten.	2	**der letzte Weg (3)**	3			

9.0.2. Ursula Goldmann-Posch: Tagebuch einer Depression.

Seite	Zitat	Phase	**Metaphern**	MFA	MFB	MFC	MFD
20	als würde ich in einer Seilgondelbahn unzählige Male über unzählige Träger in die Tiefe fallen	1	**in einer Seilgondelbahn (20) in die Tiefe (8) fallen (8)**	20	8	8	

21	gerädert bin ich aufgewacht aus einem Schlaf, der aus Hunderten von Stücken zu bestehen schien.	1	**gerädert (15) aufgewacht**	15			
21	immer wieder kreisen meine Gedanken um die vergangene Nacht	1	**meine Gedanken kreisen (27)**	27			
22	Und dann ist es wieder da. Dieses flaue Gefühl im Bauch, das endlose Fallen über Seilbahnträger, der Druck auf der Brust ... krampfartiges Ziehen	1	**endloses (2) Fallen (8) über Seilbahnträger (20)**	2	8	20	
23	das Herz rast	1	**das Herz rast (20)**	20			
25	wütet, pocht, schüttelt meinen Körper, der ihr hilflos ausgesetzt ist	1	**Angst wütet (4)**	4			
25	sie sich breitmacht, unerbittlich heraufkriecht, Kopf dumpf, packt sie mit ihren hundert Armen alles, was sie erwischen kann	1	**Angst packt (18) mit 100 Armen alles**	18			
25	sie rast	1	**Angst rast (20)**	20			
25	vielleicht liegt der nächtliche Spuk wirklich nur am Rauchen	7	**der nächtliche Spuk (21)**	21			
26	anders bei mir: ich brauche die tiefen Wurzeln in der Erde	4	**ich brauche tiefe (8) Wurzeln (22) in der Erde (22)**	8	22	22	
26	dann klingt das Beben langsam ab	1	**das Beben (5) klingt (28) ab**	5	28		
26	Viele kleine Nachbeben folgen ...	1	**viele Nachbeben (5) folgen**	5			
31	heiß und rot steigt es in mir auf	1	**heiß und rot aufsteigen (5)**	5			
31	wie gerne ich mich jetzt einfach fallen lassen würde	1	**einfach fallen lassen (8)**	8			
32	die namenlose Angst nimmt Gestalt an. Gierig lauert sie mir auf, Tag und Nacht, auch dort, wo ich sie nicht erwarte	1	**Angst lauert (13) mir gierig (25) auf**	13	25		
33	das Seilbahn-Gefühl ist wieder da	1	**Seilbahngefühl (20)**	20			
36	versteckt hinter vielen kleinen, kalkweißen "Frisium 10"	1	**versteckt hinter kalkweißen Frisium**	0			
36	die Tabletten ... eine Krücke. wie lange gehen mit der Krücke? wohin gehen mit der Krücke?	1	**Tabletten eine Krücke (12)**	12			
36	wahre ich mühsam den Schein	1	**ich wahre den Schein (24)**	24			
37	ich habe die Ängste mit den Tasten der Schreibmaschine totgehämmert	1	**Ängste auf der Schreibmaschine totgehämmert (14)**	14			
37	die mich zum Pulverfass auf zwei Beinen macht	1	**ich Pulverfass (13) auf 2 Beinen**	13			
37	Zeitbomben-Stimmung	1	**Zeitbombenstimmung (13)**	13			
37	Hilflosigkeit einer elektrisierenden Entschlossenheit gewichen	1	**elektrisierende (19) Entschlossenheit**	19			
38	mir ist, als ginge ich in Watte gebettet durch den Tag	1	**als ginge ich in Watte gebettet (23)**	23			
39	Aggressionen, ... mir Angst vor mir selbst einjagen	1	**Angst vor mir selbst einjagen (18)**	18			
41	wieder so ein Augenblick, wo ich verbissen gegen das Zerrinnen in mir ankämpfe	1	**gegen Zerrinnen (6) in mir ankämpfen (13)**	6	13		
43	meine Beine zittern vor Anspannung	1	**Anspannung (19)**	19			

45	die Angst hat einen langen Anlauf genommen, um sich auf mich zu stürzen.	1	**Angst stürzt sich auf mich (18)**	18			
47	Schlaf in Raten	1	**Schlaf in Raten (30)**	30			
48	in meinem Bauch entlädt sich die Angst in vielen kleinen Blitzen	1	**Angst entlädt sich (4) in kleinen Blitzen (4)**	4	4		
48	die Augenlider beginnen zu schlagen wie die Flügel eines verängstigten Vogels ... als habe die Angst in mir alle guten Bilder ausgelöscht	1	**Angst löscht alle guten Bilder in mir aus (11)**	11			
48	fällt mir ein Stein vom Herzen	4	**ein Stein (16) fällt mir vom Herzen**	16			
51	das Schwarze an mir, das ist wie ein Bremsklotz gegen dieses unaufhaltsame In-den-Boden-Schrumpfen	1	**das Schwarze (11) an mir Bremsklotz (20) gegen dieses unaufhaltsame In-den-Boden-Schrumpfen (8)**	11	20	8	
51	draufIosschreien im Auto, den Dampfkessel öffnen	1	**Dampfkessel (19) öffnen**	19			
52	die Angst hat mich auf ein Nichts zurechtgestutzt	1	**Angst mich auf Nichts (17) zurecht-gestutzt**	17			
52	ich kann die Fülle der auf mich einstürmenden Wahrnehmungen nicht mehr bewältigen	1	**auf mich einstürmende (4) Wahrnehmungen**	4			
52	die Bandbreite meiner Sinne ist ins Unermessliche gestiegen. Ohren, Augen, Nase haben ihre Antennen bis aufs Äußerste ausgefahren	1	**Ohren, Augen, Nase ihre Antennen (19) bis aufs Äußerste ausgefahren**	19			
54	ich bin hundert Jahre alt	1	**bin 100 Jahre alt (12)**	12			
56	ich möchte das Stachelige abschütteln, das an mir klebt	1	**das Stachelige an mir (22)**	22			
57	meine Erstarrung	1	**meine Erstarrung (10)**	10			
58	vielleicht bin ich nichts anderes als eine geistige Hochstaplerin, die nun, angelangt am Abgrund der Existenz, Farbe bekennen muss	4	**am Abgrund (8) der Existenz**	8			
60	ein schwarzes Loch steht vor mir	1	**ein schwarzes (11) Loch (8) vor mir**	11	8		
60	ein großes Maul mit spitzen Zähnen droht mich zu verschlingen, tellergroße Pupillen schauen auf mich, schwarze Lappen wedeln vor meinen Augen, blutüberströmt starrt mich ein Gesicht an	1	**ein großes Maul (18) droht mich zu verschlingen (18)**	18	18		
60	sie ist ungeheuer einfallsreich, diese Angst, wenn es darum geht, mich zu terrorisieren	1	**Angst terrorisiert (13) mich**	13			
60	ich habe Angst, mich im Wahn zu verlieren	1	**Angst, mich im Wahn zu verlieren (17)**	17			
62	die mahlenden Gedanken beim Erwachen drehen sich im Kreis	1	**mahlende (27) Gedanken drehen sich im Kreis (27)**	27	27		
63	wieder ins Bett verkriechen	1	**ins Bett verkriechen (18)**	18			
63	ne kleine Meise haben	1	**ne kleine Meise (18a) haben**	18a			
65	jeder Tag ist eine Last. jeder Tag sind zwei Tabletten	1	**jeder Tag eine Last (16)**	16			

65	wie ein Vertreter, der sein Ich an der Haustüre feilhält, komme ich mir vor (auf der Suche nach Therapeuten)	1	**ich halte mein Ich (an der Haustür) feil (30)**	30			
66	wenn ich wach liege in der Nacht, spinne ich mir ein undurchdringliches Netz aus Vorwürfen und Ressentiments, Selbstanklagen und Selbstmitleid	1	**ich spinne mir (23) ein Netz (7) aus Vorwürfen**	7	23		
67	ich möchte nicht mehr grübeln müssen, ausgeliefert dieser Flut von Gedanken, denen ich nicht mehr trauen kann	1	**Flut (6) von Gedanken ausgeliefert (7)**	6	7		
69	und ich spüre ein Ziehen am Kopf, als würde ich skalpiert	1	**als würde ich skalpiert (13)**	13			
69	wieder packt mich der Schwindel, der mir Ohnmachtsangst suggeriert	1	**Schwindel packt (18) mich**	18			
69	mit dem Pflichtbewusstsein eines Roboters	1	**Pflichtbewusstsein eines Roboters (19)**	19			
72	die Küsse und Umarmungen füllen die Leere ein wenig	1	**Leere (17)**	17			
73	nur das nicht. Dirigiert werden ... ich würde es nicht verkraften und nicht die innere Stärke haben, mich dagegen zu wehren	1	**dirigiert (28) werden, mich nicht wehren können (13)**	28	13		
74	weit nach vorne gebeugt, als ginge es darum, das Seilbahn-Gefühl im Bauch zu erdrücken	1	**als wollte ich das Seilbahngefühl (20) erdrücken (16)**	20	16		
76	meine Gefühle für ihn sind verstreut, irgendwo in meiner düsteren Seelenlandschaft	1	**meine düstere (11) Seelenlandschaft (2)**	11	2		
76	wie ausgebombt komme ich mir vor	1	**wie ausgebombt (13) bin ich**	13			
77	die paar Ängste, die mich plagen	1	**Ängste plagen (15) mich**	15			
77	möchte ich diese hässlichen Gedanken wieder herausbrennen aus meinem Hirn	1	**hässlichen Gedanken aus meinem Hirn herausbrennen (0)**	0			
81	Ich wäre verloren, wenn ich merkte, dass er die Ängste dahinschmelzen lässt.	1	**Alkohol ließe die Ängste dahinschmelzen (6)**	6			
81	nur keinen Alkohol hineinschütten in diese bodenlose Traurigkeit	1	**bodenlose (8) Traurigkeit**	8			
84	alles wankt ... und immer wieder dieses penetrante Gefühl einer geballten Faust im Hinterkopf	1	**geballte Faust (13) im Hinterkopf**	13			
85	wie eine Zauberformel, die das selbstgesponnene Gewirk von Seidenfäden vielleicht zu entwirren vermag (auf der Suche nach Ätiologieverständnis)	4	**selbstgesponnenes (23) Gewirk (23) von Seidenfäden (23) entwirren (23)**	23	23	23	23
88	vielleicht sollte ich doch versuchen, mich an die Kandare zu nehmen	1	**mich an die Kandare nehmen (18)**	18			
88	fühle mich so entwurzelt, im Umbruch	1	**sich entwurzelt fühlen (22)**	22			
89	reden zu müssen ... lässt mich in Panik geraten	1	**in Panik geraten (4)**	4			
89	einen Schauer im Rücken, den Kopf halbiert	1	**Schauer (4) im Rücken**	4			
90	umarme, hilflos der Angst ergeben, das Kissen	1	**hilflos der Angst ergeben (13)**	13			
95	wenn alle Stricke reißen	1	**wenn alle Stricke reißen (23)**	23			

96	die Augen kugeln nach innen, Hände, Beine und Körper schwimmen davon	1	**Hände, Beine, Körper schwimmen (6) davon**	6			
96	die geballte Faust im Hinterkopf bohrt ein tiefes Loch in die Matratze und läßt sie wie eine Wippe nach hinten kippen	1	**geballte Faust (13) im Hinterkopf**	13			
96	die halbe Tablette, die ich gleich in meine bleischwere Müdigkeit hinunterschlucken werde	1	**meine bleischwere (16) Müdigkeit**	16			
97	(die Tablette) hält mich fest an einer Stelle, die von tiefen Gräben umgeben ist	1	**ich von tiefen (8) Gräben (8) umgeben**	8	8		
97	ohne Krücken	4	**ohne Krücken (12)**	12			
99	Wenn die Angst kommen will, habe ich gedacht, soll sie nur kommen, ich werde sie ertragen. Sie ist nicht gekommen	1	**Angst ertragen (16)**	16			
100	in der Mitte des Kopfes, so scheint es, steht eine Wand, die ihn in zwei Hälften teilt und droht, ihn auseinanderfallen zu lassen	1	**Wand (1) in der Mitte des Kopfes lässt ihn auseinanderfallen (1)**	1	1		
100	ertappe mich bei der stillen Frage, wer mich über Wasser hält	1	**wer hält mich über Wasser (6)?**	6			
101	ein Gefühlsgewitter braut sich in mir zusammen	1	**Gefühlsgewitter (4) braut sich in mir zusammen (4)**	4	4		
102	aus dem Spiegel blickt mir eine Fremde entgegen	1	**ich Fremde (9)**	9			
102	die Tränen sind wie ausgesperrt	1	**Tränen wie ausgesperrt (7)**	7			
102	drücke die Augäpfel ganz tief in den Kopf hinein, der zerspringen möchte	1	**Kopf zerspringen (17)**	17			
103	es gab eine Zeit, da füllte ich die Wohnung aus mit meinem Sein. Jetzt fällt sie mich an mit den Belanglosigkeiten des Alltags	1	**Wohnung fällt mich an (18)**	18			
104	ich bin leicht wie eine Feder, ich bin so leicht zu verschlingen	1	**ich leicht zu verschlingen (18)**	18			
105	liefere ich mich wieder dem Leben in der Fußgängerzone aus	1	**sich ausliefern (7)**	7			
105	dieses Weinen ist wie Wehen ... mit einer Wucht zu explodieren, als fände es da drinnen nicht genügend Platz für sich	1	**explodieren (13)**	13			
109	mein Herz schlägt ruhig, als regte sich nichts in meiner Seele, und vielleicht ist gerade diese Kälte, die ich wahrzunehmen beginne in mir, das Gefährliche	1,2	**Kälte (4) in mir das Gefährliche (13)**	4	13		
109	bin ich ein Sicherheitsrisiko?	1,2	**ich ein Sicherheitsrisiko (19)**	19			
111	diese Bilder, die Vorstellungen, die Ängste seien wirklich nur schwer zu ertragen, rede ich weiter	1	**Ängste schwer (16) zu ertragen (16)**	16	16		
112	dürfen Patienten wie Sie für ... über Wasser halten	4	**über Wasser halten (6)**	6			
117	ein Nervenzusammenbruch in Italien fast schon als Statussymbol gilt	4	**Nervenzusammenbruch (19)**	19			

118	ich habe nicht die Kraft, ihm zu erklären, dass mir mein Urlaub völlig egal ist, dass ich mich so, wie ich jetzt bin, nicht mehr lange ertragen kann ... von einem Tag zum anderen lebe, in der Hoffnung auf Hilfe	2	**ich kann mich nicht mehr lange ertragen (16)**	16			
121	die Welt sieht aus, als hätte sie jemand unter einen Glassturz gestellt	1	**als hätte jemand die Welt unter einen Glassturz (7) gestellt**	7			
121	komme mir vor wie ein Stück Vieh, das zum Schlachthof gekarrt wird	1	**wie ein Stück Vieh (18) auf dem Weg zum Schlachthof (14)**	18	14		
121	das Bewusstsein, mit diesen vielen weißen Halbkreisen (Tbl.) ein Loch auszufüllen,	1	**das Loch (8) mit Tabletten ausfüllen**	8			
121	dessen Tiefe ich nicht erahnen kann - ... macht mich unendlich klein	1	**dessen (Lochs) Tiefe (8) ich nicht erahne**	8			
121	mein Kopf ist müde, die Gedanken sind schwerfällig	1	**schwerfällige (16) Gedanken**	16			
122	diese unsichtbare Schranke, die die Gedanken auf der Stelle treten lässt	1	**Gedankenschranke (20)**	20			
122	kannst du dich vergessen, wie dieses zweite Stück Papier. Über drei Sätze komme ich nicht hinaus. Das Gedankenschlittern ist stärker.	1	**Gedankenschlittern (4)**	4			
122	Alles in mir ist im Aufruhr	1	**alles in mir in Aufruhr (13)**	13			
123	dieses Draußen entpuppt sich zunehmend als feindlich	1	**Draußen (2) feindlich (13)**	2	13		
123	betrete ich die Filiale ... die Tatsache, so schutzlos, ganz ohne Tablette, das Haus verlassen zu haben, gibt mir Oberwasser	1	**Oberwasser (6)**	6			
123	vorsichtig, als sei ich ein zerbrechliches Gefäß, bewege ich mich durch die Wohnung und vermeide jegliche Arbeit, die das Denken zu heftig in Anspruch nehmen könnte	1	**als sei ich ein zerbrechliches Gefäß (17)**	17			
123	eine Scheinsicherheit, die in der langen Schlange ... in sich zusammenbricht	1	**Scheinsicherheit bricht in sich zusammen (19)**	19			
124	mein Puls rast, das Atmen schmerzt	1	**Puls rast (20)**	20			
125	nur kein Streit, er würde mich wegpusten wie nichts	1	**Streit würde mich wegpusten (4)**	4			
125	schon wieder fühle ich Schuld auf mir lasten	1	**Schuld lastet (16) auf mir**	16			
128	diese ständig in Zweifel verstrickten Gedanken sind eine Qual	1	**in Zweifel verstrickte (23) Gedanken**	23			
129	die Blicke der Menschen stampfen mich in den Boden, überall diese geschwätzigen Augen, die tuschelnden Münder, die geschäftigen Bewegungen, mit denen ich nicht mehr Schritt halten kann	1	**nicht mehr Schritt halten können (17)**	17			
130	dieser rasch wechselnde Gefühlsschauer, der mir wie eine Quecksilbersäule den Rücken hinauf und hinunter läuft	1	**Gefühlsschauer (4) wie eine Quecksilbersäule (19)**	4	19		

131	erst die Aggression, dann die Angst vor der Aggression, dann uferlose Trauer	1	**uferlose (6) Trauer**	6			
131	es kostet so viel Kraft, teilnehmen zu müssen	1	**Kraft kosten (30)**	30			
131	ich fühle mich wie ein Stück mangelhafte Ware, die zum Umtausch gebracht wird	1,2	**ich wie ein Stück mangelhafte (17) Ware zum Umtausch (30)**	17	30		
135	Angst, Angst, den Telefonhörer abheben ... Angst, den Blicken ... standhalten zu müssen, Angst vor dem Gedankenschlittern an der Schreibmaschine, Angst vor der Sekretärin, die mich wie eine Marionette von der Erfüllung einer Pflicht zur nächsten führt	1,2,5	**Gedankenschlittern (4), ich wie eine Marionette (24)**	4	24		
138	warte, bis wieder Ruhe einkehrt in mir. Es hat nur Sekunden gedauert, bis ich das Vexierspiel der Seele durchschaue	1,2	**Vexierspiel der Seele (24)**	24			
139	nur keine Leere aufkommen lassen, kein Vakuum der Hilflosigkeit	1,2	**Leere (17), Vakuum (17) der Hilflosigkeit**	17	17		
140	die Pillen kein Panzer sein dürfen für mich	1,2	**Pillen möglichst kein Panzer (7)**	7			
140	schiebe ich den Einkaufswagen wie einen Schild vor mir her	1,2	**Einkaufswagen mein Schild (13)**	13			
141	spüre ich eine mächtige Unruhe in mir aufsteigen	1,2	**mächtige (7) Unruhe steigt in mir auf (8)**	7	8		
141	ich muß meiner Seele eine Atempause gönnen, und wenn ich mit dem Holzhammer auf sie einschlage	1,2	**Seele Atempause, mit Holzhammer (19) auf sie einschlagen (13)**	19	13		
141	in meinem Kopf rasen aufgeschreckte Ameisen hin und her	1,2	**aufgeschreckte Ameisen (18) im Kopf**	18			
141	gerate in Panik. In meinem Hirn ist ein einziges Hämmern.	1,2	**Hämmern (19) im Hirn**	19			
142	solange du gehst, hast du ein fühlbares Zeichen, dazusein. ...mit den vielen Schritten, .. in dieser tauben Stille, wie aus Styropor, ... mich immer mehr von mir zu entfernen	1,2	**sich von sich entfernen (9)**	9			
142	ein Räuspern hilft mir, mich wahrzunehmen. So weit weg bin ich von mir und doch in mir	1,2	**ich bin in mir und doch weit weg von mir (9)**	9			
142	dieses Aufwachen bringt angespannte Entschlossenheit, ohne zu sagen, wofür	1,2	**angespannte (19) Entschlossenheit**	19			
144	Nebenwirkungen ... als versuchte der Körper, einen Eindringling abzuwehren	1,2	**als versuchte der Körper, einen Eindringling (1) abzuwehren (13)**	1	13		
144	habe ich den Eindruck, aus Porzellan zu sein	1,2	**ich aus Porzellan (17)**	17			
145	spüre, wie diese Angst, die ich bisher als blitzschnellen Angreifer kennen gelernt habe	2,3	**Angst blitzschneller (4) Angreifer (13)**	4	13		
145	spüre, wie diese Angst mir in Zeitlupe den Rücken hinaufsteigt	2,3	**Angst steigt hinauf (8)**	8			
147	die Angst ist mir so lange im Schneckentempo den Rücken hinaufgekrochen, bis sie eines Tages stillstand	3	**Angst im Schneckentempo (18) Rücken hochgekrochen (8)**	18	8		

147	seit zehn Tagen merke ich, dass es deutlich aufwärts geht	3	**es geht aufwärts (8)**	8			
147	auch die geballte Faust im Hinterkopf hat sich gelöst	3	**geballte Faust (13) im Hinterkopf gelöst**	13			
148	wie nach einem heftigen Erdbeben kriechen wir aus den Trümmern, um uns schauend, ob noch Gefahr droht	3	**wie nach einem Erdbeben (5) kriechen (18) wir aus Trümmern (1)**	5	18	1	
148	Ausmisten der schwarzen Gedanken aus der Vergangenheit	3	**Ausmisten (18) schwarzer (11) Gedanken**	18	11		
148	beginnen mit den Aufbauarbeiten	3	**Aufbauarbeiten (1)**	1			
148	die leeren Tage und Monate hinter mir	3	**leere (17) Tage hinter mir**	17			
150	mit Hilfe von antidepressiven Medikamenten dem Strudel der Emotionen entkommen zu sein	3	**mit Antidepressiva dem Strudel (6) der Emotionen entkommen (7)**	6	7		
150	befürchtet, dass mich die nicht genutzte Heiterkeit aus Krankheitstagen jetzt mit geballter Kraft einholen und überrennen würde ... Sorge umsonst: diese Energien sind unwiederbringlich in Trauer und Aggression aufgegangen	4	**ich fürchte, nicht genutzte Heiterkeit könnte mich einholen (20) und überrennen (13)**	20	13		
150	wieder losgehen mit dem Grübeln? wo liegt die Grenze zwischen Grübeln und Sehnsucht nach Erkenntnis?	4	**Grenze (3) zwischen Grübeln und Sehnsucht**	3			
150	mit wachsender Gesundheit stieg auch mein Bedürfnis nach Einsicht und Rückblick auf die Tage und Wochen der Trauer	3	**wachsende (22) Gesundheit**	22			
151	in diesem immer unüberschaubarer werdenden "Reparaturbetrieb Seele" kein Einzelfall	4	**Reparaturbetrieb Seele (19)**	19			
152	stehen sie aufgebaut vor mir wie alte Kulissen, und ich frage mich, ob es nur die Erinnerung an die Angst oder die Angst selbst ist	3	**die Ängste wie Kulissen (24) vor mir aufgebaut (1)**	1			
152	manchmal tauchen die Ängste von damals wieder auf	3	**Ängste tauchen manchmal auf (6)**	6			
152	nachdenklicher geworden, ...aufgehört, Opfer zu sein	4	**Opfer (13)**	13			
153	wertlos, ..., ist daher das Rätseln, ob und wann meine Seele wieder in das Dunkel tauchen wird	4	**Seele vielleicht wieder in das Dunkel (11) tauchen (6) wird**	11	6		
153	sie rast nicht, sie schleppt sich nicht dahin.	4	**Angst rast (20) nicht, schleppt (16) sich nicht dahin**	20	16		
153	doch die Angst hat ihre Macht über mich verloren	4	**Angst Macht (7) über mich verloren (17)**	7	17		
153	die Angst ist mein eingebautes Frühwarnsystem, das mich beschützt und nicht bedroht	4	**eingebautes (1) Frühwarnsystem (19)**	1	19		
153	mein Wunsch zu wissen, wieviel Angst, Aggression und Trauer noch unter der Medikamentenschwelle schlummern, bedeutete mir mehr als alle Sicherheit	4	**Angst mag unter der Medikamentenschwelle (1) schlummern**	1			
153	Wie oft ist sie neben mir hergetrottet, diese Zeit, als wolle sie im Gleichschritt bleiben mit	4	**Zeit in Gleichschritt (13) mit meiner müden Seele**	13			

	meiner müden Seele						
153	vor einem halben Jahr begann ich mit dem chemischen Countdown, wie ich das allmähliche Absetzen der Tabletten nenne	3	**chemischer Countdown (19)**	19			
157	die Seele als Leichenkammer gestorbener Lebensentwürfe	4	**Seele Leichenkammer (14) gestorbener (14) Lebensentwürfe (1)**	14	14	1	
157	oder war dieser Infarkt der Seele	4	**Infarkt (12) der Seele**	12			
157	diejenigen mit ungepanzertem Herzen	4	**ungepanzerte (13) Herzen**	13			
157	10, 12 Jahre meine Seele offenes Grab	4	**Seele offenes Grab (14)**	14			
157	darin lag Kinderwunsch begraben	4	**Kinderwunsch darin begraben (14)**	14			
157	Menschen mit Schwermut ... besonders verwundbar?	4	**Schwermut (16)**	16			
157	biologische Entgleisung, für die ich einen passenden autobiographischen Sinnzusammenhang finden mußte?	4	**biologische Entgleisung (20)**	20			
158	in der Nacht der Schwermut hingegen steht die Seele selbst zum Ausverkauf an	4	**in Nacht (11) der Schwermut (16) steht Seele zum Ausverkauf (30) an**	11	16	30	
158	Der Weg ans Licht war lang.	4	**langer Weg (3) ans Licht (11)**	3	11		
158	Monate der "Seelenfinsternis"	4	**Seelenfinsternis (11)**	11			
158	alle gestorbenen Hoffnungen ... Trauerarbeit erfordern	4	**gestorbene (14) Hoffnungen**	14			
158	gestorbene Perspektiven hinterlassen kein Grab, lassen sich leugnen und abwehren, bis die Seele selbst zur Leiche wird	4	**die Seele selbst wird zur Leiche (14)**	14			
158	innere Tode	4	**innere Tode**	14			
158	war ich leblos und musste doch am Leben bleiben.	4	**leblos (14)**	14			
158	in der Sackgasse der Melancholie	4	**Sackgasse (20) der Melancholie**	20			
159	nicht gelungen..., die Signale meiner kranken Seele adäquat auf die andere Seite des Sprechzimmertisches zu bringen	4	**Signale (19) meiner kranken Seele**	19			
160	die dem depressiven Menschen innewohnende Sprachlosigkeit	5,6	**dem Depressiven innewohnende (1) Sprachlosigkeit (17)**	1	17		
161	damit "Initialzündung" durch Antidepressivum zum Dauerbrenner im finsteren Gemüt eines Depressiven wird, ... "existentielle Kommunikation zwischen Arzt und Patient" ...	4	**Initialzündung (19) durch AD zum Dauerbrenner (19) im finsteren (11) Gemüt**	19	19	11	
161	unterscheiden zwischen aufgeplusterten Schattenbildern meiner Niedergeschlagenheit u. den realen Bedrohungen für meine Seele	4	**aufgeplusterte (18a) Schattenbilder (11) meiner Niedergeschlagenheit (13)**	18a	11	13	
161	Antidepressivum brachte... Bewegung in den Stillstand meiner Seele, ... ließ ... Licht in meine "Seelenfinsternis" dringen...,	4	**Licht (11) in meine Seelenfinsternis (11)**	11	11		

162	schöpferische Eruption aus der Erstarrung in der Schwermut	4	**schöpferische Eruption (5) aus Erstarrung (10) der Seele**	5	10		
162	wer durch die Schattenwelt der Schwermut hindurchgegangen ist, kann etwas ans Licht fördern: schreiben ... aber ich schrieb. Es schrieb nur so aus mir heraus.	4,5	**Schattenwelt (2) der Schwermut (16)**	2	16		
162	aus diesem Totstellreflex der Seele hin zur Wiederteilnahme am Leben ...	4	**Totstellreflex (18) der Seele**	18			

9.0.3. Ingrid Hahnfeld: <u>Höllenfahrt</u>.

S.	Zitat	Phase	**Metaphern**	MFA	MF B	MFC	MF D
6	zweimal habe ich mich in eine Ecke gedrückt, den Rücken gegen die Wand. auf diese Weise versucht, dem Angreifer die Stirn zu bieten	1	**dem Angreifer (13) die Stirn bieten (13)**	13	13		
6	ab und an stolpert mein Herzschlag	4	**Herzschlag stolpert (12)**	12			
6	gewarnt worden. ich warte auf etwas, das ich nicht kenne. ich spüre, dass ich mich davor fürchten muss und mich nicht werde wehren können	1	**ich werde mich nicht wehren (13) können**	13			
6	ich habe keinerlei Vorstellung von dem Feind, der sich ankündigt	1	**Feind (13)**	13			
6	ich horche wie auf leise Schritte, die sich mir nähern. kommen sie - oder kommen sie nicht? sie kreisen mich ein	1	**Schritte kreisen (27) mich ein**	27			
6	was habe ich von diesem Lautlosen, das mir nachstellt, zu gewärtigen?	1	**dieses Lautlose, das mir nachstellt (17a)**	17a			
7	hilflos und erstarrt saß ich dabei, während es drohend und beharrlich abwärts mit mir ging	1	**es ging drohend (13) mit mir abwärts (8)**	13	8		
7	das Entsetzen über jenes Unbegreifliche, Fremde, das mich überfallen hatte	1	**das Fremde (9), das mich überfallen (13) hatte**	9	13		
7	während ich schrieb, begann der Brandherd in der Brust zu glühen	1	**der Brandherd in der Brust (29) begann zu glühen (29)**	29	29		
7	bis schließlich eine Hand feuerheiß meinen Magen ergriff , sich fest um ihn zusammenballte und ihn abwärts riss	1	**eine Hand riss feuerheiß (29) meinen Magen abwärts (8)**	8			
7	erstarrt	1	**erstarrt (10)**	10			
7	im Brustinneren ein handgroßer brennender Fleck	1	**brennender Fleck in Brust (29)**	29			
8	die Bewegung, die sich in mir vollzog, kannte ich vom Riesenrad. in einer schwingenden Gondel sitzen und unablässig in die Tiefe stürzen, hinab, hinab - so geschah mir	1	**in der Gondel (20) in die Tiefe stürzen (8), hinab (8), hinab (8)**	20	8	8	8
8	meine Worte kamen bruchstückhaft, wie gewürgt, aus meinem Mund	1,5	**Worte bruchstückhaft (17), wie gewürgt (14)**	17	14		
8	versuchte, stoßweise dagegen anzuatmen, den Widersacher fortzupressen. meine erfolglosen	1	**ich versuchte meinen Widersacher (13) fortpressen (16)**	13	16		

	Bemühungen erfüllten mich zunehmend mit Angst						
9	vor der Nacht gefürchtet ... unangenehm tief in Schlaf gefallen. der Vorgang glich eher einem Sturz in einen schmalen, bodenlosen Tunnel	1	**ein Sturz (8) in einen bodenlosen (8) Tunnel (8)**	8	8	8	
9	ich spürte das Fallen bis in den Schlaf. ich schien nur noch aus Stürzen und Sinken zu bestehen	1	**Fallen (8), Stürzen (8) und Sinken (6)**	8	8	6	
9	dem schwarzen Sog in den Abgrund	1	**schwarzer (11) Sog (8) in den Abgrund (8)**	11	8	8	
9	Hals und Brust eng eingeschnürt, peinigende Atemnot	1	**eng eingeschnürt (7)**	7			
9	mein Körper wurde zusammengepresst und folgte	1	**zusammengepresst (16) folgte ich**	16			
9	der Teufel hatte mich vollgestopft mit seinem höllischen Schlamm - und überließ mich nun der ekligen Ausgeburt	1	**der Teufel (21) mich mit höllischem Schlamm (21) vollgestopft**	21	21		
9	die aschfahle Haut nahm nichts an. das Make-up splitterte wie rissiger Emaillebelag ... meine Augen waren nackt vor Angst	1	**makeup splittrig wie rissiger (17) Emaillebelag, Augen nackt (23) vor Angst**	17	23		
9	die flatternde Angst in mir	1	**flatternde (18a) Angst**	18a			
10	dies zutrauliche Tier (Hand) ... fremde, aufgezwungene Gedanken liefen durch meinen Kopf, denen ich ohnmächtig lauschte	1	**fremde (9), aufgezwungene (7) Gedanken**	9	7		
11	auch meine Stimme gehorchte nicht mir, sondern dem Ungeheuren, das sich über Nacht schwarz bei mir eingenistet hatte. sie sirrte klagend in die Höhe	1,6	**das Ungeheure (21), das sich schwarz (11) bei mir eingenistet (18a) hatte**	11	21	18a	
11	die Worte splitterten wie abgeschlagene Eisstückchen	5,6	**Worte splitterten (17) wie Eisstückchen (4)**	17	4		
11	Tränenmeer	1	**Tränenmeer (6)**	6			
11	der Teufel mich geritten hatte	1	**der Teufel (21) ritt mich**	21			
12	Franz, bitte: kannst du mich herausholen aus der Hölle?	1,2	**mich aus der Hölle holen (21)**	21			
12	bis gestern habe ich gewusst, dass es keinen Teufel gibt, nun hat er nach mir gegriffen	1	**der Teufel hat nach mir gegriffen (21)**	21			
13	der Schraubstock presste mit eisernen Zwingen mein Denkvermögen auf ein Mindestmaß zusammen.	1	**der Schraubstock (19) presste mit eisernen Zwingen (19) mein Denkvermögen (30) zusammen**	19	19	30	
13	der Raum, in dem ich lag, verlor seine Dimensionen. es gab weder links noch rechts. es gab nur senkrecht zur Hölle	1	**senkrecht (8) zur Hölle (21)**	8	21		
13	Franz umarmt den Kochlöffel, an dem ich klammere. wortlos drückt er uns an sich .. nicht Schmerz oder Kummer sind Ursprung meiner Tränen, sondern Angst. Angst vor dem, was in mir wütet. und dieses wilde inwendig An-mir-Reißen ist stärker als alles, was	1	**Angst vor dem, was in mir wütet (4), was an mir reißt (18)**	4	18		

13	bebend am ganzen Körper, sah ich mit innerem Auge der Einengung meines Bewusstseins zu	1	**bebend (5)**	5			
13	verfinsterte es gleichsam eine flache, kompakte Scheibe, die dunkel drohend hinter meiner Stirn sich festfraß	1	**es verfinsterte (11) mein Denken**	11			
13	Qual ... fiel ich zum Schlaf nicht in den dunklen Tunnel unter die Erde hinab, sondern lag wach. der Kopf in einen Schraubstock gespannt,	1	**der Kopf in einem Schraubstock (19) gespannt**	19			
14	ich blieb im schwarzen Schacht, den mir der Teufel in Hirn und Brust gerammt hatte, stecken	1	**schwarzer (11) Schacht (8)**	11	8		
14	trank einen Schluck ... gleich darauf im Magen zu Lava werden	1	**Lava (5) im Magen**	5			
14	nicht mehr sprechen können, ohne in Tränen auszubrechen	1,6	**in Tränen ausbrechen (5)**	5			
14	wie betäubt wankte ich	1	**wie betäubt (12)**	12			
15	auch der Schmerz des Abschieds erreichte mich nicht. in mir tobte die Hölle und nahm all mein Empfinden in Anspruch	2	**die Hölle (21) tobte (5) in mir**	21	5		
15	Medikament ... irgendetwas, das mich retten würde vor dem ständigen Sog in die Tiefe	2	**Sog (8) in die Tiefe (8)**	8	8		
15	mich retten würde vor der flatternden Angst im Kopf und zwischen den Rippenbögen	2	**flatternde (18a) Angst**	18a			
16	ich trug, was mich innerlich zerriss, hin und her an geschlossenen Krankenzimmertüren vorbei	2	**ich wurde innerlich zerrissen (23)**	23			
16	Kranke tröpfelten wie verzagte Wegsucher in den Speiseraum	4	**wie Wegsucher (3) tröpfeln (4)**	3	4		
18	plötzlich rutschte mir der Magen weg, der Sog in die Tiefe begann von neuem ... zittern .. hilflos ... ekelte mich das Essen. ich stöhnte, stöhnte. vermochte diesen Wehlaut nicht zu unterdrücken	2	**Sog (8) in die Tiefe (8)**	8	8		
21	die gestrige Infusion nahezu ein Wunder vollbracht ... zerschlagen, doch spürte ich nichts von jenem bösen Tiefensog	2	**kein Tiefensog (8)**	8			
21	keine flatternde Unruhe	2	**keine flatternde (18a) Unruhe**	18a			
21	Beine schwer wie Blei	4	**Beine schwer (16) wie Blei (16)**	16	16		
26	merke ich entgeistert: ich kann nicht (zuhören). kann nicht den Sinn der Worte erfassen, kann sie mir nicht merken. so ungewohnt, so erschreckend, ... ich verstelle mich	2,6	**ich bin entgeistert (21)**	21			
27	finstere Gedanken hetzten mich	2	**finstere (11) Gedanken hetzten mich (18)**	11	18		
27	eingemauert	1,2	**eingemauert (1) sein**	1			
27	vergeblich versuchte ich, ihnen zu entkommen. Bilder, die ich nicht anschauen wollte, drängten sich in brutaler Deutlichkeit auf. ... bin aufgeschnitten, eine Wunde, groß und blutend, .. sickert unaufhörlich	2	**ich versuchte den (Hallu.) Bildern zu entkommen (7)**	7			

27	sie kann sich nicht bewegen, so schwarz ist sie zugeschüttet worden. eingemauert	2,4	**schwarz (11) zugeschüttet**	11			
27	ihre Depression hat sie derart durchgeschüttelt und zerrissen	4	**die Depression zerreißt (23)**	23			
30	als hätte ich während der paar Kliniktage jahrelang geübte Fähigkeiten verloren ... fürchten ... kämpfte um meine Fassung, die mich zu verlassen drohte .. beben ... die glühende Hand nach meinem Magen griff	2	**kämpfte (13) um meine Fassung, die mich zu verlassen (17) drohte (13)**	13	17	13	
30	Angst vor Zuhause. was, wenn mich das Schreckliche dort wieder anfällt?	1,2	**das Schreckliche könnte mich wieder anfallen (13)**	13			
30	die glühende Hand griff nach meinem Magen	1,2	**die glühende (29) Hand**	29			
31	die Nacht ... quälte mich mit schwarzen Drohungen aus Kopf und Seele.	2	**schwarze (11) Drohungen aus Kopf und Seele quälten (15) mich**	11	15		
31	es war, als könne es nicht mehr weit zur abermaligen Höllenfahrt sein	2	**abermalige Höllenfahrt (21)**	21			
33	der Tropf schlug schwer in mich ein	2	**Tropf schlug (13) schwer (16) ein**	13	16		
35	die Frau durchbebt ... Von einer Angst	4	**von Angst durchbebt (5)**	5			
36	Wolfgang: in tiefe Depressionen gefallen ... jede Depression rührt von Beziehungskisten her ...sein dunkler Blick in sich gekehrt	4,7	**in tiefe (8) Depressionen fallen (8)**	8	8		
37	die Krankheit hat mich überfallen	4	**die Krankheit überfällt (13)**	13			
40	wieder jenes Brennen in der Brust, eine handgroße schmerzende Stelle. ich versuche, mich dagegen zu behaupten. versuche, gegen dieses stechende Mal anzuatmen .. panische Angst ... Schweiß	2	**Brennen (29) in der Brust**	29			
41	lege beide Hände auf die Brust, um das Ungebärdige in mir zu dämmen	2	**das Ungebärdige (18) in mir dämmen (6)**	18	6		
41	mit stürmisch klopfendem Herzen	2	**stürmisch (4) klopfendes Herz**	4			
41	ich spüre, wie ich innerlich erstarre	2	**innerlich erstarren (10)**	10			
42	ich versinke	2	**ich versinke (6)**	6			
43	schmierte sich, wie ihr befohlen war, mit klammen Fingern den Schlamm ins Gesicht .. die andere zuckte zurück, als mir Erde in den Mund geraten war ... es war, als käme ich nach beängstigender Abwesenheit wieder bei mir an	2	**als käme ich wieder bei mir an (9)**	9			
43	das ich verstehen konnte. aber es gab zum übrigen keinen Sinnzusammenhang. was es wollte, jenes Getöse, das erfasste ich wohl. nichts sollte mehr zu halten sein, alles sollte auseinanderfallen. .. Franz merkte nicht, wie ich mir abhanden kam	2	**ich kam mir abhanden (17)**	17			
43	entsetzt spürte ich die bodenlose Tiefe	2	**bodenlose (8) Tiefe (8)**	8	8		
43	zusammengepresstes Grabesdunkel	2	**zusammengepresstes (16) Grabesdunkel (11)**	16	11		

43	Meine Hölle	2	**meine Hölle (21)**	21			
44	so fühlt sich Selbstverlust an, ich stand wie ganz und gar verraten. meine Gedanken, die mir ja nicht mehr gehörten, hetzten nach einem Ausweg. das konnte nur der Tod sein, wie nur war er in diesem fliegenden Entsetzen zu erlangen	2	**fremde (9) Gedanken, fliegendes (20a) Entsetzen, Selbstverlust (17)**	9	20a	17	
45	ich denke und fühle doch ganz normal, ich bin in ein schwarzes Loch gefallen	2	**in schwarzes (11) Loch (8) gefallen (8)**	11	8	8	
45	wie konnte ich nur in so etwas hineinrutschen	2	**hineinrutschen (8)**	8			
45	jenen beängstigenden Selbstverlust habe ich in der Klinik noch nicht erlebt. ... "als würde ich von mir selbst weggehen - und gar nichts dagegen tun können" . Ärztin: Depersonalisation! ... ein verständigendes Wort hat sich finden lassen	2	**Selbstverlust (17)**	17			
50	Maria liegt steif wie ein Brett (sex. Missbrauch)	4	**steif (10) wie ein Brett**	10			
54	wie sieht er sie, die alternde Schriftstellerin, an deren Herz die Raben fressen (Maria Mantus)	4	**die Raben (18a) fressen (18) an meinem Herzen**	18a	18		
55	an ihren Haaren zu zerren begonnen, die Frisur aus den Fugen geraten, wie Borsten hat sich's um den Kopf gesträubt. in eine Ödnis ist sie geraten, in der die Luft nach Kummer riecht, in der es schwarze Schläge hagelt	2	**in eine Ödnis (2) geraten (4), es hagelt (4) schwarz (11)**	2	4	4	11
55	bis hinab in meine Hölle reicht	2	**bis hinab (8) in meine Hölle (21)**	8	21		
55	eine bittere Unruhe stößt mich vor sich her ... vielleicht öffnet sich der schwarze Höllenschlund in mir nur in seiner Nähe?	2,7	**schwarzer (11) Höllenschlund (21)**	11	21		
55	das Finstere, das in mir nistet und bis hinab in meine Hölle reicht	2	**das Finstere (11), das in mir nistet (18a) und**	11	18a		
55	lass' mich nicht untergehen!	2	**untergehen (6)**	6			
55	das will mich töten. will, dass ich einer düstren Lockung folge	2	**düstre (11) Lockung**	11			
55	sie giert nach einem Ende dieses Leids, sie schaut sich nach dem Schierlingsbecher um	2	**Schierlingsbecher (14)**	14			
57	heute ... nichts vom gestrigen Eingesperrtsein	2	**Eingesperrtsein (7)**	7			
65	ich kam mir vor wie ein greiser, stummer Vogel ... keinem von uns gelang der Abflug	2	**ich wie ein greiser (12) Vogel (18a) ohne Abflug (20a)**	12	18a	20a	
68	wie kann ich mich dem Feind entreißen?	2	**ich muss mich dem Feind (13) entreißen (7)**	13	7		
68	hasserfüllt wie eine Heimatvertriebene blicke ich auf mich selbst. auf das Gebiet in mir, das mir nicht mehr gehört, mir auf unerklärliche Weise genommen wurde. bevor ich das nicht zurückerobert habe,	2	**wie eine Heimatvertriebene (2) muss ich das Gebiet zurückerobern (13)**	2	13		
68	werde ich friedlos und krank bleiben	2	**friedlos (13)**	13			
69	warum habe ich keinen Schutzengel, der mir beisteht, wenn das Dunkle mich erfasst und	2	**das Dunkle (11) erfasst mich (18) und**	11	18		
69	ich muss meinen Engel erfinden, soll ich nicht	2	**nicht untergehen (6) wollen**	6			

	untergehen						
70	das Dunkle will mich in die Hölle stoßen	2	**das Dunkle (11) will mich in die Hölle (21) stoßen**	11	21		
69	während ich grübelte, breitete sich spürbar der hässliche Brandfleck in mir aus. schließlich ging ich ins Haus, um zu entkommen	2	**der Brandfleck (29) breitete sich in mir aus**	29			
73	mir sank aller Lebensmut. im Gehirn vergiftet von Fernsehberichten über Jugoslawien	2	**mein Lebensmut sank (6)**	6			
74	warum stehen Sie sich selbst im Weg?	2	**sich selbst im Weg (3) stehen**	3			
77	allein würde ich untergehen	2	**untergehen (6)**	6			
78	durch mein Gemüt streunte der Wolf, den ich im Zoo gesehen hatte... innerhalb von Minuten fühlte ich mich verwildert ... alles Zahme war von mir abgefallen ... ich musste mir helfen, irgend-wie. ich kam mir abhanden. Wie Nebelschwaden hob es von mir ab.	2	**ich kam mir abhanden (17), wie Nebelschwaden (4) hob die Gewissheit ab (20a)**	17	4	20a	
78	mein Ich drohte mich vollends zu verlassen	2	**mein Ich drohte mich zu verlassen (17)**	17			
79	ich schlief eine Stunde lang wie gegen den Strich, beim Aufwachen fühlte ich mich gerädert	2	**gerädert (15)**	15			
79	ich verlor meine Stimme	2,6	**ich verlor (17) meine Stimme**	17			
80	dieses ungute Gefühl, das mich bleiern macht und zu Boden drückt. ich horche in mich hinein ... und finde keinen Gedanken, mit dem ich es vertreiben könnte	2	**dieses ungute Gefühl macht mich bleiern (16) und drückt mich (16) zu Boden (8)**	16	16	8	
81	gehetzte Worte kamen mir von den Lippen	2,6	**gehetzte (18) Worte**	18			
83	während dieser Tage gutgegangen. d.h., ich bin im Gleichmaß der Stunden dahingetrieben, hatte keine Anfälle von Panik.	2,3	**bin dahingetrieben (6), keine Panikanfälle (12)**	6	12		
83	am Dienstag war es ein Vogelruf, der mich traf und erschütterte. stundenlang danach hatte ich eine aufgestoßene Gartentür im Sinn. ... ich gehe rasch einen Weg entlang, um der Angst zu ent-fliehen, die mir ständig auflauert	2	**ein Vogelruf erschütterte mich (5), der Angst entfliehen (7), die mir auflauert (13)**	5	7	13	
83	sämtliche anderen Empfindungen sind irgendwo in mir verschlossen, wie in einer Konservendose für spätere Zeiten.	2	**alle Empfindungen in mir verschlossen (1)**	1			
83	ich bin wie auf einem Seil, zu allen Seiten die Gewissheit des Abgrunds	2,3	**zu allen Seiten Abgrund (8)**	8			
83	alle Öffnungen meines Leibes brennen vor Zu-kunftsangst.	2,3	**ich brenne (29) vor Zukunfts-angst**	29			
84	in der Nacht dann liege ich verschüttet unter der Dunkelheit. bekomme kaum noch Luft ... als mich der Strahl ihrer Taschenlampe trifft, ist mir, als schiebe jemand einen Stein beiseite, der über meinem Kopf gelegen hatte.	2,3	**verschüttet (5) unter der Dunkelheit der Nacht**	5			
84	der Grabstein schiebt sich wieder über mich	2	**Grabstein (14) über mir**	14			
84	automatische Gedanken: Angst. Ohnmacht.	2,3	**Ohnmacht (7)**	7			

	Todeswunsch.						
85	von Entlassung die Rede. ich fühle mich gefestigt und muss nun zuhause erproben, ob der Zustand hält. sozusagen an der Front. dort, wo mein Leben sich alltäglich abspielt.	3	**ich fühle mich gefestigt (1) für die Front (13)**	1	13		
85	als Antwort darauf haben mein Körper und meine Seele rebelliert	7	**mein Körper und meine Seele haben rebelliert (13)**	13			
85	immer deutlicher die Unterlegene. bis ich mir zuletzt abhanden kam	2	**ich kam mir abhanden (17)**	17			
87	möchte das kein zweites Mal erleben. Abheben - um desto härter wieder aufzuschlagen	2	**abheben (20a), um desto heftiger aufzuschlagen (20a)**	20a	20 a		
88	Therapiegespräche ... nur Begleitung auf Ihrer Wegstrecke	4	**Therapie nur Begleitung (3) auf der Wegstrecke (3)**	3	3		
88	Tagesplan ... als Korsett, das Sie stützen wird	3	**Stützkorsett (23)**	23			
89	warte, dass die Zeit vergeht, dass die Nacht vorüber ist. in mir sitzt Angst, wieder in die Hölle zu stürzen.	3	**Angst, wieder in die Hölle (21) zu stürzen (8)**	21	8		
89	trägt die dünne Eisschicht, auf der ich mich bewege? ich spüre in den Wänden dieses Hauses nichts von Geborgenheit.	3	**trägt Eisschicht (4), auf der ich mich bewege?**	4			
90	steigert sich ihr (=mein) Unbehagen. etwas, was Maria beklommen macht ... es dringt durch die Wände, liegt in der Luft. erschwert das Atmen. ... ruft die Angst wach, zurückzufallen ins bodenlos Schwarze.	3	**zurückfallen (8) ins bodenlos (8) Schwarze (11)**	8	8	11	
90	ständig horche ich in mich hinein, immer auf der Hut vor dem Ungeheuren.	2,3	**auf der Hut (7) vor dem Ungeheuren (21)**	7	21		
90	mein Versuch am Schreibtisch ist missglückt. ich bin nicht mehr die Frau, die zuletzt an diesem Manuskript gearbeitet hat. der Stoff ist nichtssagend, nachdem ich in der Hölle war	3,5	**ich war in der Hölle (21)**	21			
92	während der Autofahrt beginnt die Feuerstelle in der Brust zu schwelen. im Supermarkt fühle ich mich unbenennbar	3	**die Feuerstelle in der Brust (29) begann zu schwelen (29)**	29	29		
92	zitternd, mit Herzrasen, stehe ich auf ... horche in mich hinein, bin auf der Hut ... halte mich an der Kaffeetasse fest	3	**auf der Hut (7)**	7			
92	ich komme mir verloren vor	3	**sich verloren (17) vorkommen**	17			
92	fälligen Brief schreiben. mir fehlen die passenden Worte. ich verzettele mich ... voll innerer Unruhe ... meine Gedanken zügeln ...versuche meine Gedanken von der Angst wegzuzwingen	3,5,6,	**ich versuche meine Gedanken zügeln (18)**	18			
95	Strickpullover: ich fühle mich wohl in diesem Gehäuse ... ich umschlang meine Knie und hielt mich daran fest. auf diese Weise zwang ich meine Gedanken, nahe bei mir zu bleiben. ich sah den Flammen zu, die knisternd am Holz fraßen ... mein neues Manuskript	3,5	**ich zwang (7) meine Gedanken bei mir zu bleiben**	7			

95	ich muss einen Ort finden, um mich wiederfinden zu können ... Sonne ... das traf mich wie ein Schlag	2,3,4	**ich will mich wiederfinden (9)**	9			
96	die abirrenden Gedanken, die mich abermals in die Hölle treiben wollen, werde ich bezwingen lernen. ja, das werde ich ...	3	**abirrende (3) Gedanken wollen mich in die Hölle (21) treiben (18)**	3	21	18	
96	zur Freude reicht meine Kraft noch nicht ... entschlossen, Geduld zu haben. trotz des Brandherdes in der Brust, der mitunter aufflammt. trotz des inwendigen Zitterns, dieser Angst vor der ganz großen Angst.	3	**Brandherd in der Brust (29) mitunter aufflammt (29)**	29	29		
96	(Franz zurück:) ich spürte, dass ich dieses Schutzes nicht bedurfte. etwas war anders geworden ... sein langer Schatten fehlte. Franz warf seinen Schatten nicht mehr über mich ... ich werde frei sein	3	**frei (7) sein**	7			

9.0.4. Kay Redfield Jamison: Meine ruhelose Seele.

Seite	Zitat	Phase	**Metaphern**	MFA	MFB	MFC	MFD
10	*die wenigen mir verbliebenen Inseln gesunden Urteilsvermögens näherten sich einander und formierten sich*	4	**Inseln (6) gesunden Urteilsvermögens (30) formierten sich (13)**	6	30	13	
10	war ich schon auf dem besten Weg, wahnsinnig zu werden: das war 1974, und ich war 28	1	**auf dem besten Weg (3), wahnsinnig zu werden**	3			
11	sie (manisch-depressive Krankheit) war eine faszinierende, obwohl lebensbedrohliche Feindin und Gefährtin für mich ... verführerisch vielschichtig	4	**mdK Feindin (13) und Gefährtin (3) für mich**	13	3		
11	Kampf mit diesem wilden Tier	4	**Kampf (13) mit wildem Tier (18) (=mdK)**	13	18		
11	in der späteren Adoleszenz zunächst schwer depressiv und verfing mich dann, mit dem Eintritt ins Berufsleben, heillos in den Zyklen der manisch-depressiven Krankheit	1	**schwer (16) depressiv**	16			
11	... es zuerst in all seinen Stimmungen, in all seinen zahllosen Masken kennen lernen	4	**die zahllosen Masken (24) der mdK kennen lernen**	24			
13	die manisch-depressive Krankheit verzerrt Gemütszustände und Gedanken, zerstört rationales Denken ... unterhöhlt nur allzuoft Lebensfreude und Lebenswillen	4	**mdK unterhöhlt (0) Lebensfreude, zerstört (13) rationales Denken**	0	13		
13	fast unerträgliches Leid	4	**unerträgliches (16) Leid**	16			
13	"Quecksilberkrankheit"	4	**Quecksilberkrankheit (19)**	19			
23	meine Schwester und ich beide mit unseren jeweiligen Dämonen kämpften... Das Dunkel als Teil ihrer selbst, der Familie ...	4	**wir kämpften (13) mit unseren Dämonen (21)**	13	21		

23	das Dunkel als ... Fremdkörper ... in meinem Geist und in meiner Seele einnistete, mit dem ich kämpfte	4	**das Dunkel (11) nistete sich als Fremdkörper (9) bei mir ein (18a), mit dem ich kämpfte (13)**	11	9	18a	13
32	... auch wenn ich nur selten explodierte, so erschreckte der Ausbruch nicht nur mich, sondern jeden, der sich in unmittelbarer Nähe des Epizentrums aufhielt.	4	**ich explodierte (13) bei jedem Ausbruch (5) und erschreckte alle in der Nähe des Epizentrums (5)**	13	5	5	
32	das war der einzige Riss ... in meinem ansonsten vakuumverpackten Verhalten	4	**Riss (17) in meinem vakuumverpackten (25) Verhalten**	17	25		
32	schlichen sich plötzlich irrationale Ängste bei mir ein	4	**Ängste schlichen sich bei mir ein (1)**	1			
41	1961, ich war fünfzehn, und meine Welt begann auseinanderzubrechen	4	**meine Welt (2) begann auseinanderzubrechen (17)**	2	17		
46	von seiner Depression geradezu gelähmt, unfähig, sich aus dem Bett zu erheben	4	**von der Depression gelähmt (10)**	10			
46	die dunkle Aura seiner (Vater) Depressionen ... verdüsterte sich die Stimmung meines Vaters immer mehr	4	**die dunkle (11) Aura seiner Depression .. seine Stimmung verdüsterte (11) sich**	11	11		
46	sein emotionaler Rückzug ... Geradezu gelähmt	4	**emotionaler Rückzug (13), gelähmt (10)**	13	10		
47	von düsteren, verworrenen Stimmungen heimgesucht werden	4	**von düsteren (11), verworrenen (23) Stimmungen heimgesucht (1)**	11	23	1	
47	stürzten meine Gedanken in die Tiefe, in die dunklen Abgründe des Lebens	4	**meine Gedanken stürzten (8) in die Tiefe (8), in die dunklen (11) Abgründe (8) des Lebens**	8	8	11	8
47	nach Wochen voller Höhenflüge, in denen ich nur wenig geschlafen hatte	4	**Höhenflüge (20a)**	20a			
48	unser schwarzes Chaos	4	**schwarzes (11) Chaos (13)**	11	13		
48	Abschlussklasse der High School ... erste manisch-depressive Attacke ... verlor ich ziemlich schnell den Verstand	4	**md Attacke (13) ich verlor den Verstand (17)**	13	17		
49	dann sank mein Leben, mein Geist langsam in eine bodenlose Tiefe	4	**mein Leben sank (6) in eine bodenlose (8) Tiefe (8)**	6	8	8	
49	dieser erste manische Schub ein lichter, freundlicher Schatten der echten Manie	4	**erster m Schub (20) ein lichter (11) Schatten (11) der Manie**	20	11	11	
49	kein glasklares Denken mehr	4	**kein glasklares Denken (11)**	11			
49	schließlich machte ich langsamer, ... ich vollführte eine Vollbremsung	4	**Vollbremsung (20)**	20			
50	saß ich fast reglos in der Schulbibliothek, mit totem Herzen und einem Gehirn so kalt wie ein Lehmklumpen, todmüde	1	**mit totem Herzen (14) und einem kalten (4) Gehirn, todmüde (14)**	14	4	14	
50	ich verließ mich ... auf die Schärfe, das Interesse und die Loyalität meines Verstandes. Und nun hatte dieser sich plötzlich gegen mich gerichtet: er verhöhnte mich ...	1	**mein Verstand hatte sich gegen mich gerichtet (13)**	13			

51	überzeugt davon, dass mein Gehirn und mein Körper langsam verrotteten	1	**mein Gehirn und mein Körper verrotteten (22) langsam**	22			
52	schreckliche Wunden konnten meinem Geist und meinem Herzen nicht erspart bleiben	4	**Wunden (13) blieben meinem Geist und Herzen nicht erspart (30)**	13	30		
52	ich so niedergeschlagen war, dass ich nur noch den Wunsch hatte zu sterben	2	**niedergeschlagen (13)**	13			
52	die Kontrolle über meine Gedanken völlig verloren hatte	2	**die Kontrolle über meine Gedanken völlig verloren (17)**	17			
52	in diesen Monaten bin ich sehr schnell älter geworden ... wenn man sein Selbst verliert, wenn der Tod so nah ist und die Rettung so fern	2	**mein Selbst verloren (17)**	17			
54	ein entsetzlicher Kampf, ein immer wiederkehrender Alptraum mit heftigen, furchtbaren Stimmungsschwankungen	4	**der Kampf (13) war ein Alptraum (15)**	13	15		
54	diese Hochgefühle ... überfluteten mein Gehirn mit Ideen und so viel Energie ... alles, was ich tat, tat ich exzessiv	4	**Hochgefühle überfluteten (6) mein Gehirn**	6			
56	mein Geist vollzog einmal mehr eine Vollbremsung	4	**Geist vollzog Vollbremsung (20)**	20			
57	der Trostlosigkeit irgendwie entkommen wollen	4	**der Trostlosigkeit entkommen (7)**	7			
57	suchten mich nun scheußliche Geräusche und Bilder von Untergang und Tod heim	2	**Bilder ... suchten mich heim (1)**	1			
57	ich fühlte mich unendlich allein	2	**unendlich (2) allein**	2			
57	ich wollte mit einem Psychiater reden ... war nicht in der Lage, das Gebäude zu betreten, ... gelähmt vor Angst und Scham, unfähig hineinzugehen und unfähig kehrtzumachen	2	**gelähmt (10) vor Angst**	10			
57	in meinem Kopf jagte ein Gedanke den anderen	2	**ein Gedanke jagte (18) den anderen**	18			
57	ich glaubte, dass nur der Tod mich ... erlösen könnte	2	**der Tod könnte mich erlösen (21)**	21			
57	Rastlosigkeit abbauen, indem ich im Zimmer hin- und herging wie ein Tiger im Käfig	4	**Rastlosigkeit abbauen (1), hin- und hergehen wie ein Tiger (18) im Käfig (7)**	1	18	7	
58	gelähmt vor Angst und Scham	4	**gelähmt (10) vor Angst und Scham**	10			
58	irgendwann verschwand die Depression von selbst, jedoch nur für die Zeit, die sie brauchte, um sich auf die nächste Attacke vorzubereiten	3	**die Depression verschwand (17), um sich auf die nächste Attacke (13) vorzubereiten**	17	13		
58	Hexengebräu aus Neurotransmittern, das Gott in meine Gene einprogrammiert hatte	4	**Hexengebräu (21) aus Neurotransmittern, von Gott in meine Gene einprogrammiert (19)**	21	19		
59	unterschwellige psychotische Züge ... ich bekam Angst	4	**unterschwellige (1) psychotische Züge**	1			

60	die hektischen Phasen und die immer wiederkehrenden tiefschwarzen Depressionen	4	**immer wiederkehrende (3) tiefschwarze (11) Depressionen**	3	11		
68	wie so viele Menschen, die **unter** Depressionen **leiden**, hielten wir unsere Depressionen für viel komplizierter und existentieller, als sie es waren	4	**leiden unter (16)**	16			
70	heute mit der erst viel später gewonnenen kühlen klinischen Sicht ... so kalt und prosaisch Remission nennt vorübergehendes Abklingen der Symptome... nur ein trügerischer Aufschub der schließlich irgendwann wieder aufflammenden Krankheit	4,5	**Abklingen (28) der Symptome, wieder aufflammende (29) Krankheit - savagely recurrent course**	28	29		
77	drei Monate, nachdem ich den Lehrauftrag erhalten hatte, brach meine Psychose in voller Stärke und vollem Umfang aus	1	**meine Psychose brach aus (5)**	5			
81	*während einem zuvor alles entgegenkam, geht einem nun alles gegen den Strich: man ist reizbar, wütend, verängstigt, unbeherrscht und in den dunkelsten Verliesen der Seele gefangen*	4	**in den dunkelsten (11) Verliesen (7) der Seele gefangen (7)**	11	7	7	
81	*Ideen und Wahrnehmungen tauchen so schnell und häufig auf wie Sternschnuppen*	4	**Ideen tauchen auf (6)**	6			
81	*in Verliesen, von deren Existenz man vorher nichts ahnte*	4	**Verliese (7)**	7			
81	*diese Spielart des Wahnsinns ... ganz bestimmte Qualen, ... Hochstimmungen, ... Einsamkeits- und Angstgefühlen*	4	**Spielart (24) des Wahnsinns**	24			
82	Welches ist mein eigentliches Ich? Das wilde, impulsive, chaotische, energiegeladene und verrückte? oder das scheue, zurückgezogene, verzweifelte, selbstmordgefährdete, zum Scheitern verurteilte und erschöpfte?	4	**mein eigentliches (9) Ich? energiegeladenes Ich? (19) zurückgezogenes Ich? (13)**	9	19	13	
82	V. Woolf: "Inwieweit beziehen unsere Gefühle ihre Farbe von unserem Sturzflug in den Abgrund? ..."	4	**"Sturzflug (20a) in den Abgrund (8)"**	20a	8		
82	die Manie ist wenigstens darin gnädig, daß sie die Erinnerungen teilweise auslöscht	4	**die Manie löscht Erinnerungen aus (11)**	11			
83	mein Leben und mein Geist sich in einem immer größeren Tempo bewegten ... vollkommen außer Kontrolle geriet	4	**immer größeres Tempo (20) vollkommen außer Kontrolle (17) geraten**	20	17		
83	aber die Steigerung vom schnellen Denken zum Chaos vollzog sich langsam und war verführerisch schön	4	**Chaos (13)**	13			
84	der Sommer führte mich diesmal in weit höhere, viel gefährlichere und psychotischere Regionen als jemals zuvor	1	**gefährlichere (13) und psychotischere Regionen (2)**	13	2		
84	trieben mich schließlich über die Grenze -	1	**über die Grenze (3) gerade-**	3	3	18	

	geradewegs **hinein in** den Wahnsinn		**wegs (3) in den Wahnsinn treiben (18)**				
86	auf den Verkehrsstraßen meines Gehirns gab es einen neuronalen Stau, und je mehr ich versuchte, meine Gedanken zu bremsen ...	1	**neuronaler Stau (20) auf den Verkehrsstraßen (20) meines Gehirns**	20	20		
86	mein Geist hatte allmählich Mühe, mit sich selbst Schritt zu halten	1	**mein Geist hatte Mühe, mit sich selbst Schritt zu halten (17)**	17			
86	versuchte, meine Gedanken zu bremsen	1	**meine Gedanken bremsen (20)**	20			
87	in diesen ersten Tagen meines beginnenden Wahnsinns eine Voraussicht und Sinn gab ... ich stand zwar erst am Beginn meiner Reise in den Wahnsinn, aber das Gedicht beschrieb den kompletten Zyklus	1	**Beginn meiner Reise (3) in den Wahnsinn**	3			
90	*wenn man dann wieder unter Lithium steht ...: Manie ist kein Luxus, den man sich so einfach leisten kann, .. Danach Niedergeschlagenheit*	4	**Manie kein Luxus (30), den man sich so einfach leisten (30) kann; Niedergeschlagenheit (13)**	30	30	13	
93	nach meinem ersten schweren manischen Anfall breitete er (Bruder) seine Fittiche noch enger mich	4	**nach meinem 1. Anfall (12) breitete er seine Fittiche (0) noch enger um mich**	12	0		
95	Das Chaos in meinem Kopf begann sich in meiner Wohnung widerzuspiegeln	1	**Chaos (13) im Kopf**	13			
95	langsam und allmählich verdunkelte sich mein Geist, bald geriet ich hoffnungslos außer Kontrolle	1	**mein Geist verdunkelte (11) sich, und ich geriet außer Kontrolle (17)**	11	17		
96	meine Gedanken wirbelten nicht nur wild durcheinander, sie hatten sich außerdem in entsetzliche Phantasmagorien verwandelt (mp)	1,2	**meine Gedanken wirbelten (4) wild (18) durcheinander**	4	18		
96	gelähmt vor Entsetzen (mp)	1,2	**gelähmt (10) vor Entsetzen**	10			
96	eine treffende, aber grauenerregende Vision eines ganz und gar aus der Kontrolle geratenen Lebens und Gehirns (mp)	1,2	**ein ganz und gar aus der Kontrolle (17) geratenes Leben und Gehirn**	17			
98	schon seit mehreren Wochen geradewegs darauf zugesteuert	1	**geradewegs (3) auf die Geisteskrankheit zugesteuert (20)**	3	20		
98	Wendepunkt, an dem ich erkannte, dass ich geisteskrank war	4	**Wendepunkt (20)**	20			
98	meine Gedanken überschlugen sich derart ... nicht mehr an den Satzanfang erinnern konnte	1,2	**meine Gedanken überschlugen sich (20)**	20			
99	Bruchstücke von Ideen, Bildern, Sätzen rasten wie die Tiger in einem Kinderbuch in meinem Kopf umher	1,2	**Bruchstücke (17) rasten (20) wie Tiger (18) in meinem Kopf umher**	17	20	18	
99	eine ganze Zeit, bis ich meinen Geist wiedererkannte, ... noch viel länger, bis ich ihm wieder vertraute	3	**lange Zeit, bis ich meinen Geist wiedererkannte (9)**	9			
99	ich fühlte, wie ich meine Gedanken langsam wieder unter Kontrolle bekam	3	**ich bekam meine Gedanken wieder unter Kontrolle (17)**	17			

99	ich wollte die Notbremse ziehen, aber ich konnte es nicht	1,2	**die Notbremse (20) ziehen wollen**	20			
99	meine Wahnideen kreisten um den langsamen, qualvollen Tod aller Pflanzen dieser Erde ... ihre Schreie verzerrten sich zu einer Kakophonie	1,2	**meine Wahnideen kreisten (27)**	27			
101	verwirrt, verängstigt, erschüttert ... mein Selbstvertrauen schon seit langem abhanden gekommen	4	**ich war erschüttert (5), dass mein Selbstvertrauen mir abhanden (17) gekommen war**	5	17		
101	ich hatte vollkommen, aber wirklich vollkommen den Verstand verloren	3	**ich hatte vollkommen den Verstand verloren (17)**	17			
101	meinen Charakter auf Kosten eines friedvollen Lebens bilden	4	**Charakter auf Kosten (30) eines friedvollen (13) Lebens bilden**	30	13		
102	langsam drang ein winziger, sehr winziger Lichtstrahl in meine düstere, verängstigte Seele	3	**ein winziger Lichtstrahl (11) drang in meine düstere (11) Seele**	11	11		
103	ich seiner Meinung nach **unter** der manisch-depressiven Krankheit **litte** und mit Lithium behandelt werden müsse	4	**leiden unter (16)**	16			
104	reagierte verängstigt, war aber auch irgendwie enorm erleichtert	3	**enorm erleichtert (16)**	16			
104	mdK und Lithium jagten mir Angst ein	4	**mdK jagte mir Angst ein (18)**	18			
105	*das Lithium unterbindet meine verlockenden, aber verheerenden Höhenflüge, hält die Depressionen in Grenzen*	4	**Lithium unterbindet meine verheerenden (13) Höhenflüge (20a), hält die Depressionen in Grenzen (3)**	13	20a	3	
106	*Lithium zügelt mein Tempo*	4	**Lithium zügelt (18) mein Tempo (20)**	18	20		
105	wie kostspielig, zerstörerisch und lebensbedrohlich meine Krankheit letztlich war	4	**meine kostspielige (30), zerstörerische (13) Krankheit**	30	13		
106	*Tabletten können einen in der Realität nicht wieder heimisch machen; sie stoßen einen nur kopfüber hinein und stellen einen schneller auf die wankenden Füße, als man manchmal verkraften kann. Die Psychotherapie ist eine Zuflucht; sie ist ein Schlachtfeld*	4	**Tabletten machen einen in der Realität nicht heimisch (3) Psychotherapie ist Zuflucht (0), ein Schlachtfeld (13)**	3	0	13	
107	ausgedehnte Reise von Geist und Seele	4	**Psychose: Reise (3) von Geist und Seele**	3			
107	meine geistigen Flüge	4	**geistige Flüge (20a)**	20a			
108	sehr schwer, die Höhenflüge der Seele und die euphorischen Stimmungen aufzugeben, obwohl mich die unweigerlich darauf folgenden Depressionen fast das Leben gekostet hätten	4	**Manien sind Höhenflüge (20a) der Seele, die Depressionen kosten fast das Leben (30)**	20a	30		
109	aber wenn man einmal die Sterne zu seinen Füßen gehabt hat und die Ringe der Planeten mit der Hand erreichen konnte	4	**Manien sind Sterne (11) zu Füßen, die Ringe der Planeten (2) sind mit der Hand**	11	2		

			erreichbar				
109	mein Kampf mit dem Lithium begann kurz nach der ersten Einnahme	4	**Kampf (13) mit Lithium**	13			
110	bildete sich in meinem Gehirn eine ganze Armee von Gründen, die gegen die Medikamentenbehandlung Front machte	4	**eine Armee (13) von Gründen, die gegen die Medikamentenbehandlung Front (13) machte**	13	13		
110	ich bin durch meine Familie stark vorbelastet	4	**stark vorbelastet (16)**	16			
111	toxische Grenze erreicht ... zittern, Bewegungsstörungen, ... Aussprache undeutlich	4,6	**toxische Grenze (3) erreicht (3)**	3	3		
113	ich vermisste meinen Verstand .. nichts übrig, ich musste in der zerstörten (13) Welt (2) leben, die mir mein kranker Geist aufgezwungen (7) hatte	4	**ich musste in der zerstörten (13) Welt (2) leben, die mir mein Geist aufgezwungen (7) hatte**	13	2	7	
114	sehnte mich zurück..., bevor Wahnsinn und Medikamente Weg in letzten Winkel meiner Existenz gebahnt hatten	4	**Wahnsinn und Medikamente hatten sich einen Weg (3) in die letzten Winkel (1) meiner Existenz gebahnt (20)**	3	1	20	
115	*patient - patient (geduldig)*	5					
117	meine Persönlichkeit sei ausgetrocknet		**meine Persönlichkeit sei ausgetrocknet (2)**	2			
117	mein Feuer sei erloschen	4	**mein Feuer sei erloschen (11)**	11			
117	ich solle meine Manien und Depressionen durchstehen, meine Seele würde ausdörren, wenn ich Medikamente nähme	4	**meine Seele würde ausdörren (22)**	22			
117	ich stellte nur noch eine Hülse meines früheren Selbst dar	4	**ich stelle nur noch eine Hülse (22) meines früheren Selbst dar**	22			
118	nächsten manischen Anfall und kurz darauf schwere Depressionen	4	**manischer Anfall (12) und dann schwere (16) Depressionen**	12	16		
118	welchen Schiffbruch ich mit dieser blinden Dummheit und diesem falschen Stolz erlitten hatte	4	**ich hatte Schiffbruch (6) erlitten**	6			
118	nicht nur mein Geisteszustand, sondern auch mein ganzes Leben auf dem Spiel stand	4	**mein Leben stand auf dem Spiel (24)**	24			
120	die manisch-depressiven Störungen nicht nur wiederholen, sondern oft in einer noch schwereren Form und in kürzeren Abständen wiederkehren	4	**die Störungen (19) kehren immer wieder (3)**	19	3		
121	die Manien überfielen mich in immer kürzeren Abständen, ... zunehmend gemischter Natur ..., meine vorherrschend euphorischen Zustände "weiße Manien" mehr und mehr von Depressionen überlagert wurden	4	**weiße (11) Manien überfielen mich (13)**	11	13		
121	Lithium lediglich zeitweilig zu nehmen, und somit dafür sorgte, dass meine Manien und	4	**meine Manien und Depressionen flammen wieder auf (29)**	29			

	Depressionen wieder aufflammten						
122	*fürchtet, dass sie durch die Einnahme ihren letzten Ausweg (Selbstmord) aufs Spiel setzt*	2	**den letzten Ausweg (7) aufs Spiel setzen (24)**	7	24		
122	die Krankheit wieder ausbrach	1	**die Krankheit brach wieder aus (5)**	5			
126	eine rasende Manie äußert sich auf ganz verschiedene Weise, und jede ist so furchtbar, dass sie sich kaum beschreiben lässt	4,5	**rasende (20) Manie**	20			
127	die Schwere seiner Depressionen war ein schwarzes Spiegelbild seiner Manien und ihrer Gefährlichkeit (Pat.)	4	**die Schwere (16) seiner Depressionen ein schwarzes (11) Spiegelbild seiner Manien**	16	11		
130	auf jede meiner psychotischen Manien folgte unausweichlich eine lange, verletzende, schwarze selbstmörderische Depression	4	**auf jede manische Psychose folgte eine verletzende (13), schwarze (11), selbstmörderische Depression**	13	11		
130	unerträglich elend	2	**ich fühlte mich unerträglich (16) elend (13)**	16	13		
130	kam mir dumpf vor, langweilig, unzulänglich, geistig schwerfällig, uninspiriert, gleichgültig, desinteressiert, erstarrt, blutleer und grau wie eine Maus	4	**ich kam mir erstarrt (10) vor, grau (11) wie eine Maus**	10	11		
130	als wäre mein Gehirn zum Stillstand gekommen	4	**als wäre mein Gehirn zum Stillstand gekommen (20)**	20			
130	als wäre es ausgebrannt bis zur Nutzlosigkeit	4	**als sei mein Gehirn ausgebrannt (29) - burned out**	29			
131	die Morbidität meines Geistes war erstaunlich: der Tod und seine Sippe waren meine ständigen Begleiter	2	**der Tod und seine Sippe (14) waren meine ständigen Begleiter (3)**	14	3		
131	mein Gedächtnis suchte sich immer die schwarzen Stellen meines seelischen Untergrundes heraus; meine Gedanken wanderten von einem qualvollen Augenblick	4	**die schwarzen (11) Stellen meines seelischen Untergrundes (8)**	11	8		
132	flaute meine Depression kurzzeitig etwas ab, aber nur, um mit der alten Heftigkeit wiederzukehren	3,1	**meine Depression flaute kurzzeitig ab (4), nur um wiederzukehren (3)**	4	3		
133	schwer depressiv	4	**schwer (16) depressiv**	16			
134	*mein Körper ist voller wilder Energie, die Amok läuft*	2	**mein Körper ist voller wilder (18) Energie (19), die Amok läuft (13)**	18	19	13	
134	*mein Leben in Trümmern ... schädlich*	2	**mein Leben in Trümmern (1)**	1			
134	*mein Körper ist unbewohnbar*	2	**mein Körper ist unbewohnbar (1)**	1			
134	*meine innere Verwüstung und Trostlosigkeit*	2	**meine innere Verwüstung (5)**	5			
134	*er ist voller Zerstörung*	2	**er ist voller Zerstörung (13)**	13			
134	*mörderische Raserei ... ich kann sie nicht mitteilen*	2	**mörderische Raserei (20)**	20			

134	*mein Körper rast*	2	**mein Körper rast (20)**	20			
135	*Depressionen sind wie eine Tag und Nacht andauernde Agonie*	4	**Depressionen sind Agonie (14)**	14			
135	keine Flucht vor den kalten Unterströmungen der Gedanken und Gefühle erlaubt .. in den rastlosen Nächten der Verzweiflung	4	**vor den kalten (4) Unterströmungen (6) ist keine Flucht (7) erlaubt**	4	6	7	
137	nach einem schrecklichen Anfall von Raserei nahm ich in aufgewühltem Zustand eine Handvoll Tabletten nach der anderen	2	**SMV: Anfall (12) von Raserei (20)**	12	20		
137	von Tabletten umnebelten Gehirn	2	**SMV: ein von Tabletten umnebeltes (4) Gehirn**	4			
139	lässt sich schwer mit Worten ausdrücken: der Weg vom Selbstmord zum Leben kalt,	3,6	**der Weg (3) vom Selbstmord zum Leben ist kalt (4)**	3	4		
139	kälter und noch kälter - ein unvermeidlicher Wetterumschlag	3	**kälter (4) und noch kälter (4) - Wetterumschlag (4)**	4	4	4	
139	mit mir spazieren, um mich aus meinem von Medikamenten umnebelten Zustand zu holen - so wie man einen kranken Hai durch das Becken treibt, damit das Wasser durch seine Kiemen strömt	4	**wie einen Hai (18) durchs Becken treiben, um einen von Medikamenten umnebelten (4) Zustand zu beenden**	18	4		
140	als hätte mein Vater mir mittels Temperament ein unvorstellbar wildes, unbeugsames, dunkles Pferd vermacht. Es war ein Pferd ohne Namen, ein Pferd, das keine Zügel kannte.	4	**ein wildes (18), dunkles (11) Pferd (18), das keine Zügel (18) kannte (=mdK)**	18	11	18	18
140	in jedem der schrecklichen Stürme, die über mich hinwegbrausten ...	4	**die schrecklichen Stürme (4), die über mich hinwegbrausten (4)**	4	4		
140	ihre große Kraft drang langsam bis in mein leeres, ausgepumptes Inneres	4	**mein leeres (17), ausgepumptes (19) Inneres**	17	19		
140	düstere Stimmungen	4	**düstere (11) Stimmungen**	11			
140	die kaum erträglichen Tage	4	**kaum erträgliche (16) Tage**	16			
141	total die Kontrolle verlieren	4	**die Kontrolle verlieren (17)**	17			
141	dass man dieses wilde Tier in Richtung Sonne lenken musste	4	**dieses wilde (18) Tier (18) in Richtung Sonne lenken (20)**	18	18	20	
141	Meine Mutter lehrte mich, es zu zähmen Disziplin und Liebe um es zu bezwingen	4	**meine Mutter lehrte mich, es zu zähmen (18), zu bezwingen (7)**	18	7		
141	meine finsteren, rasenden Manien	2	**meine finsteren (11), rasenden (20) Manien**	11	20		
141	während meiner psychotischen Attacken.. Gegenstände zerstört, Menschen ... in äußerste Bedrängnis gebracht	2	**meine psychotischen Attacken (13)**	13			
142	die Nachwirkungen solcher Gewaltausbrüche sind, ebenso wie die Nachwehen eines Selbstmordversuches, für alle ... zutiefst deprimierend	4	**Gewaltausbrüche (5)**	5			
142	eine rasende Frau ohne jede Beherrschung	4	**eine rasende (20) Frau ohne jede Beherrschung (17)**	20	17		

142	das Bild der begeisterungsfähigen, hoffnungsvollen, dynamischen, lebensfrohen jungen Frau zusammenbringen mit dem Bild der niedergeschlagenen, missmutigen, gequälten Person, die ... den Tod wünschte und Überdosis Lithium griff, um zu sterben	4	**niedergeschlagen (13)**	13			
145	die Manie ist eine sonderbare treibende Kraft, eine Zerstörerin und ein Feuer im Blut	4	**die Manie ist eine Zerstörerin (13) und ein Feuer im Blut (29)**	13	29		
145	manisch-depressive Störungen sind eine Krankheit, die sowohl tötet als auch Leben gibt. Es liegt in der Natur des Feuers, dass es erschafft und zerstört	4	**Störung (19), die Krankheit ist Feuer (29) - a fire in the blood**	19	29		
146	1974 bis 1981 hauptsächlich von dem Kampf geprägt, nicht wahnsinnig zu werden	4	**ein Kampf (13), nicht wahnsinnig zu werden**	13			
153	meine frühen Jahre an der Fakultät der UCLA von der Angst überschattet, meine Krankheit könnte entdeckt werden	4	**von der Angst überschattet (11), meine Krankheit könnte entdeckt werden**	11			
153	Probleme mit seelischem Gleichgewicht haben	4	**seelisches Gleichgewicht (19)**	19			
154	auf meinem Leben lastete ... ein großer Druck	4	**ein großer Druck (16) lastete auf (16) mir**	16	16		
154	ein ständiges Auf und Ab	4	**ein ständiges Auf und Ab (2)**	2			
154	**unter** Depressionen **litt**, fiel mir nichts ein, und ich brachte nichts zustande. in manischen Phasen hingegen, oder in abgeschwächten, schrieb ich an einem Tag einen Artikel, die Ideen flogen mir nur so zu	4,5	**leiden unter (16); Ideen flogen mir zu (18a)**	16	18a		
155	in meinem Leben das Schreckliche durch das Schöne ausgelöst und das Schöne wiederum durch das Schreckliche aufgehoben ... intensives Leben gespenstisch, unbeschreiblich, phantastisch ... ein Alptraum ohne Erwachen	4,5	**mein gespenstisches (21), phantastisches (21) Leben, ein Alptraum (15)**	21	21	15	
155	manisch-depressive Störungen zwingen den Betroffenen, sich mit vielen Aspekten des Älterwerdens auseinanderzusetzen, körperliche und geistige Verschleißerscheinungen des Alters ... viele Jahrzehnte vor der eigentlichen Zeit	4	**Verschleißerscheinungen (19) des Alters vor der Zeit**	19			
156	in manischen Phasen kam mir die Geschwindigkeit geradezu langsam vor. wenn es mir gut ging, war dasTempo gerade richtig, und wenn ich **unter** Depressionen **litt**, hatte ich keine Chance, Schritt zu halten	4	**wenn manisch, schien die Geschwindigkeit (20) langsam, wenn depressiv, konnte ich nicht Schritt halten (17) ... Leiden unter (16)**	20	17	16	
156	das Leben auf der Überholspur ... ging in atemberaubendem Tempo weiter	4	**das Leben auf der Überholspur (20) ging in atemberaubendem Tempo (20) weiter**	20	20		
161	die Scherben einer auseinandergebrochenen Welt wieder zusammenfügen	4	**Scherben (17) einer auseinandergebrochenen (17) Welt**	17	17	2	

			(2) (zusammenfügen)				
162	mein Geist bewegte sich noch auf dünnem Eis, meine Emotionen waren völlig zerrieben,	4	**mein Geist bewegte sich auf dünnem Eis (4)**	4			
162	mein eigentliches Dasein spielte sich zum größten Teil zwischen langen inneren Schatten ab	4	**Dasein zwischen langen inneren Schatten (11)**	11			
163	trat meiner immer noch sehr verwundeten Seele nicht zu nahe	4	**verwundete (13) Seele**	13			
164	ein neuer schwerer manischer Anfall, dem ...	1	**schwerer (16) manischer Anfall (12)**	16	12		
164	... eine tiefe, lähmende Depression folgte	2	**dem tiefe (8), lähmende (10) Depression folgte**	8	10		
165	meine Trübsinnigkeit war kaum erträglich	4	**kaum erträgliche (16) Trübsinnigkeit (11)**	16	11		
169	ich keinerlei Hoffnung mehr hegte, jemals wieder zu meinem normalen Selbst zurückzukehren	4	**keine Hoffnung, zum normalen Selbst zurückzukehren (9)**	9			
174	Trauer ist glücklicherweise etwas ganz anderes als Depression ... traurig, furchtbar, aber nichts Hoffnungsloses. Davids Tod stürzte mich nicht in unerträgliche Schwermut	4	**stürzte mich (8) nicht in unerträgliche (16) Schwermut (16)**	8	16	16	
176	und weit von Heilung entfernt	4	**weit entfernt (3) von Heilung**	3			
176	Lithium regelmäßig einnehmen, mein Temperament geriet oft noch in die Nähe des Siedepunktes ... Phasen der Verzweiflung seltener und nicht mehr so total	4	**Temperament Nähe Siedepunkt (6)**	6			
176	innerlich immer noch sehr verwundet	4	**innerlich verwundet (13)**	13			
177	meinem Herzen und meinem Geist die Chance, vieles, was in mir zerbrochen war, wieder zusammenzufügen	4	**in mir Zerbrochenes (17) wieder zusammenfügen (17)**	17	17		
181	der Friede, der mich verlassen hatte, schien zurückzukehren	4	**Friede (13) schien zurückzukehren (3)**	13	3		
181	fand zu meinem Selbst zurück	4	**zu meinem Selbst zurückfinden (9)**	9			
181	und schöpfte neuen Lebensmut	3	**neuen Lebensmut schöpfen (6)**	6			
183	mein eingemauertes Leben	4	**mein eingemauertes (1) Leben**	1			
183	mein erstarrtes Herz	4	**mein erstarrtes Herz (10)**	10			
184	lebten von Champagner, Rosen, Schnee, Regen und geborgter Zeit, auf einer privaten Insel des windgeschützten Lebens	4	**private Insel (2) windgeschützten (4) Lebens**	2	4		
185	reduzierte ich die Lithiumdosis nach und nach. Die Wirkung war sensationell. Es war, als hätte ich nach vielen Jahren teilweiser Blindheit plötzlich die Augenbinde abgenommen	4	**nach teilweiser Blindheit (12) (Lithiumdosierungsreduktion) die Augenbinde abnehmen (12)**	12	12		

185	Dinge sah und Geräusche hörte, die zuvor durch dicke Watteschichten zu mir gedrungen waren	4	**zuvor dicke Watteschichten (23) um mich**	23			
186	Rückkehr des labilen Gleichgewichts, das zwischen geistiger Gesundheit und einer subtilen, furchtbaren Gedämpftheit der Sinne besteht	4	**labiles (19) Gleichgewicht (19)**	19	19		
187	meine Stimmungen im Gleichgewicht befunden	4	**Gleichgewicht (19)**	19			
191	am besten, Fragen zu stellen und Antworten aufzuspüren ... um mich von der Angst zu distanzieren	4	**von der Angst distanzieren (3)**	3			
191	emotionaler Aufruhr	4	**emotionaler Aufruhr (13)**	13			
193	ich eine Fremde in der normalen Welt	4	**ich eine Fremde (9) in der normalen (9) Welt**	9	9		
193	weiße Manien .. . gefolgt von schwarzer Müdigkeit	4	**weiße Manien (11), schwarze (11) Müdigkeit**	11	11		
194	kräftezehrend, meinen Verstand nur gerade über Wasser zu halten	4	**Verstand über Wasser halten (6)**	6			
194	Höhenflüge ... meine eigenen Gedanken einholen	4	**Höhenflüge (20a); eigene Gedanken einholen (20)**	20a	20		
198	mein Leben mit Richard ist ein sicherer Hafen geworden: ein höchst interessanter Ankerplatz voller Liebe und Wärme und immer ein bisschen ins offene Meer hinausweisend	4	**Leben mit Richard sicherer Hafen (6) Ankerplatz (6), aufs offene Meer (6) hinausweisend**	6	6	6	
198	wie alle sicheren Häfen war auch dieser keineswegs auf ruhigen Wellen zu erreichen	4	**im sicheren Hafen (6) nicht nur ruhige Wellen (6)**	6	6		
199	erlebe, was sich meiner Kontrolle entzieht, kann auf ihn wie böse Absicht wirken	4	**sich meiner Kontrolle entziehen (17)**	17			
200	diese entsetzlichen schwarzen Manien, ... ihren grausamen und wilden Seiten	4	**grausame (15) und wilde (18) schwarze (11) Manien**	15	18	11	
200	keine noch so große Liebe kann Wahnsinn heilen oder dunkle Stimmungen aufhellen	4	**dunkle (11) Stimmungen aufhellen (11)**	11	11		
200	mitten in einem furchtbaren, zerstörerischen Gefühlsaufruhr	4	**zerstörerischer (13) Gefühlsaufruhr (13)**	13	13		
218	selbst in tiefsten Depressionen nie bedauert, geboren zu sein - zwar Phasen, in denen ich sterben wollte, aber etwas ganz anderes als das Bedauern, auf die Welt gekommen zu sein	2	**tiefste (8) Depressionen**	8			
219	mit Depressionen kämpfen	4	**mit Depressionen kämpfen (13)**	13			
219	schwere Depression	4	**schwere (16) Depressionen**	16			
222	meine Augen waren offen, doch mein Gehirn wiegte sich sanft in seiner Hängematte, tief verborgen in den Höhlen meines Schädels	4	**mein Gehirn wiegte sich sanft in seiner Hängematte (0)**	0			
223	Gott weiß, wie viele Brocken grauer Materie nach meiner fast tödlichen Überdosis Lithium schon über den Jordan gegangen waren	4	**Überdosis: Brocken (2) grauer Materie über den Jordan gegangen (6)**	2	6		

224	nie zuvor hat die Farbe und Struktur der Wissenschaft den kalten, inneren Tod der Depression oder die vibrierende, dynamische Stimmung der Manie so vollständig eingefangen	4	**kalter (4), innerer Tod (14) der Depression vibrierende (19) Stimmung der Manie**	4	14	19	
226	Wissenschaft ... gab sie dem Begriff "den Verstand verlieren" eine neue Bedeutung	4,5,6	**den Verstand verlieren (17)**	17			
229	ich war wie gelähmt ... kam mir vor, als hätte ich die Pest	4	**ich war wie gelähmt (10), als hätte ich die Pest (12)**	10	12		
239	die Monate grausamer Finsternis und Erschöpfung ... furchtbaren Anstrengungen, ... zu lesen und zu schreiben...	4,5	**grausame (15) Finsternis (11)**	15	11		
240	jene Leidenschaft wieder einfangen oder die wunderbaren Stimmungen ..., eines Gleitflugs durch Sternenfelder und die Ringe des Saturns, diese ganze verrückte manische Euphorie	4	**Gleitflug (20a) durch Sternenfelder (11) und die Ringe des Saturns (2)**	20a	11	2	
240	wann immer mich eine sanft aufschäumende Welle manischer Begeisterung überkommt ... durch sie in frühere, leidenschaftlichere Zeiten getragen, so wie einen ein durchdringender Duft in eine längst vergangene Welt zurückversetzen kann	4	**sanft aufschäumende Welle (6) manischer Begeisterung**	6			
241	im kalten Licht des Tages dämpfen Realität und Zerstörungsmacht der neu entfachten Krankheit jedoch gewöhnlich die Faszination dieser selektiv und wehmütig erinnerten intensiven, schönen Momente	4	**Zerstörungsmacht (13) der neu entfachten (29) Krankheit - the rekindled illness**	13	29		
241	bleibt mir nur das Phantom der Schwere	4	**das Phantom der Schwere (16)**	16			
241	ich habe zuviel Angst, wieder schwer depressiv oder extrem manisch zu werden - beides würde mein ganzes Leben in Stücke reißen	4	**md mein Leben in Stücke reißen (18)**	18			
241	jede momentane Versuchung, Lithium zu reduzieren, .. wird durch das kalte Wissen erstickt, dass eine sanfte Euphorie bald zur Raserei wird	4	**Raserei (20)**	20			
242	zyklische Ausbrüche meiner manisch-depressiven Krankheit	4	**zyklische (27) Ausbrüche (5)**	27	5		
242	es gibt immer eine Ecke in meinem Bewusstsein, die sich auf das Schlimmste vorbereitet	4	**eine Ecke (1) in meinem Bewusstsein**	1			
243	zu einem schwarzen, trüben und müden Häufchen zusammenfallen	4	**zu schwarzem (11), trüben (11) Häufchen zusammenfallen (1)**	11	11	1	
243	bilden sie jedes Jahr kurze, manchmal gefährlich explosive Mischungen aus dunklen Stimmungen und heftigen Leidenschaften	4	**gefährliche (13) und explosive (13) Mischungen aus dunklen (11) Stimmungen und heftigen Leidenschaften**	13	13	11	
243	ständig sich verändernden Energiefluten	4	**Energiefluten (6)**	6			
243	durch ... die Medikamente in die Knie gezwun-	4	**Manien durch Medikamente in**	7			

	gen		**die Knie gezwungen (7)**				
243	im Lauf der Zeit sind die Manien zu einem Bodensatz geworden	4	**Manien zu Bodensatz (8) geworden**	8			
243	und die Schwarz- und Grautöne, die unvermeidlich folgen, sind ebenfalls weniger dunkel und furchteinflößend	4	**Schwarz- und Grautöne (11)**	11			
243	meine Stimmungen und Hoffnungen, ... die in der höchsten Gondel des Riesenrads geschaukelt haben,	4	**Stimmungen in höchster Gondel des Riesenrads (20)**	20			
243	ab und zu herrscht in meinem Geist wieder Karnevalstreiben mit Lichtern, Lachen, Klängen und lauter Möglichkeiten	4	**Karnevalstreiben (24) im Geist**	24			
243	irgendwann ... wird dieser elektrisierende Karneval in meinen Geist zurückkehren	4	**elektrisierender Karneval (24)**	24			
243	werden, so schnell wie sie aufgestiegen sind, zu	4	**schnell aufgestiegen (20a)**	20a			
244	Barrieren von einer solchen Höhe und einer solchen Stärke zu bauen, daß man einen echten Hafen hat, eine Zuflucht ..,	4	**Barrieren (7) bauen (1) für einen Hafen (6), eine Zuflucht (0)**	7	1	6	0
244	wir errichten diese Mauern doch Stein für Stein ein ganzes Leben lang	4	**diese Mauern (1) Stein für Stein (1) errichten (1)**	1	1	1	
244	wir alle bauen innere Schutzdeiche auf,	4	**innere Schutzdeiche (6) aufbauen (1)**	6	1		
244	gleichzeitig niedrig und durchlässig genug, um frisches Meerwasser einzulassen und dem Brackwasser zu widerstehen	4	**durchlässig genug, um frisches Meerwasser (6) einzulassen und Brackwasser (6) zu widerstehen**	6	6		
244	ohne sie wäre ich ständig den brechenden Wogen eines inneren Meeres ausgesetzt, und ich wäre zweifelsohne schon tot oder wahnsinnig	4	**ohne sie den brechenden Wogen (6) eines inneren Meeres (6) ausgesetzt**	6	6		
244	um die Traurigkeit des Lebens und die oft überwältigenden Mächte in unserer Psyche in Schach zu halten	4	**überwältigende Mächte (13) in der Psyche in Schach halten (7)**	13	7		
244	für jemanden wie mich Medikamente integraler Bestandteil dieser Mauer;	4	**Medikamente integraler Bestandteil dieser Mauer (1)**	1			
244	Liebe der außergewöhnlichere Teil des Schutzwalls: sie hilft, die Furcht und das Furchtbare auszuschließen, während sie zugleich Leben, Schönheit und Lebenskraft hereinlässt	4	**Liebe Teil des Schutzwalls (1)**	1			
245	von einer Welt ohne dürre, vernichtende Jahreszeiten habe ich schon vor langem aufgegeben	4	**Welt (2) ohne dürre Jahreszeiten (4)**	2	4		
245	die Vorstellung von einem Leben ohne Stürme oder	4	**Leben ohne Stürme (4)**	4			

247	sie höhlt Beziehungen aus ... Unfähigkeit, das Leben zu genießen, sich normal zu bewegen, zu reden oder zu denken, ... die Ängste der Nacht und die Ängste des Tages	4	**Depression höhlt (0) Beziehungen aus**	0			
248	Erfahrungen mit Gefühlen ... die Depression ist dagegen flach, hohl und unerträglich. Sie ist auch lästig. man ist gereizt und paranoid und humorlos und leblos und kritisch und fordernd ... man hat Angst und macht anderen angst	4	**Depression hohl (1)**	1			
248	Erfahrungen mit Gefühlen ... die Depression ist dagegen flach,	4	**Depression ist flach (2)**	2			
248	Größe, Tiefe und Weite meines Geistes und meines Herzens erfahren und erkannt, wie zerbrechlich und wie unergründlich letztlich beide sind	4	**Herz und Geist zerbrechlich (17)**	17			
	Depressionen sind eine Qual ... ohne Hoffnungsschimmer, ein elendes Dahinvegetieren	4	**Depressionen sind eine Qual (15), ein elendes (13) Dahinvegetieren (12)**	15	13	12	

9.0.5. Martha Manning: Am eigenen Leib.

S.	Zitat	Phase	Metaphern	MFA	MFB	MFC	MFD
11	(Bewerbung termingerecht fertig.) Ich habe den Fuß auf dem Gaspedal, und ich werde es bis zum Anschlag durchdrücken. Das hat noch immer geklappt.	4	**den Fuß auf dem Gaspedal (20) bis zum Anschlag durchdrücken (20)**	20	20		
12	der Preis für meinen "Rausch"...befinde mich wieder auf dem Boden, bin schwer und langsam	4	**der Preis (30) für den Rausch: ich befinde mich wieder auf dem Boden (8)**	30	8		
12	die Strafe dafür, dass ich zu nah an die Sonne herangekommen bin	4	**die Strafe (7) dafür, zu nah an die Sonne gekommen zu sein (20a)**	7	20a		
12	zuviel zugemutet, und der Kater danach ist grauenhaft ...	4	**der Kater (18) danach ist grauenhaft**	18			
12	Wenn ich so durch die Zeit fliege wie die ganze letzte Woche, dann denke ich, das Gesetz der Schwerkraft gilt nicht für mich.	4	**durch die Zeit fliegen (20a)**	20a			
12	habe wieder mal eine "Bruchlandung" gemacht -	4	**Bruchlandung (20a)**	20a			
17	Ich muss mich anstrengen, muss meine Grenzen überschreiten...zu der Einsicht gezwungen	4	**meine Grenzen überschreiten (3)**	3			
23	Ich überlege mir, was ich wohl täte, wenn ich auf der Skala geistiger Gesundheit ein Stück nach unten rutschen würde.	4	**wenn ich auf Skala (19) geistiger Gesundheit nach unten rutschen (8) würde**	19	8		

36	Großmutter (auch depressiv): der Vulkan würde ausbrechen	4	**Vulkan (5) würde ausbrechen (5)**	5	5		
36	*ich der Depression meiner Großmutter zu entrinnen versuche*	4	**der Depression meiner Großmutter entrinnen (6)**	6			
38	Ich muss mich losreißen und zur Oberfläche durchkämpfen, wo ich atmen kann .. nicht die tiefe Verzweiflung, die meine Großmutter auf mich abstrahlt. .. Schwingungen ihrer Unzufriedenheit ..	4	**ich muss mich losreißen (7) und zur Oberfläche (6) durchkämpfen (13)**	7	6	13	
38	Ich spüre das Unwetter, bevor die übrige Welt die Wolken wahrnimmt.	4	**ich spüre das Unwetter (4), bevor die übrige Welt die Wolken (4) wahrnimmt**	4	4		
38	Die Nähe ... muss ich bekämpfen	4	**ich muss die Nähe (3) bekämpfen (13)**	3	13		
41	übernimmt zuviel vom Schmerz anderer Leute, ..brennt aus. Wie kann er es wagen, laut auszusprechen, was sich in jüngster Zeit öfter leise in mir meldet.	4	**ausbrennen (29)**	29			
44	Es ist ein Gefühl, als würde ich einen Farbfilm ansehen, der plötzlich in Schwarzweiß übergeht.	1	**als würde ich einen Farbfilm in Schwarzweiß (11) übergehen sehen**	11			
44	irgendwie stimmt alles nicht so richtig. Normalerweise schlafe ich wie ein Murmeltier, aber jetzt wache ich jeden Morgen ein bisschen früher auf... könnte die Wände hochgehen, weil mir der Tag einfach viel zu lang wird.	1	**es stimmt (28) alles nicht so richtig**	28			
45	ob ich mich so fühle wie ich aussehe - grau. ..er recht hat.. meine Erscheinung auch Ausdruck dessen ist, wie ich mich fühle: wandelnder Beweis dafür .. Versagerin	1	**ich fühle mich grau (11)**	11			
45	Ich kriege einfach die Kurve nicht .. wie eine Fremde durchs Haus wandere ... total überfordert. Mein Kopf ist wie benebelt	1	**wie eine Fremde (9) die Kurve nicht kriegen (20), mein Kopf wie benebelt (4)**	9	20	4	
50	ich verhalte mich steif und ungeschickt. kann nicht mehr wie früher Konversation machen .. lieber beobachten als teilnehmen	1	**ich verhalte mich steif (10)**	10			
56	So elend ich mich auch fühle, es tut mir doch gut zu spüren, daß die Freuden der Kinder immer noch zu mir durchdringen, in meine Finsternis.	1	**ich fühle mich elend (13) in meiner Finsternis (11)**	13	11		
57	Vielleicht brauche ich .. etwas völlig anderes, ein Heraustreten aus dem Gewohnten	1	**ein Heraustreten (1) aus dem Gewohnten**	1			

57	ich muß mir mein Leben, das mir immer mehr entgleitet, genauer ansehen.	1	**mein Leben entgleitet (17) mir**	17			
60	meine Angst kommt oft aus dem Bedürfnis, alles unter Kontrolle haben zu wollen - selbst die Dinge, bei denen das schlicht unmöglich ist.	4	**alles unter Kontrolle (17) haben wollen**	17			
63	Durch die langsame Entspannung tritt an die Stelle der hektischen Aktivität und des Lärms in meinem Leben ein stiller Schmerz, eine Leere, die ich nicht richtig beschreiben kann. Wahrscheinlich begleitet mich dieses Gefühl schon eine ganze Weile...	1,5	**Entspannung (19), Leere (17) begleitet (3) mich**	19	17	3	
63	...Ich konnte ihm (dem Gefühl) nur immer davon rennen.	1	**dem Gefühl davon rennen (7)**	7			
64	Es ist, als würde man ein bisschen schwarze Farbe in einen ganzen Eimer weißer Farbe kippen. Es dauert nicht lange, und alles wird grau, auch wenn es nur ganz wenig Schwarz ist.	1	**alles wird grau (11)**	11			
69	ich fühle mich wie mein alter Ford Escort, damals, als das Getriebe schlappmachte. ..	1	**ich fühle mich wie mein alter Ford (20), als sein Getriebe (20) schlappmachte (19)**	20	20	19	
69	ein schleichender Prozess, aber bei jedem Schalten, jedem Tempowechsel droht der totale Zusammenbruch	1	**bei jedem Schalten (20), bei jedem Tempowechsel (20), droht der totale Zusammenbruch (19)**	20	20	19	
69	alles anstrengend, mühsam und unberechenbar. Der Trick, mich selbst wieder funktionstüchtig zu machen, müsste so einfach sein, dass ich mich ohrfeigen werde, wenn ich ihn endlich rauskriege.	1	**ich wieder funktionstüchtig (19)**	19			
69	Mein Getriebe macht auch schlapp. Was einmal so glatt, ...	1	**mein Getriebe (20) macht schlapp**	20			
69	...ich mit angezogener Handbremse fahre. Ich spüre es. Nur weiß ich diesmal nicht, wie ich sie lösen muss. Ich habe Angst, wieder zu versagen. In einer Prüfung, die man mich nicht zweimal machen lässt.	1	**mit angezogener Handbremse fahren (20)**	20			
70	Seine Kleidung (Jeremy, Therapeut) war dabei, aus den Fugen zu gehen, was ich als gutes Zeichen interpretierte, denn mein Inneres geriet ja ebenfalls aus den Fugen.	4	**aus den Fugen geraten (1)**	1			
71	auf der einen Seite die Höhenflüge, auf der anderen das Jammertal.	4	**Höhenflüge (20a), Jammertal (2)**	20a	2		

71	Widerwillig schluckte ich die Pillen (AD). Nach ..Wochen merkte ich, dass es mir gut ging, kein Höhenflug, kein Jammertal	4	**kein Höhenflug (20a), kein Jammertal (2)**	20a	2		
71	Dieser Mann weiß, was es bedeutet, wenn man aus den Fugen geht	4	**aus den Fugen gehen (1)**	1			
71	.. ging ich äußerst vorsichtig zu Werke, aus Angst, das Gefühl könnte .. sich verflüchtigen	4	**Angst, das Gefühl verflüchtige (17) sich**	17			
71	litte seiner Ansicht nach schon fast mein ganzes Leben an einer schleichenden Depression	4	**schleichende (18) Depression**	18			
71	als wäre ein Schalter angeknipst worden ..	4	**als wäre ein Schalter angeknipst (19) worden**	19			
71	die Medikamente mir ein inneres Gleichgewicht schenkten, wie ich es noch nie gekannt hatte	4	**Medikamente schenkten mir inneres Gleichgewicht (19)**	19			
74	Mit "daneben" treffe ich endlich ins Schwarze, und wir (T und P) sind wieder auf derselben Wellenlänge. ..erzähle ich diesem Fremden, dass ich Angst habe. Dass ich spüre, wie ich falle, und nicht weiß, wie ich meinen Sturz aufhalten soll.	1,6	**ich falle (8), ohne zu wissen, wie ich den Sturz (8) aufhalten kann**	8	8		
75	versuche, die Zeit wenigstens produktiv zu nutzen, aber es geht nur mit Dingen, die mein Gehirn nicht beanspruchen, denn das kommt von Tag zu Tag mühsamer in Gang.	1	**mein Gehirn kommt täglich mühsamer in Gang (20)**	20			
78	die Nebeneffekte verschwinden, ..den Depressionen nicht gut tut. Alte Symptome tauchen wieder auf.	1	**alte Symptome tauchen wieder auf (6)**	6			
78	dorthin zurückrutsche, wo ich war.	1	**ich rutsche dorthin zurück (8), wo ich war**	8			
78	Ich spüre, wie ich langsamer werde, ins Stocken gerate	1	**ich gerate ins Stocken (10)**	10			
79	Ich komme mir vor, als säße ich in einem Ruderboot und müsste permanent gegen die Strömung ankämpfen	1	**als säße ich im Ruderboot (6) und kämpfe (13) gegen die Strömung (6) an**	6	13	6	
79	Ich habe ihre Sprache verlernt, den Umgang mit Worten, die Gefühle ausdrücken. Ich lebe in einer anderen Welt und fühle mich in der ihren fremd.	1,6	**ich lebe in einer anderen Welt (2) und fühle mich in der ihren fremd (9)**	2	9		
79	Der Kampf gegen eine große, nicht näher definierbare Gefahr ist so enorm anstrengend, dass mir keine Kraft zum Reden übrigbleibt.	1,6	**Kampf (13) gegen eine undefinierbare Gefahr (13)**	13	13		
79	Ich komme sogar jeden Tag etwas weiter vom Kurs ab.	1	**ich komme täglich weiter vom Kurs ab (6)**	6			

81	vor Angst einen dicken Kloß im Hals, der mir das Schlucken fast unmöglich machte.. noch nie war ich so dicht an die Grenzen meiner Kraft gestoßen	4	**Kloß (25) im Hals, Grenzen (3) meiner Kraft**	25	3		
83	Manchmal ist man in einem Kampf so allein, daß jedes Wort erstickt.	4,6	**im Kampf (13) allein**	13			
84	**Termin bei DR KAY JAMISON**	1					
85	Eine Depression reist inkognito. Unangemeldet und ohne Einladung betritt sie dein Haus.	4	**eine Depression reist incognito (3), unangemeldet und ohne Einladung betritt (1) sie dein Haus**	3	1		
85	Sie erwidert, die besten Therapeuten seien diejenigen, die am meisten mit der Dunkelheit zu kämpfen haben	4	**mit der Dunkelheit (11) kämpfen (13)**	11	13		
85	Ich kann es akzeptieren, dass sie mich als "depressiv" etikettiert. "Schwer depressiv" klingt ernst und macht mir ein "schwer" unbehagliches Gefühl..	1,6	**"schwer (16) depressiv" genannt zu werden macht ein schwer (16) unbehagliches Gefühl**	16	16		
85	Woher sie kommt, ist unbekannt, ihr Ziel ist jede Sackgasse, die sie in dir findet.	4	**ihr Ziel (3) ist jede Sackgasse (20) in dir**	3	20		
85	in der psycholog. Lit. wird Depression oft als Abwehr gegen Traurigkeit gesehen...Traurigkeit ist etwas Greifbares, man weiß, woher sie kommt und wohin sie will.	4	**Depression ist Abwehr (13) gegen Traurigkeit**	13			
85	Ich gestehe meinen Hochmut, daß ich vorgebe, anderen helfen zu können, wo ich doch selbst ein Wrack bin.	1	**ich bin ein Wrack (20)**	20			
89	Ich bin in meinem Sprechzimmer keine unbeteiligte Beobachterin mehr, sondern zahlendes Mitglied des Clubs, mit Ausweiskarte und allem.	1	**im Sprechzimmer bin ich mittlerweile zahlendes Mitglied des Clubs (30)**	30			
90	fordert er mich heraus, mich der Bereiche anzunehmen, die noch funktionieren, obwohl ich in einem Alptraum lebe	1	**in einem Alptraum (15) leben**	15			
91	wie grausam das ist. Und .. die lähmende Angst, daß ich diesmal nicht wieder herausfinde. Diesmal wird es nie aufhören.	1	**lähmende (10) Angst, nicht mehr herauszufinden (7)**	10	7		
91	Seelenklempner empfehlen Fürsorglichkeit	4	**Seelenklempner (19)**	19			
92	schreie ich im Innern: "Haltet den Mund! .. wagt es nicht,, mir Vorschläge zu machen, solange ihr nicht selbst in dieser gräßlichen Ecke der Hölle gesteckt habt!"	1,6	**in dieser gräßlichen Ecke (1) der Hölle (21) stecken**	1	21		
93	in mir brodelt es	1	**in mir brodelt es (5)**	5			
93	es dauert Stunden, bis sich der Nebel in	1	**Nebel (4) im Kopf**	4			

	meinem Kopf hebt.						
93	Die Angst vor dem Tag ist überwältigend.. ich versuche, durch alle möglichen Aktivitäten der Angst Herr zu werden, aber mein üblicher morgendlicher Schwung ist verflogen	1	**versuche, der Angst Herr zu werden (7)**	7			
93	so ungeschickt, als würde ich in einem fremden Körper stecken ... er will mir helfen, aber sein Eifer bringt mich zur Weißglut	1	**als stecke ich in einem fremden (9) Körper**	9			
95	"Ich sehe, wie du abrutschst, und ich habe Angst .. ich verliere dich, und nichts, was ich tun kann, bringt dich zurück"	1	**abrutschen (8)**	8			
97	Ich selbst bin auch nicht sonderlich gut beieinander dieser Tage. .. Ich muß sofort weg von ihnen. Ich ertrinke, ich bekomme keine Luft mehr, wenn ich nicht augenblicklich die Flucht ergreife. .. In meinem Innern finde ich zur Zeit nicht viel Trost.	1	**ich ertrinke (6), wenn ich nicht sofort die Flucht ergreifen (7)**	6	7		
97	Angst verfolgt dich. Sie springt dich an.	4	**Angst verfolgt dich (18), springt dich an (18)**	18	18		
97	Sie stürzt sich mit einem dumpfen Aufprall auf dich.	4	**sie stürzt sich auf dich (18) mit dumpfem Aufprall (20)**	18	20		
97	arbeite die Spannung ab, die sich .. in mir angestaut hat. Aber irgendwie schwebt über meinem Ausflug auch eine unbegreifliche Angst. Sie ist schon eine Weile da. Psychologen nennen das "freifließende" Angst...	1,6	**angestaute (6) Anspannung (19), freifließende (6) Angst**	6	19	6	
97	... Ein Widerspruch in sich. Angst fließt nicht frei.	4	**Angst fließt (6) nicht frei**	6			
102	Ich warte auf eine Beschäftigung, die mich aufweckt, meine Gedanken fesselt ...	4	**ich warte auf eine Beschäftigung, die meine Gedanken fesselt (7)**	7			
103	mir die Seele aus dem Leib kotzen. Aber ich würde die Übelkeit sogar in Kauf nehmen, wenn ich nur das tote, leere Gefühl loswerde.	1	**die Übelkeit in Kauf nehmen (30), wenn totes (14), leeres (17) Gefühl weg**	30	14	17	
103	Vielleicht engen sie ihr Betätigungsfeld einfach ein. Wo einst die Energie .. reichte, wird sie jetzt gespart und sorgfältig eingeteilt. Was mir an Energie geblieben ist, geht an Keara und an meine Patienten. Sogar Brian ist auf der Warteliste gelandet.	1	**Energie (19) sparen (30) und einteilen (30)**	19	30	30	
103	Sind diese Leute blind? Kay versichert mir, daß viele schwer depressive Men-	4	**unerschöpfliche (6) Reserven (2)**	6	2		

	schen auf fast unerschöpfliche Reserven zurückgreifen können, um trotz allem weiterzumachen.						
103	Nach Besserung durch neues Medikament bin ich jetzt schon wieder auf dem nächsten Tiefpunkt	1	**neuer Tiefpunkt (8)**	8			
104	Lew (Therapeut) kennt das Territorium, nicht nur als Touristenführer, sondern als Eingeborener.	4	**das Territorium (2) als Touristenführer (3) und als Eingeborener (3) kennen**	2	3	3	
104	nichts funktioniert. .. komme mir nicht nur wie eine miserable Therapeutin, sondern auch noch wie eine miserable Patientin vor. Ich versuche ihm zu erklären, wie sehr ich mich in mein Schneckenhaus zurückziehe.	1	**in mein Schneckenhaus (18) zurückziehen (13)**	18	13		
104	Man sollte mich mit einem Warnschild versehen: "Achtung zerbrechlich!"	6	**Achtung zerbrechlich! (17)**	17			
104	Ich bin nicht zum Verzehr geeignet. .. wie schrecklich und isoliert ich mich fühle, aber ich finde nicht die passenden Worte.	6	**nicht zum Verzehr (25) geeignet**	25			
105	... nicht so sicher. Mein Leben ist so wackelig, daß ich mich an einer festen Struktur festhalten muß	1	**mein Leben so wackelig (1), muß mich an fester Struktur (1) festhalten**	1	1		
105	Ich beschneide mein gesellschaftliches Leben, das ich so genossen habe, auf ein Minimum. unwohl, wenn ich längere Zeit den Schein aufrechterhalten muß.	1	**Schein (24) aufrechterhalten müssen**	24			
106	fühle mich angespannt und völlig fehl am Platz	1	**angespannt (19)**	19			
107	Aber irgendwo muß ein Kurzschluß in der Leitung sein ..	1	**Kurzschluß (19) in der Leitung (19)**	19	19		
110	in dieser absoluten Stille gibt es nichts, was meinem inneren Chaos etwas entgegenzusetzen hat, dem Schmerz, dessen Pochen ich noch stärker spüre, weil nichts von außen entgegenwirkt.	1	**mein inneres Chaos (13)**	13			
111	"Du ziehst dich jeden Tag weiter zurück.	1	**weiter zurückziehen (13)**	13			
111	Ich lebe mit einem Gespenst ..."	1	**ich sei ein Gespenst (21)**	21			
112	schlimmste, daß ich andere Menschen mit hineinziehe. ich weiß nicht, wie ich es anders machen könnte	2	**andere mit hineinziehen (8)**	8			
112	aber so kann es nicht weitergehen. Ich habe das Gefühl, Stück für Stück zu sterben. Einen langsamen, quälenden Tod	2	**das Gefühl, Stück für Stück zu sterben (14)**	14			
112	Es kostet mich genug Mühe, etwas zu sagen, wenn ich angesprochen werde,	2	**reden kostet (30) Mühe**	30			

	eine minimale Reaktion auf irgendeinen Reiz zu zeigen. Selbst als Reiz zu fungieren, auf diesen Gedanken komme ich nicht mal mehr.						
113	Ich erwische mich immer wieder dabei, wie ich mir Gedanken über den Tod mache. In manchen Momenten der Leere und des Schmerzes überfallen mich plötzlich bedrohliche Phantasien: ein Autounfall, ein Herzinfarkt, eine tödliche Krankheit.	2	**in Momenten der Leere (17) überfallen (13) mich bedrohliche (13) Phantasien**	17	13	13	
113	mehr als alles andere macht mir Angst (sic), daß ich mich soviel besser fühle, wenn ich daran denke. Irgendwie erleichtert der Gedanke an den Tod den Schrecken, das Gefühl, daß ich zu ewiger Höllenqual verdammt bin.	2	**Gedanke an Tod erleichtert (16) Gefühl, zu ewiger Höllenqual (21) verdammt (21) zu sein**	16	21	21	
113	Ich würde mich nie selbst umbringen, das könnte ich meiner Familie .. nie antun. Aber wenn das Schicksal seine Hand im Spiel hätte und ein bißchen nachhelfen würde, wäre das etwas anderes. Dann hätte ich einen Ausweg ohne Schuldgefühle.	2	**Ausweg (7)**	7			
115	jetzt bin ich wie ein Kartenhaus	2	**ich bin wie ein Kartenhaus (17)**	17			
117	Meine Welt ist erfüllt von Unterwasser-Stimmen, Menschen, Listen von Sachen, die ich machen muß.. Gurgelnd flitzen sie um mich herum .. alles ist so schnell und glitschig,	2,6	**meine Welt (2) ist voller Unterwasser-Stimmen (6)**	2	6		
117	..Nur nagende Angst, die mich umklammert. So hart und schwer. Ich kann nicht atmen. Ich kann nicht schlucken.	2	**nagende (18) Angst umklammert (7) mich**	18	7		
117	Ich wußte nicht, daß Tage sich so endlos hinziehen können	2	**Tage endlos (2)**	2			
117	ich komme einfach nicht nach. Jeder Zentimeter meines Körpers tut weh. Ich kann nicht glauben, daß jemand solche Schmerzen erduldet und trotzdem weiteratmet. Alle Fluchtversuche sind Illusion ..	2	**alle Fluchtversuche (7) sind Illusion**	7			
117	Ein Grauen ohne Namen, ohne Gesicht. Nichts, was ich mit meinem Körper oder meiner Intelligenz bekämpfen kann..	2	**ein Grauen ... nichts, was ich bekämpfen (13) kann**	13			
117	Ihr Gewicht lastet gnadenlos auf mir .. der nächste grauenvolle Tag liegt vor mir.	2	**ihr Gewicht lastet (16) gnadenlos auf mir**	16			

117	Ich möchte sterben. Ich kann nicht glauben, daß ich mich so fühle. Aber es ist momentan mein stärkstes Gefühl .. ich ertrage diese unnachgiebige, schmerzhafte Depression nicht mehr länger. Immer öfter gehen mir Selbstmordgedanken durch den Kopf.	2	**ich ertrage (16) diese Depression nicht länger**	16			
117	Das Vakuum der Depression verwandelt sich in Trauer, in Taubheit und wieder zurück.	2	**Vakuum der Depression (17)**	17			
118	Ich habe immer gelernt, daß Selbstmord ein aggressiver Akt ist ... aber wichtigster Faktor: Selbstmord setzt den Schmerzen ein Ende, dem Todeskampf der Verzweiflung, dem langsamen Abgleiten in die Katastrophe ..	2	**Selbstmord beendet den Todeskampf (14), das Abgleiten (8) in die Katastrophe (5)**	14	8	5	
118	Rosenkranz ..Perlen .. sie sind ein Rettungsanker.	3	**Rosenkranz Rettungsanker (6)**	6			
118	Wenn ich es tue, muß es endgültig sein, ich darf keinen Fehler machen...Pistole .. genauer vorstelle, sehe ich plötzlich Brian und Keara vor mir, allein mit ihrer Wut und Trauer. Da fange ich an zu weinen, denn ich sitze wirklich in der Falle...	2	**ich sitze in der Falle (7)**	7			
118	.. Es gibt keinen Ausweg. Ich kann mein Kind nicht verlassen. .. meine eigenen Gebete können nichts gegen die Gedanken ausrichten	2	**kein Ausweg (7)**	7			
118	ein fortwährender Kampf zwischen Verzweiflung und Hoffnung, zwischen Tod und Leben	2	**Kampf (13) zwischen Leben und Tod**	13			
119	Die Gedanken an Pistolen, Seil und Pillen tauchen immer wieder auf.	2	**Gedanken tauchen immer wieder auf (6)**	6			
121	ECT ist keine "Heilmethode" für Depressionen, aber irgendwie soll es "die Uhr neu stellen".	4	**ECT: die Uhr neu stellen (19)**	19			
125	ich "momentan" nicht akut suizidgefährdet sei .. meine Verzweiflung nicht in mich hineinfresse .. sehr erleichtert, daß ich ihm so ausführlich mein Herz ausgeschüttet habe und er mich nicht sofort einsperren will	2,6	**mein Herz ausgeschüttet (6)**	6			
126	Die Angst, daß es für mich kein Tageslicht mehr gibt und mein Schicksal die ewige Nacht ist.	2	**kein Tageslicht (11) mehr für mich, sondern ewige Nacht (11)**	11	11		
126	ich kann dem Gespräch kaum folgen. Ich kann nicht mal mehr den Schein wahren. .. weinend komme ich nach Hause. Wieder sinnlose Tränen..	2	**den Schein (24) nicht mehr wahren können**	24			

127	Die Unendlichkeit dieses Vakuums, der allgegenwärtige Schmerz, die Sehnsucht nach Energie .. ein bißchen Freude - das ist alles, was übrigbleibt.	2	**Unendlichkeit (2) des Vakuums (17)**	2	17		
127	Und genau wie Krebs ist die Depression letztlich eine einsame Erfahrung. Ein Zimmer in der Hölle, auf dem nur dein Name steht. ..	2	**Depression ist ein Einzelzimmer (1) in der Hölle (21)**	1	21		
127	Eine Depression ist eine entsetzliche Qual. Kein Fieber, kein Ausschlag .., nichts, was die Leute besorgt zu Hilfe eilen läßt. Nur die langsame Aushöhlung von innen, genauso heimtückisch wie Krebs.	2	**Depression eine Qual (15), eine Aushöhlung (1) von innen**	15	1		
127	starre ins Leere, hohl und stumpf .. mein Gesicht ist gleichzeitig wachsweich und versteinert. Die Muskeln streiken.	2	**ich hohl (1), mein Gesicht wachsweich und zugleich versteinert (10)**	1	10		
128	Versuche, gegen das Magnetfeld anzukämpfen, das mich mit Macht zum Bett oder zur Couch zieht.	2	**gegen das Magnetfeld (2) ankämpfen (13), das mich zum Bett zieht**	2	13		
128	Die Gedanken an den Tod und das Nichts sind wie ein Fieber, das ich nicht abschütteln kann. Wie groß ist die Entfernung zwischen dem Gedanken und der Tat?	2	**Entfernung (3) zwischen Gedanken an Tod und Tat?**	3			
128	Medikamentendosis erhöht. Bin entsetzlich benommen. Komme einfach nicht in Gang.	2	**nicht in Gang kommen (20)**	20			
129	hoffe verzweifelt, daß das Wasser mir neue Kraft gibt. Aber jeder Zug ist eine Qual... Ich bin an der Grenze dessen, was ich ertrage...	2	**an der Grenze (3) dessen, was ich ertrage (16)**	3	16		
129	Mein Leben ist ein Minenfeld. Eine Mine könnte dort losgehen, wo ich es am wenigsten erwarte .. wenn es doch nur eine Lösung gäbe. Ich bin so müde.	2	**mein Leben ist ein Minenfeld (13)**	13			
129	Ich habe Angst vor den ECT, Angst vor Elektroschocks. Angst vor dem Krankenhaus. Angst, mein Gedächtnis zu verlieren	2	**Angst, Gedächtnis zu verlieren (17)**	17			
130	Ich kann nicht schlafen, nicht essen, so langsam geworden, bald ganz zum Stillstand komme. Ich starre ins Leere. Meine Muttersprache erscheint mir wie eine Fremdsprache. Ich bin beinahe stumm	2,6	**ich komme bald zum Stillstand (10)**	10			
132	(Pat.brett:) erstarre, als ich meinen eigenen Namen dort entdecke. Dann überfällt mich die Panik, und ich bekomme keine Luft mehr.	2	**Panik überfällt (13) mich**	13			

133	mein Körper bebt unter einem heftigen Schluchzen, das ich viel zu lange unterdrückt habe. Jetzt weiß ich, was ich tun muß. Es ist Zeit. Es ist höchste Zeit.	2	**mein Körper bebt (5) unter zu lange unterdrücktem (16) Schluchzen**	5	16		
135	Wie mit dem Verlust der Jungfräulichkeit überschreitet man mit einem Aufenthalt in der Psychiatrie eine Grenze, und so etwas läßt sich nie mehr rückgängig machen.	4	**Aufenthalt in Psychiatrie Grenze (3) überschreitend (3)**	3	3		
135	Meine Mutter plaudert und füllt leere Zeit und leeren Raum mit Alltäglichkeiten, die uns beide nicht interessieren, uns aber beschäftigen und die Tränenflut eindämmen.	2,6	**die Tränenflut eindämmen (6)**	6			
135	Folter, Keara zur Schule zu schicken, mein Haus .. all das hinter mir zu lassen, was mich noch mit der Welt verbindet. Und mich auf den Weg in die Psychiatrie zu machen. Ich ersticke fast an diesem Wort.	2	**Folter (15)**	15			
136	Es ist demoralisierend, daß jemand meine Sachen durchwühlt, aber vermutlich ist es nur der erste von zahlreichen Angriffen auf meine Selbständigkeit.	2	**Angriffe (0) auf meine Selbständigkeit**	0			
138	Die Nacht ist endlos .. Wir sehen aus wie Gespenster,	2,4	**wir sehen aus wie Gespenster (21)**	21			
139	verlorene Seelen, die nur noch die Hülle ihres früheren Sebst bewohnen	2,4	**verlorene (17) Seelen, die nur noch Hülle (23) ihres früheren Selbst bewohnen (1)**	17	23	1	
140	in Tränen ausbrechen	2	**in Tränen ausbrechen (5)**	5			
140	Meine erste ECT morgen früh.. Angst, weil ich damit einen Schritt tue, den ich nicht mehr rückgängig machen kann. Was ist, wenn ich nicht nur mein Gedächtnis verliere, sondern alles, was von mir noch übrig ist?	2	**Gedächtnis verlieren (17)**	17			
142	Schlüssel mehr sind als nur ein Hilfsmittel zum Raus- und Reingehen.. die Schlüssel zum Königreich, die Lizenz zur Macht, das, was den Unterschied zwischen Aufpassern und Eingesperrten ausmachte	4	**Schlüssel zum Königreich, die Lizenz zur Macht**	0			
142	ich all die Tränen weine, die im Dienste des Überlebens in mir verschlossen waren	2	**Tränen in mir verschlossen (1)**	1			

144	(signs ECT:) "Es läuft doch darauf hinaus, daß mein Leben mir schon fast vollständig aus den Händen geglitten ist. 2 Möglichkeiten - entweder mache ich Schluß oder ich kämpfe wie eine Wilde, um zu retten, was noch zu retten ist."	2	**mein Leben ist mir aus den Händen geglitten (17)**	17				
144	Weil ich davon ausgehe, daß er keine Antworten .. weiß, erspare ich ihm meine Hysterie.	2,6	**ihm meine Hysterie ersparen (30)**	30				
147	Ich liefere mich diesen Fremden aus ...	2	**ich liefere mich aus (7)**	7				
147	ihre Leichtigkeit im Umgang mit meinem Körper sind mir kein Trost. Im Lauf des letzten Jahres habe ich soviel von mir verloren, und jetzt verliere ich noch mehr.	2	**so viel von mir verloren (17)**	17				
150	Wir sind eine gemischte Gruppe mit schwankendem Energieniveau und unterschiedlicher Realitätsnähe.	2,4	**Gruppe mit schwankendem Energieniveau (19) und unterschiedlicher Realitätsnähe (3)**	19	3			
152	es geht mir ganz miserabel, ich fühle mich leer und angespannt.	2	**ich leer (17) und angespannt (19)**	17	19			
154	Ich werde kämpfen, solange ich kann, und hoffentlich merken, wenn es Zeit ist aufzugeben.	4	**kämpfen (13), so lange ich kann**	13				
154	*Ein*mal hält man fast alles aus. Doch es immer wieder über sich ergehen zulassen, in dem Wissen, daß kein Ende in Sicht ist - das ist die Hölle (Vgl. ECT mit Chemotherapie)	4	**(ECT-Beh.) Hölle (21)**	21				
157	sprechen darüber, daß wir alle das Gefühl haben, unser Leben sei ein Trümmerhaufen. Es tut gut zu spüren, daß ich nicht allein bin.	2,6	**Leben ein Trümmerhaufen (1)**	1				
159	In der Psychiatrie . Ordnung und Anpassung. Die Patienten müssen ihre Autonomie an der Tür abgeben.	4	**Psychiatrie: Patienten Autonomie an der Tür abgeben**	0				
160	Wir sitzen da wie Zombies.	4	**wir sind Zombies (21)**	21				
161	(ECT#5:) in dem Moment vor der Bewußtlosigkeit habe ich immer noch furchtbare Angst ... wieder versinke ich, "ein Schwimmer ohne Hoffnung".	2	**ich versinke (6), bin "ein Schwimmer ohne Hoffnung" (6)**	6	6			
163	sehne mich nach den verschwommenen Pseudospiegeln auf Station. Als wäre sie eine Fremde, so betrachte ich die Frau im Spiegel...Ich sehe ihre eingefallenen Wangen, ihre strähnigen Haare, ihr lebloses Gesicht. Ich sehe ihre hängenden Schultern und ...	4	**ich bin mir eine Fremde (9)**	9				

165	Ich fühle mich wie der auferstandene Lazarus ... seit Wochen habe ich nichts mehr aufgeschlossen .. Das Schloß geht auf. Ich öffne die Tür und trete wieder in mein Leben.	3	**ich trete wieder in mein Leben (1)**	1			
173	ich weigere mich strikt, auch nur die Möglichkeit in Erwägung zu ziehen, daß sich hinter dieser Wolke ein Sonnenstrahl verbirgt.	4	**hinter dieser Wolke (4) kein Sonnenstrahl (4)**	4	4		
173	Der Weg geht auf und ab, manchmal sogar ganz extrem.	3	**Weg (3) geht auf und ab (8)**	3	8		
173	Wenn und falls ich an die Höhen und Tiefen komme, werde ich mich mit ihnen auseinandersetzen, vorher nicht.	3	**Höhen und Tiefen (2)**	2			
173	Kay warnt, mich, daß die Genesung von einer so schweren Depression meist nicht so glatt abläuft, als würde man einfach immer weiter bergauf steigen.	3	**nicht so, als würde man immer nur bergauf steigen (8)**	8			
179	ganz wichtig, jemanden zu haben, der den Weg mit einem geht. kann eine lange einsame Reise mit endlosen Umwegen beinahe erträglich machen	4	**macht die Reise (3) mit endlosen (2) Umwegen (3) beinahe erträglich (16)**	3	2	3	16
179	Trotz aller Sackgassen. ist es eine Hilfe, wenn man jemanden hat, der oder die einen auf der langen Reise begleitet.	4	**trotz Sackgassen (20) Hilfe, wenn auf langer Reise (3) begleitet (3)**	20	3	3	
179	im stillen Zeugnis ablegen, daß es möglich war, aus der Hölle auszubrechen	4	**möglich, aus der Hölle (21) auszubrechen (7)**	21	7		
179	..nicht so schlimm wie meine, sie aber zu Boden drückt und ihr das ganze Leben ungeheuer schwer macht	4	**die Depression drückt sie zu Boden (16), macht ihr das Leben schwer (16)**	16	16		
179	erste Pat. wieder: sie kämpft mit einer Depression	4	**mit einer Depression kämpfen (13)**	13			
179	Ich erinnere mich daran, daß das Wesen der Hölle für mich in ihrer Endgültigkeit, ihrer Unausweichlichkeit bestand	4	**Endgültigkeit der Hölle (21)**	21			
182	heraus aus der tiefen Dunkelheit, in der man viel zu lange gewohnt hat, daß man sich immer weiter von ihr entfernt. Die 1. Phase ist im Nu vorüber. Und die 2. dauert verdammt lange.	3	**heraus (7) aus der tiefen (8) Dunkelheit (11), in der man viel zu lange gewohnt (1) hat**	7	8	11	1
182	Aus einer schweren Depression aufzutauchen, scheint ein zweiphasiger Prozeß zu sein	3	**aus schwerer Depression auftauchen (6)**	6			
182	... Fortschritte macht, sich nach oben bewegt,	3	**sich nach oben bewegen (8)**	8			
182	1.Phase ist fast nur ein Moment, in dem etwas anspringt, wie die Heizung in einer	3	**langsames Wachstum (22)**	22			

	kalten Winternacht. 2.Phase ein sehr langsames Wachstum: Man merkt, daß man ...						
183	Die Depression scheint vorbei zu sein, aber ich zahle immer noch den Preis dafür.	3	**Depression vorbei, aber ich zahle noch immer den Preis dafür (30)**	30			
184	Nichts in meinem Leben ist von der Naturkatastrophe verschont geblieben, diesem "Akt Gottes".	4	**nichts in meinem Leben ist von der Naturkatastrophe (5) verschont geblieben**	5			
184	Ich habe immer noch das Gefühl, daß ich bestraft werde, weil ich ein schlechter Mensch, weil ich schwach und neurotisch bin.	4	**bestraft (7) werden**	7			
184	spreche mit Kay darüber, daß ich mich so sehr davor fürchte, die Scherben meines Lebens aufzulesen..	4	**die Scherben (17) meines Lebens auflesen**	17			
184	Stehe ich für alle Ewigkeit auf Gottes schwarzer Liste?	4	**stehe ich auf Gottes schwarzer Liste? (21)**	21			
184	ein absolut gleichgültiger Gott, der mit Menschenleben Roulette spielt.	4	**ein gleichgültiger Gott spielt mit Menschenleben Roulette (24)**	24			
186	Ich erzähle Kay, daß ich spüre, wie die Depression sich zurückzieht, aber viele schmerzliche Empfindungen dennoch bestehen bleiben. Sie vergleicht meinen Zustand mit posttraumatischem Streß .. oft, immer wieder von belastenden Ereignissen erzählen zu woll	4,6	**die Depression zieht sich zurück (13)**	13			
187	Aber ich merke, daß es jedesmal etwas weniger weh tut und ich ein bißchen mehr Distanz gewinne.	4	**Distanz gewinnen (3)**	3			
190	So viel Glück durchströmt mich ..	3	**Glück durchströmt (6) mich**	6			
191	einen Hauch des Außergewöhnlichen verspüre. In solchen Momenten erkenne ich, daß ein großer Verdienst der Dunkelheit darin besteht, daß man durch sie sensibler für das Licht wird.	4	**Verdienst der Dunkelheit (11): sensibler fürs Licht (11)**	11	11		
200	Ich sollte schreiben ... spielt keine Rolle .. Diese Zeitoasen, in denen ich gleichzeitig entspannt und wach bin, sind eine Seltenheit für mich, und allmählich lerne ich, sie zu verteidigen, wenn sie auftauchen.	4,5	**entspannt (19); Zeitoasen (2) verteidigen (13), wenn sie auftauchen (6)**	19	2	13	6
201	Ich verliere die Orientierung. Es ist, als wäre ich mühelos auf einer Ebene entlanggegangen, den Horizont immer direkt vor mir. Aber dann kommt plötzlich eine	1	**als wäre ich einer auf Ebene (2) entlanggegangen, dann plötzlich eine Steigung (2)**	2	2		

	Steigung, die immer ...						
201	Irgendwo, irgendwie habe ich die Gabe verloren, zu *sein*.. begreife ich das, während ich merke, wie ich wieder auf vertrautes und gefürchtetes Terrain gerate	1	**gefürchtetes Terrain (2)**	2			
201	... steiler wird. Auf einmal weiß ich nicht mehr, wohin und warum ich hier entlanggehe. Ich weiß nur noch, daß ich weitergehen muß. .. erster Impuls, mich zurückzuziehen	1	**immer steiler (2)**	2			
201	es zieht sich von einem Tag zum anderen. Die Zeit gerät ins Stocken.	1	**die Zeit gerät ins Stocken**	0			
202	(Pat.:) Das Weinen kommt von der Stelle, wo sich die Hölle befindet, die wir alle in uns tragen. Wo wir uns, in absoluter Finsternis, allein und verängstigt wiederfinden. Jedesmal, wenn sie ihre Erfahrungen in Worte fassen will ..verliert den Faden .	4,6	**absolute Finsternis (11)**	11			
202	(Pat.:) Das Weinen kommt von der Stelle, wo sich die Hölle befindet, die wir alle in uns tragen.	4	**die Hölle (21), die wir alle in uns tragen**	21			
204	Jedesmal wenn die Dunkelheit kommt, versuche ich mir ins Gedächtnis zu rufen, daß sie vorübergeht. Sie tut mir weh, aber sie bringt mich nicht um.	1	**wenn die Dunkelheit (11) kommt**	11			
207	die Sinnfrage fallen lassen und mir selbst den Luxus von Tränen gönnen	4	**den Luxus (30) von Tränen sich gönnen**	30			
211	sage meinem Bruder, da wir beide den Fluch geerbt haben, gebührt uns jetzt auch das Heilmittel (AD).	4,7	**den Fluch (21) geerbt**	21			
216	bekomme ich Angst, daß ich wie von einem Magneten wieder diese dunkle Treppe hinunter	1	**Angst, wieder diese dunkle (11) Treppe (1) hinuntergezogen (8) zu werden**	11	1	8	
216	durch all die finsteren Gänge gezogen werde, hin zu dieser schrecklichen Zeit..	1	**durch all die finsteren (11) Gänge (1)**	11	1		
216	Jedesmal wenn ich merke, wie ich ins Stocken gerate, wie ich Energie und Kraft verliere	1	**ins Stocken geraten (10)**	10			
217	mein Maßstab für schlimme Dinge ist einfach nicht mehr derselbe. Wenn man ein Erdbeben erlebt hat, sind die Schlaglöcher auf der Straße nicht mehr so tief.	4	**wer ein Erdbeben (5) erlebt hat, findet die Schlaglöcher (20) auf der Straße (20) nicht mehr so tief (8)**	5	20	20	8
217	bevor ich krank (Pneumonie) wurde, geriet ich wieder mal ins Stocken	1	**ins Stocken geraten (10)**	10			

217	Alle Farben wurden grau, meine Energie schwand.	1	**alle Farben wurden grau (11)**	11			
219	In meiner alten Heimat habe ich die Staatsbürgerschaft verloren, aber in der neuen habe ich mich noch nicht richtig eingelebt.	4	**in meiner alten Heimat (3) Staatsbürgerschaft (3) verloren (17), in der neuen noch nicht eingelebt (3)**	3	3	17	3
219	Aber es am eigenen Leib zu erfahren, ist etwas anderes als das intellektuelle Wissen. Die Macht dieser Lawine und die eigene Hilflosigkeit sind für mich Neuland.	4	**die Macht (7) dieser Lawine (5) ist Neuland (3) für mich**	7	5	3	
219	für mich war der Aufenthalt in einer psychiatrischen Abteilung, als wäre ich in ein anderes Land gereist.	4	**als wäre ich in ein anderes Land (3) gereist (3)**	3	3		
219	Ich habe viel von meiner Unschuld verloren. Ich habe in einem realen Showdown meine eigene Verletzlichkeit kennengelernt, die Auflösung meines gewohnten ...	4	**realer Showdown (13), Auflösung meines Selbst (17)**	13	17		
219	Ich habe sie (ECT) als konkrete Beweise dafür gesehen, dass ich aufgegeben habe, aus den Fugen geraten bin	4	**Ich war aus den Fugen geraten (1)**	1			
219	... Selbst, die Grenze meiner Kraft und meines Willens.	4	**die Grenze (3) meiner Kraft kennengelernt**	3			
219	Ich weiß jetzt, dass ich fallen kann	4	**ich kann fallen (8)**	8			
219	lebe ich jetzt das Leben, für das ich gekämpft habe	4	**lebe das Leben, für das ich gekämpft habe (13)**	13			
219	dass ich zerbrechlich bin.	4	**ich zerbrechlich (17)**	17			
219	Dass das Leben für jeden Menschen außer Kontrolle geraten kann, hätte ich eigentlich aus meiner therapeutischen Praxis wissen müssen.	4	**das Leben kann außer Kontrolle geraten (17)**	17			
220	So lange habe ich darauf gewartet, genau an den Punkt zurückkehren zu können, an dem ich zu dieser Reise aufgebrochen bin.	4	**zurückkehren (3), wo ich zur Reise (3) aufgebrochen (3) war**	3	3	3	
220	... einen Roman mitten auf der Seite abgebrochen. Ich habe gewartet und gewartet, und ich bin immer noch nicht wieder auf dieser Seite angekommen. .. ich sowieso nie auf diese Seite zurückkommen werde. Daß ich jetzt ein ganz neues Buch bin, ...	4,5	**werde nie auf diese Seite zurückkommen (3)**	3			
220	Das Kriterium für meine Genesung war für mich, daß ich den Faden dort aufnehmen wollte, wo ich ihn verloren hatte, als hätte ich ...	4	**Faden dort aufnehmen (23)**	23			
222	Ich habe das Gefühl, ich schleiche mit Keara um eine Landmine (Autorins	4	**mit Tochter um Landmine (=KH) (13) herum-**	13	13		

	Psych.aufenthalt) herum.		**schleichen (13)**				
223	unser Erbe .. die Dunkelheit	4	**Dunkelheit (11) unser Erbe**	11			
223	dann sehe ich meine süße rothaarige Tochter an, für die ich 100 Depressionen durchstehen würde, um ihr eine einzige zu ersparen, und plötzlich weiß ich, daß diese Erklärung im Augenblick nicht das wäre, was sie braucht	4	**der Tochter Depression ersparen (30) wollen**	30			
227	immer ruhiger werde. so wenig daran gewöhnt ... - ... die Ruhe ist ein Teil von mir. Nicht nur das Ergebnis davon, daß die Sicherung durchbrennt ...	4	**die Sicherung (19) brennt durch (19)**	19	19		
227	... und der Computer abstürzt. Die Ruhe ist ein Wert an sich.	4	**der Computer stürzt ab (19)**	19			
228	... Wasserreservoir, und das Schloß ist nicht das gleiche wie vorher. Die letzten 2 Jahre haben so vieles in Frage gestellt, .. Sandburgen, die ich mit großem Zeitaufwand geplant und gebaut hatte, sind unter der Wucht einiger großer Wogen zusammengestürzt	3,4	**von mir gebaute (1) Sandburgen (6) sind unter der Wucht der Wogen (6) zusammengestürzt (1)**	1	6	1	6
228	(Trappist Merton:) "Manchmal kann uns der Ruf zu spiritueller Einsamkeit und Freiheit in der Verkleidung einer erniedrigenden Krankheit oder Schwäche erreichen."	4	**Ruf zur Freiheit in Verkleidung (23) einer erniedrigenden (8) Krankheit**	23	8		
228	Sie erreicht jedes noch so kleine Versteck in mir, wie Wasser, das eine Sandburg überschwemmt. Selbst wenn die Welle sich zurückzieht, hinterläßt sie ein ...	4	**sie erreicht jedes Versteck (1)**	1			
228	In letzter Zeit überfällt mich gelegentlich die Traurigkeit, obwohl ich nicht deprimiert bin.	4	**Traurigkeit überfällt (13) mich**	13			
229	Einer Welle, die für dich bestimmt ist, kannst du nicht ausweichen. Die Flut bricht über dich herein .	4	**die Flut (6) bricht über dich herein (6), sie umleiten (20), sie bremsen (20)**	6	6	20	20
229	Die neuen Burgen wurden von anderen Wellen zerstört...	4	**neue Burgen (6) von anderen Wellen (6) zerstört (13)**	6	6	13	
229	... Vergiß es. Du mußt deine Füße fest in den Sand stemmen und dich gut verankern. Dann mußt du dich darauf gefaßt machen, daß dir ein paar Wellen direkt ins Gesicht klatschen. Du mußt geschmeidig bleiben und der Welle nachgeben. .. der Ozean wälzt Sand..	4	**du mußt dich gut verankern (6) und der Welle (6) nachgeben**	6	6		

229	Es gibt eigentlich nichts, was du tun kannst, um sie aufzuhalten, sie umzuleiten oder auch nur zu bremsen ..	4	**sie ist nicht umzuleiten (20) oder zu bremsen (20)**	20	20		
229	Also begann ich mit dem Wiederaufbau und nahm mir dabei immer die ersten Burgen zum Vorbild.	4	**Wiederaufbau (1)**	1			
229	.. und Steine über deine Beine und Füße. Deine Augen brennen, und du bist müde und erschöpft. Aber du hast keine andere Wahl. Die Flut kommt und geht. Die Sonne wird dich wieder aufwärmen, und das Salz auf deiner Haut wird dich daran erinnern, was du...	4	**die Flut (6) kommt und geht**	6			
231	wie ich die Hölle bekämpfen kann, aus der er stammt	4	**die Hölle (21) bekämpfen (13)**	21	13		
231	Und ich bin stets auf der Hut, .. wie ich ihn hindern kann zu kommen .. oder wie ich die Hölle bekämpfen kann, aus der er stammt	4	**ich bin stets auf der Hut (7)**	7			
231	Ich muß mit den Qualen der letzten Jahre Frieden schließen. .. nur funktionieren, wenn ich an die Depression als etwas denke, was weit in der "Vergangenheit" liegt.	4	**Frieden schließen (13)**	13			
231	Ich hasse diesen Drachen (dragon (196)). Er ist mein Erzfeind.	4	**dieser Drachen (21) ist mein Erzfeind (13)**	21	13		
231	Die Angst vor einer möglichen Depression in der "Zukunft" verfolgt mich täglich. ...	4	**die Angst vor einer neuen Depression verfolgt (18) mich**	18			

9.0.6. John Bentley Mays: In den Fängen der schwarzen Hunde.

Sei	Zitat	Phase	**Metaphern**	MFA	MFB	MFC	MFD
12	mich beim Schreiben manchmal gefragt, ob ich es fertigstellen würde, bevor die mörderischen Hunde auf leisen Sohlen wiederkämen	4,5	**mörderische (13) Hunde (18) auf leisen Sohlen (18) wiederkommen (3)**	13	18	18	3
12	Dieses Buch ist ein Leben mit den schwarzen Hunden der Depression.	4,5	**schwarze (11) Hunde (18) der Depression**	11	18		
12	in diesem Buch geht es genau darum: Wie die Gedanken plötzlich verschwimmen und sich zerstreuen, ..., wie sich üppige Felder unvermittelt in Wüsten verwandeln	4	**Gedanken verschwinden (17), üppige Felder (22) verwandeln sich in Wüsten (2)**	17	22	2	
12	sicher ... letztlich nichts, nur, daß die schwarzen Hunde irgendwann zurückkommen werden	4	**schwarze (11) Hunde (18) kommen zurück (3)**	11	18	3	
12	Die Hunde können wiederkommen	1	**die Hunde (18) kommen wieder (3)**	18	3		

12	Die schwarzen Hunde kehren unter Umständen auch in Gestalt des vertrauten Elends wieder	1	**schwarze (11) Hunde (18) kehren wieder (3)**	11	18	3	
12	auf einer dickichtbegrenzten Lichtung geschrieben	3,5	**dickichtbegrenzte (22) Lichtung (22)**	22	22		
12	wenn sie lange genug ihre Kreise um die Lichtung gezogen haben	3	**Kreise um Lichtung (22) ziehen (27)**	22	27		
12	Manchmal tauchen sie ganz überraschend auf ... verwirrend für den, der mit ihren Gewohnheiten nicht vertraut ist	1	**sie tauchen auf (6)**	6			
12	um den Text und mich fortzuschleppen	4,5	**mich und den Text fortschleppen (7)**	7			
12	wer **unter** Depressionen **leidet**, kann nie sicher sein, daß er das, was er gerade begonnen hat, auch zu Ende führen wird	4	**leiden unter (16)**	16			
13	Das vorliegende (Buch) ... ist *geschriebener*, nicht *beobachteter* Schmerz; der Text eines depressiven Schriftstellers, ein Testament, die verwundete menschliche Natur aufs Papier übertragen, ins Helle, auf die Lichtung im dunklen Wald ...	3,5	**ins Helle (11), auf die Lichtung (22) im dunklen (11) Wald (22)**	11	22	11	22
13	bevor die schwarzen Hunde unentrinnbar zurückkommen	1	**schwarze (11) Hunde (18) kommen unentrinnbar (6) zurück (3)**	11	18	6	3
13	meine Tagebücher der letzten 30 Jahre ... genau ausmachen, wann die Hunde jeweils begonnen haben, ihre Kreise um die Lichtung zu ziehen	3,5	**Hunde (18) ziehen Kreise (27) um Lichtung (22)**	18	27	22	
13	bald züngelte nur noch die Flamme des verzweifelten Hasses	4	**die Flamme (29) des Hasses (13) züngelte (29)**	29	13	29	
13	das Wissen um die Strafe, die die schwarzen Hunde den Depressiven in ihrer Sehnsucht nach einer solchen Erfüllung auferlegen	4	**die schwarzen (11) Hunde (18) erlegen Strafe auf (7)**	11	18	7	
13	meine niedergedrückte Seele	4	**meine niedergedrückte (16) Seele**	16			
14	mein stummer alter Feind sich wieder anschleicht	1	**mein Feind (13) schleicht sich an (13)**	13	13		
14	das Bild der nahenden Hunde	1	**nahende (3) Hunde (18)**	3	18		
14	das Bild meiner selbst als Ruine	1	**ich bin eine Ruine (1)**	1			
14	wirbeln Gedanken ... in meinem Kopf herum	4	**Gedanken wirbeln (4) in meinen Kopf herum**	4			
14	die unangenehme Trockenheit des Geistes	4	**Trockenheit (6) des Geistes**	6			
14	das Bild meiner selbst als überflüssig	1	**ich bin überflüssig (6)**	6			
14	die gelähmte Wahrnehmungsfähigkeit ...	4	**gelähmte (10) Wahrnehmungsfähigkeit**	10			
15	in Tagebucheinträgen gestehe ich Rückkehr der Depression ganz offen ein	1	**Rückkehr (3) der Depression**	3			
15	die Erschöpfung, ja Lähmung, ... irgendwann stehe ich völlig bewegungsunfähig da, in stein-	1	**Lähmung (10), steinhart (10) gewordene Galle**	10	10		

	hart gewordener Galle						
15	das Ende der Lügen und des Selbsthasses und der Selbstvorwürfe; dann nähern sich die schwarzen Hunde	1	**die schwarzen (11) Hunde (18)**	11	18		
15	All das macht einer neuen, emotionslosen "Objektivität" Platz. Ich nehme mich selbst als Beute war.	1	**ich nehme mich als Beute (17a) wahr**	17a			
16	der Tod gar nicht mehr so abscheulich ... einzige Alternative Selbsthaß ... sich in die Isolation einschließen	2	**in die Isolation (7) einschließen (7)**	7	7		
16	ich mich selbst als Fall beschreibe, ... Subjektivität schwindet, jetzt, da die Zyste, die *Seele*, geöffnet ist ... übrig bleibt Fleisch, getötet durch das Eindringen medizinischer Autorität, erstarrend, kalt	4,5	**die Seele ist eine kalte (4) Zyste (12), erstarrend (10)**	4	12	10	
16	weil ich jetzt aus einem anderen Frieden heraus schreibe	3	**Frieden (13)**	13			
16	Seh- und Schreibweise dieser Texte ... Erforschung des Nichts im Innern mit der Spitze schimmernden Metalls	4	**das Nichts (17) im Innern**	17			
17	nicht allen Depressionen schenken die schwarzen Hunde diesen perfekten Abschied	2	**schwarze (11) Hunde (18) verabschieden sich (3) nicht immer**	11	18	3	
17	Die Depression wohnt in Dunkelheit und Stille	4	**die Depression wohnt (0) in der Dunkelheit (11)**	0	11		
17	wenn die schwarzen Hunde sich nicht zurückziehen	4	**schwarze (11) Hunde (18) ziehen sich nicht zurück (13)**	11	18	13	
17	bevor sie uns töten, mit unseren eigenen Händen	2	**schwarze (11) Hunde (18) töten (13)**	11	18	13	
17	in jenes absolute, friedliche Nichts zu gelangen	2	**friedliches (13) Nichts (17) (= Tod)**	13	17		
17	jeder Energie beraubt zurücklassen ..	4	**der Energie (19) beraubt (17a)**	19	17a		
17	und deshalb erahnen wir sie nicht und sind auch nicht in der Lage, ihr auszuweichen.	4	**nicht ausweichen können (20)**	20			
17	dann ist der seelische Boden bereitet, mit den süßen Todesphantasien vollgesogen, aus dem diese Art dunkler Seligkeit aufkeimen kann	1	**seelischer Boden (22) bereitet - dunkle Seligkeit kann aufkeimen (22)**	22	22		
18	wiegt nichts; wie ein Vampir wirft sie keinen Schatten	2,4	**wie ein Vampir (21) wirft die Depression keinen Schatten (11)**	21	11		
18	Depression ...: das vom Kummer umwölkte Gesicht ...	4	**vom Kummer umwölkt (4)**	4			
18	Die Depression ist ein anderes Leben, schreibt die franz. Psychoanalytikerin Julia Kristeva	4,5	**die Depression ist ein anderes Leben (9)**	9			
18	es tötet nicht unmittelbar ... Depression läßt sich nicht durch Feuer, Gift oder Skalpell auslö-	2,4	**die Depression läßt sich nicht auslöschen (11)**	11			

	schen						
18	Jedenfalls bleibt sie so lange ohne Schatten, bis sie sich mit Hilfe der Sprache zur Sichtbarkeit verdichtet. Dieses Buch ist ein Versuch, das Unsichtbare sichtbar zu machen	4,5	**sie ist ohne Schatten (11)**	11			
18	Wut und der Wunsch nach Selbstauflösung	4	**Selbstauflösung (17)**	17			
18	mit normalem Erleben .. verglichen, nur Simulation ... jederzeit zum Sprung in den Tod bereit	4	**(Er-) Leben ist nur Simulation (19)**	19			
19	heißt nicht, daß jede Depression notwendigerweise im Tod enden muß. Nein, viele haben die schwarzen Hunde im Dämmerlicht des Waldes erblickt	4	**schwarze (11) Hunde (18) im Dämmerlicht (11) des Waldes (22)**	11	18	11	22
19	wir wissen ..., daß die Hunde unsere Zerstörung, unseren Tod wünschen	2	**Hunde (18) wollen unsichtbar (11) bleiben**	18	11		
19	jenen abgrundtiefen Haß kennengelernt, bin jedoch am Leben geblieben, um über ihn schreiben zu können	2,5	**abgrundtiefer (8) Haß (13)**	8	13		
19	wir wissen ..., daß die Hunde unsere Zerstörung, unseren Tod wünschen	2	**die Hunde (18) wollen unsere Zerstörung (13)**	18	13		
19	sind von ihnen in ihre Höhle verschleppt worden, und haben es trotzdem überlebt.	4	**in ihre Höhle (2) verschleppt (18)**	2	18		
19	Wenn ich in diesem Buch ... das Schicksal herausgefordert habe, dann nur, um die schwarzen Hunde vorzuführen.	4,5	**schwarze Hunde (18) vorführen (24)**	11	18	24	
19	**Unter** chronischen Depressionen zu **leiden** und darüber zu schreiben, ist in gewisser Hinsicht ein Widerspruch in sich.	4,5	**leiden unter (16)**	16			
26	*Erinnerungen und Furcht ihre Schatten auf den Schutzwall des Geistes*	2	**Schatten (11) auf dem Schutzwall (1) des Geistes**	11	1		
26	*der Schatten, der Todesschatten*	2	**Schatten (11), Todesschatten (11)**	11	11		
26	*wieder sitzt der Peiniger an der Tür*	2	**Peiniger (15)**	15			
26	*Harpyien lauern, putzen ihr ölig schwarzes Gefieder*	2	**schwarze (11) Harpyien (21) lauern (13)**	11	21	13	
26	*Ängste ... das Schlagen unheilverkündender Flügel ... Flügel der unheilbringenden Engel ..*	2	**Schlagen von Flügeln (18a) unheilbringender Engel (21)**	18a	21		
28	sterben ... Tod ... Tod ... Tod ... erinnern ... blutende Dunkelheit in meinem Innern das erste Mal	2	**blutende (13) Dunkelheit (11) in meinem Innern**	13	11		
30	nicht empfinden, ... vermutlich die Taktik der stummen, unsichtbaren Selbstauslöschung erlernt	2,6	**Taktik (13) unsichtbarer (11) Selbstauslöschung (11)**	13	11	11	
30	tot ... Erinnerung ... Auslöschung	2	**Auslöschung (11)**	11			
31	noch Jahre dauern, bis ich in jenem friedlichen Traum das endgültige Herannahen der schwarzen Hunde erkannte	1	**Herannahen der schwarzen (11) Hunde (18)**	11	18		

31	letztes Ziel die Auslöschung des Selbst ... ein bewußter Weg ins Vergessen (Suizid)	2	**Auslöschung (11) des Selbst**	11			
34	*Stimme erinnern ... erinnern ... Tod ... Stille ... meine Seele verwüstet ... Erinnerungen ... Erinnerungen ... das Nichtlebende und die Stille*	2	**meine Seele verwüstet (5)**	5			
38	nicht genau sagen, wann dieses Bedürfnis nach Selbstauslöschung sich zu etwas anderem zu konturieren	2	**Selbstauslöschung (11)**	11			
38	und verfinstern begann, zu einer Bedrohung, die mir nie von der Seite wich ... quälende Angst	2	**sich verfinstern (11)**	11			
39	meinen Abschluß machte, in einer Geistesverfassung, die ich damals "der Norden" nannte	4,6	**"der Norden" (2)**	2			
40	Die unrealistische Welt, in ich mich bewegte, wurde immer weniger handhabbar; überall brachen Risse auf.	1	**Risse (17) in meiner Welt (2)**	17	2		
40	*Dunkle, ungebündelte, aufgelöste Nacht; im Keller meiner selbst raschelt das Ungeziefer zwischen den Seiten getaner Arbeit ... wild wuchernde Berichte von Versuchen, Versagen, weiteren Versuchen ...*	2,5	**im Keller (1) meiner selbst**	1			
40	innerhalb meiner Dunkelheit	2	**innerhalb meiner Dunkelheit (11)**	11			
41	Wenn die Kreise der schwarzen Hunde enger werden,	1	**Kreise (27) der schwarzen (11) Hunde (18)**	27	11	18	
41	Plötzlich hörte ich das Ticken der Uhr in meiner eigenen Seele in der düsteren Eingangspassage von Herman Melvilles *Moby Dick*	2,5	**das Ticken der Uhr (19) in meiner Seele**	19			
41	das quälende Drängen der Unterwelt ... mein Tod ... erinnern	2	**quälendes Drängen der Unterwelt (21)**	21			
42	Wir sind sowohl der Sarg, in dem die Kinder, die wir einmal waren, aufgebahrt liegen, als auch die Leichen.	2	**wir sind Sarg (14) und Leichen (14)**	14	14		
42	Wir sind gleichzeitig Leichenzug und Totengräber, Trauernde und Priester;	2	**wir sind Totengräber (14) und Trauernde (14)**	14	14		
42	Wir haben kein Bedürfnis, düstere Schauplätze aufzusuchen, Orte, die dem Selbstmitleid entsprechen, das sich zusammen mit der Depression nähert, weil wir selbst zu einem solchen Ort geworden sind.	1	**(ich bin) wir sind düstere (11) Schauplätze (24)**	11	24		
42	wir sterben wieder und wieder	2	**wir sterben (14) wieder und wieder**	14			
42	in den lebenden Tod unserer Krankheit	2	**lebender Tod (14) unserer Krankheit**	14			
45	Die kunstvolle Gruft, die ich ganz systematisch und voller Energie aufgebaut hatte	4	**meine kunstvoll aufgebaute (1) Gruft (14)**	1	14		
45	traurige Konstruktion	4	**ich eine traurige Konstruktion (1)**	1			

46	meine Inszenierung ... Worte ... erinnern ... tiefer Schmerz	4	**meine Inszenierung (24)**	24			
47	Die Lügengespinste wurden mittlerweile unerträglich schwer und begannen sich gleichzeitig aufzulösen, so daß ich gedanklich mit alten, dunklen, ausgefransten Kleidern dastand.	2,6	**ich stand in dunklen (11) ausgefransten Kleidern (23) da**	11	23		
47	ich mich immer mehr auf meine verzweifelten Reparaturen der Seele konzentrierte	1	**Reparaturen (19) der Seele**	19			
49	meine melancholische Todessehnsucht ... ; daher kam auch die Leichtigkeit, mit der ich meine Selbstauslöschung immer im Geiste zelebrierte	2	**ich zelebrierte (24) meine Selbstauslöschung (11) im Geiste**	24	11		
49	ich ein lebendes Opfer würde, ein Sündenbock in ewiger Trostlosigkeit für die Verfehlungen meines Vaters	4	**ich lebendes Opfer (13)**	13			
51	ich war nicht mehr fähig, die Maske des Untergangs abzulegen.	2	**die Maske (24) des Untergangs (6)**	24	6		
51	Anfangs waren das Versprechen und das Leben, das ich danach ausrichtete, noch Fiktion, eine Rolle, die ich spielen konnte ... kannte den Unterschied zwischen dieser Rolle und dem Leben	1	**Rolle (24), die ich spielen (24) konnte**	24	24		
51	Schließlich wurde ich zu einem Szenario der Hoffnungslosigkeit	2	**ich ein Szenario (24) der Hoffnungslosigkeit**	24			
53	das Publikum, das den Inszenierungen meines Selbstmitleids beiwohnte, sich allmählich bewußt wurde, daß ich es mit meinem Narzißmus nur ausbeutete und sich von mir abwandte	4	**Publikum (24) meiner Inszenierungen (24)**	24	24		
57	und mich in ein Gehäuse einschlossen	4	**in ein Gehäuse (1) eingeschlossen (7)**	1	7		
57	abseits auch jener verführerischen Komplizenschaften, die meine Seele in absurden Posen hatten erstarren lassen	4	**meine Seele in absurden Posen (24) erstarren (10) lassen**	24	10		
57	wie Julia Kristeva das unkomplizierte Universum der Depression nannte	4,5	**das unkomplizierte Universum (2) der Depression**	2			
57	(Frühjahr 67). die vier Monate dauernde einsame Arbeit des Büchersichtens ...glaubte ich, jenes "andere Leben" gefunden zu haben	4	**jenes andere (9) Leben**	9			
57	im Schattenland der realen Welt	4	**im Schattenland (11)**	11			
58	wenn die Depression ... ein anderes Leben ist	4	**anderes (9) Leben**	9			
58	von Stimmen aus der Vergangenheit oder dem Reich der Toten	4	**Reich der Toten (21)**	21			
59	geistige Erschöpfung aufgrund ... meines monatelangen Kampfes gegen die Dunkelheit	1	**Kampf (13) gegen die Dunkelheit (11)**	13	11		
59	die Bibliothek verfiel, wie auch mein Körper verfallen sollte. Ich hatte vor, nie wieder entdeckt zu werden	1,4	**mein Körper sollte verfallen (1)**	1			
60	tot ... meine zusehends schwindenden Ener-	2	**mein erlahmender (10)**	10			

	gien ... mein erlahmender Wille		**Wille**				
60	meine Verzweiflung wuchs ... Verschwinden	2	**mein Verschwinden (17)**	17			
60	die Auflösung im Nichtsein ... Warum dann die beständige Angst?	2	**Auflösung (17) im Nichtsein**	17			
62	meine Seele feucht und grau wie das regennasse Mauerwerk der Kirche	1,4	**meine Seele feucht (6) und grau (11)**	6	11		
62	begann auch ich, physisch durchlässig zu werden	1,4	**ich physisch durchlässig (6)**	6			
63	*ein blaues Licht an den Fenstern, dann Schwärze, und der Gestank des Drecks in meinen Kleidern - verschwunden, die tragenden Balken in meinem Gehirn verhindern*	1	**tragende Balken (1) in meinem Gehirn**	1			
63	*daß es zu einer glänzenden Pfütze verrottet*	1,4	**mein Gehirn würde zu einer glänzenden Pfütze (6) verrotten (22)**	6	22		
65	ich den schalen Frieden, nach dem ich mich so sehr gesehnt hatte, nicht erlangen würde	4	**schaler (25) Friede (13)**	25	13		
65	das Gefühl des langsamen, widerlichen Dahintreibens	1	**Dahintreiben (6)**	6			
65	nun litt ich nicht mehr unter einer Darminfektion wie in Irland, aber eine viel allgemeinere, alles umfassende Krankheit ergriff von mir Besitz	1	**die Krankheit ergriff von mir Besitz (7)**	7			
65	eine Reglosigkeit	1	**Reglosigkeit (10)**	10			
65	eine Stagnation	1	**Stagnation (0)**	0			
65	und der Auflösung	2	**Auflösung (17)**	17			
68	der Haß war nicht die einzige Begierde, die das Werk des Web-stuhls diktierte ... noch ein anderer Wunsch: die blasphemische Mimikry, die mich müde durch die Posen und Aktionen und linguistischen Gesten der akademischen "Normalität" zerrte.	4	**Haß (13) diktierte das Werk des Webstuhls (23)**	13	23		
68	eine solche gebrochen schillernde Prosa konnte nur von einem komischen Kauz kommen, wie ich nun einer war	1,5	**ich komischer Kauz (18a)**	18a			
69	Posen und Lügen meines zerrissenen Ich ausübte	1	**Posen (24) meines zerrissenen (23) Ich**	24	23	23	
69	die aber das Licht hinter meiner zerbröckelnden, konstruierten Persönlichkeit sahen	1	**zerbröckelnde (1), konstruierte (1) Persönlichkeit**	1	1		
69	das dazu diente, die scheußliche Nacktheit und das Chaos, auf die ich mich zubewegte, zu verbergen	1,6	**Nacktheit (23) und Chaos (13)**	23	13		
69	die letzte zugeknöpfte Bescheidenheit meines feingewebten Lügengespinsts	1,6	**mein feingewebtes (23) Lügengespinst (23)**	23	23		
69	mein innerer Niedergang	1	**mein innerer Niedergang (8)**	8			
69	(5/68:) letztmals Kontrolle ausüben	1	**Kontrolle ausüben (17)**	17			
69	Zwar lauerte die Depression immer irgendwo in	1	**die Depression lauerte (13)**	13			

	der Nähe		**immer in der Nähe**				
69	ich mich unweigerlich dem Zusammenbruch näherte	1	**Zusammenbruch (19)**	19			
71	keine Ahnung, daß ich damals immer schneller meinen inneren Zusammenhalt verlor	1	**inneren Zusammenhalt verlieren (17)**	17			
72	Afrika ... beschleunigte fast sicher meinen Kollaps ... egal wie betäubend mein Schmerz war	1	**mein Tun beschleunigte (20) meinen Kollaps (12)**	20	12		
72	(68:) der letzte Sommer vor meinem endgültigen Zusammenbruch im folgenden Herbst	1	**Zusammenbruch (19)**	19			
74	Die meisten Menschen entscheiden sich für das Hauptskript der "Normalität", die Summe aller Regeln und Strategien, die nötig sind, um Bestrafung und Ausschluß zu entgehen, um das zu bekommen, was wir wollen.	4	**Hauptskript (24) der Normalität (9)**	24	9		
74	meine schäbige Darstellung der bürgerlichen "Normalität"	4	**meine Darstellung (24) der Normalität (9)**	24	9		
74	meine bröckelnde Gesellschaftsfähigkeit	4	**meine bröckelnde (1) Gesellschaftsfähigkeit**	1			
74	ich mir hinter den Kulissen eine mörderisch faschistische Einstellung zusammenzimmerte	4	**hinter den Kulissen (24)**	24			
75	das mir verhaßte Skript der "Normalität" wegwerfen unter Rassisten ... genauso wahnsinnig zu werden wie sie - endlich ganz rein und freudlos dazustehen, ein Werkzeug des unschuldigen Hasses	4	**Skript (24) der Normalität (9)**	24	9		
75	Ort, an dem ich keine "Normalität" spielen mußte, zumindest keine bourgeois-demokratische Normalität	4	**Normalität (9) spielen (24)**	9	24		
79	begann so etwas wie ein Gefühl in mir aufzukeimen - etwas so Erschreckendes und Beunruhigendes, daß ich nicht darüber schreiben konnte, nicht einmal in den kodierten Tagebüchern ...	1,5	**Gefühl in mir aufkeimen (22)**	22			
80	das Erblinden und Taubwerden das Schlimmste. Diese Schmerzen sollten mich retten, indem sie	1	**Erblinden (12) und Taubwerden (12)**	12	12		
80	war das Kollabieren der Sinne	1	**Kollabieren (12) der Sinne**	12			
80	das Gefühl zu ersticken	2	**ersticken (14)**	14			
80	meine Situation unerträglich machten - aber noch nicht	1	**unerträgliche (16) Situation**	16			
80	(Frühherbst 68, zurück in USA:)der letzte Schritt in Richtung Auflösung ... ich konnte fast nichts lesen. Die Worte schienen zu verschwimmen oder brannten sich in meine Augen ... nichts schreiben, keine Notizen machen, weil ich nichts hören konnte	2	**Auflösung (17)**	17			

80	Von allem, was sich ereignete, bevor ich tatsächlich zusammenbrach	1	**zusammenbrechen (19)**	19			
81	Im Herbst 1968 erkannte ich lediglich, daß die Kluft zwischen mir und dem, wofür ich die Welt hielt, sich immer weiter vergrößerte.	1	**die Kluft (2) zwischen mir und der Welt wurde immer größer**	2			
81	Ich glaubte, die Taubheit durch meinen Willen herbeigeführt zu haben ... meine Notizen waren ein einziges obszönes, unzusammenhängendes Gekritzel	1,5	**Taubheit (12)**	12			
81	Trotz meiner allgemeinen Taubheit meinte ich, bestimmte Worte in der Ferne wahrzunehmen - alle feindselig, aggressiv, gegen mich gerichtet, abzielend auf meine Vernichtung. Ich hörte Flüstern in den Fluren, Spott über mich, meine Dummheit und meine spröde	1,6	**Taubheit (12)**	12			
82	*nichts ... stumme Bilder ... nichts ... nichts ... für nichts lohnt es sich zu leben, nur der haß ist es wert ... nichts ... nichts .. messer sein in der dunkelheit*	2	**Messer (13) sein in der Dunkelheit (11)**	13	11		
82	ich hatte immer stärker das Gefühl, verfolgt, umzingelt, ausgetrickst zu werden. Irgendwann kam ich zu dem Schluß, daß meine Feinde versuchten, mich umzubringen.	1,2	**verfolgt (13) und umzingelt (13) werden**	13	13		
82	*scheußliche dinge kennenlernen, die von den stinkenden sümpfen ganz unten in meinem in*	2	**stinkende Sümpfe (2) in meinem Innern**	2			
82	Ich hätte mein Messer gern bis zum Anschlag im weichen Fleisch meines Gegners vergraben.	1	**mein Gegner (13)**	13			
82	Als sich in der Nacht keine Feinde einstellten, ... nur noch der eine Feind, der mich nie verließ - und ich spielte mit dem Gedanken, mich selbst aufzuschlitzen, meine schmutzigen Eingeweide aufzuschneiden ... und ich meine Ruhe hatte, friedlich schlafend	2	**der eine Feind (13), der mich nie verließ**	13			
82	am stärksten gierte ich danach, mich selbst abzuschlachten, wenn ich masturbierte ... einzig beherrschende Phantasie, daß ich mir das Messer in den Unterleib rammen, Phallus, Geist und Körper und Bauch gleichzeitig zerstören ...	2	**mich selbst abschlachten (13)**	13			
84	die Professoren, so hieß es, seien der Meinung, daß ich mich auf direktem Wege zu einem Nervenzusammenbruch befinde	2	**auf direktem Weg (3) zum Nervenzusammenbruch (19)**	3	19		
85	Absturz in den Fast-Wahn (Roethke)	4	**Absturz (20a)**	20a			
86	*die hunde - zerreißer, angreifer ... feiglinge .... schakale ... tote ...*	2	**Hunde (18) Zerreißer (18) Angreifer (13) Schakale (18)**	18	18	13	18
86	*die hunde streifen in meinem geist umher*	1	**Hunde (18) streifen in meinem Geist umher (18)**	18	18		

86	*bereit zu zerstören*	2	**bereit, zu zerstören (13)**	13			
88	der Abstieg in das Unfaßbare ... moralischer Versager ... schreckliche Angst davor, mich in die Hände der Ärzte zu begeben	1	**Abstieg (8)**	8			
89	zersetzende Flüssigkeiten .... sehnte mich danach, daß mein zusammenhangloser Körper ... in ein Gefäß gesteckt wurde, damit er sich nicht wieder aufzulösen begann	2	**auflösen (17)**	17			
89	mein sich auflösender Körper zieht die sabbernden schwarzen Hunde an, deren Nähe ich spürte	1	**mein Körper zieht die sabbernden (18) schwarzen (11) Hunde (18) an**	18	11	18	
90	die Welt der "Normalen", der "Erfolgreichen" ... die Welt, von der ich mich ausgeschlossen fühlte	4	**von der Welt (2) der Normalen (9) mich ausgeschlossen (1)**	2	9	1	
90	es gelang mir nicht, ... mich von dem Haß auf meinen Körper zu befreien, der es nicht geschafft hatte, sich selbst zu kurieren	1	**ich konnte mich nicht vom Haß auf meinen Körper befreien (7)**	7			
90	die Tage vor meiner ersten psychotherapeutischen Sitzung ... waren angefüllt mit zwanghaften Gedanken an Blut, an meine eigenen Blutungen und Selbstquälereien, die sich mit stundenlanger Bewegungslosigkeit und zorniger Benommenheit abwechselten.	1	**Bewegungslosigkeit (E1000)**	0			
90	würde von Blut und Grausamkeiten reden, von der Selbstauslöschung ... therapeutischen Mächte ..., die meine Konfusion meiner Meinung nach aus der Dunkelheit ins Licht befördern würden, um sie auszulöschen	2,6	**Selbstauslöschung (11)**	11			
90	*Leblosigkeit*	2	**Leblosigkeit (14)**	14			
92	der anhaltende Haß und der Schmerz, der in mir wütete	1	**Haß und Schmerz wüteten (4) in mir**	4			
93	...wäre ich in der Lage, die bröckelnde Fassade auszubessern	1	**meine bröckelnde (1) Fassade (1) ausbessern (1)**	1	1	1	
93	die einstürzenden Schutzmauern gegen meine Feinde	1	**die einstürzenden (1) Schutzmauern (1) gegen meine Feinde (13)**	1	1	13	
93	Schutzmauern wieder aufzubauen	1	**Schutzmauern (1) wieder aufbauen (1) wollen**	1	1		
95	Medikamente, die nötig waren, um meinen Körper von dem schwarzen Haß zu befreien, der ihn niederdrückte	4	**meinen Körper vom schwarzen (11) Haß befreien (7), der ihn niederdrückte (16)**	11	7	16	
95	fiel mir schwer, mir ganz normale Ziele zu setzen ... ständig das Gefühl, ins Nichts zu marschieren	2	**das Gefühl, ins Nichts (17) zu marschieren (13)**	17	13		
98	sich verschlimmernde Symptome: akute Angstzustände, Unfähigkeit, mich aus der Wohnung hinauszubewegen - lediglich die Sitzungen und	1	**immer dickere Mauern (1) zwischen meiner Seele und der Welt**	1			

	die Nahrungsaufnahme bildeten da eine Ausnahme - so wurden die Mauern zwischen meiner Seele und der Welt immer dicker						
98	*Mitternachtsgedanken ... schwarze Schatten, die Seelen der klirrenden Äste ... mitternächtliche Anblicke, aber keine mitternächtlichen Geräusche ... die Menschen aus ihrem schlafenden Spaziergang über die Nachtbrücke erwachen ...*	2	**Mitternachtsgedanken (11)**	11			
99	endlich schien ich mich eindeutig auf dem Weg in den Tod zu befinden, zu meinem Vater, ins Schweigen ... Gedanken an einen Selbstmord, oder genauer gesagt: mit theatralischen Vorstellungen vom Sterben	2,6	**ich war auf dem Weg (3) in den Tod (14)**	3	14		
103	wurde ein Stück des Schutzpanzers aufgebrochen	1	**Schutzpanzer (13) aufgebrochen (7)**	13	7		
103	der meinen Geist erstickt und abgetötet hatte	2	**meinen Geist erstickt (14) und abgetötet (14) hatte**	14	14		
103	versuchte, mit einem emotionalen Ausbruch voller Selbstmitleid seine versteinerte Haltung zu erweichen,	1	**emotionaler Ausbruch (5)**	5			
104	*lähmende phantasien, die mich in wahnbilder fortwirbeln, in die mythen, die wir sind - laß mich nicht allein ... tod*	1,2	**lähmende (10) Phantasien, die mich fortwirbeln (4)**	10	4		
104	*dichter tag im terrain des geistes - der himmel senkt sich herab, voll von ungeheuern*	1	**Terrain (2) des Geistes**	2			
105	Ich spürte die Anwesenheit der schwarzen Hunde in jeder Gasse, hinter jeder Ecke, die nur darauf warteten, mich anzugreifen und zu zerreißen.	2	**schwarze (11) Hunde (18) warteten, mich anzugreifen (13) und zu zerreißen (18)**	11	18	13	18
105	und überall Risse und ausgefranste Löcher hinterließ	2	**überall Risse (17) und ausgefranste (23) Löcher (23)**	17	23	23	
105	während die Panzerung klappernd Stück für Stück abbröckelte	2	**die Panzerung (13) bröckelte ab (1)**	13	1		
105	den "Vater" von meinem Rücken loszubinden ... oder selbst zu sterben: das waren meine Alternativen ... Aufruhr, Tränen, Schmerz ... schließlich senkte sich eine wunderbare Ruhe über mich, pazifisch-kühl wie eine sanfte Herbstdämmerung	2	**pazifisch-kühle (4) Ruhe senkte sich (8) auf mich**	4	8		
105	Aus Angst vor dem friedlichen Schlaf, den sie bringen, bevor sie sich auf ihr Opfer stürzen, blieb ich bis zum Morgengrauen wach	2	**auf ihr Opfer (13) stürzen (18)**	13	18		
105	ich es kaum noch schaffte, meine psychische Nacktheit zu verbergen	2	**psychische Nacktheit (23)**	23			
106	Ich konzentrierte mich ganz und gar auf die Zerstörung des Nichts, zu dem ich geworden	2	**meine Zerstörung (13) des Nichts (17), zu dem ich**	13	17		

	war.		geworden war				
106	Die schwarzen Hunde hatten die Ruhe über mich gebracht. Es gab keine Ablenkung mehr, mein Kopf war so klar wie noch nie.	2	**schwarze (11) Hunde (18) brachten Ruhe**	11	18		
107	Trauerarbeit nicht geleistet ..., wird die Wut über den Rückzug in die dunkle Unterwelt des Ich gedrängt	4	**Rückzug (13) in die dunkle (11) Unterwelt (21) des Ich**	13	11	21	
107	ohne etwas über das gefährliche *Skript* zu wissen, das Freud beschreibt und dem ich so getreu folgte, in langsamen, öden, tanzähnlichen Bewegungen meiner allerletzten Selbstbestrafung näherte	2,5	**öde (2) Bewegungen hin zur letzten Selbstbestrafung (13)**	2	13		
107	wo sie nagt und zerrt, bis sie schließlich zu etwas wird, das nicht mehr als Trauer erkennbar ist	4,7	**Wut nagt (18) und zerrt (18)**	18	18		
107	Motor dieses Selbsthasses?	4,7	**Motor (20) des Selbsthasses**	20			
108	Das absurde Finale, auf die sie immer hinausläuft, ist der Selbstmord, der Mord am Verhaßten, der irrtümlicherweise am Selbst begangen wird.	2	**absurdes Finale (24)**	24			
111	der Leser, der die ganz spezielle Isolation der Depression nicht kennt	4,5	**Isolation (7) der Depression**	7			
115	schließlich die Bemühungen, wieder aufzutauchen - das war mein Lebensinhalt und mein Gesprächsstoff geworden.	4,6	**ich bemühte mich, immer wieder aufzutauchen (6)**	6			
115	meine Symptome, das Übertragungsphänomen, der Rückfall in schrecklichste Depressionen und	4	**Rückfall (8) in die Depression**	8			
116	Das tatsächliche Erlebnis hat weniger mit einem Zusammenbruch als mit einem Drängen, einer Übelkeit zu tun; es ist so etwas wie psychischer Durchfall.	4	**weniger Zusammenbruch (19) als psychischer Durchfall (12)**	19	12		
116	meine Krankheit ist immer noch nicht geheilt. Es gibt keine Heilung dafür, nur die regelmäßige Wiederkehr jener Krise, die man *Nervenzusammenbruch* nennt. .. der Ausdruck seltsam, blaß	4,6	**Nervenzusammenbruch (19)**	19			
117	unser Körper kann uns ... gegen den Diskurs des Selbsthasses im Nervenzusammenbruch wappnen	4	**sich im Nervenzusammenbruch (19) wappnen (13)**	19	13		
117	"Nervenzusammenbruch"? ... bedeutet, sich in ein Netz aus Metaphern zu verstricken, die seit dem viktorianischen Zeitalter nicht einfacher geworden sind	4,5	**Nervenzusammenbruch (19)**	19			
117	*Nervenzusammenbruch* nimmt immer noch eine übel beleumdete Stellung zwischen Physiologie und Kultur ein	4	**Nervenzusammenbruch (19)**	19			

117	eine überaus schmerzvolle, behindernde Störung, ... um eine empirisch nachweisbare Fehlzündung der Nerven	4	**Fehlzündung (19) der Nerven**	19			
117	aber es hat auch etwas mit der Fehlzündung der eigenen Treue gegenüber einem System von gesellschaftlichen Regeln und Verhaltensweisen zu tun, die gemeinhin als "normal" oder "natürlich" angesehen werden.	4	**Fehlzündung (19)**	19			
118	Störungen in den Nervenschaltungen ... führen mit ziemlicher Sicherheit zu einem vorgegebenen kulturellen Vokabular des Selbsthasses	4,5,6	**Störungen (19) in Nervenschaltungen (19)**	19	19		
118	eine Krise in der langsam sich aufbauenden Verzweiflung	4	**sich aufbauende (1) Verzweiflung**	1			
118	lähmender emotionaler Tod durch die Depression	2	**lähmender (10) emotionaler Tod (14)**	10			
118	der sogenannte Nervenzusammenbruch eines Tages in einer Gesellschaft, die weniger besessen ist von der Gesundheit und der Sehnsucht nach ungetrübter Subjektivität ... eine rituelle Öffnung zur Gesundheit ... wird	4	**Nervenzusammenbruch (19)**	19			
119	aus dieser rituellen Durchquerung der Unterwelt nie wieder völlig auftauchen		**aus ritueller (21) Durchquerung (3) der Unterwelt (21) nicht auftauchen (6)**	21	21	6	
119	Ende 1968 begab sich ein Mann auf die schreckliche Reise	4	**schreckliche Reise (3)**	3			
122	Auch wenn wir die schwarzen Hunde nur einen Augenblick lang vergessen - ... - sie vergessen uns nie. Selbst wenn wir uns ... glücklich fühlen, ... spüren sie uns auf	1,4	**schwarze (11) Hunde (18) spüren uns auf (18)**	11	18	18	
122	In der Biographie des Depressiven wird es immer eine kleine Kluft zwischen Realität und Schein geben,	4	**Kluft (2) zwischen Realität und Schein (24)**	2	24		
122	und zerstören mit ihrem unerbittlichen Realismus unseren flüchtigen Glauben, wir könnten uns ein für allemal hinausschreiben aus dem Skript der Depression.	4,5	**Glauben zerstören (13)**	13			
122	eine kleine Lüge in allem, was in der Welt abgewickelt wird ... lediglich Simulationen von Realitäten	4	**Simulationen (19) von Realitäten**	19			
123	(Frühling 69:) saß in dem alten roten Ohrensessel, in den ich mich immer in meinen schlimmsten Stunden zurückzog, angewidert davon, daß ich in die Dunkelheit hineinredete und daß die Gedanken in meinem Kopf wild durcheinanderwirbelten	4,6	**Gedanken wirbelten (4) wild (18) in meinem Kopf durcheinander**	4	18		
124	Levines Angebot stellte für mich die Brücke zu einem neuen Leben und einer neuen Stadt ... dar	4	**Brücke (1) zu neuem Leben**	1			

125	Nun hatte ich Ruder, mit denen ich mein Boot beherrschen konnte	4	**Ruder (6) zum Beherrschen (7) meines Bootes (6)**	6	7	6	
125	und die lauernden Hunde der Depression vertreiben würde	4	**die lauernden (13) Hunde (18) vertreiben (18)**	13	18	18	
125	es sollte Jahre dauern, bis ich die Hoffnung auf eine endgültige Besserung meiner Depression schließlich aufgab, falls ich das in den geheimsten, widerspenstigsten Winkeln meines Herzens jemals getan habe	4	**widerspenstigste (0) Winkel (1) meines Herzens**	0	1		
125	die bis dahin so oft wiedergekehrt waren, um mir alle Freude zu nehmen	1	**Hunde (18) kehren wieder (3)**	18	3		
125	... merkte ich nicht, daß sich die schwarzen Hunde bereits in den Schatten hinter mir zusammenrotteten. Ein behagliches, tödliches Gefühl der Sicherheit lullte mich ein	1	**schwarze (11) Hunde (18) rotteten sich zusammen (18)**	11	18	18	
125	Auch wenn das Leben wieder stürmisch werden sollte	4	**Leben stürmisch (4)**	4			
125	wie diese Ruder allerdings aussahen, das hinterfragte ich nicht weiter - und ich würde dem Untergang nie wieder so nahe kommen	1	**Untergang (6)**	6			
125	abrupter Umzug ... einfach die alten Ängste auslöschen	4	**Ängste auslöschen (11)**	11			
126	keine neue Kraft gegen das schnelle Herannahen und Zurückweichen der schwarzen Hunde, den unerbittlichen, dumpfen Schmerz	1	**das Herannahen (13) und Zurückweichen (13) der schwarzen (11) Hunde (18)**	13	13	11	18
126	jene erstickende Angst kehrte wieder	1	**die erstickende (14) Angst kehrte wieder (3)**	14	3		
126	die Abwärtsbewegung (1969) war in einschneidender Weise aufgefangen worden	2	**Abwärtsbewegung (8) war aufgefangen (8) geworden**	8	8		
126	ganz kurz vor dem Sturz in den Abgrund	2	**vor dem Sturz (8) in den Abgrund (8)**	8	8		
126	nur eine Frage von Wochen, bis die schwarzen Hunde mich wieder eingeholt	1	**schwarze (11) Hunde (18) holen mich ein (20)**	11	18	20	
126	die Depression war mit mir nach Toronto gekommen - im Schließfach meiner Seele trug ich sie bei mir	1	**die Depression war im Schließfach (3) meiner Seele mit mir gekommen**	3			
126	und sich über meinen Fluchtversuch lustig gemacht hatten	1	**mein Fluchtversuch (7)**	7			
126	die lähmenden Zweifel und der Selbsthaß	1	**lähmende (10) Zweifel**	10			
127	ich mich in jene trübe, schlammige Lustlosigkeit hineinziehen ließ	4	**in trübe (11), schlammige (2) Lustlosigkeit hineingezogen (8) werden**	11	2	8	
127	das nächste Stolpern, Rutschen und Stürzen	4	**Stolpern (12), Rutschen (4), Stürzen (8)**	12	4	8	
127	in dunkle Stunden, Tage oder auch Wochen am Boden, in die verzweifelte Suche nach Hilfe ..	2	**dunkle (11) Stunden am Boden (8)**	11	8		
127	dazwischen immer wieder das "normale Leben" mit der einen oder anderen Freude, manchmal	3	**Wegstrecken (3) mit Weiterhumpeln (12)**	3	12		

	Wegstrecken mit gar nicht unangenehmem Weiterhumpeln und schließlich						
127	die den schwarzen Hunden so sehr bei ihrer Jagd hilft. Ich schrieb alles meiner Einsamkeit zu	4	**schwarze (11) Hunde (18) bei ihrer Jagd (18)**	11	18	18	
127	begann ich die Depressionszyklen zu durchleben ... so typisch für mein Dasein: schnelles oder auch langsames Abdriften in Verletzlichkeiten, Verzweiflung und Scham	4	**Abdriften (6) in Verzweiflung und Scham**	6			
127	damals begriff ich noch nicht, daß ich aus der *kritischen* Depression in die Zyklen der *normalen* Depression auftauchte	3	**auftauchen (6)**	6			
128	*bezüglich der unheimlichen dunkelheit und des leuchtens darin*	4	**unheimliche (21) dunkelheit (11)**	21	11		
128	hätschelte und nährte ich ... die Verletzungen und Ressentiments, die vom Widerwillen des Depressiven herrühren, irgend etwas Neues zu versuchen, obwohl aus genau jener Untätigkeit dann wieder Selbsthaß resultiert	4	**ich nährte (25) die Verletzungen (13)**	25	13		
128	*ich weiß nicht, was ich schreiben soll ... dunkler wald*	4,5	**dunkler (11) wald (22)**	11	22		
128	meine Einsamkeit, ...meine Isolation	1	**meine Isolation (7)**	7			
128	brachten mich immer wieder aus dem Gleichgewicht	1	**aus dem Gleichgewicht (19) bringen**	19			
130	mich in die noch größere Isolation in den Slums getrieben hatte ... mich einsamer gemacht, als ich seit den schrecklichen Monaten vor meinem Zusammenbruch 1968 jemals gewesen war	1,4	**Zusammenbruch (19)**	19			
131	wieder einmal begann die Welt, meinem Griff zu entgleiten, so schlimm wie noch nie seit dem Jahr vor meinem Zusammenbruch	1	**die Welt (2) entglitt (17) meinem Griff**	2	17		
131	jeder Depressive kennt dieses stete Voranschreiten von zwanghafter Selbstverbesserung und Versuchen, "sich zusammenzureißen", zu Selbstmordgedanken	4	**sich zusammenreißen (23)**	23			
132	nach dem Sommer 1968 in Afrika geradewegs in jenen Zustand der Auflösung gestolpert war, der schließlich zu meiner Therapie führen sollte	2	**in einen Zustand der Auflösung (17) gestolpert (12)**	17	12		
132	der nächste Zusammenbruch kam genauso schnell wie alle anderen in der intensiven Zeit zwischen Herbst 1968 und Sommer 1971	4	**Zusammenbruch (19)**	19			
134	meine Gedanken wandten sich wie selbstverständlich der Selbstauslöschung dieses fixierten, gelähmten Wesens zu, das ich glaubte, wieder zu werden	2	**Selbstauslöschung (11) dieses gelähmten (10) Wesens**	11	10		
135	an der Zeit, sich Gedanken über die seltsamen Urgewalten zu machen, die zu meinem plötzlichen katastrophalen Zusammenbruch geführt	4	**Urgewalten (5), die zu meinem katastrophalen (5) Zusammenbruch (19) ge-**	5	5	19	

	hatten		**führt hatten**				
135	sterbend ... seelenvernichtende Technologien ... lernte ich wieder, eine Sprache des Herzens zu sprechen, die ich fast vergessen hatte. ich lernte ganz allmählich, wie man betet	4,5	**seelenvernichtende (13) Technologien (19)**	13	19		
135	fand keine Antwort in Irland. vielleicht gibt es keine Antwort auf meine Fragen. dafür fand ich einen Ort, der sozusagen Balsam für meine Seele war	4	**ein Ort, der Balsam (22) für meine Seele war**	12			
137	Deborahs Verschwinden auch mit meiner verkümmerten, leidenschaftslosen Reaktion auf sexuelles Vergnügen zu tun hatte - wahrscheinlich ist das der geheime Defekt eines jeden Depressiven	4	**der geheime Defekt (19) des Depressiven**	19			
141	all das bot, was die Depression mir sonst verwehrte: Extravaganz, Kaltschnäuzigkeit ... Humor	4,6	**Depression verwehrte (13) mir Kaltschnäuzigkeit (18)**	13	18		
143	*selbstmörderische Nachtgedanken ... über die Klippe der Welt in Nebel hinein*	2	**Nachtgedanken (11) im Nebel (4)**	11	4		
145	mitten im psychischen Chaos stecken	4	**im psychischen Chaos (13) stecken**	13			
148	zwei Menschen ... mein Leben mit mir teilten ... gefiel mir überhaupt nicht. Es lenkte mich von meiner üblichen Vertiefung in meine Krankheitssymptome ab	4	**Vertiefung (8) in meine Krankheitssymptome**	8			
149	Sie versucht, dem Bewußtsein einzureden, daß die einzige Möglichkeit, die Symptome, die wir so verachten, zu bekämpfen, darin besteht, uns radikal zu isolieren ...	4,6	**Symptome durch Isolation (7) bekämpfen (13)**	7	13		
149	Das Mitleid eines anderen Menschen spornt den Dämon der Depression nur weiter an.	4	**Mitleid spornt (18) den Dämon (21) der Depression an**	18	21		
149	Sie (die Depression) indoktriniert uns ...Axiom: unerschütterlicher Individualismus und Unabhängigkeit die Basis allen Lebens sind, von der abzuweichen wir uns herausgenommen haben	4	**die Depression indoktriniert uns (7)**	7			
149	Die Liebe ist der stärkste Feind der Depression. Aber auch die Liebe kann sie nicht auslöschen oder heilen - selbst wenn Menschen, die sich in einen Depressiven verlieben, das glauben.	4	**Liebe stärkster Feind (13) der Depression**	13			
149	die Liebe lernte ich nun in schwierigeren Zeiten voll langsam herandämmernder Einsichten, die viel eher Gefahr liefen, von der Depression vergiftet zu werden, weil sie mit großer Nähe zu tun hatten ...	4	**Gefahr, von Depression vergiftet (14) zu werden**	14			
149	Die Depression geht immer auf dieselbe Weise gegen ihre eigene Enthüllung an:	4	**die Depression ist gegen ihre eigene Enthüllung (23)**	23			

150	Die Erfahrung der ausgeprägten Isolation als Gegenmittel gegen die Wirren der Welt läßt den Depressiven an den Individualismus glauben, jenen Zustand der Perfektion, den wir nie ganz erreichen können.	4	**ausgeprägte Isolation (7) als Gegenmittel (12) gegen Wirren der Welt**	7	12		
150	Es fördert darüber hinaus die Abneigung gegenüber jeder Art von Wurzeln, die der Depression zugrundeliegt, und gegenüber unserem einzigen Recht als Menschen: eingebunden zu sein in die universelle Gemeinschaft des menschlichen Leidens	4	**Abneigung (8) gegen Wurzeln (22)**	8	22		
150	zum Teil aus physiologischen Gründen, zum Teil auch wegen ihres Charakters reagieren Depressive nicht allzugut auf ihr Gefangensein in diesem Dilemma	4	**Gefangensein (7) im Dilemma**	7			
150	Niemand könnte fester an das "Recht auf den eigenen Körper", an die "unveräußerliche Entscheidungsfreiheit" ... an all das Vokabular der "Emanzipation" glauben als der Depressive - ohne all das wäre die Selbstauslöschung ...	2	**Selbstauslöschung (11)**	11			
150	... das Ende, das die schwarzen Hunde für uns bereithalten, im wörtlichen Sinne undenkbar.	4	**schwarze (11) Hunde (18) halten das Ende für uns bereit**	11	18		
151	... der erste Schritt zur Befreiung vom Individualismus und damit von der Depression sein	4	**erster Schritt (3) zur Befreiung (7) von der Depression**	3	7		
151	Dieses Egoismus sehen die anderen, und sie verachten uns dafür; gleichzeitig ist es aber auch diese Fessel, von der wir uns am liebsten befreien würden.	4	**von der Fessel (7) befreien (7) wollen**	7	7		
152	zersetzende Entscheidungsunfähigkeit, die sich sehr bald in allen Winkeln meiner Seele auszubreiten begann	4	**zersetzende (17) Entscheidungs-unfähigkeit in allen Winkeln (1) meiner Seele**	17	1		
152	Ich hatte gehofft, daß die Ehe mich vor genau jener Unentschlossenheit retten würde. Aber ich war erst ein paar Monate verheiratet, als die schwarzen Hunde wiederkehrten.	1	**die schwarzen (11) Hunde (18) kehrten wieder (3)**	11	18	3	
152	Menschen, welche von den schwarzen Hunden als Opfer auserkoren werden	4	**Opfer (13) der schwarzen (11) Hunde (18)**	13	11	18	
153	*wie all das Strandgut des Universums, immer "kurz davor stehe" ... hoffe ... und dabei weiter und weiter hinabsinke ...*	1,2	**ich sinke (6) wie all das Strandgut (6) des Universums (2) hinab (8)**	6	6	2	8
153	Am Ende dieses abschüssigen Pfades liegt der Tod - mit Sicherheit der geistige und moralische, manchmal auch der körperliche.	1,2	**abschüssiger (8) Pfad (3)**	8	3		
153	*Wirbeln im Mahlstrom*	2	**Wirbeln (4) im Mahlstrom (6)**	4	6		

153	Aber das sinnlich perverse Vergnügen der Unentschlossenheit verbirgt wie die Lust das tödliche Ende vor seinem Opfer, bis es kein Entrinnen mehr gibt.	2	**kein Entrinnen (6)**	6			
153	*von meiner Verwesung ... erinnern*	2	**meine Verwesung (14)**	14			
154	Ekel über das, was Maragarets Wut in so grellem Licht gezeigt hatte: die Wand, die ich um mich aufrichtete ...	4	**Wand (1), die ich um mich aufrichtete (1)**	1	1		
158	mein Schreiben über jene Krankheit, **unter** der Millionen **leiden,** ist gekennzeichnet von der Überzeugung, daß die Depression eine Kultur ist wie jede andere auch, die sich nur in und durch Sprache und Bilder erforschen läßt ... Spuren lesen ...	4,5	**leiden unter (16)**	16			
160	berühmte "Augenblick der Wahrheit", auf den Leser von Biographien warten - die Krise im Kampf um das Ich ... im verwirrenden Gestrüpp aus Unwahrheit und Niedergeschlagenheit ...	4,5	**der Kampf (13) um das Ich im Gestrüpp (22) der Niedergeschlagenheit (13)**	13	22	13	
160	Die Depression hatte auch ein Gutes für mich: Sie hielt mich von den oberflächlicheren Verrücktheiten der Drogenszene und des politischen Aktivismus Ende der 60er Jahre fern.	4	**Depression hielt mich von vielem fern (3)**	3			
163	Vermutlich durchleiden die meisten Menschen Perioden mehr oder weniger schlimmer geistiger, körperlicher oder emotionaler Starre - bspw. nach dem Verlust eines geliebten Menschen ... - diese gutartige Anhedonie	4	**geistige, körperliche, emotionale Starre (10)**	10			
164	um nicht in einem Meer verheerender Symptome unterzugehen.	4	**nicht im Meer (6) verheerender (13) Symptome untergehen (6) wollen**	6	13	6	
164	... und mich lediglich an ein paar Wrackteile festklammerte	4	**ich klammerte mich an Wrackteilen (6) fest**	6			
165	Die meiste Zeit glauben Menschen, die **unter** Depressionen **leiden**, meiner Ansicht nach nur, daß es die Schönheit tatsächlich irgendwo gibt. Vielleicht sind wir in der Lage, über sie zu sprechen, als hätten wir sie wirklich empfunden.	4,6	**leiden unter (16)**	16			
166	*heute ist das dunkle Innere sein Begräbnisschrein, mein Körper, sehr dunkel, tief, und stinkt nach Schmutz und langsam verwesendem Körper, und ich muß den kleinen verwesenden Körper in mir mit dem, was ich tue, unterhalten ..*	4	**sein Begräbnisschrein (14), mein Körper, verwesend (14)**	14	14		
170	Die Tagebücher erinnern mich daran, wie ich vom Wahn der Depression gefesselt war: die träge Freude ..., wenn wir dem ständigen Gejammere der Depression den Status eines Diskurses verleihen ..	5	**vom Wahn der Depression gefesselt (7)**	7			

171	... und meinen Geist wieder in jenen Zustand der emotionalen Ausgeschlossenheit zurückversetzen, in dem die meisten Einträge noch bis vor kurzem verfaßt wurden	5	**emotionale Ausgeschlossenheit (1)**	1			
173	soziales Netz	4	**soziales Netz (23)**	23			
177	- plötzlich wurde die wunderbare selbstmörderische Dämmerung von grellem Licht erhellt	2	**selbstmörderische (13) Dämmerung (11) von grellem Licht (11) erhellt (11)**	13	11	11	11
177	packten mich die Himmelhunde in ihren grausigen Fängen	2,3	**die Himmelhunde (18) packten (18) mich in ihren grausigen Fängen (18)**	18	18	18	
177	Aber irgendwo außer Hör- und Sehweite kam es zum Kampf zwischen verschiedenen Hunderudeln	2	**Kampf (13) zwischen den Hunderudeln (18)**	13	18		
177	und zerrten mich weg von den Werkzeugen der Selbstvernichtung.	2,3	**sie zerrten mich weg (18) von Werk-zeugen der Selbstvernichtung (13)**	18	13		
177	In jener Nacht gewannen wieder einmal die Hunde des Himmels, und in einem Augenblick, den ich als unglaublich schmerzhaft in Erinnerung habe - ...	2	**Hunde des Himmels (18) gewannen (13)**	18	13		
177	Anruf, der die Affäre beendete, hatten die schwarzen Hunde leichtes Spiel mit mir. Sie kamen noch in jener Nacht.	1	**die schwarzen (11) Hunde (18) hatten leichtes Spiel mit mir (24)**	11	18	24	
177	Diese Ruhe wurde irgendwann von verführerischen Gedanken an den Tod unterbrochen, durch die Planung der Selbstvernichtung ohne irgendeine Beschäftigung damit, welches Leid mein Selbstmord über andere oder mich selbst bringen würde.	2	**Selbstvernichtung (13)**	13			
177	Soweit ich mich erinnere, verrichteten die Hunde ihr Werk noch schneller als sonst. Wie immer kamen zuerst die Trostlosigkeit, der Selbsthaß und die Selbstvorwürfe. Dann hörten sie unvermittelt auf und lullten mich in eine merkwürdige Ruhe ein.	1	**die Hunde (18) verrichteten ihr Werk**	18			
180	... - die plötzlich hereinbrechenden Düsternisse und die langsam heraufziehende Morgendämmerung)	1,3	**hereinbrechende (4) Düsternisse (11)**	4	11		
181	Es handelt sich dabei um ein Leben in der Düsternis einer offenen Anstalt ... Kultur ... deren Erbe für uns der Selbsthaß ist.	4	**ein Leben in der Düsternis (11) einer offenen Anstalt**	11			
183	Leider ließ sich meine raffinierte Strategie der Selbstzerstörung wunderbar durch den mythischen Ruf der Kritiker kaschieren, der sie als Eigenbrötler und Schluckspechte darstellt ..	4	**Strategie (13) der Selbstzerstörung (13) kaschieren (23)**	13	13	23	
183	Als ich mir Anfang der 80er Jahre allmählich einen Namen als Schriftsteller machte, entdeck-	4,5	**Alkohol als Schmiermittel (19) für mein Eintauchen**	19	6		

	te ich den Alkohol als Schmiermittel für mein Eintauchen in die Gesellschaft.		**(6) in die Gesellschaft**				
183	Ich trank viel, ... , um die Depression auf Distanz zu halten .. und ich trank auch um des Trinkens willen, um betrunken zu sein - ein Zustand, ... immer mehr der Depression vorzog.	4	**trinken, um Depression auf Distanz zu halten (3)**	3			
183	Genau aus jenem Grund trank ich: Um die Ängste zu ertränken, die mich schon bei den harmlosesten gesellschaftlichen Anlässen überkamen. Ich trank, um meiner Furcht und meiner Aggression den Anschein von Leutseligkeit zu verleihen.	4	**Ängste ertränken (6)**	6			
183	der Alkohol kaschiert die offensichtlichsten Symptome der Depression ... - der leere Blick, die unkoordinierten Körperbewegungen, die Leichenblässe.	4	**Alkohol kaschiert (23) Symptome der Depression**	23			
184	... der depressive Schriftsteller kann seine ... wirren Gedanken wieder so weit mobilisieren ... Termine einzuhalten	5	**wirre (23) Gedanken mobilisieren (20)**	23	20		
185	*der verhaßte tote Mann in mir gejagt von hungrigen Hunden gejagt von ihnen, hungernd, wenn nicht sturzbesoffen.. nicht-fühlend, wie sie in der hellen Dunkelheit der Wintersonne und des Wintermondes herumschleichen*	4	**gejagt (18) von hungrigen Hunden (18)**	18	18		
185	Ende 1985 mich an meinen täglichen Kater schon gewöhnt; normalerweise vertrieb ich ihn gleich am Morgen wieder mit einem ersten Drink. Der Alkohol hatte mich nie im Stich gelassen, er hatte meine Depressionen gedämpft ...	4	**täglicher Kater (0)**	0			
186	..., die Bedrohung, die in dunklen Winkeln auf mich lauerte, auf Distanz gehalten, auch die kleineren Sorgen des Alltagslebens erträglich gemacht.	4	**die mir auflauernde (13) Bedrohung (13) auf Distanz halten (3)**	13	13	3	
187	...war, sie in Schach zu halten.	4	**Störung (19) in Schach halten (7)**	19	7		
187	Nachdem ich den Alkohol aus meinem Leben verbannt	4	**Alkohol verbannt**	0			
187	Nachdem ich den Alkohol aus meinem Leben verbannt und ihm die Kontrolle darüber entzogen hatte, begann ich zu merken, daß man in den ungelegensten Augenblicken mit seiner Störung konfrontiert wird, auch wenn es einem zuvor mit Hilfe des Alkohols gelungen	4	**dem Alkohol die Kontrolle über mein Leben entzogen (17)**	17			
188	mit dem Trinken aufgehört zu haben .. tief in mir liegt noch immer der Impuls zur Selbstzerstörung und Verblendung, der mich in einen Trinker verwandelte. Die Gefahr ist nicht gebannt.	2	**die Gefahr (13) der Selbstzerstörung (13) war nicht gebannt (7)**	13	13	7	

	Die Sehnsucht nach vorübergehendem Vergessen habe ich nie verloren.						
188	Ich hätte nie beschlossen, mit dem Trinken aufzuhören, wenn ich geahnt hätte, welche neuen Abgründe der Depression und des Selbsthasses sich dadurch vor mir auftun würden.	1	**neue Abgründe (8) der Depression tun sich vor mir auf**	8			
188	*alles zieht mich hinunter, weg vom Schreiben -*	1,5	**alles zieht mich hinunter (8)**	8			
188	*ich habe das Gefühl, daß alles zerbricht, was ich versprochen hatte ... das Schreiben und Weiterschreiben*	1,5	**alles zerbricht (17)**	17			
189	Die erste Niederlage gegen diese virulentere, mächtigere post-alkoholische Form der Depression ereignete sich Anfang 1986.	1	**Niederlage (13) gegen virulentere (13) Form der Depression**	13	13		
189	Der Alkohol ist so etwas wie ein wackliger Wall gegen die völlige Betäubung und das Herannahen der schwarzen Hunde. Ich war nun ganz und gar schutzlos.	1	**schutzlos (13) gegen schwarze (11) Hunde (18)**	13	11	18	
189	Alkohol zu verbannen das einzig Richtige, ... doch falsch angegangen. Ich hörte einfach auf mit dem Trinken.	4	**Alkohol verbannen**	0			
190	spürte ich wieder jenes scheußliche Austrocknen	1	**Austrocknen (6)**	6			
190	versuchte zu fliehen	1	**fliehen (7)**	7			
190	meine Fähigkeit zu *denken*, ohne mich gleichzeitig mit Selbstvorwürfen und Zweifeln zu belasten, ließ immer mehr nach	1	**mich belasten (16)**	16			
190	und die Leere	1	**die Leere (17)**	17			
191	Der allmähliche Abstieg in die längste, dunkelste Herrschaft ...	1	**Abstieg (8) in die dunkelste (11) Herrschaft (7)**	8	11	7	
191	... der schwarzen Hunde seit meinem schmerzlichen Zusammenbruch von 1969 begann ... nach Toronto. Da erkannte ich eine neue Wahrheit, die düster am Horizont heraufstieg, ...	1	**der schwarzen (11) Hunde (18) ... Zusammenbruch (19)**	11	18	19	
191	diese übertriebene Empfindlichkeit und meine Weigerung, irgend jemanden an mich heranzulassen, mich wieder in meine alte Einsamkeit am Rande der Lichtung zurückdrängten.	1	**am Rande (2) der Lichtung (22)**	2	22		
193	aber ich hatte den Alkohol nicht mehr, und das bißchen dicke Haut, das ich mir im Lauf der Jahre zugelegt hatte, war durch die Tatsache, daß ich es nicht geschafft hatte, das Buch zu schreiben, ziemlich strapaziert worden.	1,5	**dicke Haut (18)**	18			
195	die mich immer länger in immer größere Tiefen hinabzogen.	4	**sie zogen mich in immer größere Tiefen (8) hinab (8)**	8	8		

195	Doch trotz dieser neu entdeckten Freuden wurde ich immer wieder von Depressionen heimgesucht	4	**immer wieder von Depressionen heimgesucht (1)**	1			
195	begann ich auch jetzt, alle Kontakte zur Außenwelt zu reduzieren, um den immer schlimmer werdenden Schmerz zu lindern	1	**alle Kontakte zur Außenwelt (2) reduzieren**	2			
195	und trieben mich manchmal wirklich an den Rand des Wahnsinns - ...	4	**sie trieben mich an den Rand (2) des Wahnsinns**	2			
195	Die besonders schweren und langen Depressionen, die ich im Frühjahr 1990 und 1991durchlebte, erzeugten Schlaflosigkeit und Ängste; sie lähmten mich	4	**sie lähmten mich (10)**	10			
195	paradoxe Handlungen von Neurotikern: Sie verdrängen noch stärker, widerstehen allen Versuchungen, etwas Schönes zu erleben und verlängern und verstärken so nur den Depressionsschub.	4	**Depressionsschub (20)**	20			
196	*um das Gift aus dem Tumor zu saugen, der in meiner Seele wächst*	1	**die Hunde (18) saugen das Gift (14) aus dem Tumor (12) in meiner Seele**	18	14	12	
196	Aber trotzdem habe ich die Schwelle zum Wahn nie überschritten; ich bin immer kurz davor stehen geblieben, in jenem kleinen Teil des Lebens, in dem ich mich noch zurechtfinden konnte, wenn auch auf vorsichtige, beschränkte, exzentrische Weise.	4	**Schwelle (1) zum Wahn nie überschritten (1)**	1	1		
196	*... mich durch ihre Nähe wachzuhalten, durch die Stille. die Hunde sind letzte Nacht wiedergekommen,*	1	**die Hunde (18) sind wiedergekommen (3)**	18	3		
196	*während ich sterbe und bete, ins Dunkel sterbe, und dann ins unsägliche Licht*	2	**ich sterbe (14) ins Dunkel (11)**	14	11		
196	*die Hunde haben sich letzte Nacht in meinem schmalen Bett auf mich gestürzt. neulich nacht haben sie mich in ein Tier verwandelt.*	1	**die Hunde (18) haben sich auf mich gestürzt (18)**	18	18		
196	... der Zustand, vor dem ich immer am meisten Angst gehabt habe, weil ich glaube, daß es von dort kein Zurück mehr gibt. Ich stieß Freunde mit Beleidigungen und Gleichgültigkeit vor den Kopf, schwieg.	4	**kein Zurück (3)**	3			
196	*heute nacht habe ich Angst, daß sie wiederkommen,*	1	**Angst, daß sie wiederkommen (3)**	3			
196	*...dann kehren sie wieder und setzen sich in die Ecke meines Zimmers und ängstigen mich in die Krankheit ohne Ende*	1	**sie kehren wieder (3)**	3			
196	*... um herumzuschleichen, sich in dunkle Winkel zu drücken, ...*	1	**sie schleichen herum (18)**	18			
196	*ein Herdfeuer, das sie erwartet. Sie gehören zu mir - das kann ich nicht vergessen-, sie lassen*	4	**sie lassen sich nicht vertreiben (18)**	18			

	sich nicht mit einem Stock vertreiben, denn ...						
198	nach 1991, nach dem Scheitern meines Buchprojekts ... - sich zwischen diesen beiden Daseinsformen ein immer öderer Bereich der Leidenschaftslosigkeit auftat.	4,5	**ein immer öderer (2) Bereich der Leidenschaftslosigkeit**	2			
198	*es hätte immer so weitergehen können, das zurückgezogene, geheimnistuerische Leben*	4	**das zurückgezogene (13) Leben**	13			
199	stauten sich alle möglichen Ressentiments in mir an	1	**Ressentiments stauten sich in mir an (6)**	6			
199	dunklere Motive des Geistes, die mit der Geschichte meiner Depression zusammenhingen	4	**dunklere (11) Motive des Geistes**	11			
199	Große und kleine Dinge beschäftigten mich und sorgten dafür, daß ich nicht aus dem inneren Aufruhr herauskam, der so typisch ist für die Depression.	4	**innerer Aufruhr (13)**	13			
199	Wenn ich gemerkt hätte, wie sich die Depression wieder anschlich, ..., daß ich es war, der sich beim geringsten Anlaß zurückzog, nicht meine Freunde und Bekannten	1	**die Depression schlich sich an (18)**	18			
200	Die Ereignisse, die schließlich dazu führten, daß ich mich von meinen düsteren Gedanken befreien konnte ...	3	**mich von meinen düsteren (11) Gedanken befreien (7)**	11	7		
200	*aber ins Alleinsein zu wandern ..*	1	**ins Alleinsein wandern (3)**	3			
200	*Margaret sagt, ... jetzt 4 Jahre her, daß ich aufgetaut bin, ein Wort von der Seite, in der Sprache springend - aber ich habe alles so satt jetzt, ...*	1,5	**ich sei aufgetaut (6)**	6			
200	*allein ... fragend in jenes Alleinsein ... mich selbst verlierend*	1	**ich verliere mich (17) selbst**	17			
205	Aber eins steht fest: Als ich die Schönheit der Sophienkathedrale zum erstenmal sah, rollte eine mächtige Flut gegen den Wall an, den ich um meine Einsamkeit errichtet hatte	4	**eine mächtige Flut (6) rollte gegen den Wall (1) an, den ich um meine Einsamkeit errichtet hatte (1)**	6	1	1	
205	und erschütterte ihn in den Grundfesten.	4	**und erschütterte ihn (5) in den Grundfesten (1)**	5	1		
205	Schon einmal hatte ich erfahren, wie schnell die göttliche Majestät einfache weltliche Kompromisse schal und die selbstgewählte Isolation des Depressiven verhaßt erscheinen lassen kann.	4	**selbstgewählte Isolation (7) des Depressiven**	7			
206	Nach Jahren der Distanzierung von mir selbst und der Selbstisolation wollte ich plötzlich der zweite dieser gedachten Bekehrten sein .. das Spiegelbild des Herrn in den Wassern der Taufe erblickte...	4	**nach jahrelanger Distanzierung (9) von mir selbst**	9			
208	schwor ich mir, mit allen mir zur Verfügung stehenden Mitteln, notfalls bis zum Tod, gegen	4	**gegen die schwarzen (11) Hunde (18) kämpfen (13)**	11	18	13	

	die schwarzen Hunde zu kämpfen						
208	oft verdorben durch meine Ressentiments, die Erinnerung an längst vergangene Verletzungen, das Netz der Böswilligkeit und Verschwörung, das ich um mich herumgesponnen hatte.	4	**ich hatte ein Netz (7) der Böswilligkeit und Verschwörung um mich gesponnen (23)**	7	23		
208	Trotzdem beschloß ich, dagegen anzukämpfen, auch außerhalb der Therapie, wenn es sein mußte.	4	**ankämpfen (13)**	13			
208	Am Ende meines Besuchs in Kiew war ich wütend. So lange ich mich erinnern konnte, hatte die Depression mir jede menschliche Freude, ..., verdorben. Ich hatte gelernt, ohne die meisten dieser Freuden zu leben....	4	**die Depression hatte mir jede Freude verdorben (25)**	25			
208	ich wußte, daß die Krankheit, die mich meiner Fähigkeit, Freude zu empfinden, beraubte, möglicherweise unheilbar war oder sich nicht behandeln ließ.	4	**die Krankheit hatte mich der Freude beraubt (17a)**	17a			
209	bis ich jemanden finde, der in der Lage ist, mir die Mittel zu geben, mit denen ich meine Verzweiflung ein bißchen länger und ein bißchen besser im Zaum halten kann	4	**meine Verzweiflung besser im Zaum halten (18)**	18			
210	eine Woche nach erster Prozac-Einnahme .. begann ich zu jubilieren. Was übrigens etwas anderes ist, als ganz allmählich fröhlicher zu werden.	3	**Prozac-Einnahme: ich begann zu jubilieren (18a)**	18a			
211	...Es nahm dem emotionalen Pendel ein wenig den Schwung, weckte die Fähigkeit, sich an ganz normalen Dingen zu freuen und - .. das allerwichtigste - es sorgte dafür, daß die zuvor scheinbar bodenlose Verzweiflung endlich einen Boden bekam.	3	**Prozac sorgte dafür, daß die zuvor scheinbar bodenlose (8) Verzweiflung endlich Boden bekam (8)**	8	8		
211	Die schwarzen Hunde zogen in jenem Frühjahr und -sommer 1992 anderswo ihre Kreise	3	**schwarze (11) Hunde (18) zogen ihre Kreise (27) anderswo**	11	18	27	
211	Prozac ... Freude geschenkt, ... innere Ruhe gegeben ... Zuflucht in der Chemie zu suchen	3	**Zuflucht (0) in der Chemie suchen**	0			
211	obwohl ich jederzeit mit ihrer Rückkehr rechnete.	3	**ich rechnete mit ihrer Rückkehr (3)**	3			
211	Der Teufelskreis aus Ressentiments, Groll und bösartigen Ängsten, die Depressiven ständig im Kopf herumwirbeln, ..völlig in Anspruch genommen hatte, all das ließ nach und hörte dann ganz auf.	3	**bösartige Ängste wirbelten ständig im Kopf herum (4)**	4			
211	Der Teufelskreis aus Ressentiments, Groll und	4	**Teufelskreis (21)**	21			
211	Diese Euphorie, ..., war wahrscheinlich nicht gut für mich. Bestimmt jedoch war sie nicht gut für meine Frau, die drohte, Vorrat in Toilette zu kippen, wenn ich nicht zu jubilieren aufhörte	3	**jubilieren (18a)**	18a			

211	Eine ganze Weile schaffte es Prozac, mich von dem Gefühl zu befreien, ich sei eine Beute:	4	**Prozac: ich bin keine Beute (17a) mehr**	17a			
213	der Depression wohnt so etwas wie eine verdächtige Magie inne	4	**der Depression wohnt verdächtige (18) Magie (21) inne (1)**	18	21	1	
213	wenn der Rückzug der schwarzen Hunde - Staunen - fast sofort beginnt, nachdem man zwei winzige, teuere Kapseln geschluckt hat	3	**Rückzug (13) der schwarzen (11) Hunde (18) sofort nach Schlucken von Prozac**	13	11	18	
213	Unterwanderung des Lebenswillens ...	4	**Unterwanderung (17) des Lebenswillens**	17			
213	ein Depressionsschub immer etwas Schreckliches ...: Verlust der Lebensfreude	4	**Depressionsschub (20)**	20			
216	erheben den Anspruch, ..., eine Wahrheit zu verkünden, die die dunklen Wolken der Angst vertreibt	4,5	**die dunklen (11) Wolken (4) der Angst**	11	4		
216	die Verwurzelung der Depression im Ich, in der Psyche und der Sprache ... Widerstand gegen fröhliche Gespräche ... depressive ... chronisch Depressive .. Dauerhaftigkeit ihres Leidens	4	**Verwurzelung (22) der Depression im Ich**	22			
220	*Gartenarbeit - erst jetzt "bin ich dazu gekommen", wie der Lügner in mir früher gesagt hätte - ich hatte nie Zeit dafür, wegen meiner endlosen Depressionen, wäre die wahrhaftigere Formulierung*	4	**endlose (2) Depressionen**	2			
223	*die Wurzellosigkeit, die ich kenne*	4	**Wurzellosigkeit (22), die ich kenne**	22			
224	Außerdem schien das Mittel (Prozac) die Gefahr eines Abrutschens in die dunklen Tiefen der Depression ... zu reduzieren.	4	**Prozac schien die Gefahr des Abrutschens (8) in die dunklen (11) Tiefen (8) der Depression zu reduzieren**	8	11	8	
228	Die schwarzen Hunde kehrten an einem Märzmorgen 1993 zurück	1	**die schwarzen (11) Hunde (18) kehrten zurück (3)**	11	18	3	
228	*beschleichen mich Erinnerungen der Vergangenheit, unsichtbar, aber mit dunklen Schatten - die Verbitterung ist zurückgekehrt*	1	**dunkle (11) Schatten (11)**	11	11		
228	*und hier am Rand der Lichtung*	1	**am Rand (2) der Lichtung (22)**	2	22		
228	spürte lediglich, daß sich eine Angst auf mich senkte, die ich beinahe vergessen hatte.	1	**Angst senkte sich (8) auf mich**	8			
228	*der Idealismus dessen, was ich sein sollte, wendet sich mit entblößten Fängen gegen mich ... ich kann nicht machen, was ich erhofft hatte, nichts davon - dies ist wieder das Ende, das, was, so hoffte ich, nicht mehr wiederkommen würde*	2	**Idealismus dessen, was ich sein sollte, wendet sich mit entblößten (23) Fängen (18) gegen mich**	23	18		

229	mich die ersten Psychotherapiesitzungen von der Illusion befreit hatten, Depressive seien persönlich verantwortlich für ihr Leiden. Ich wußte, daß ich nichts getan hatte, was eine Strafe wie die chronische Depression gerechtfertigt hätte	4	**chronische Depression ist eine Strafe (7)**	7				
229	meine Depressionen ... mich möglicherweise dafür schämen ... Verdacht, daß ich vielleicht nicht bereit sein würde, mich psychisch so zu entblößen, durchaus begründet	4,5	**mich psychisch entblößen (23)**	23				
230	Prozacs positive Wirkungen waren nicht so stark gewesen wie die anderen Kräfte, die am komplexen Geflecht der Depression zerrten.	4	**am komplexen Geflecht (23) der Depression zerren (23)**	23	23			
230	nahm den Auftrag an - allerdings nicht, weil ich glaubte, daß mein Artikel helfen würde, die Depression daran zu hindern, daß sie mir und anderen Betroffenen weiterhin die Lebensfreude raubte	4,5	**Depression raubt (17a) Lebensfreude**	17a				
231	*Aber in diesem Raum bleibt ein Mann, der diese Worte schreibt, ein Mann, der sich daran erinnert, daß diese Raum wunderbar ist ... wenn da nicht dieses Dahinschwinden wäre, das Versickern der Gedanken in den Boden und in dieser Lektüre, die trüber ist ...*	4,5	**Gedanken versickern (6)**	6				
232	Ohne es vorzuhaben, hatte ich so etwas wie eine literarische Kuriosität geschaffen, einen Text über chronische Depressionen, der keinerlei Antworten bot, aber auch keine Fragen stellte; einen Text über das Alltagsleben auf dem Planeten der Depression.	4,5	**Alltagsleben auf dem Planeten (2) der Depression**	2				
233	frei-flottierende, im Selbst zentrierte Angst	4	**frei-flottierende (6) Angst**	6				
236	*habe auch weitergelesen und geschrieben, über alles, was so weit weg zu sein scheint, aber angeblich in meinem Kopf passiert - die Funken und Spritzer, die ... in meinem Schädel sind, mir aber keinen Hinweis auf ihre Existenz geben, nichts sagen*	4,5	**Funken (29) im Schädel**	29				
237	Mythos des amerikanischen Sündenfalls nicht nur eine einnehmende Quelle des nationalen Selbstverständnisses, sondern auch eine schier grenzenlose Brutstätte von Alibis für amerikanisches Fehlverhalten	4	**Brutstätte (18a) von Alibis (17a) amerikanischen Fehlverhaltens**	18a	17a			
237	*der Geist bewegt sich ... in der Gier der Arzneimittelhersteller, sehnsüchtig, in der Gier der Depressiven, will das Nesselhemd des immerwährenden Schmerzes abstreifen, weiß aber nicht wie ... bewegt sich über das Wasser im Körper ... Klematis sterbend*	4	**das Nesselhemd (23) des immerwährenden Schmerzes**	23				

238	Die Leser glauben nur zu gern, daß alles den Bach runtergeht. Verlage ... schrieben, daß immer mehr Menschen depressiv werden ... allgemeiner Verfall der Tugenden ... Neurastheniker wie ein jämmerlicher Abkömmling der willensstarken Amerikaner (Pioniere)	4,5	**den Bach runtergehen (6)**	6			
239	Die neue, alles durchdringende Erschöpfung rührt daher, daß man ständig gegen die Zeit ankämpft, vorwärts kommen, schneller als die anderen sein muß.	4	**ständig gegen die Zeit ankämpfen (13)**	13			
242	Dieser Zwischenfall war ... meine Initiation in das Bewußtsein der Depressiven. Plötzlich wurde mir klar, wie die Wahrheit über die Kultur, die sich in der Depression zeigt, die Menschen, die nicht **unter** Depressionen **leiden** und in deren Hände ...	4	**leiden unter (16)**	16			
243	*Endlich wurde die Depression leichter und verschwand, was offenbar nichts mit dem Prozac zu tun hat, das ich weiter einnehme, weil ich inzwischen Angst habe, es nicht zu tun. - Merkwürdig: Nicht in der Lage zu sein, an dieses Leichter-Werden*	3	**die Depression wurde leichter (16)**	16			
244	Verfechter der "talking cure" ... "Redekur" ... Zusammenbruch	1	**Zusammenbruch (19)**	19			
244	Als ich abstürzte, hatte ich Glück, daß ich David in die Hände fiel	1	**abstürzen (20a)**	20a			
248	Männer und Frauen ... von dem schier unerträglichen Gewicht der Depression befreien ... einfach weiter dem Glück hinterherjagen	3	**von dem schier unerträglichen (16) Gewicht (16) der Depression befreien (7)**	16	16	7	
248	Dr. Kramer wie die aufrichtigen Anhänger des Lourdschen Wassers an der winzigen Minderheit der Geheilten orientiert und einfach die Mehrheit der Kranken vergißt, die die Rückreise lediglich mit dem neuen Mut antreten, ihre Krankheit weiter zu ertragen	3	**die Mehrheit der Kranken, die die Rückreise (3) nur mit dem neuen Mut antreten (3), die Krankheit weiter zu ertragen (16)**	3	3	16	
248	das Gehirn mit Prozac zu reparieren, bedeutet, eine Rasse glücklich konformer, hedonistischer, egoistischer, konsumorientierter, ehrgeiziger Amerikaner zu schaffen	4	**Gehirn mit Prozac reparieren (19)**	19			
249	ich mir nicht vorgestellt, als ich es in Kiew plötzlich satt hatte, depressiv zu sein	4	**satt haben (25), depressiv zu sein**	25			
252	*...die verlorenen Jahre denken, nicht jetzt - ich werde nicht in Tagträume darüber versinken, was ich gefühlt haben könnte, wenn ich ein anderer Mensch gewesen wäre, wenn meine Nervenenden ihre Nahrung aus .. einem anderen Boden ...*	4	**meine Nervenenden ihre Nahrung (25) aus anderem Boden (22) bezogen**	25	22		
253	Die Freuden, Stunden und Gelegenheiten, die ich an die Depression verloren habe, sind	4	**Freuden an die Depression verloren (17)**	17			

	unwiederbringlich dahin.						
253	sprechen ... ich selbst Unkraut bin, habe ich Mitleid mit allem, was so genannt wird.	4,6	**ich Unkraut (22)**	22			
253	Um mit dieser Geschichte fertig zu werden, werde ich mit ziemlicher Sicherheit den Rest meines Lebens in Psychotherapie bleiben. ... keine Möglichkeit, all das wiederzugewinnen, was Kummer und Ängste mir schon geraubt haben	4	**Kummer und Ängste haben mir vieles geraubt (17a)**	17a			
261	die blutende, wundgescheuerte Stelle zwischen meiner Sehnsucht, frei von Depressionen zu sein, und dem Wissen, es niemals zu sein - vorausgesetzt natürlich, es ereignet sich nicht noch ein größeres Wunder als das von Eli Lilly	4	**blutende (12), wundgescheuerte (12) Stelle zwischen Sehnsucht, frei (7) von Depressionen zu sein, und dem Wissen, es niemals zu sein**	12	12	7	
262	Bücher über Depressionen lassen sich leicht mit einem befriedigenden Dénouement, der Formulierung einer Lösung, abschließen. Aber ein Buch wie das vorliegende, das aus dem Zentrum der Depression heraus verfaßt ist ...	4,5	**aus dem Zentrum (4) der Depression**	4			
263	Wie andere Menschen, die nie frei von der Angst sind, daß die schwarzen Hunde zurückkehren, wünsche ich mir die Wunderpille, die alles in Ordnung bringt .. besonders für die unzähligen Männer und Frauen, die unter noch hartnäckigeren Depressionen leiden	4	**nie frei (7) von der Angst, daß die schwarzen (11) Hunde (18) zurückkehren (3)**	7	11	18	3
263	*fürchte mich vor dem zusammenbruch ...*	4	**Zusammenbruch (19)**	19			
263	*der zerstreuung der gedanken, die nichts anderes sind als das gefürchtete festtreten von gedanken zu kompost - gedanken, die wie blütenblätter von haßerfüllten winden über den rasen getrieben werden*	4	**Festtreten von Gedanken zu Kompost (22)**	22			
264	.. , den Selbsthaß entschärft	4	**Prozac entschärft (13) Selbsthaß (13)**	13	13		
264	die Ärzte haben eine Waffe im Kampf gegen die Depression (Prozac)	4	**Prozac Waffe (13) im Kampf (13) gegen die Depression**	13	13		
264	Vielleicht hat Prozac nicht gerade ein neues, sprühendes, beliebtes "Ich" geschaffen ..., aber Seit Jahren jeden Morgen 2 ..Kapseln Fluoxetin .. herunterzuspülen scheint das Karussell der Ressentiments auf halbe Geschwindigkeit reduziert ...	4	**Prozac reduziert das Karussell (27) der Ressentiments auf halbe Geschwindigkeit (20)**	27	20		
264	und die Depressionsschübe, die mich schon mein ganzes Leben lang quälen, verkürzt und weniger häufig gemacht zu haben.	4	**Prozac verkürzt Depressionsschübe (20)**	20			

265	..schrecklich langweilige und immer nur vorübergehende Auflösung meines Selbsthasses und -mitleids. Ein Medikament wird dazu nie in der Lage sein.	4	**Auflösung (17) meines Selbsthasses (13)**	17	13		
265	Die Gesprächstherapie für sich ist bis jetzt nicht in der Lage gewesen ... mich zu befreien. Falls das Ziel meiner Therapie jemals eine Heilung gewesen sein sollte, ist sie das nun nicht mehr; stattdessen ..	4	**mich befreien (7)**	7			
265	aus dem Würgegriff der Depression befreien	4	**aus dem Würgegriff (14) der Depression befreien (7)**	14	7		
267	Deshalb auch die große Bestürzung und das schreckliche psychische Elend derjeingen, die sich als Verlierer in diesem Kampf empfinden ..	7	**Elend (13) der Verlierer (13) in diesem Kampf (13)**	13	13	13	
268	Die westliche Heilkunst besteht ... darauf, Depressionspatienten als funktionsgestörte Dinge zu behandeln. Zu diesem Zweck hat sie eine mächtige technische Sprache und entsprechende Aktionen hervorgebracht ...	4,5	**Depressionspatienten sind funktionsgestörte (19) Dinge**	19			
269	Es handelt sich dabei um ein inneres Foul, Mist bauen innerhalb der Körpergrenzen, ..	4	**Mist bauen (18) innerhalb der Körpergrenzen (3)**	18	3		
269	Mein Dasein innerhalb dieser Geschichte ist Schmerz, eine Alltäglichkeit, die immer von der Depression überschattet wird, manchmal mehr, manchmal weniger.	4	**immer von der Depression überschattet (11)**	11			
269	Wir degradieren uns nicht nur selbst, sondern werden zusätzlich noch von anderen zum reinen Objekt der Analyse, der Taxonomie und der Bestandsaufnahme degradiert.	4	**wir degradieren (13) uns selbst**	13			
269	Es handelt sich dabei um ein inneres Foul	4	**inneres Foul (24)**	24			
270	*die ganze furcht nistet sich im herzen ein, ein giftiger vogel, der keinen anderen platz findet*	4	**ein giftiger (14) Vogel (18a) nistet sich (18a) im Herzen ein**	14	18a	18a	
270	*ich bin in der folter gottes und zerfalle; ich klammere mich an nichts, weil nichts mich jetzt zusammenhalten wird .. qual*	4	**ich zerfalle (1) in der Folter (15) Gottes**	1	15		
270	*die desorientierung macht mich sporadisch und ineffektiv in allem, was ich tue. dahintreibend in der kälte und ihrer stille*	4	**dahintreibend (6)**	6			
270	*eine zeit zum zusammenfalten, zusammenschrumpfen*	4	**eine Zeit zum Zusammenfalten (23)**	23			
271	indem es ihr Trägheit einimpfe. Jeder, der lange genug ein Leiden hat, empfinde	4,5	**es impft (12) ihr Trägheit (10) ein**	12	10		
271	Mitten in einer Depression habe ich oft eine gewisse Befriedigung dabei empfunden, mich selbst als fleischgewordene Krankheit zu sehen, als Karzinom mit mechanischen Verhaltensweisen, aber ohne Geschichte, als.. ver-	4	**ich als Karzinom (12) mit mechanischen (19) Verhaltensweisen**	12	19		

	körperten Verstoß gegen die "Normalität"						
271	*ja: ich bin jetzt immer mehr in meinem zimmer, zurückgezogen von der welt, weil ich nichts habe, nichts bin .. kein ende*	2,4	**zurückgezogen (13) von der welt**	13			
271	*Schritt für Schritt, schrieb Simone Weil, mache das Leiden die Seele zu seinem Komplizen*	4,5	**das Leiden macht die Seele zum Komplizen (17a)**	17a			
271	eine gewisse Komplizenschaft gegenüber seinem Leiden. Diese Komplizenschaft stehe ...	4,5	**Komplizenschaft (17a) gegenüber dem Leiden**	17a			
272	merkwürdiges Vergnügen, daß sich in meinem Innern etwas Geheimes befindet, das plötzlich auftauchen und sich dann wieder verbergen kann - wie ein inoperabler Tumor, der im grellen Licht des OP sichtbar wird .. wieder unter der vernähten Wunde verschwindet	4	**etwas Geheimes im Innern, das auftauchen (6) und sich wieder verbergen kann wie ein inoperabler Tumor (12)**	6	12		
272	Was sie aus dem Dunkel der Nacht errettet, wo sie auch weiterhin hätten bleiben können und vielleicht auch sollen, ist ihre Begegnung mit der Macht, die schon auf dieses Leben lauerte, ihnen nachspionierte, ihre Aufmerksamkeit, wenn auch nur für einen ...	4	**aus dem Dunkel (11) der Nacht (11) errettet**	11	11		
272	So sehen wir uns selbst in einer Depression - als Tumore unter einer dünnen Fleischschicht. Und so sehen uns auch die Ärzte. Die Lektüre ihrer Fallgeschichten hat mich vieles über die Depression ..und der Ärzte gelehrt, die sich ihren Lebensunterhalt ..	4,5	**wir in der Depression als Tumore (12) unter dünner Fleischschicht**	12			
274	über den sonnenlosen Planeten der Depressiven treibt	4	**der sonnenlose (4) Planet (2) der Depressiven**	4	2		
274	Es scheint den Ärzten nicht klar zu sein, daß ihr Mangel an Entsetzen über das menschliche Elend, das aus der normalen Welt gerissen und in ihre Klinik gespült wurde	4	**das menschliche Elend (13) in die Klinik gespült (6)**	13	6		
274	somit meine Schwester im Leiden und der Welt. Ich versuche es mißlingt einen Blick auf sie zu erhaschen durch den Sturm der Asche	4	**Sturm (4) der Asche (29)**	4	29		
274	die der heiße Wind des Wahns	4	**der heiße Wind (4) des Wahns**	4			
274	die verzweifelte Suche nach einem Ausweg initiiert hatte, nicht ihre Dosierung des Fluoxetin	2	**Suche nach Ausweg (7)**	7			
274	Nun wurde die Hülle mit der Krankheit im Innern so elend wie zuvor; sie war ohne Interesse für die Ärzte und wurde, ohne Hilfe erhalten zu haben, aus der Klinik in ihre frühere Obskurität entlassen - zurück blieb nur ein kurzer Text als Beweis ..	4,5	**Hülle (23) mit der Krankheit im Innern**	23			

275	*in der dunkelheit, in dem keller mit den spinnen in den dunklen ecken, o männliche seele, sterbende männliche seele .. in den gischt und die brandung zu waten, um ganz zu verschwinden*	2	**in den Gischt (6) und die Brandung (6) zu waten (6), um ganz zu verschwinden (17)**	6	6	6	17
275	*ein schatten unter meiner hand im keller meiner seele*	4	**ein Schatten (11) im Keller (1) meiner Seele**	11	1		
275	*Erinnerungen ... pilgerreise ... die dunkelheit, in der ich jetzt die meiste zeit lebe ...*	4	**Dunkelheit (11)**	11			
275	*es ist jetzt so dunkel in mir, in der stille des kellers*	4	**so dunkel (11) in mir**	11			
276	..konnte, habe ich immer das Gefühl gehabt, daß die Depression eine Kultur innerhalb der realen Welt ist - ein von einer bösen Hexe verzaubertes Wäldchen voll Flüstereien, dahintreibenden Bildern und Spiegeln in trüben Bergseen -, in die ich mich (cf. Styron)	4	**die Depression ist ein von einer bösen Hexe (21) verzaubertes (21) Wäldchen (22)**	21	21	22	
276	*in die strahlende dunkelheit..*	2	**in die strahlende (11) Dunkelheit (11)**	11	11		
276	Manchmal halte ich meine Depression ganz und gar .. für eine Fehlfunktion des Gehirns, auf die dieses passiv mit Bestürzung, Niedergeschlagenheit und Wut reagiert. In Augenblicken, in denen ich klarer über meine eigene Störung und die der Welt sprechen ..	4	**meine Depression Fehlfunktion (19) des Gehirns, das mit Niedergeschlagenheit (13) reagiert**	19	13		
276	*zu verschwinden in den wassern*	2	**in Wassern (6) verschwinden (17)**	6	17		
277	Doch wenn das Gehirn der Sitz des Geistes ist, .., dann ist dieses Gehirn anders als die Leber ein Haus mit vielen offenen Fenstern	4	**das Gehirn als Sitz (1) des Geistes ist ein Haus (1) mit vielen offenen (1) Fenstern (1)**	1	1	1	1
277	der Unterschied wird hörbar in den Ängsten und Obsessionen, den Verzerrungen und Weigerungen und den elenden Rückzügen in das selbstkasteiende Nichts, das so charakteristisch ist für den Diskurs des Depressiven.	4,6	**elender Rückzug (13) ins selbstkasteiende (15) Nichts (17)**	13	15	17	
277	Die Leber, das Herz, die Blase - sie alle genießen das Privileg, nichts von der Welt zu wissen. Offenbar besitzt nur das Gehirn ein Werkzeug - den Geist -, das in der Lage ist, die schrecklichen Botschaften in den Körper einzuschleusen.	4	**das Gehirn schleust (6) mit Werkzeugen (19) die schrecklichen Botschaften in den Körper ein**	6	19		
277	Ich schreibe diese Worte in einem mehr oder minder stabilen Zustand und sehe angesichts des Elends, mit dem so viele Millionen geschlagen sind, keinerlei Grund, warum ich mir wünschen sollte, "normal" zu sein.	4,5	**stabiler (1) Zustand**	1			
277	bestimmte Erkrankungen der Psyche Auswir-	4	**geschädigte Zellen und**	19			

	kungen geschädigter Zellen und Schaltkreise. Unsere Gehirne sind sterblich ..		**Schaltkreise (19)**				
277	Nur das Gehirn ist offen für eine mehr als einseitige Transaktion (nämlich die nach innen), und das ist genau der Unterschied..	4	**Transaktion (30) nach innen**	30			
278	ist auf ganz ähnliche Weise als Strategie des verletzten Ich interpretierbar, sich selbst durch verwirrte Sprache und Gesten von den Dingen abzuschneiden, wie sie in einer Welt sind, in der nichts so ist, wie es sein sollte.	4,6	**Strategie (13) des verletzten (13) Ich**	13	13		
278	Ein Nervenzusammenbruch	4	**Nervenzusammenbruch (19)**	19			
279	noch nach Jahren der Therapie, ..der wiederkehrenden Depressionen ... kann mich dem Gedanken nicht entziehen, daß das, was nicht in Ordnung ist mit mir, eigentlich mein morscher Wille ist.	4	**wiederkehrende (3) Depressionen**	3			
279	Wenn es mir gelingt weiterzuhumpeln und gute Werke zu tun - und mich immer noch von dem Elend rund um mich rühren zu lassen -, werde ich mich nicht allzu laut über meine Krankheit beklagen, außer vielleicht Dr. Rosen gegenüber ..	4,6	**weiterhumpeln (12)**	12			
279	Allerdings versetzte mich dieser Zusammenbruch nicht wieder in einen Zustand der ursprünglichen Unschuld, und er verwandelte mich auch nicht in einen normalisierten ..Konsumentenbürger der Massengesellschaft.	4	**Zusammenbruch (19)**	19			
279	Vielleicht bin ich .. nicht "geheilt", weil ich das nicht sein will; ein Leben ohne Wissen um das Leiden der Welt zu führen würde bedeuten, ein Dasein als Zombie zu fristen.	4	**geheilt hieße, ein Leben als Zombie (21) zu fristen**	21			
280	..schwer, mir vorzustellen, daß dieses Elend, dieses Unglück, das mich schon so viele Jahre meines Lebens begleitet, keine schlechte Manieren und kein Simulieren sind ..	4,5	**dieses Elend (13) begleitet (3) mich**	13	3		
284	Foucault und Heidegger haben mir die Augen geöffnet für die Alltäglichkeit der technologischen Gesellschaft, den Webstuhl der Macht und das ewige Einerlei der Massenkultur	4	**der Webstuhl (23) der Macht und die Massenkultur**	23	0		
284	mit denen das Leichentuch der Depression gefertigt wird.	4	**das Leichentuch (23) der Depression**	23			
	krachte nicht ganz plötzlich über mir zusammen. ... traurige Konstruktion	4	**zusammenkrachen (1)**	1			
	ein widerwilliges Leben im Schatten des Schmerzes, das widerhallt	4	**im Schatten (11) des Schmerzes**	11			

9.0.7. William Styron: Sturz in die Nacht.

Seite	Zitat	Phase	Metaphern	MFA	MFB	MFC	MFD
11	Kampf ... psychische Störung ... tödlich	4	**tödlicher (14) Kampf (13)**	14	13		
12	nie wieder jene Klarheit zurückerlangen, die mir so erschreckend schnell entglitt	1	**Klarheit (11) mir entglitt (17)**	11	17		
12	auf verhängnisvolle Weise an das Ende meines Weges gelangt	2	**das Ende meines Weges (3)**	3			
14	über vertraute, überschaubare Niedergeschlagenheit hinaus	1	**Niedergeschlagenheit (13)**	13			
14	die Schwermut, "der Blues"	4	**Schwermut (16)**	16			
15	unheilverkündender Haltepunkt zw. dem ziellosen Aufflackern im Sommer und jenem fast gewalttätigen Ausbruch im Dezember	1	**Haltepunkt (20) zwischen ziellosem Aufflackern (29) - unfocused stirrings - und gewalttätigem (13) Ausbruch (5)**	20	29	13	5
15	kritisches Stadium im Aufgang der Krankheit	1	**Aufgang (4)**	4			
16	Opfer	4	**Opfer (13)**	13			
16	der depressive Zustand so weit nachließ, um den Luxus der Konzentration zu erlauben	1	**Luxus (30) der Konzentration**	30			
17	schwere Depression	4	**schwere (16) Depression**	16			
17	Die Krankheit Depression bleibt ein großes Mysterium.	4	**Depression großes Mysterium (21)**	21			
18	im täglichen Auftauchen der Symptome	1	**Auftauchen (8) der Symptome**	6			
18	ein Gefühl von Furcht und Entfremdung und vor allem erstickender Angst	1	**erstickende (14) Angst**	14			
18	Schwermut umgab mich	1	**Schwermut (16) umgab mich**	16			
18	die Symptome am Nachmittag oder gegen Abend auftraten	1	**Symptome treten auf (24)**	24			
19	meine Krankheit mit seinen wunderbaren Medikamenten wegfegen würde	4	**Krankheit mit Medikamenten wegfegen (0)**	0			
19	die langsame Auflösung meines Verstandes	1	**Auflösung (17) meines Verstandes**	17			
20	mein ganzer Verstand von anarchischen Fehlschaltungen regiert	2	**Verstand regiert (7) von anarchischen (13) Fehlschaltungen (19)**	13	19	7	
20	düstere Verwirrung	1	**düstere (11) Verwirrung (23)**	11	23		
20	Verdüsterung	1	**Verdüsterung (11)**	11			
20	einige ihrer berüchtigsten und unheimlichsten Indikationen: Verstörung, Versagen der Konzentration und Gedächtnisverlust	1	**berüchtigste (17a) Indikation**	17a			
21	mich überlief es kalt	1	**mich überlief (6) es kalt (4)**	6	4		
21	mich für einen seltsamen Vogel hielt	1	**seltsamer Vogel (18a)**	18a			
22	Panik und Schwindel, das Gefühl, daß meine Gedankengänge von einer giftigen, nicht benennbaren Flut verschlungen wurden, ...	1	**meine Gedankengänge (1) von giftiger (14) Flut (6) verschlungen (25)**	1	14	6	25

22	für mich verbindet sich der Schmerz am ehesten mit Ertrinken oder Ersticken	2	**Ertrinken (6) oder Ersticken (14)**	6	14			
22	die ... Unfähigkeit Gesunder, sich eine Form von Qualen vorzustellen, die völlig jenseits ihrer Alltagserfahrung liegt	4	**Qualen jenseits der Alltagserfahrung (9)**	9				
22	mein Kopf hatte bereits unter der vertrauten Folter zu leiden:	1	**leiden unter (16) Folter (15)**	16	15			
23	um so furchterregender, weil sie in den Stunden des heftigsten Elends zuschlug	1	**sie schlug (13) in den Stunden des heftigsten Elends (13) zu**	13	13			
23	in einer Trance höchster Pein an die Decke starrte	1	**in Trance (10) höchster Pein**	10				
23	Trance	1	**Trance (10)**	10				
23	ein Zustand hilflosen Stupors, in dem diese "regelrechte, aktive Angst" jedes Begreifen verdrängte	1	**Stupor (10)**	10				
23	mit verhängnisvoller Schlaflosigkeit geschlagen	1	**mit Schlaflosigkeit geschlagen (13)**	13				
23	der Affront nachmittäglicher Schlaflosigkeit	1	**Affront (13)**	13				
23	unerträglich	1	**unerträglich (16)**	16				
24	das Licht (des Wetters der Depression) ein dunkles Braun.	4	**sein Licht (11) ein dunkles (11) Braun (11)**	11	11	11		
24	Das Wetter der Depression bleibt beständig	4	**Wetter (4) der Depression beständig**	4				
24	ich bin zu einem Zombie geworden	1	**Zombie (21)**	21				
24	wie ein Zombie	1	**Zombie (21)**	21				
28	ein Mann im Kampf mit der klinischen Depression	4	**im Kampf (13) mit klinischer Depression**	13				
29	diese bleierne, vergiftete Stimmung in grüngrauer Tönung	1	**bleierne (16), vergiftete (14) Stimmung in grüngrauer Tönung (11)**	16	14	11		
30	nicht die Spur einer Ahnung von den tatsächlichen Ausmaßen oder jener Art des Schmerzes, den so viele Opfer fühlen, während die tückische Kernschmelze im Kopf weitergeht	1,2	**Kernschmelze (19) im Kopf**	19				
30	Kernschmelze	1,2	**Kernschmelze (19)**	19				
30	das tägliche Leidensmuster	4	**Leidensmuster (23)**	23				
31	Dinge, ... jenseits des unmittelbaren Aufruhrs lagen, unter dem mein Organismus sich krümmte	1	**unter Aufruhr (13) sich krümmen (8)**	13	8			
31	Nacht ... eine Ahnung von Klarheit wiedererlangte	1	**Klarheit (11)**	11				
32	Schmerz auf mich herabsenkte	1,2	**Schmerz senkte sich auf mich herab (8)**	8				
35	Anfälle rabenschwarzer Mutlosigkeit	4	**Anfälle (12) rabenschwarzer (11) Mutlosigkeit**	12	11			
35	verheerende Depression	4	**verheerende (13) Depressi-**	13				

			on				
35	ihre Schmerzen nicht mehr ertragen	4	**nicht mehr ertragen (16)**	16			
35	Gefahrensignale der Depression	4	**Gefahrensignale (19) einer Depression**	19			
36	eine Geheimkammer zu öffnen, aus der viele herauswollten	4,5	**eine Geheimkammer (1) öffnen, aus der viele herauswollten (7)**	1	7		
36	Selbstvernichtung	4	**Selbstvernichtung (13)**	13			
36	Selbstzerstörung	2	**Selbstzerstörung (13)**	13			
36	Qualen einer schweren Depression	4	**schwere (16) Depression**	16			
36	sie verläuft oft genug tödlich, weil die Angst unerträglich wird	2	**unerträgliche Angst (16)**	16			
38	Kindheit ..., wo, soweit wir wissen, der Same der Krankheit verwurzelt ist	7	**Same (22) der Krankheit in der Kindheit verwurzelt (22)**	22	22		
38	nur ganz wenige Menschen kein potentielles Opfer	4	**Opfer (13)**	13			
38	Depression sich ihre Opfer überall sucht	4	**Opfer (13)**	13			
38	Hinfälligkeit der Psyche, ihre heikle Zerbrechlichkeit	4	**Zerbrechlichkeit (17) der Psyche**	17			
39	mich die Krankheit lahmgelegt hatte	1	**die Krankheit legt lahm (10)**	10			
40	bis an die Grenze des Ertäglichen unter der Krankheit gelitten und bin doch zurückgekommen, um davon zu berichten	4	**bis an Grenze (3) des Erträglichen (16), aber zurückgekommen (3)**	3	16	3	
40	mit welcher Heftigkeit diese Krankheit wüten kann, wenn sie einmal außer Kontrolle geraten ist	4	**Krankheit wütet (4), wenn außer Kontrolle (17)**	4	17		
40	"brainstorm"	4	**brainstorm (4)**	4			
40	Sturm	4	**Sturm (4)**	4			
40	tatsächlich ähnelt eine klinische Depression am ehesten einem regelrecht heulenden Orkan im Gehirn	4	**Depression heulender Orkan (4)**	4			
40	die Depression, die mich erfaßte	4	**Depression mich erfaßte (4)**	4			
40	in ihrer unipolaren Form, die geradewegs nach unten führt	1	**geradewegs nach unten (8)**	8			
40	war bereits 60, als die Krankheit zum ersten Mal zuschlug	1	**die Krankheit schlug zu (13)**	13			
40	Nervenzusammenbruch	4	**Nervenzusammenbruch (19)**	19			
40	mit "Nervenzusammenbruch" ... die Vorstellung eines diffusen Mangels an Rückgrat verbindet	4	**Nervenzusammenbruch (19)**	19			
41	Der Orkan, der mich im Dezember in ein Krankenhaus wehen sollte, begann im Juni zuvor mit einer Wolke, die nicht größer war als ein Weinpokal.	1	**Orkan (4), der mich ins KH wehte (4), begann mit einer Wolke (4)**	4	4	4	
41	die abwärts drehende Spirale der Depression	4	**abwärts (8) drehende Spirale (27)**	8	27		

41	Blutend, gebeugt von den Unbillen des Lebens, stolpern die meisten Menschen doch auf ihrem Lebensweg weiter, ohne daß sie eine echte Depression befiele.	4	**die Depression befällt (18) Menschen**	18			
42	um meine Angst und das beginnende Grauen einzudämmen, die ich irgendwo in den Verliesen meines Geistes so lange versteckt hatte	1	**die in den Verliesen (7) meines Geistes versteckte Angst eindämmen (6)**	7	6		
42	als hätte sich mein Körper im Protest erhoben ..., dieses tägliche Stimmungsbad zurückzuweisen	1	**tägliches Stimmungsbad (6)**	6			
42	das Gefühl zu versinken	1	**versinken (6)**	6			
42	Alkohol ... tröstlicher, oft verstohlener Partner	4	**Alkohol Partner (17a)**	17a			
42	Alkohol war als nicht ganz stiller Teilhaber von unschätzbarem Wert für meinen Intellekt, ... ein Freund, dessen Hilfe und Unterstützung ich täglich suchte ...	1,4	**Alkohol Teilhaber (17a)**	17a			
42	Alkohol ... der trostspendende Freund	4	**?**				
43	das Gefühl, daß in dem gewohnten Universum, in dem ich so lange und bequem gelebt hatte, etwas schiefgelaufen war	1	**in meinem Universum (2) war etwas schiefgelaufen (19)**	2	19		
43	Anfälle ... Alarmzeichen	1	**die Anfälle (12) waren Alarmzeichen (19)**	12	19		
43	einen gelegentlichen, atmosphärischen Wandel meiner Umgebung: Die Schatten der Dämmerung schienen düsterer, der Morgen war weniger heiter, ...	1	**atmosphärischer (4) Wandel**	4			
43	ich buchstäblich aufgelaufen	1	**aufgelaufen (6)**	6			
43	die Gesichter der Depression	1	**Gesichter (24) der Depression**	24			
44	konnte der große Verbündete, der so lange meine Dämonen in Schach gehalten hatte,	1	**der große Verbündete (13) hatte meine Dämonen (21) in Schach gehalten (7)**	13	21	7	
44	die Depression mich schon jahrelang umkreist und auf einen geeigneten Moment gelauert, um zuzustoßen	1	**die Depression hatte mich umkreist (27) und gelauert (13), um zuzustoßen (18)**	27	13	18	
44	im ersten Stadium des schwarzen Orkans der Depression - ein Warnung, wie ein Wetterleuchten, das man kaum wahrnimmt	1	**schwarzer (11) Orkan (4) der Depression**	11	4		
44	in die Gewalt einer Stimmungsstörung geraten	1	**in die Gewalt (13) einer Stimmungsstörung geraten (4)**	13	4		
44	diese Dämonen daran nicht mehr hindern, durch mein Unterbewußtsein zu schwärmen	1	**diese Dämonen (21) schwärmten (18a) jetzt durch mein Unterbewußtsein**	21	18a		
44	mein Körper tatsächlich zerbrechlich, überempfindlich, irgendwie und ungelenk, ohne die gewohnte Koordination in der Bewegung	1	**Körper zerbrechlich (17)**	17			

	die gewohnte Koordination in der Bewegung						
44	und ich blieb emotional nackt zurück, verwundbar	1	**emotional nackt (23)**	23			
45	erklärt deshalb dem ihm innewohnenden Bewußtsein, daß sein Körper mit seinen möglicherweise reparablen Defekten - und nicht der kostbare, unersetzliche Verstand - durchdreht.	1	**sein Körper mit seinen reparablen (19) Defekten (19) und nicht der kostbare (30) Verstand durchdreht (27)**	19	19	30	27
45	Der Kopf ist nicht bereit, seinen eigenen drohenden Niedergang hinzunehmen	1	**drohender (13) Niedergang (8)**	13	8		
45	in den Kampf mit einer durchdringenden Hypochondrie verstrickt	1	**in den Kampf (13) verstrickt (23)**	13	23		
45	persönlicher Untergang	1	**Untergang (6)**	6			
45	Teil des psychisches Abwehrsystems:	1	**psychisches Abwehrsys-tem (13)**	13			
46	wieder die rhythmische, tagtägliche Erosion meines Gemüts begann - Angst, Erregung, grundlose Furcht	1	**rhythmische (28) Erosion (2) meines Gemüts**	28	2		
46	meine Stimmung auf den Tiefpunkt sank	1	**Stimmung sinkt (6) auf den Tiefpunkt (8)**	6	8		
46	grenzenlose, schmerzende Einsamkeit	1	**grenzenlose (2) Einsamkeit**	2			
46	erschreckende, sprunghafte Angstanfälle	1	**Angstanfälle (12)**	12			
47	die verwirrten Gedanken das Leiden eines sich in Krämpfen windenden Organs regist-rieren	1	**verwirrte (23) Gedanken registrieren (19) Leiden eines in Krämpfen (10) sich windenden (27) Organs**	23	19	10	27
47	Aufruhr in den Gehirnzellen	1	**Aufruhr (13) in Gehirnzellen**	13			
47	kein Wunder, wenn der Verstand sich all-mählich gekränkt, verwundet fühlt	1	**der Verstand fühlt sich verwundet (13)**	13			
47	schwere Krankheit	4	**schwere (16) Krankheit**	16			
47	Baudelaire: die Flügel des Wahnsinns, die an ihm vorüberrauschten	4,5	**die Flügel (18a) des Wahn-sinns**	18a			
48	mein Verstand einer jener veralteten Tele-fonanlagen in kleinen Orten glich, die von einer Flut überschwemmt wird:	1,2	**Verstand: von einer Flut (6) über-schwemmte (6) Tele-fonanlagen (19)**	6	6	19	
48	Zwar ist es ein Orkan, aber einer aus Nebel-schwaden.	4	**Orkan (4) aus Nebelschwa-den (4)**	4	4		
48	Eines nach dem anderen gingen die Netz-werke unter	1,2	**Netzwerke (19) gingen unter (6)**	19	6		
48	die Störung meinen Organismus allmählich vollständig in Besitz nahm	1,2	**Störung (19) meinen Orga-nismus in Besitz nahm (7)**	19	7		
48	beinah alle instinktiven und intellektuellen Funktionen sich langsam abschalteten	2	**die Funktionen (19) schalte-ten sich ab (19)**	19	19		
48	die psychische Energie ... fast völlig gedros-selt	1	**psychische Energie (19) gedrosselt (20)**	19	20		
48	eine Lähmung fast	1	**Lähmung (10)**	10			

48	ein Körper im Belagerungszustand	2	**Körper im Belagerungszustand (13)**	13			
48	verheerendste Instinktstörung	4	**verheerendste (13) Instinktstörung**	13			
48	eine selten grausame Folter	4	**Folter (15)**	15			
49	grübelte leiderfüllt über die Verheerungen, die sich in meinem Kopf abgespielt hatten	2	**Verheerungen (13)**	13			
49	eine groteske ... Offenbarung einer lange verhüllten metaphysischen Wahrheit vergleichbar-, daß mich dieser Zustand, ..., das Leben kosten würde	2	**das Leben kosten (30)**	30			
50	er wehte in kalten Böen über mich hin.	2	**Tod wehte (4) in kalten (4) Böen (4) über mich hinweg**	4	4	4	
50	das graue Nieseln des Schreckens, das die Depression hervorruft	4	**graues (11) Nieseln (4) des Schreckens**	11	4		
50	erstickendes Gefängnis	4	**erstickendes (14) Gefängnis (7)**	14	7		
50	durch einen üblen Trick, den die im kranken Gehirn mitwohnende Psyche diesem spielt, gleicht die Verzweiflung dem diabolischen Unbehagen, das man empfindet, wenn man in einem gräßlich überheizten Zimmer eingeschlossen ist	4	**Verzweiflung = diabolisches (21) Unbehagen, wenn in überheiztem Zimmer eingeschlossen (7)**	21	7		
50	die Vorstellung eines Selbstmords in Schach halten	2	**Vorstellung von Selbstmord in Schach halten (7)**	7			
50	das Opfer unablässig an Bewußtlosigkeit zu denken beginnt	2	**Opfer (13)**	13			
50	Hexenkessel	4	**Hexenkessel (21)**	21			
51	unwahrscheinlich ..., das Gespräch mit einem anderen Sterblichen ... mein Elend würde lindern können	2,6	**mein Elend (13)**	13			
51	Die Verzweiflung hatte mit ihrem erbarmungslosen täglichen Trommeln begonnen.	2	**tägliches Trommeln (28) der Verzweiflung**	28			
52	auch sie für das am Boden liegende Opfer, das ich inzwischen geworden war, nur eine weitere Schimäre	2	**das am Boden liegende (8) Opfer (13)**	8	13		
52	absterbende Energien	2	**absterbende (14) Energien (19)**	14	19		
52	Selbstzerstörung	2	**Selbstzerstörung (13)**	13			
53	auf eine solche Folterbank gefesselt	2	**auf Folterbank (15) gefesselt (7)**	15	7		
53	für das in tiefste Depression verfallene Gemüt ... nichts anderes als jene lüsterne Tagträume ... normal	2	**in tiefste (8) Depression verfallenes Gemüt**	8			
54	mein Sturz in die Tiefe	4	**mein Sturz (8) in die Tiefe (8)**	8	8		
54	der bösartige Verlauf meiner Krankheit	4	**bösartiger (12) Verlauf meiner Krankheit**	12			

54	Opfer der Depression	4	**Opfer (13)**	13			
54	schwere Depression	4	**schwere (16) Depression**	16			
54	Leid völlig außer Kontrolle geraten	2	**Leid außer Kontrolle (17)**	17			
56	das eigentliche Verlustgefühl mit dem Bewußtsein verknüpft, daß einem das Leben mit erhöhter Geschwindigkeit entgleitet	2	**das Leben mit erhöhter Geschwindigkeit (20) entgleitet (17)**	20	17		
56	den letzten Tiefen der Depression nähert	2	**letzte Tiefen (8) der Depression**	8			
56	Opfer	4	**Opfer (13)**	13			
57	Mein Gehirn, in die Gefangenschaft seiner wildgewordenen Hormone geraten	2	**mein Gehirn war in die Gefangenschaft (7) seiner wildgewordenen (18) Hormone geraten (7)**	7	18	7	
57	war von einem Denkorgan zu einem Meßinstrument geworden, das die sich von Minute zu Minute verändernden Grade seines eigenen Leides registrierte.	2	**registrierte (19) als Meßinstrument (19) die sich verändernden Grade (19) seines eigenen Leides**	19	19	19	
57	wie sich die Angst, einer giftigen Nebelbank gleich, über meinen Kopf wälzte und mich ins Bett trieb	2	**Angst giftige (14) Nebelbank (4)**	14	4		
57	lag ich ... starr und buchstäblich paralysiert, starrte ...	2	**starr (10) und paralysiert (10)**	10	10		
57	meine Folterqualen	2	**Folterqualen (15)**	15			
59	dieser saftlose, von seiner Krankheit schwer gezeichnete Halbinvalide, dieser Schlurfer mit der Greisenstimme	2,6	**Halbinvalide (12) und Schlurfer (12), Greisenstimme (12)**	12	12	12	
59	Schmerzschwelle	2	**Schmerzschwelle (1)**	1			
60	sein Nagelbett ... daran gefesselt	2	**an Nagelbett (15) gefesselt (7)**	15	7		
60	die Lage des gehfähigen Verwundeten	2	**gehfähiger Verwundeter (13)**	13			
60	verheerender Zustand	2	**verheerender (13) Zustand**	13			
60	Mehr noch als der Schmerz drückt einem die Hoffnungslosigkeit auf die Seele.	4	**Hoffnungslosigkeit drückt (16) auf die Seele**	16			
60	Bei einer Depression fehlt dieses Vertrauen auf Erleichterung darauf, daß man irgendwann schon wiederhergestellt sein wird.	4	**wiederhergestellt sein (19)**	19			
61	nicht erkennbare Torturen eines nebulösen Schreckens	2	**Torturen (15) eines nebulösen (4) Schreckens**	15	4		
61	seltsamer innerer Krampf, den ich nur als Verzweiflung jenseits aller Verzweiflung beschreiben kann	2	**innerer Krampf (10)**	10			
61	an einer Dinnerparty teilnehmen zu müssen, bedeutet Folterqualen	2	**Folterqualen (15)**	15			
61	trotz der Angst, die ihm den Verstand aufzufressen droht	2	**Angst droht, den Verstand aufzufressen (18)**	18			
62	wie sein Gefährte gegen die heraufziehende Katastrophe ankämpft ...	4	**sein Gefährte (9) kämpft (13) gegen heraufziehende**	9	13	4	5

			(4) Katastrophe (5) an				
62	ein gespenstischer Beobachter, der, weil er nicht unter der Demenz seines Doubles leidet, ... in leidenschaftsloser Neugier zusehen kann	4	**gespenstischer (21) Beobachter (24) und sein Double (24)**	21	24	24	
62	ich gleichzeitig den einzigen Darsteller wie auch den einsamen Zuschauer im Parkett gab.	2	**ich einziger Darsteller (24) wie Zuschauer (24) im Parkett (24)**	24	24	24	
62	wie in einem Melodrama - ein Melodrama, in dem ich, das baldige Opfer einer Selbsttötung	2	**Melodrama (24), in dem ich Opfer (13) einer Selbsttötung**	24	13		
62	das Gefühl ..., von einem zweiten Ich begleitet	4	**von zweitem Ich begleitet (9)**	9			
62	tiefe Depression	4	**tiefe (8) Depression**	8			
62	Auslöschung des Selbst	2	**Auslöschung (11) des Selbst**	11			
62	Tage, die ich dumpf mit den Vorbereitungen zu meiner Auslöschung verbrachte	2	**meine Auslöschung (11)**	11			
63	grabesdunkle Feierlichkeit	2	**grabesdunkle (11) Feierlichkeit**	11			
63	beschloß, schweigend aus der Welt zu gehen	2,5	**aus der Welt gehen (14)**	14			
63	die psychotische Belastung	2	**psychotische Belastung (16)**	16			
64	verließ mich auf den letzten Funken Gesundheit, um die schrecklichen Ausmaße jener tödlichen Zwangslage zu erfassen, in die ich geraten war	2	**letzter Funken (29) Gesundheit - some last gleam of sanity**	29			
65	das Wesen der tiefsitzenden Angst	4	**tiefsitzende (8) Angst**	8			
66	der Orkan in meinem Kopf	4	**Orkan (4) im Kopf**	4			
66	der trübe Verstand der Depressiven	4	**trüber (11) Verstand**	11			
67	Klinik ... ein Fegefeuer	2	**Klinik Fegefeuer (21)**	21			
68	so tief gestürzt	2	**tief (8) gestürzt (8)**	8	8		
68	ich strebte geradewegs in den Abgrund	2	**geradewegs in den Abgrund (8)**	8			
69	der Orkan sich schließlich legt	3	**der Orkan (4) legt sich (4) schließlich**	4	4		
69	Wenn sie den eigentlichen Orkan überleben, läßt seine Gewalt fast immer nach und verschwindet dann.	3,4	**den Orkan (4) überleben (14)**	4	14		
69	die einzige Gunst ..., die einem die Depression widerwillig gewährt - ihre schließliche Kapitulation	3	**die Kapitulation (13) der Depression**	13			
69	mit den Qualen einer zum Selbstmord neigenden Schwermut ringen	2	**Qualen (15) der Schwermut (16)**	15	16		
72	Opfer ... Kampf mit dem Monstrum	4	**Opfer (13) Kampf (13) mit Monstrum (21)**	13	13	21	

72	in die Gewalt einer besonders schlimmen Depression geraten	4	**in die Gewalt (13) einer Depression geraten (4)**	13	4		
72	die Depression pflegt wiederzukehren	4	**Depression kehrt wieder (3)**	3			
72	Abgesehen von bestimmten schrecklichen Erinnerungen hinterläßt eine akute Depression wenig bleibende Wunden.	4	**wenig bleibende Wunden (13)**	13			
72	Sisyphusqualen	4	**Sisyphusqualen (15)**	15			
74	der abrupte Alkoholentzug den Sturz in die Tiefe auslöste?	7	**Sturz (8) in die Tiefe (8)**	8	8		
74	Depression sich schon seit vielen Jahren am äußeren Rand meines Lebens bemerkbar gemacht hatte	4	**Depression am Rand (2) meines Lebens**	2			
74	die Landschaft der Depression	4,5	**Landschaft (2) der Depression**	2			
74	Depression und ihr späteres Hinübergleiten in den Wahnsinn	7	**Depression und ihr Hinübergleiten (20a) in den Wahnsinn**	20a			
75	nicht einmal überraschender Besuch; sie hatte bereits jahrzehntelang an meine Tür geklopft	4	**sie war kein überraschender Besuch (1), sie hatte jahrelang an meine Tür (1) geklopft**	1	1		
75	Unterbewußtsein ... bereits durch Stimmungsstörungen aufgewühlt	5	**Unterbewußtsein durch Stimmungs-störungen (19) aufgewühlt (2)**	19	2		
75	die Depression mich schließlich einholte, alles andere als fremd	4	**alsDepression mich einholte (20), war sie nicht fremd (9)**	20	9		
75	unerträgliche Last	2	**unerträgliche (16) Last (16)**	16	16		
75	Selbstzerstörung	2	**Selbstzerstörung (13)**	13			
75	Drachen	4	**Depression Drachen (21) / gorgon (79)**	21			
76	tiefste Tiefen seines suizidalen Verhaltens	2	**tiefste (8) Tiefen (8)**	8	8		
77	beeindruckendste Metapher, die dieser unendlichen Qual am getreuesten Ausdruck gibt, stammt aber von Dante ... im dunklen Wald, da vom rechten Weg abgekommen	5	**im dunklen (11) Wald (22) vom rechten Weg (3) abkommen (3)**	11	22	3	3
77	grauenhafte Phantasmagorien in einem betäubten Zustand	4	**betäubter (12) Zustand**	12			
78	schwarzer Kampf	4	**schwarzer (11) Kampf (13)**	11	13		
78	Verwüstungen der Schwermut	4	**Verwüstungen (5) der Schwermut (16)**	5	16		
78	düstere Vorahnung	4	**düstere (11) Vorahnung**	11			
79	aus den schwarzen Tiefen der Hölle immer weiter nach oben klettert ...	4	**aus den schwarzen (11) Tiefen (8) der Hölle (21) immer weiter nach oben klettert (8)**	11	8	21	8
79	gleicht die Rückkehr aus dem Abgrund dem Aufstieg des Dichters	4	**die Rückkehr (3) aus dem Abgrund (8) ist ein Aufstieg**	3	8	8	

			(8)				
79	Für jene, die im dunklen Wald der Depression gelebt und ihre unerklärbare Agonie erfahren haben	4	**im dunklen (11) Wald (22) der Depression**	11	22		
79	Depression nicht zwangsläufig die Auslöschung der Seele bedeutet	4	**Depression nicht zwangsläufig Selbstauslöschung (11)**	11			
79	wahrscheinlich die einzig positive Eigenschaft der Depression: Sie kann besiegt werden.	4	**Depression kann besiegt (13) werden**	13			
79	und ihre unerklärbare Agonie erfahren haben	4	**die Agonie (14) der Depression**	14			

9.0.8. Tracy Thompson: Die Bestie.

Seite	Zitat	Phase	Metaphern	MFA	MFB	MFC	MFD
9	Winzig kleine elektrische Brände knistern da oben	4	**elektrische (19) Brände (29) knistern (29) da oben - tiny electrical fires**	19	29	29	
9	sie hinterlassen rauchende und ruinierte Neuronenabschnitte	4	**sie hinterlassen rauchende (29) und ruinierte (1) Neuronenabschnitte**	29	1		
9	mein Gehirn ist ein Klumpen Protoplasma mit winzigen Stromkreisen darin, und in einigen Leitungen gibt es ständig einen Kurzschluß.	4	**Gehirn mit winzigen Stromkreisen (19) in Leitungen Kurzschluß (19)**	19	19		
9	mein Körper schmerzt stoßweise, in Wellen, als hätte ich Malaria	4	**mein Körper schmerzt in Wellen (6)**	6			
10	schon fast mein ganzes Leben lang ist die Bestie mein unerbittlicher und unberechenbarer Feind, der für Monate oder Jahre verschwindet und dann mit voller Macht zurückkehrt	4	**die Bestie (20) ist mein Feind (13), der verschwindet und zurückkehrt (3)**	20	13	3	
10	was heißt, daß sie von Zeit zu Zeit ausbricht	4	**die Bestie (20) bricht zeitweise aus (5)**	20	5		
10	etwas, was die Grenzen der natürlichen Existenz durchbrochen hat	4	**die Grenzen (3) der natürlichen Existenz durchbrochen (7)**	3	7		
10	doch mittlerweile habe ich die Bestie in die Enge getrieben	4	**ich habe die Bestie (20) in die Enge getrieben (7)**	20	7		
10	ein psychischer Güterzug namenloser Verzweiflung	4	**die Bestie (20) ist ein psychischer Güterzug (20) namenloser Verzweiflung**	20	20		
10	Gedanken zu notieren hilft nicht unmittelbar ... die meiste Zeit verzerrt denke ... ich weiß nicht, wann die momentane Attacke angefangen hat ... es setzt so allmählich ein, man	1	**momentane Attacke (13)**	13			

	kann schwer sagen, wann						
10	habe ich heute tiefen Respekt vor meinem Gegner	4	**heute Respekt vor meinem Gegner (13)**	13			
10	ich aber eine gewisse Kontrolle über sie habe	4	**ich habe eine gewisse Kontrolle (17) über sie**	17			
10	ich weiß nur, daß die Bestie wieder da ist	1	**die Bestie (20) ist wieder da**	20			
10	nachdem ich lange Jahre so tat, als gäbe es die Bestie nicht	4	**ich tat so, als gäbe es die Bestie (20) nicht**	20			
10	ich nenne sie "Bestie", weil es zu ihr paßt - obwohl ich sie mir nicht als ein Wesen, sondern als eine Kraft vorstelle:	4	**die Bestie (20) ist kein Wesen, sondern eine Kraft**	20			
11	sie erschien in den harmlosesten Tarnungen, direkt vor meinen Augen versteckt hinter einem Wort, das ich zu verstehen glaubte, aber nicht verstand... "Depression" gebrauchte ich schon mit 14 in meinem Tagebuch, aber in seiner Alltagsbedeutung	4,5	**die Bestie (20) in den harmlosesten Tarnungen (13)**	20	13		
11	mit mir stimmte etwas nicht	4	**mit mir stimmt etwas nicht (28)**	28			
11	diese flache und farblose Welt, in der ich lebte, sich von der unterschied, in der die meisten anderen lebten	4	**farblose Welt (11)**	11			
12	Depression persönlicher Kampf, ein Gegenstand, an dem ich meine schriftstellerischen Fertigkeiten üben konnte	4,5	**Depression persönlicher Kampf (13)**	13			
13	zu enthüllen, daß ich psychisch krank gewesen war, würde meiner Karriere schaden ... schwieg ich aus Angst	4,5	**Angst, zu enthüllen (23), daß ich psychisch krank war**	23			
14	es war, als sei ein vertrautes Wort - "Depression" - plötzlich dreidimensional und der wahre Feind hinter der Alltagsfassade endlich sichtbar geworden.	4	**Feind (13) hinter Alltagsfassade (1) sichtbar (11) geworden**	13	1	11	
15	wollte versuchen, durch den Spiegel meines Selbst hindurchzutreten und zu beschreiben, was ich von der anderen Seite aus sah.	5	**durch den Spiegel (1) meines Selbst hindurchtreten (1)**	1	1		
15	der Geist klammert sich fest an jede Alternative zum Chaos, selbst wenn diese Alternative die Selbstzerstörung ist.	2	**Alternative zum Chaos (13), auch wenn Selbstzerstörung (13)**	13	13		
15	die Tunnelsicht des Selbstmörders ... Tod einzige Lösung ... ist die kategorische Weigerung des Gehirns, die absurde Vorstellung zuzulassen, daß mit seiner Wahrnehmung der Ereignisse irgend etwas nicht in Ordnung sein könnte.	2	**die Tunnelsicht (20) des Selbstmörders**	20			
16	noch immer keinen spezifischen und zutreffenden Namen für diesen jahrtausendealten Schatten auf dem Gehirn	4,5,6	**jahrtausendealter Schatten (11) auf dem Gehirn**	11			

18	eine Depression raubt dem Geist sein normales Konzentrations- und Analysevermögen.	4	**Depression raubt (17a) das -vermögen (30) des Geistes**	17a	30		
19	so verheerend, als ob ein Messer ihm im Schlaf 20 IQ-Punkte von seinem Frontallappen abgetrennt hätte.	4	**verheerend (13)**	13			
21	Eine psychische Krankheit ist eine Art Verbannung in ein fremdes Territorium des Geistes	4	**Verbannung (2/3) in ein fremdes (9) Territorium (2) des Geistes**	2u.3	9	2	
21	Es ist ein Raum - man kann ihn sich weiß, ohne bestimmte Merkmale und leer vorstellen -	4	**Raum (1) weiß (11) und leer (17)**	1	11	17	
21	den die meisten Menschen vielleicht niemals betreten und den andere vielleicht niemals wieder verlassen	4	**die meisten betreten (1) ihn vielleicht niemals, andere verlassen (1) niemals**	1	1		
21	diese Fremde liegt gleich nebenan	4	**diese Fremde (9) liegt gleich nebenan (1)**	9	1		
22	zum ersten Mal kann eine größere Anzahl von uns aus diesem gesichtslosen weißen Raum zurückkehren und etwas ... beitragen	4	**aus diesem gesichtslosen weißen (11) Raum (1) zurückkehren (3)**	11	1	3	
23	Bestie, mechanische Bestie	4	**mechanische (19) Bestie (20)**	20	19		
23	die Angst steigt wie eine Blase von der Magengrube zu meinen Lippen auf	4	**Angst steigt auf (8)**	8			
23	Bestie	4	**Bestie (20)**	20			
23	Bestie (= Güterzug)	4	**Bestie (20)**	20			
24	eine vertraute, nagende Angst	4	**nagende (18) Angst**	18			
28	erinnern ... wußte nur, daß die Vernichtung immer drohte	4	**Vernichtung (13) drohte (13)**	13	13		
41	in mir drin verzog sich meine Wut in eine dunkle Ecke meiner Seele	7	**meine Wut verzog sich (4) in eine dunkle (11) Ecke (1) meiner Seele**	4	11	1	
43	ich war 17. Die Angst war wie Giftsumach, ein seelisches Jucken. ... so leicht auszulösen, ..., aber wenn sie erst einmal angefangen hatte, war es mir unmöglich, den Kreis zu durchbrechen	4	**Angst wie Giftsumach (22) - unmöglich, den Kreis (27) zu durchbrechen (7)**	22	27	7	
43	Meine Gedanken drehten sich, mein Puls hämmerte	4	**meine Gedanken drehten sich (27)**	27			
45	die normale Arbeit der Adoleszenz ... geriet gegenüber dem Navigieren durch die tägliche Sturmfront in den Hintergrund.	4	**Navigieren (6) durch die tägliche Sturmfront (4)**	6	4		
45	die Gefühlsstürme	4	**Gefühlsstürme (4)**	4			
45	*diese düsteren Gedanken, die ich dauernd habe*	4	**düstere (11) Gedanken**	11			
46	in dunklen Momenten fand mein innerer Tumult ...	4	**dunkle (11) Momente**	11			
46	ich wollte sterben, ich wollte, daß man auf mein Elend aufmerksam würde ...	4	**mein Elend (13)**	13			

47	Die Bestie machte ihren ersten längeren Besuch im Frühjahr meines ersten College-Jahres, 1976.	1	**Besties (20) erster längerer Besuch (1)**	20	1		
47	mit ihrer (Besties) Ankunft	1	**Ankunft (3) der Bestie**	3			
48	die Tatsachen keine Grenzen mehr hatten; sie entfalteten sich wie Papierziehharmoniken in meinem Kopf	1	**Tatsachen hatten keine Grenzen (3) mehr**	3			
48	Aussicht auf eine katastrophale Zukunft	1	**Aussicht (3) auf katastrophale Zukunft**	3			
48	wieder eine deprimierende Ladung Einsamkeit ...	1	**deprimierende Ladung (16) Einsamkeit**	16			
51	ich in diesem Frühjahr tiefer hinabstürzte in den Abgrund einer ernst zu nehmenden Depression	1	**tiefer (8) hinabstürzte (8) in den Abgrund (8)**	8	8	8	
51	Bestürzung senkte sich über mich wie eine alte, klamme Decke	1	**Bestürzung (8) senkte sich über mich (8)**	8	8		
52	auf dem Campus ..., umgeben von einer Einsamkeit, die so faßbar war wie eine Rüstung, bewaffnet mit einer blinden Feindseligkeit	1	**bewaffnet (13) mit blinder (12) Feindseligkeit (13)**	13	12	13	
52	die Heirat war der gläserne Schuh, der Talisman, der diesen bösen Zauber lösen würde	1	**Heirat der gläserne Schuh (21), der Talisman (21), der bösen Zauber (21) lösen würde**	21	21	21	
52	ich sah alles durch das falsche Ende eines Fernglases, beobachtete winzige, agile Leute auf der anderen Seite, wie sie Aktivitäten nachgingen, die mir verschlossen blieben	1	**Aktivitäten, die mir verschlossen (1) blieben**	1			
52	mit einer Verzweiflung, die aus dem Bewußtsein geboren war, daß ich den Verstand verlor, stürzte ich mich ins Studium	1	**den Verstand verlieren (17)**	17			
53	*ständig ist Krieg, ständig kämpfe ich gegen ein Gefühl nach dem andern an ... ich bin so ruhelos ... ein zu schwaches Wort, um zu beschreiben, wie ich mich fühle ...*	1	**ständig ist Krieg (13), ständig kämpfe ich an (13)**	13	13		
53	im Innern bin ich ein Schlachtfeld ...	1	**ich bin ein Schlachtfeld (13)**	13			
54	*wie gerne ich betrunken wäre. Stockvoll. Nicht mehr bei mir ... ich muß Wege finden, da durchzukommen ... denn*	1	**ich muß Wege (3) finden, um da durchzukommen**	3			
54	*ich habe Angst, daß es mein Innerstes aussaugen wird und mich vollkommen leer und schmerzerfüllt zurückläßt*	1	**Angst, daß es mein Innerstes aussaugen (6) wird**	6			
54	*alles hat eine tiefe, quälende Traurigkeit an sich ... ich bin leer in mir drin*	1	**ich bin leer (17) in mir drin**	17			
56	wie ich navigierte er (Vater) ständig durch die Höhen und Tiefen eines extremen und unkartierten Gefühlslebens	4	**navigieren (6) durch Höhen und Tiefen (2) eines unkartierten (2) Gefühlslebens**	6	2	2	
56	In der weißen Kultur des amerikanischen	4	**die Gefühle im Zaum halten**	18			

	Südens hielt die Frau ihre Gefühle im Zaum.		**(18)**				
56	es drohte das gesellschaftliche Stigma, als hysterisch, neurotisch, durchgedreht abgestempelt zu werden.	4	**als durchgedreht (27) abgestempelt zu werden**	27			
62	dieser geistigen Wolke zu entkommen,	1	**dieser geistigen Wolke (4) entkommen (7)**	4	7		
62	entkommen, ein normaler Mensch werden	1	**entkommen (7)**	7			
62	eine düstere Zeit	1	**düstere (11) Zeit**	11			
62	... dieser seltsamen Verzweiflung, die unerklärlicherweise beschlossen hatte, mich zu beschleichen	1	**diese Verzweiflung hatte mich beschlichen (18)**	18			
62	meine erste Erfahrung damit, die Existenz der Bestie zuzugeben -	1	**die Existenz der Bestie (20)**	20			
63	meine erste Erfahrung mit der befreienden Wirkung von Alkohol	1	**befreiende (7) Wirkung von Alkohol**	7			
64	wenn ich diese Ausbrüche ganz unterdrücken würde, würde ich verrückt werden, buchstäblich den Verstand verlieren ... hinterher schämte ich mich	1	**wenn ich die Ausbrüche (5) ganz unterdrückte (16), würde ich den Verstand verlieren (17)**	5	16	17	
64	irgendwie behielt ich noch ein Fünkchen Kontrolle	1	**ein Fünkchen (29) Kontrolle (17) - some shred of control**	29	17		
64	tagsüber war ich ein wütend brodelnder Dampfkessel. nach Jahren der unterdrückten Wut fühlte ich mich jetzt wie ein Vulkan, der ständig ausbrach	1	**ich war ein wütend brodelnder (6) Dampfkessel (19), ein Vulkan (5), der ständig ausbrach (5)**	6	19	5	5
64	zu diesem Zeitpunkt hatte die Depression mein Gehirn schon erobert,	1	**die Depression hatte mein Gehirn erobert (13)**	13			
64	und der Schlaf war das erste, was ihr zum Opfer fiel	1	**der Schlaf fiel ihr zum Opfer (13)**	13			
64	meine Angst davor kämpfte gegen mein überwältigendes Bedürfnis, diese ständige, namenlose Wut irgendwie körperlich auszudrücken	1	**meine Angst kämpfte (13)**	13			
64	das Gefühl, daß ich außer Kontrolle geriet.	1	**ich geriet außer Kontrolle (17)**	17			
65	*panische Angst .... Angst vor einer Aufgabe, die ich nicht bewältigen kann (normal und glücklich zu wirken ....) ... ich trage ein Bleigewicht im Bauch, und es tut weh*	1	**Bleigewicht im Bauch (16)**	16			
65	wenn die Leute .. wüßten, daß ich bereits spinne	1	**spinnen (23)**	23			
66	*seine Musik ist, als würde man durch ein Fenster der Gefängnis-zelle nach draußen blicken ...*	1	**als blicke man durch ein Fenster (1) der Gefängniszelle (7)**	1	7		
66	*Hoffnung, daß ich ... schaffen werde, aus mir selbst auszubrechen, daß ich frei sein werde*	1	**aus mir ausbrechen (7) und frei (7) sein**	7	7		
66	langsam, auf für mich damals unsichtbare Weise, veränderte die Depression meine	1	**als würde Deformation des Rückgrats (12) mich humpeln**	12	12		

	Persönlichkeit, so als würde eine leichte Deformation meines Rückgrats mich dauerhaft humpeln lassen		**(12) lassen**				
66	*ich fühle mich, als säße ich im Gefängnis*	1	**als säße ich im Gefängnis (7)**	7			
66	meine Gefühle, mein Leben, schienen sich meiner Kontrolle zu entziehen	1	**meiner Kontrolle entziehen (17)**	17			
67	Wenn er sich über eine Zwei in Mathe aufregte, wie konnte ich ihm da sagen, daß ich den Verstand verlor?	1	**den Verstand verlieren (17)**	17			
68	meine eigene Meinung von mir - die Meinung dieser fehlerhaften und möglicherweise geistesgestörten Person, die meinen Körper bewohnte - zählte nicht.	1	**diese fehlerhafte (19) Person, die meinen Körper bewohnte (1)**	19	1		
70	benahm ich mich theatralisch, ... schweigend ... finsterer Miene ... Weinkrämpfe und dramatische Erklärungen	4,6	**mit finsterer (11) Miene**	11			
72	Angst, Angst, daß mit meinem Gehirn etwas nicht stimmte, Erleichterung, endlich jemand aufmerksam	1	**Erleichterung (16)**	16			
74	meine Selbstachtung war so bröckelig, daß sich die geringste Kritik von Amanda anfühlte wie eine Todesdrohung	4	**meine Selbstachtung bröckelig (1)**	1			
74	mein Ego mußte ständig gestreichelt werden	4	**mein Ego mußte ständig gestreichelt (18) werden**	18			
82	Draußen lag bedrohlich das Universum - kalt, luftleer und unbegreiflich	1	**draußen das kalte (4), luftleere (17) Universum (2)**	4	17	2	
82	es fühlte sich an, als hätte jemand die Ausstiegsluke in meinem Raumschiff geöffnet:	1	**als hätte jemand die Ausstiegsluke (20a) meines Raumschiffs (20a) geöffnet**	20a	20a		
82	Winter 1981: der Himmel hatte die gleiche Farbe wie das Innere meines Kopfes: einheitlich grau, nicht einmal ein schwacher Schein, der die Sonne hätte sein können	1	**das Innere meines Kopfes grau (11)**	11			
82	ein trauervolles Paradigma für jede depressive Episode, die ich in den nächsten sieben Jahren erleben sollte: kurze Tage, kein Sonnenlicht, ein alles durchdringendes Gefühl der Verlassenheit	1	**kein Sonnenlicht (11)**	11			
82	es war Emily Dickinsons "bleierne Stunde"	1	**"bleierne (16) Stunde"**	16			
83	in diesem Winter machte die Trauer Bekanntschaft mit der Depression, ihrer nächsten Nachbarin	4	**Trauer Bekanntschaft (1) mit Depression, ihrer Nachbarin (1)**	1	1		
83	es war die Bestie in neuer Gestalt, die sich in mein tägliches Leben einschlich und die Trauer ablöste	1	**die Bestie (20) schlich (1) sich ein**	20	1		
83	ich war nur ein Staubkorn	1	**ich war nur ein Staubkorn (17)**	17			

83	so war es mit der Trauer und der Depression: In diesem Winter schnitten sich die Wege dieser beiden Zustände in mein Gehirn ein wie ausgetretene Pfade, die im Schnee zusammenlaufen	1	**die Wege (3) dieser beiden Zustände schnitten sich in mein Gehirn ein**	3			
83	die Depression ergriff Besitz von mir ...	1	**die Depression ergriff Besitz von mir (7)**	7			
89	ich war nervös, lebte ständig in dem Bewußtsein, daß mir die Bestie im Nacken saß	4	**die Bestie (20) saß mir im Nacken (7)**	20	7		
89	"hängt ein Schleier von Traurigkeit über dir"	4	**ein Schleier (23) von Traurigkeit über mir**	23			
90	mein *Leben* war nicht glücklich. Ich lebte unter einem Schatten ... erschien es mir, als hätte sich dieser Schatten erstmals in jenem gräßlichen Frühjahr 1976 ausgebreitet	4	**ich lebte unter einem Schatten (11)**	11			
90	qualvoll, aber die Qualen waren erträglich, solange ich mich auf andere Dinge konzentrieren konnte	4	**Qualen erträglich (16)**	16			
90	einmal anerkannt, kroch die Traurigkeit in mir hoch wie rasch ansteigendes Hochwasser	4	**die Traurigkeit kroch in mir hoch (18)**	18			
90	das war nur wieder eine der Episoden in meinem Leben, das von solchen Runden sinnloser Verzweiflung immer wieder unterbrochen zu werden schien. Es zeugte nicht von Krankheit	4	**Runden (27) sinnloser Verzweiflung**	27			
90	es zeugte von der Tatsache, daß ich irgendwie durchdrehte	4	**ich drehte irgendwie durch (27)**	27			
92	mir war eiskalt (nach Suizid einer Bekannten) ... mir war am ganzen Körper kalt - kalt in meinem Herzen, kalt in meinen Knochen	4	**eiskalt (4), kalt (4) in meinem Herzen, kalt (4) in meinen Knochen**	4	4	4	
92	die Bestie hatte sich ... an sie herangepirscht,	1	**die Bestie (20) hatte sich an sie herangepirscht (18)**	20	18		
93	sie hatte gegen sie angekämpft, war zeitweise vor ihr geflohen	1	**sie hatte gegen sie angekämpft (13), war vor ihr geflohen (7)**	13	7		
93	Angst .. noch beängstigender war, wie leicht Fay über den Rand gerutscht war	2	**sie war über den Rand (2) gerutscht**	2			
93	muß sie erkannt haben, daß es kein Entkommen gab	2	**kein Entkommen (7)**	7			
93	daß diese Düsterkeit in ihrem Innern ihr überallhin folgen würde	2	**Düsterkeit (11) im Innern**	11			
93	ihre eiserne Entschlossenheit, "normal" zu erscheinen	4	**eiserne (16) Entschlossenheit, normal zu erscheinen**	16			
93	ich wußte, hinter dieser Badezimmertür oder in irgendeinem anderen trostlosen Raum konnte auch ich einmal der Bestie gegenüberstehen	4	**Bestie (20)**	20			
94	ich versuchte, die eisige Angst abzuschüt-	4	**eisige (4) Angst abschütteln**	4	16		

	teln, aber ich konnte es nicht		**(16) wollen**				
96	Ich hatte das (Med.) immer als letzten Ausweg gesehen	4	**letzter Ausweg (7)**	7			
96	(zurück zu Amanda) Zeit, mich geschlagen zu geben, zuzugeben, daß ich krank war. Doch dieses widerwillige Eingeständnis war kein Schritt in Richtung Verständnis; nein, es war Symbol meiner Scham	4	**mich geschlagen geben (13)**	13			
96	"Ich bin reif für Medikamente" ... Zeichen meiner Verzweiflung.	1	**reif (22) für Medikamente**	22			
98	es war wie Sandburgenbauen. Jede Woche Fortschritte in Amandas Praxis, ... außerhalb der Praxis durch das wirkliche Leben untergraben und erschüttert	4	**wie Sandburgen (1) bauen (1) - durch das wirkliche Leben untergraben (1) und erschüttert (5)**	1	1	1	5
98	Kampf mit der chronischen Depression	4	**Kampf (13) mit der chronischen Depression**	13			
99	wußte nicht, was da zwischen mir und ... anderen Menschen stand ... es war eine Mauer - dieselbe Mauer, ... ich kam einfach nicht um sie herum, auch nicht über sie weg. sie war einfach da.	4	**eine Mauer (1) zwischen mir und den anderen**	1			
99	mit der Zeit hinterlassen diese Veränderungen ihre Spuren und werden dauerhaft, so wie Wellen eine Küste langsam formen	4	**Veränderungen hinterlassen Spuren (3)**	3			
99	manchmal fühlte ich mich wie ein Tier im Netz, das herumzappelt, aber sich nicht befreien kann. ich wußte nicht, was das Netz war, aber ich wußte, daß es da war	4	**ich fühlte mich wie ein Tier (18) im Netz (7)**	18	7		
99	Wenn ich heute zurückblicke, sehe ich mich als einen dieser Demoisellefische.	4	**ich Demoisellefisch (0)**	0			
100	Hätte nicht jeder normale Mensch die Therapie inzwischen abgeschlossen?	4	**Therapie abgeschlossen (1)**	1			
100	selbst in guten Zeiten sah ich mich als irgendwie defekt	4	**ich defekt (19)**	19			
109	Erfolg war beängstigend, unkalkulierbar; er könnte mich aus dem behaglichen Hafen fortreißen, den ich mir in Atlanta geschaffen hatte	4	**aus dem Hafen (6) fortreißen (6)**	6	6		
112	Auffangnetz in Atlanta *(Washington Post* und *New York Times* Schlangengruben)	4	**Auffangnetz (23)**	23			
118	und so begann sich die Bestie heimlich anzuschleichen	1	**die Bestie (20) begann sich heranzuschleichen (18)**	20	18		
118	Die Bestie war in meiner Vorstellung nie ein gefühlsbegabtes Wesen, mit einer gegen mich persönlich gerichteten Böswilligkeit und einer Methode, Jagd auf mich zu machen **(vs.S.271!!!)**	4	**die Bestie (20) hatte keine Methode, auf mich Jagd zu machen (18)**	20	18		

118	sie war hirnlos und unnatürlich. sie war verrückt. jetzt hatte ich Angst, so als würde wieder dieses Pfeifen in der Ferne ertönen	1,4	**die Bestie (20) war hirnlos (17) und unnatürlich**	17			
120	immer mehr in einem Zustand ängstlicher Anspannung	1	**ängstliche Anspannung (19)**	19			
121	wachte ich auf, starr vor Anspannung	1	**starr (10) vor Anspannung (19)**	10	19		
121	meine Feindseligkeit ganz und gar nicht verdrängt; nein, die Wut schien kurz davor, aus jeder Pore meiner Haut herauszudampfen	1	**Wut aus jeder Pore meiner Haut herausdampfen (6)**	6			
121	jemand, der in eine Depression hineinrutscht, kann die Veränderungen in seinem Gehirn nicht erkennen.	4	**in eine Depression hineinrutschen (8)**	8			
121	um Bibbern unter Kontrolle zu halten, ein Glas Weißwein	1	**unter Kontrolle halten (17)**	17			
122	Kultur Washingtons, wo es ein Statussymbol ist, am Wochenende arbeiten zu müssen, war es eine perfekte Tarnung persönlichen Elends	4	**am Wochenende zu arbeiten, war die perfekte Tarnung (13) persönlichen Elends (13)**	13	13		
125	ein Vogel, der in einem dunklen Raum gefangen ist, fliegt auf den ersten Lichtfleck zu, den er sieht.	4	**ein Vogel (18a) gefangen (7) in einem dunklem (11) Raum (1)**	18a	11	1	7
125	die Person, die ich nicht zeigen wollte ... ein Jammerlappen, eine Klette, verzweifelt; ich haßte sie (sich selbst)	1	**ich war ein Jammerlappen (23), eine Klette (22)**	23	22		
125	der Killer Einsamkeit	1	**Killer (13) Einsamkeit**	13			
125	Ich war lange in einem dunklen Raum gewesen; mein Herz war dieser Vogel.	4	**mein Herz war dieser Vogel (18a)**	18a			
127	begann das Hoch leise abzuklingen	1	**das Hoch begann abzuklingen (28)**	28			
128	da war diese Mauer von Tränen direkt hinter meinen Augen	1	**diese Mauer (1) von Tränen**	1			
128	weckte eine neue Furcht in mir ... vielleicht war ich immer noch defekt	4	**ich defekt (19)**	19			
129	wachsende Angst	1	**wachsende (22) Angst**	22			
131	ich kämpfte gegen ein Panikgefühl an, das sich ganz ähnlich anfühlte wie Übelkeit	1	**gegen Panikgefühl ankämpfen (13)**	13			
133	was ich vor mir selbst nicht zugeben konnte - daß mein Leben jahrelang von der Bestie überschattet gewesen war	4	**mein Leben von der Bestie (20) überschattet (11)**	20	11		
134	doch die schleichende emotionale Taubheit, in die ich verfiel	1,4	**diese schleichende (18) emotionale Taubheit (12), in die ich verfiel (8)**	18	12	8	
134	dieser leere Blick, den ich hatte (macht ihn zornig)	1	**mein leerer (17) Blick**	17			
134	dieser apathische Gesichtsausdruck war in Wahrheit die Maske der Depression, ...	4	**die Maske (24) der Depression**	24			

	wohlbekanntes Symptom ..						
136	alles war aus dem Lot	1	**alles aus dem Lot (1)**	1			
137	wenn ich mich also unglücklich fühlte, dann nur des Drucks wegen, unter dem ich stand - und das mußte normal sein. ... bewies mein Unglücklichsein nur, daß ich endlich normal wurde	4	**unter Druck (16)**	16			
138	ich war wie ein Tauber auf der Tanzfläche: ich konnte nur kopieren, was ich sah	1	**wie ein Tauber (12) auf der Tanzfläche: kopieren, was ich sah**	12			
139	früher war ich ziemlich unmerklich in die depressiven Phasen gerutscht, jetzt tat ich es unter seinem strengen, unerträglichen Blick	1	**in die depressiven Phasen gerutscht (8)**	8			
139	ich war ein abscheuliches, selbstsüchtiges Miststück. dieses Bild von mir wurde durch Thomas´ Zorn nur noch verfestigt	1	**Miststück (18)**	18			
140	diese wachsende Angst war ein wesentliches Symptom meiner Depression	4	**wachsende (22) Angst**	22			
143	je tiefer meine Depression wurde, desto verzerrter wurde die "Realität", die ich festzuhalten versuchte	1	**je tiefer (8) die Depression, desto verzerrter Realität**	8			
144	ich blieb allein mit meinem alten Begleiter, der Bestie	1	**mein alter Begleiter (3), die Bestie (20)**	3	20		
147	Tiefpunkt	2	**Tiefpunkt (8)**	8			
149	es war alles aus dem Ruder	2	**alles aus dem Ruder (6)**	6			
150	Imipramin plus Wodka ... schlafen, um meinem Elend für eine Weile zu entkommen ... jeden Tropfen Alkohol im Haus getrunken	2	**meinem Elend (13) entkommen (7)**	13	7		
151	kämpfte, Qualen litt, um nicht zu ertrinken	2	**ich kämpfte (13), um nicht zu ertrinken (6)**	13	6		
157	*doch alle meine Veränderungsversuche wurden von der Bestie durchkreuzt. Die Bestie war es.., was ich zu ändern versuchte.*	4	**alle Veränderungsversuche von der Bestie (20) durchkreuzt**	20			
157	doch alle meine Veränderungsversuche wurden von der Bestie durchkreuzt. Die Bestie selbst vwa es eigentlich, was ich zu ändern versuchte. Aber sie war stärker als ich. Sie hielt mich wie in Handschellen fest und zwang meinen Blick von sich weg und ...	2	**die Bestie (20) war stärker als ich: sie hielt mich wie in Handschellen (7) fest (7)**	20	7	7	
158	Seltsamerweise war es dieser Gedanke, der den letzten dünnen Faden in meinem Kopf zum Reißen brachte	2	**den letzten dünnen Faden (23) im Kopf zum Reißen (23) bringen**	23	23		
158	welchen Weg zu sterben ich nehmen würde, war einfach: Pillen und Alkohol. Hatte ich nicht erlebt, wie einfach das ging?	2	**welcher Weg (3) zu sterben?**	3			
158	leere Zeit, und keine Ahnung, wie sie füllen.	2	**leere (17) Zeit**	17			
159	selbst in diesem Stadium waren meine Vorbereitungen so, als würde ich in einem ab-	2	**als würde ich im abstürzenden (20a) Flugzeug (20a)**	20a	20a	20a	

	stürzenden Flugzeug den Fallschirm anlegen.		**Fallschirm (20a) anlegen**				
159	während ich mich bereitmachte, hinauszuspringen, klammerte ich mich noch an die Hoffnung, daß in letzter Minute etwas geschehen würde, was diese schreckliche Notwendigkeit aufheben würde	2	**hinausspringen (20a)**	20a			
160	doch hier endete die Parallele ... ich hingegen bewegte mich in einer Dämmerzone zwischen rationalem Denken und Irrationalität (nicht gesamtes geistiges Werkzeug)	2	**ich bewegte mich in einer Dämmerzone (11)**	11			
160	ich war wie eine Krebskranke im letzten Stadium. ich hatte einen Körper, der die Schmerztoleranz meines Geistes überdauert hatte und sah jetzt die Möglichkeit abzuspringen	2	**wie eine Krebskranke (12) im letzten Stadium - abspringen (20a)**	12	20a		
165	der Raum, in dem ich stand, war die Verkörperung der psychischen Isolation, die mich mein ganzes Leben lang verfolgt hatte	4	**Raum Verkörperung der psychischen Isolation (7), die mich verfolgt (7)**	7	7		
165	eingesperrt zu sein, mit dem jämmerlichen Treibgut des Lebens	4	**Treibgut (6) des Lebens**	6			
165	es bedeutete *das hier*: eine Existenz in einer häßlichen Umgebung, der Geist gefesselt von tristen Wänden und Maschendraht	4	**der Geist gefesselt (7) von tristen Wänden und Maschendraht**	7			
165	das Leben reduziert auf kindische Beschäftigungstherapie und darauf, irgendwie durchzukommen	4	**irgendwie durchkommen (12)**	12			
167	die Fassade des normalen Lebens wiederzuerrichten. doch das erforderte Energie, und die hatte ich nicht	4	**Fassade (1) normalen Lebens wieder errichten (1)**	1	1		
167	mit Verrückten eingesperrt? ich konnte es nicht ertragen	4	**nicht ertragen (16)**	16			
168	KH: ich wußte, diesmal gab es kein Zurück. ich glaubte immer noch nicht, daß ich krank war. Ich war defekt...	2	**ich defekt (19)**	19			
173	schwere Depression	4	**schwere (16) Depression**	16			
174	die Depression hatte mir seit Monaten die Energie geraubt ... schlug sich körperlich nieder	4	**die Depression hatte mir die Energie (19) geraubt (17a)**	19	17a		
174	im Geiste fühlte ich mich, als wäre ich seit Monaten mit Bleigewichten an den Füßen herumgelaufen - und jetzt hatte ich aufgegeben; jetzt würde ich mich einfach mitten auf der Straße hinlegen und mich ausruhen	2	**als wäre ich mit Bleigewichten (16) herumgelaufen**	16			
179	aber defekt zu sein implizierte immer noch die Existenz einer moralischen Verantwortung ... trotz meiner Defekte gehört mein Verstand mir	4	**defekt (19) sein, Defekte (19) haben**	19	19		

179	verrückt zu sein bedeutete hingegen, daß ich tatsächlich meinen Verstand verloren hatte - daß ich von jeglicher Verantwortung zurückgetreten war	4	**Verstand verloren (17)**	17			
179	es war irgendwie meine *Schuld*, daß ich defekt war	4	**schuld daran, defekt (19) zu sein**	19			
179	besondere Fluch meines Zustands:	4	**Fluch (21) meines Zustands**	21			
180	mein einziges Kapital verloren; mein Gehirn wäre dann einfach nur ein krankes Organ	4	**mein einziges Kapital (30) verloren (17)**	30	17		
180	ich stand vor der Alternative: Übernahme der totalen moralischen Verantwortung oder geistige Auslöschung	2	**geistige Auslöschung (11)**	11			
180	die Krankheit zu eliminieren würde alles eliminieren, von dem ich dachte, daß es mich ausmachte	2	**mich eliminieren (13)**	13			
181	als körperliche Erschöpfung nachließ, kehrten meine alten Ängste allmählich zurück	4	**alte Ängste kehrten wieder (3)**	3			
181	dieses vertraute nervöse Summen im Kopf	4	**Summen (18) im Kopf**	18			
186	hier wurde ich an die Welt außerhalb dieses ziemlich sterilen Hafens erinnert, den ich gefunden hatte. Ich betrachtete es mit einer Art vorsichtigem Interesse, so, wie jemand, der sich gerade von einer Darmgrippe erholt, feste Nahrung betrachten mag.	4	**steriler (12) Hafen (6) (=KH); ich wie jemand, der von einer Darmgrippe (12) genesend, feste Nahrung sieht**	12	6	12	
190	ich wollte ja anders sein. ich wollte ein gesunder Mensch sein. ich war bereit, nötigenfalls durch die Folter zu gehen ... um aus diesem Irrgarten herauszufinden	4	**bereit, durch die Folter (15) zu gehen, um aus diesem Irrgarten (22) herauszufinden**	15	22		
191	Gefühle unterdrücken, ..., sie ersticken	4	**Gefühle unterdrücken (16), sie ersticken (14)**	16	14		
192	für jeden schwer gewesen, die hohen Schutzwälle zu überwinden, die ich um mein zerbrechliches Ego herum errichtet hatte	4	**hohe Schutzwälle (1), um mein zerbrechliches (17) Ego errichtet (1)**	1	17	1	
192	eine gute Fassade zu errichten	4	**gute Fassade (1) errichten (1)**	1	1		
192	meine Masken herunterrutschen	4	**meine Masken (24)**	24			
193	doch die Kosten waren immens gewesen: Jahre des Hinein- und Hinauspurzelns aus depressiven Episoden	4	**die Kosten (30) immens: Jahre des Hinein- und Hinauspurzelns (27) aus depressiven Episoden**	30	27		
193	gelähmt von dem Gedanken, daß meine emotionalen Defekte mit noch größeren moralischen Defekten einhergingen	4	**gelähmt (10) vom Gedanken, defekt (19) zu sein**	10	19		
193	lange Phasen der Einsamkeit und Isolation eingebracht	4	**Isolation (7)**	7			
193	überwältigt von Scham	4	**überwältigt (13) von Scham**	13			
193	diese Selbstzerfleischung typisches Depressionsverhalten	2	**Selbstzerfleischung (13)**	13			

194	meine mönchische Selbsterniedrigung hatte ein Gutes: ich begann ... über mein Verhalten nachzudenken	4	**mönchische Selbsterniedrigung (8)**	8			
195	irgendein angeborener Defekt, etwas, worüber ich keine Kontrolle hatte?	7	**angeborener Defekt (19), über den ich keine Kontrolle (17) hatte?**	19	17		
195	mein selbstzerstörerisches Verhalten	2	**selbstzerstörerisches (13) Verhalten**	13			
195	in den letzten Monaten ... immer kopfloser geworden, war mir der Gefahr ebensowenig bewußt gewesen wie ein Schlafwandler, der eine Autobahn überquert. und das konnte wieder geschehen	2	**immer kopfloser (17)**	17			
196	mein impulsives und selbstzerstörerisches Verhalten	2	**selbstzerstörerisches (13) Verhalten**	13			
197	Opfer sein war eine sehr praktische Waffe, um so mehr, als sie verdeckt war	4	**Opfer (13) sein eine praktische, da verdeckte Waffe (13)**	13	13		
198	Ehrlichkeit eine Möglichkeit, Kontrolle über mein Leben auszuüben	4	**Kontrolle über mein Leben ausüben (17)**	17			
200	es war der erste Schritt auf einer langen Reise, und meine Motive für den Aufbruch waren alles andere als edel. aber lange Reisen müssen nicht mit edlen Motiven beginnen. sie müssen nur beginnen	3	**erster Schritt (3), Aufbruch (3) zu langer Reise (3)**	3	3	3	
201	Schlafstörungen: klassisches Symptom einer schweren Depression	4	**schwere (16) Depression**	16			
202	die Rückkehr meines Geschmackssinns	3	**Rückkehr (3) meines Geschmackssinns**	3			
202	es war, als ob in ein altes Sepiaporträt die Farben zurücksickern	3	**Farben in altes Sepiaporträt (11) zurücksickern**	11			
202	die meisten **unter** "affektiven Störungen" **litten** - und keiner von uns schlief normal	4	**leiden unter (16)**	16			
203	Depressionen .... Populärpsychologie - Reparaturanleitungen für die Psyche	5	**Reparaturanleitungen (19) für die Psyche**	19			
206	begannen sich andere Türen in meinem Kopf zu öffnen: *Depression ist eine Krankheit. Ich bin krank. Ich bin nicht hier, weil ich defekt bin ... sondern weil ich krank bin.*	4	**andere Türen (1) in meinem Kopf öffnen (1)**	1	1		
206	hier kamen meine Gedanken ins Stocken	4	**meine Gedanken kamen ins Stocken (10)**	10			
206	*Mit meinem Gehirn stimmt etwas nicht.* ..etwas anderes als *Mit mir stimmt etwas nicht*	4	**mit mir stimmt etwas nicht (28)**	28			
207	ich wäre eine Kreatur, die von der Stimme dieses Organs durchs Leben geführt wird, seinen Botschaften so sehr unterworfen wie ein Hund, der einem Auto nachjagt.	4	**von den Botschaften der Stimme des Hirns durchs Leben geführt (7) und ihnen unterworfen (7), wie ein Hund (18), der Autos nachjagt (18)**	7	7	18	18

207	ich wäre einfach ein Produkt irgendeiner chemischen Anomalie in einem klumpigen grauen Organ zwischen meinen Ohren	4	**ich ein Produkt einer chemischen Anomalie (9) zwischen meinen Ohren**	9				
208	depressive Menschen, wie Oma ... ihr Schmerz war echt gewesen, aber sie hatte ihn als Waffe und als Falle eingesetzt	4	**Schmerz als Waffe (13) und als Falle (18) eingesetzt**	13	18			
218	auf unserer Seite der unterbrochenen Verbindung war sie die Hölle, ein Leben hinter Glas	4	**unterbrochene Verbindung (19) die Hölle (21), ein Leben hinter Glas (7)**	19	21	7		
218	zwei häßliche Figuren, zusammengepfercht in einer Station für defekte Menschen	4	**zusammengepfercht (18) in einer Station für defekte (19) Menschen**	18	19			
218	sie konnte lebenslang sein oder wie eine Katastrophe plötzlich hereinbrechen, diese Leere zwischen uns und dem Rest der Welt	4	**Leere (17) zwischen uns und dem Rest der Welt, wie eine Katastrophe (5)**	17	5			
220	gefangen hinter meiner eigenen Glaswand	4	**gefangen (7) hinter meiner eigenen Glaswand (7)**	7	7			
220	meine eigene Isolation hassend und verächtlich gegenüber anderen in derselben Falle, wollte ich nur flüchten	4	**aus der Falle (7) flüchten (7) wollen**	7	7			
220	Glaskäfig ... gefangen	4	**im Glaskäfig (7) gefangen (7)**	7	7			
220	mein Drang, das KH so schnell zu verlassen, war wieder eine Art defensives Nachhutgefecht, um nicht zuzugeben, wie sehr ich in Schwierigkeiten gewesen war	4	**defensives Nachhutgefecht (13)**	13				
221	ich derart aus den Fugen geraten war	4	**aus den Fugen (1) geraten**	1				
223	genau wie damals fürchtete ich, daß ich meinen Verstand verlieren würde, sobald ich ihn nicht mehr benutzte	4	**den Verstand verlieren (17)**	17				
226	manchmal packte sie (Unterströmung) mich, zog mich nach unten	4	**die Unterströmung (6), die mich packte (18), zog mich nach unten (8)**	6	18	8		
226	schwer zu sagen, was Anzeichen für Besserung und was Beweis für die fortdauernde Macht der Bestie	4	**Macht (7) der Bestie (20)**	7	20			
226	tatsächlich Depression noch immer da, wie eine mächtige Unterströmung (cf. Manning)	4	**Depression mächtige Unterströmung (6)**	6				
226	manchmal schwamm ich mich frei	4	**sich frei (7) schwimmen (6)**	7	6			
226	erinnern, daß ich mit einem Handicap arbeitete	4	**Handicap (12)**	12				
227	doch wie wachsam ich auch war, den Schlichen meines Gegners war ich nicht gewachsen	4	**ich war den Schlichen (17a) meines Gegners (13) nicht gewachsen (22)**	17a	13	22		
227	die Angst war, wie Cato, ein permanenter Gast, der ab und zu wütete	4	**die Angst war ein permanenter Gast (1), der ab und zu wütete (4)**	1	4			
227	es war, als steckte man in einer luftdichten Kiste, kurz vor dem Ersticken	2	**als steckte man in einer luftdichten Kiste (7), kurz vor**	7	14			

			dem Ersticken (14)				
227	unterdessen tappte ich auf meinem geistigen Dachboden herum und schielte in Schränke und hinter Türen,	4	**ich tappte auf meinem geistigen Dachboden (1) herum**	1			
228	ihr Hunger nach Aufmerksamkeit war wie Medizin für mich, eine willkommene Flucht aus dem Gefängnis meiner Gedanken	4	**die Kinder wie Medizin (12) für mich, eine Flucht (7) aus dem Gefängnis (7) meiner Gedanken**	12	7	7	
233	sah, was ich sah: den heimlichen Schatten der Bestie	4	**der heimliche Schatten (11) der Bestie (20)**	11	20		
233	mir bestätigte, daß *mit mir etwas nicht stimmte*	4	**mit mir etwas nicht stimmte (28)**	28			
234	defekt ... defekt ... klinische Depression ... defekt war; meine Selbstachtung war so niedrig, *weil* ich defekt war	4	**defekt (19)**	19			
235	wie das ist, wenn man Stimmungen ausgeliefert ist, die einen fortreißen	4	**Stimmungen ausgeliefert (7), die einen fortreißen (6)**	7	6		
235	die mittelalterliche Metaphorik: der Homunkulus in meinem Kopf sagte: diese Maschine ist defekt ... für jeden außer mir hatte das "ich" nur eine Bedeutung: ich, die ganze Person, der Patient	4	**diese Maschine (19) ist defekt (19)**	19	19		
236	das Versprechen im Gedächtnis, das ich mir selbst im KH gegeben hatte, begann ich, mir ein Sicherheitsnetz von Freunden aufzubauen	4	**ein Sicherheitsnetz (23) von Freunden aufbauen**	23			
236	vielleicht war es ja der gesunde Teil meines Gehirns, der immer wieder zu melden versuchte: Hier stimmt etwas nicht, aber immer wieder mißverstanden wurde und sich in seiner eigenen Botschaft verhedderte	4,6	**hier stimmt etwas nicht (28)**	28			
237	Menschen mit affektiven Störungen hingegen haben zwar ein Gefühl für die Tonlage, aber sie spielen auf einem beklagenswert verstimmten Klavier.	4	**Menschen mit affektiven Störungen (19) spielen auf verstimmtem Klavier (28)**	28	19		
237	Menschen mit affektiven Störungen schmerzlich bewußt, daß die Dissonanz von ihnen ausgeht - aber diese Menschen haben keine Ahnung, wie sie das Klavier stimmen sollen	4	**keine Ahnung, wie sie das Klavier stimmen (28) sollen**	28			
239	mehr über meine Krankheit zu erfahren gab mir ein Gefühl der Beherrschung und Kontrolle, zwei Dinge, die mir die Bestie geraubt hatte	4	**Beherrschung (17) und Kontrolle (17), beides hatte die Bestie (20) mir geraubt (17a)**	17	17	20	17a
239	früher immer versucht, mir meine schwarzen Phasen zu erklären, indem ich in Leuten oder Ereignissen einen "Grund" dafür suchte	4,7	**meine schwarzen (11) Phasen**	11			
239	dieses vertraute Gefühl brütender Hoffnungslosigkeit	4	**Gefühl brütender (18a) Hoffnungslosigkeit**	18a			

239	auf diese Weise konnte der depressive Mensch von Dingen besessen werden oder sie vergessen	4,7	**von Dingen besessen (21) sein oder sie vergessen**	21			
239	der Ausdruck "In meinem Kopf dreht sich alles im Kreis" womöglich nicht nur ein Bild, sondern tatsächlich eine physikalische Beschreibung: elektrische Impulse ziellos im Kreis ohne genügend Neurotransmitter ...	4,6	**alles dreht sich im Kreis (27)**	27			
240	das hier war keine isolierte Schlacht, die ich kämpfte ... nein, es war ein Guerillakrieg, den ich seit vielen Jahren kämpfte ... nicht zu meinen Gunsten	4	**keine isolierte Schlacht (13), die ich kämpfte (13) - es war ein Guerillakrieg (13)**	13	13	13	
240	Alkohol mich kurzfristig aus dem Gefängnis meines Selbst befreite	4	**Alkohol befreite (7) mich kurzfristig aus Gefängnis (7) meines Selbst**	7	7		
240	Erkenntnis, die im nachhinein fast komisch wirkt, weil sie so sehr auf der Hand liegt. doch damals dämmerte sie mir wie ein langer, kalter Schrecken: diese Krankheit konnte mich umbringen	2,4	**Erkenntnis dämmerte (11) mir: Depression konnte mich umbringen (13)**	11	13		
240	"mein Berg-und-Tal-Mädchen"	4	**Berg- und Tal- Mädchen (2)**	2			
240	obwohl jeder Tag eine Qual war, begann ich, mit neuer Klarheit zu denken	4	**mit neuer Klarheit (11) denken**	11			
241	begonnen, den Charakter und die Form meiner Krankheit zu erkennen und sie zu einem widerwilligen Rückzug zu zwingen	4	**zum Rückzug (13) zwingen (7)**	13	7		
241	malte Schaubilder in dem Versuch, ein Leben aufzuzeichnen, das ich damit verbracht hatte, durch Falltüren zu stürzen	4	**ein Leben damit verbracht, durch Falltüren (8) zu stürzen (8)**	8	8		
241	ich konnte nicht jeden Absturz und Aufstieg rekonstruieren	4	**Absturz (20a) und Aufstieg (8)**	20a	8		
241	aber ich wußte jetzt auch, daß sie wiederkommen würde	4	**sie würde wiederkommen (3)**	3			
241	aber grobe Umrisse eines klaren Auf-und-ab-Musters	4	**Auf-und-ab-Muster (23)**	23			
242	diese Person, von der ich vor Jahren geträumt hatte - in einer dunklen und unkartierten See mit einem winzigen Floß	4	**ich in winzigem Floß (6) auf dunkler (11), unkartierter (2) See (6)**	6	11	2	6
242	auf dem Weg zu dem erleuchteten Vergnügungsschiff am Horizont - war ich	4	**auf dem Weg (3) zum erleuchteten (11) Vergnügungsschiff (6)**	3	11	6	
242	auf diesem erleuchteten Schiff stellte ich mir die Wärme menschlicher Körper vor ... auf dem Floß gab es nur mich und mein lumpiges Gepäck	4	**auf dem Floß (6) nur ich und mein Gepäck (3)**	6	3		
242	wenn ich keine besseren Waffen zu ihrer Bekämpfung finden konnte, war ich nächstes Mal vielleicht schon zu müde zum Kämpfen	4	**bessere Waffen (13) zu ihrer Bekämpfung (13)**	13	13		

242	und wie ein Gewicht auf meinen Schultern spürte ich plötzlich die eisige Hand der Notwendigkeit	4	**wie ein Gewicht (16) auf meinen Schul-tern: eisige (4) Hand der Notwendigkeit**	16	4		
242	rigoros begann ich, alles abzuwerfen, was zum Überleben nicht unbedingt nötig war	4	**alles abwerfen (16)**	16			
243	ich wußte nur, daß ich mir kein überflüssiges Gepäck leisten konnte	4	**mir kein überflüssiges (6) Gepäck (3) leisten können (30)**	6	3	30	
243	daß ich aus diesem Glaskasten nur ausbrechen konnte, wenn ich mich *nicht* damit zufriedengab, wer ich war	4	**aus dem Glaskasten (7) ausbrechen (7)**	7	7		
243	ich wußte nicht, ob ich mich auf den Tod vorbereitete oder darauf, einen Sturm zu überstehen	4	**den Sturm (4) überstehen (12)**	4	12		
243	es gab auch andere Leute, die wie ich mit ihren eigenen Dämonen kämpften	4	**mit Dämonen (21) kämpfen (13)**	21	13		
243	wir waren wie Veteranen in derselben Kampfeinheit - nur daß ich beschlossen hatte, dieses Heer zu verlassen	4	**wie Veteranen (13), die dieses Heer (13) verlassen**	13	13		
243	auch ihre Gesellschaft konnte ich mir nicht leisten	4	**konnte mir ihre Gesellschaft nicht leisten (30)**	30			
245	ich sie ("Freunde") abgeschüttelt hatte wie Staub von meinen Schuhen. "du bist jenseits von allem, vom Radarschirm verschwunden"	4	**jenseits von allem (9) vom Radarschirm (13) verschwunden (17)**	9	13	17	
245	diese Disziplin ... eine Art geistige Härte .. so sehr daran gewöhnt, mich von meinem Elend überwältigen zu lassen	4	**mich von meinem Elend (13) überwältigen (13) lassen**	13	13		
245	es tat weh, dieses Zerreißen des sozialen Netzes	4	**das Zerreißen (23) des sozialen Netzes (23)**	23	23		
246	jetzt begann ich, Selbstmitleid als einen Luxus zu sehen, den ich mir nicht leisten konnte, der vielleicht sogar tödlich war	4	**Selbstmitleid Luxus (30), den ich mir nicht leisten konnte (30)**	30	30		
246	und im Selbstmitleid zu baden	4	**im Selbstmitleid baden (6)**	6			
247	eine Frage intensiven Empfindens, angesichts dessen alle Logik nur ein schwächlicher Verbündeter war	4	**Logik nur schwächlicher (12) Verbündeter (13)**	12	13		
248	die Stadt eine Masse von blühenden Azaleen und Forsythien, Heiterkeit draußen und Düsterkeit in meinem Kopf	4	**Düsterkeit (11) in meinem Kopf**	11			
249	in den letzten Monaten schwer mit Depressionen zu kämpfen	4	**mit Depressionen kämpfen (13)**	13			
251	dies zu lernen war so, als würde ich Skifahren lernen. ich mußte beobachten, wie andere es machten, es selbst riskieren und viel hinfallen	4	**als würde ich Skifahren lernen (0)**	0			
251	für Aufmerksame sind wir dem Nacktsein viel näher, als wir glauben	4	**dem Nacktsein (23) näher**	23			

252	aus meinem gesellschaftlichen Exil auszubrechen. Leute, die ich kaum kannte, anzurufen und zum Essen einzuladen, kam mir vor wie eine Art emotionalen Schnorrens	4	**aus gesellschaftlichem Exil (7) ausbrechen (7); wie emotionales Schnorren (30)**	7	7	30	
253	ich hatte derart Angst davor, wieder in den Abgrund zu stürzen, daß ich es nicht wagte, irgendein Risiko einzugehen	4	**in den Abgrund (8) stürzen (8)**	8	8		
253	jeder Tag, an dem ich meine Sache erfolgreich bewältigte, war wieder ein kleiner Sieg über die Bestie	4	**kleiner Sieg (13) über die Bestie (20)**	13	20		
255	zog es meine Gedanken wie in einem Trichter nach unten, sie wurden enger und enger ...	4	**zog es meine Gedanken (wie in einem Trichter) nach unten (8)**	8			
255	wenn eine Angstattacke kam	4	**Angstattacke (13)**	13			
255	frühere Attacken immer unaufhaltsam ... jetzt durch stupides Wiederholen aufzuhalten, manchmal die Angst verschwinden lassen	4	**Attacken (13)**	13			
256	als würde ein Bulldozer durch das Unterholz von Neuronen in meinem Gehirn brechen und eine neue Straße schaffen	4	**als würde ein Bulldozer (20) durch das Unterholz (22) in meinem Gehirn brechen und eine neue Straße (20) schaffen**	20	22	20	
256	wobei er Pfade auslöschte, die vorher dort gewesen waren	4	**wobei er alte Pfade (3) auslöschte (11)**	3	11		
256	diese alten Pfade waren die automatischen negativen Gedanken gewesen	4	**alte Pfade (3) sind automatische Gedanken**	3			
257	die emotionale Taubheit einer Depression, bei der die emotionale Mitschwingungsfähigkeit allmählich dahinschwindet wie die Farben einer Fotografie	4	**emotionale Taubheit (12) einer Depression**	12			
258	Ehrlichkeit ... einziges Gegenmittel, einziger Wirkstoff, der stark genug ist, um das geistige Labyrinth, das durch all die Mauern des Leugnens entsteht, zu durchdringen	4	**Ehrlichkeit Gegenmittel (12), um das geistige Labyrinth (1) in den Mauern (1) des Leugnens, zu durchdringen**	12	1	1	
258	Ehrlichkeit ... Fortsetzung der Reise, die ich im KH begonnen hatte	4	**Fortsetzung der Reise (3)**	3			
258	die Depression sich heimlich an das Gehirn heranschleicht	4	**die Depression schleicht sich heimlich ans Gehirn heran (18)**	18			
262	ohne die Arbeit als Ablenkung wäre ich untergegangen	4	**ohne Arbeit untergegangen (6)**	6			
263	Mangel an körperlicher Aktivität verschlimmerte meine depressionsbedingten Angstzustände. mich nicht zu bewegen war eine geistige Folter	4	**mich nicht zu bewegen war geistige Folter (15)**	15			
265	die erzwungene Untätigkeit verstärkte meine Angst bis ins Unerträgliche; ich konnte nicht lesen, nicht einmal schlafen	4	**verstärkte Angst bis ins Unerträgliche (16)**	16			

267	das ganze soziale Konstrukt, das mich aufrechterhalten hatte. leise implodierte es um mich herum	4	**das soziale, mich aufrechterhaltende (1) Konstrukt (1) implodierte (19)**	1	1	19	
268	ich wußte, daß sie da war, aber ich dachte, sie sei eingesperrt oder habe sich zurückgezogen.	1	**ich dachte, sie sei eingesperrt (7) oder habe sich zurückgezogen (13)**	7	13		
268	die Wucht, mit der sie angriff, war um so überwältigender, weil ich mir einbildete, ich amüsierte mich gut	1	**sie griff mit überwältigender (13) Wucht an (13)**	13	13		
268	ich trank zuviel - viel zuviel für jemanden, der versucht, sich von einer Depression zu erholen. ich trank gegen ein wachsendes Gefühl der Anspannung an	1	**wachsendes (22) Gefühl der Anspannung (19)**	22	19		
268	diesmal sah ich die Bestie überhaupt nicht kommen.	1	**ich sah die Bestie (20) nicht kommen**	20			
269	ein Schlag - nicht der Ausbruch einer ausgewachsenen Depression, sondern eine akute Phase geistigen Schmerzes, eine intensive 72stündige Version der tödlichen Verzweiflung des letzten Winters	1	**ein Schlag (13), nicht der Ausbruch (5) einer ausgewachsenen (18) Depression**	13	5	18	
269	mich abgelenkt hatte, vor der emotionalen Woge geflüchtet war	1	**vor der emotionalen Woge (6) geflüchtet (7)**	6	7		
270	im Motelzimmer spürte ich, wie ich wieder in den Abgrund stürzte	1	**ich stürzte (8) wieder in den Abgrund (8)**	8	8		
270	der geistige Schmerz war körperlich, als ob mein Knochenmark zu Staub zermalmt würde	1	**mein Knochenmark zu Staub zermalmt (16)**	16			
271	Schluß damit, ich wollte keine aussichtslosen Schlachten mehr schlagen, ich hatte mein Bestes getan, und ich hatte verloren	2	**ich wollte keine aussichtslosen Schlachten (13) mehr schlagen, ich hatte verloren (17)**	13	17		
271	Stoff besorgen, die Sache zu Ende zu bringen. das war er, ..., der Gegenangriff, den die Bestie geplant hatte **(vs.S.118!!!)**	1	**der geplante Gegenangriff (13) der Bestie (20)**	13	20		
271	dies war der Punkt, an dem ich um die totale Kapitulation verhandeln würde.	2	**um die totale Kapitulation (13) verhandeln**	13			
272	Milliarden von Neuronen, die in einer milliardstel Sekunde losfeuern - und wenn es aufhört, verschwindet der Schmerz und die Erinnerung mit ihm	4	**Milliarden von Neuronen feuern los (13)**	13			
273	ich war ein Körper, den es an die Wasseroberfläche trieb, und dann spürte ich Luft im Gesicht und tat zum ersten Mal seit langem einen tiefen Zug kühlen Sauerstoffs	3	**ich war ein Körper an der Wasseroberfläche (6)**	6			
273	in meinem Kopf: ein Augenblick Stille ... Summen im Kopf weg ...	3	**das Summen (18) im Kopf war weg**	18			
273	Summen wieder da, das alte hohle Gefühl wieder da, doch dann, ein paar Tage später,	3	**das hohle (1) Gefühl, das Summen (18) war wieder da**	1	18		

	gab es einen weiteren tiefen, kühlen Atemzug. und dann noch einen						
273	das Prozac veränderte, oder reparierte, die grundlegende Funktionsweise meines Gehirns. es bewirkte nicht, daß es mir gutging. aber es ermöglichte mir zu genesen	3	**Prozac reparierte (19) Funktionsweise meines Gehirns**	19			
274	ich behandelte mich wie einen Invaliden ... Summen allmählich leiser	3	**ich behandelte mich wie einen Invaliden (12) - das Summen (18) wurde leiser**	18			
275	Das Leben wurde nicht leichter. Aber es wurde leichter zu leben.	3	**Leben nicht leichter (16), aber leichter (16) zu leben**	16	16		
276	es dauerte eine Weile. zuerst fühlte ich mich wie ein Wanderer durch eine sturmverwüstete Landschaft	3	**ich wie ein Wanderer (3) in sturmverwüsteter (4) Landschaft (2)**	3	4	2	
281	selbst in dunklen Augenblicken hielt ich an einer Perspektive fest, die mir früher immer entglitten war: *dies wird nicht ewig dauern*	3	**selbst in dunklen (11) Augenblicken eine Perspektive, die mir immer entglitten (17) war: es geht vorbei**	11	17		
281	und selbst mein Kummer schien einen Boden zu haben. da war kein bodenloser Abgrund.	3	**mein Kummer schien Boden (8) zu haben, kein bodenloser (8) Abgrund (8)**	8	8		
282	Skizzenbücher eine Art Tagebuch, ein Instrument täglicher Selbstbeobachtung, das mir dabei half, nicht in diese Gefühllosigkeit zu schlittern	4	**nicht in die Gefühllosigkeit schlittern (8)**	8			
282	immer noch angsterfüllte Zeiten, Wochen, in denen meine verzweifelten Gedanken sich in mühseligen Kreisen bewegten	4	**meine Gedanken bewegten sich in Kreisen (27)**	27			
283	er hatte mir geholfen, mir mein Leben zurückzuerobern	4	**mein Leben zurückerobern (13)**	13			
283	führte mich an Bücher heran, die mir halfen, den Feind zu verstehen	4,5	**ich konnte den Feind (13) verstehen**	13			
283	er hatte die Schwere meiner Depression erkannt	4	**die Schwere (16) meiner Depression**	16			
286	durch mein jahrzehntealtes Muster wiederkehrender depressiver Episoden **litt** ich ebenfalls häufig **unter** Ängsten	4	**Muster (23) wiederkehrender (3) depressiver Episoden; leiden unter (16)**	23	3		
286	dieser langsame Abwärtsrutsch ... Alkohol als Streßbewältigung, das beste frei käufliche Heilmittel gegen Anspannung und Angst	4	**Anspannung (19); Abwärtsrutsch (8)**	19	8		
288	Angstphasen ... meine Ängste ... Angstattacken	4	**Angstattacken (13)**	13			
289	mich zum Sklaven der Chemie machen ...	4	**ich Sklave (7) der Chemie**	7			
289	die Kapseln (Prozac) bewirkten nicht, daß ich mich "anders" fühlte. sie bewirkten, daß ich mich *weniger* "anders" fühlte - besser fähig, meine schwarzen Stimmungen zu überwinden und der Mensch zu sein, der ich wirklich	4	**fähig, meine schwarze (11) Stimmungen zu überwinden**	11			

	war						
289	nachdem ich eine Krücke gefunden hatte, nämlich Prozac, hatte ich sie jetzt durch eine zweite ergänzt	4	**ich hatte Krücken (12) gefunden**	12			
290	(92:) meine ersten stetigen Schritte auf dem Weg der Gesundung	4	**erste Schritte (3) auf dem Weg (3) zur Gesundung**	3	3		
290	das unsichtbare Gewicht, das ich seit Jahren mit mir herumgeschleppt hatte, jetzt weg war	4	**das unsichtbare Gewicht (16), das ich herumgeschleppt (16) hatte, war weg**	16	16		
290	war ich vom Depressionsopfer zur Überlebenden geworden	4	**vom Depressionsopfer (13) zur Überlebenden geworden**	13			
291	das untragbare Gewicht hob sich in kleinen Schritten, Tag für Tag	4	**das untragbare (16) Gewicht (16) hob sich**	16	16		
291	Karriere gemacht, trotz einer mich lahmlegenden Depression	4	**die Depression legte mich lahm (10)**	10			
291	trotz des Handicaps einer chronischen Depression	4	**Handicap (12) einer chronischen Depression**	12			
292	jeder noch so kleine Schritt aus meinem eigenen Bewußtsein heraus schien vom klirrenden Geräusch von zerbrechendem Glas begleitet zu sein.	4	**jeder Schritt (3) aus meinem Bewußtsein heraus war begleitet vom klirrenden (17) Geräusch zerbrechenden (17) Glases**	3	17	17	
292	es war eine ungeheure Überwindung, meinen schalldichten Kasten zu verlassen	4	**meinen schalldichten Kasten (7) verlassen (1)**	7	1		
292	dem Gefängnis des eigenen Ichs entfliehen	4	**dem Gefängnis (7) des eigenen Ichs entfliehen (7)**	7	7		
292	uns zu öffnen (Gruppentherapie) war, als würden wir eine Liebkosung auf verbranntem Fleisch erdulden	4	**uns zu öffnen (1) war, als würden wir eine Liebkosung auf verbranntem (29) Fleisch erdulden**	1	29		
292	ich wollte raus aus meinem eigenen Kopf	4	**raus (7) aus meinem Kopf**	7			
295	mein Kampf mit der Depression ... Depression ...	4	**Kampf (13) mit der Depression**	13			
295	eine der Verheerungen der Depression:	4	**Verheerungen (13) der Depression**	13			
295	eine Art emotionaler Panzer	4	**eine Art emotionaler Panzer (13)**	13			
295	eine Form emotionalen Geizes ..	4	**eine Form emotionalen Geizes (30)**	30			
295	sie hatte nicht nur mir die Freude am Leben geraubt; die Menschen um mich herum hatten ebenfalls einen ständigen Verlust erlitten	4	**die Depression hatte mir die Freude am Leben geraubt (17a)**	17a			
299	aber hart zu mir zu sein war der Flaschenzug, der mich herauszog	4	**der Flaschenzug (8), der mich herauszog (8)**	8	8		

299	harte Selbstliebe. mich selbst lieben zu lernen ... Grund gegeben, vernichtende und schreckliche depressive Phase zu überleben. es war der Strick, an den ich mich im Abgrund der Verzweiflung geklammert hatte.	4	**vernichtende (13) depressive Phase - der Strick (23) im Abgrund (8) der Verzweiflung**	13	23	8	
302	Prozac scheint auf jener alten amerikanischen Reise, der Suche nach dem Glück, eine Abkürzung zu bieten.	4	**Prozac eine Abkürzung (20) auf jener alten amerikanischen Reise (3)**	20	3		
302	der düstere Sturz in eine Depression	4	**düsterer (11) Sturz (8) in eine Depression**	11	8		
302	dieser geistige Hurrikan	4	**dieser geistige Hurrikan (4)**	4			
303	ich habe gewürfelt, ich habe einen Handel abgeschlossen wie ein Spieler. Manche empfinden das als einen leichtsinnigen Schritt in die Schöne Neue Welt der Persönlichkeitsverbesserung.	4	**Schritt (3) in die Schöne Neue Welt (2) der Persönlichkeitsverbesserung**	3	2		
303	Preis für normales Leben zahlen (Nebenwirkungen)?	4	**Preis zahlen (30) für normales Leben?**	30			
304	wenn man wirklich krank ist, wenn man fürchtet, den Verstand zu verlieren, dann gibt es kaum etwas Furchterregenderes, als eine Pille zu nehmen, die die Funktionsweise des Gehirns noch mehr verändert.	4	**Verstand verlieren (17)**	17			
304	unsere Hochgeschwindigkeitskultur	4,7	**Hochgeschwindigkeitskultur (20)**	20			
305	ein Mensch, der den kahlen weißen Raum einer psychischen Krankheit wohl noch nie von innen gesehen hat	4	**kahlen weißen Raum (1) einer psychischen Krankheit von innen (1) sehen**	1	1		
305	er hat keine Ahnung, was es bedeutet, einen ganz normalen Tag hinter sich zu bringen, wenn man ein 150 Pfund schweres Bleigewicht mit sich herumschleppt - ein Gewicht, über das man besser nicht spricht, da sein Vorhandensein allein schon eine Peinlichkeit	4,6	**schweres Bleigewicht (16) mit sich herumschleppen (16)**	16	16		
306	leicht romantisieren und im Rückblick sagen, dieser Traum sei ein Vorzeichen meines schließlichen Triumphes über die Bestie gewesen	4	**Triumph (13) über die Bestie (20)**	13	20		
306	manchmal scheint die alte Verzweiflung zurückzukehren, nur um 72 Stunden später wieder verschwunden zu sein; manchmal wieder wochenlang leichte Angst	4	**die alte Verzweiflung kehrt (3) manchmal zurück**	3			
306	aber es gibt hier keinen Triumph, nur weisere Arten zu kämpfen	4	**kein Triumph, nur weisere Arten zu kämpfen (13)**	13			
306	nach all diesen Jahren sind die Bestie und ich wohl Lebenspartner. aber das ist okay. ich führe ein normales Leben ... ein normales Leben ist eine wunderbare Sache	4	**die Bestie und ich Lebenspartner (17a)**	17a			

307	während dieser Phasen erscheint mir das Leben, das ich unter solchen Mühen und Opfern aufgebaut habe, so wacklig wie ein Kartenhaus	4	**Leben aufgebaut (1), aber wackelig (1)**	1	1		
308	ich navigiere vorsichtig; ich werde stets eine Karte brauchen. ich hinterlasse überall Wegweiser, die mich daran erinnern, was ich tun muß, wenn ich mich verirre	4	**ich hinterlasse Wegweiser (3), falls ich mich verirre (3)**	3	3		
308	ich navigiere vorsichtig; ich werde stets eine Karte brauchen	4	**ich navigiere (6) vorsichtig, werde stets eine Karte (3) brauchen**	6	3		
309	"Schaltungen" in meinem Gehirn	4	**Schaltungen (19) im Gehirn**	19			
310	Medikamente sind Hilfsmittel ... für einen Felsenkletterer macht ein Kletterhaken den Unterschied zwischen Leben und Tod aus	4	**Medikamente sind die Kletterhaken (8) für Felsenkletterer (8)**	8	8		
311	mach dich nützlich. nur so findest du aus dem Gefängnis deines Selbst heraus	4	**Gefängnis (7) deines Selbst**	7			

9.0.9. Sigrid Wilms: Schwarzer Vogel Depression.

Seite	Zitat	Phase	Metaphern	MFA	MFB	MFC	MFD
12	plötzlich fühlte ich mich isoliert von dem lauten Leben ringsum	1	**isoliert (7) vom lauten Leben ringsum**	7			
12	es war, als würden die Farben verblassen, der Lärm lauter	1	**als würden die Farben verblassen (11)**	11			
12	sehr schwer zumute	1	**sehr schwer (16) zumute**	16			
12	mein Zimmer verdunkeln, ins Bett verkriechen	1	**ins Bett verkriechen (18)**	18			
13	im Käfig meines Elends war ich ohne Tränen und ohne Sprache von jeder menschlichen Bindung abgeschnitten und unendlich einsam	1	**im Käfig (7) meines Elends (13) von allem abgeschnitten (17)**	7	13	17	
13	ich konnte mich kaum noch bewegen ... als würde mein Brustkorb von eisernen Ringen eingeschlossen	1	**als würde mein Brustkorb von eisernen Ringen (7) eingeschlossen (7)**	7	7		
13	mein Zimmer ... war mir fremd geworden, ja, eine Fremde sah fremde Gegenstände an	1	**ich war mir fremd (9)**	9			
14	wer kann den lieben, der sich selbst verachtet? um diesen Punkt kreisten meine Gedanken voller Unruhe und Angst	1	**meine Gedanken kreisten (27)**	27			
14	ich nichts wert war ...	1	**nichts wert sein (30)**	30			
47	ganz plötzlich freute mich nichts mehr, und ich fiel in tiefste Dunkelheit	1	**ich fiel (8) in tiefste (8) Dunkelheit (11)**	8	8	11	
47	etwa ein Jahr später konnte ich plötzlich nicht mehr arbeiten, war antriebslos und zurückgezogen	1	**zurückgezogen (13)**	13			
50	fühlte mich ausgeglichen und wohl, als sie	1	**ausbrechen (5)**	5			

	ausbrach						
13	ein unsagbares Grauen überfiel mich, weil ich wußte, daß die Krankheit zurückgekehrt war	1,6	**überfallen (13); die Krankheit war zurückgekehrt (3)**	13	3		
39	warum ich krank wurde ... die Entwicklung bis zum ersten depressiven Zusammenbruch muß einen großen Raum einnehmen	1,7	**Zusammenbruch (19)**	19			
46	mir war es ... nicht mehr möglich, zwischen meiner Hilflosigkeit und Schwäche und der der Kranken zu unterscheiden. Meine Grenzen waren zu durchlässig geworden und das Ich zu schwach.	1,7	**meine Grenzen (3) durchlässig (6)**	3	6		
50	jetzt kein Auslöser mehr für die erneute Erkrankung	1,7	**Auslöser (19)**	19			
14	ich haßte mich wegen meiner Todessehnsucht und wurde noch tiefer hineingezogen	2	**tiefer (8) hineingezogen (8)**	8	8		
14	jetzt war ich nicht mehr verzweifelt, jetzt wußte ich einen Ausweg	2	**Ausweg (7)**	7			
14	dunkle Zeiten	2	**dunkle (11) Zeiten**	11			
15	die Nacht war undurchdringlich, dunkel, kalt und still, menschenfeindlich und trostlos.	2	**die dunkle (11), kalte (4), men-schenfeindliche (13) Nacht (11)**	11	4	13	11
15	meine Welt war dunkel und schwer, wie eine Wüste bei Nacht, steinig, ohne Tiere, Bäume und Blumen	2	**meine Welt wie eine Wüste (2) bei Nacht (11)**	2	11		
15	meine Welt war dunkel und schwer, wie eine Wüste bei Nacht, ..., undurchdringlich schwarz ohne Mond und Sterne	2	**meine dunkle (11), schwere (16) Welt (2), undurchdringlich schwarz (11)**	11	16	2	11
15	eher war es ein Einbrechen der Erde,	2	**Einbrechen (5) der Erde**	5			
15	mit dem Plan, mich zu ertränken, fand ich Ruhe, sogar so etwas wie Zuversicht, denn die Nacht würde ein Ende haben	2	**die Nacht (11) würde ein Ende haben**	11			
15	ohne jeden Laut in vollständiger Finsternis, unheimlich, rätselhaft und voller Schrecken.	2	**ein Leben in vollständiger Finsternis (11)**	11			
15	ein Leben in der Unterwelt, gottverlassen,	2	**ein Leben in der Unterwelt (21)**	21			
16	in der Wüste der Depression	2	**in der Wüste der Depression (2)**	2			
47	und Gedanken, im Tod Ruhe zu finden, tauchten auf	2	**Gedanken an Tod tauchten auf (6)**	6			
47	nachts schien mir das Leben manchmal nicht mehr erträglich	2	**Leben nicht mehr erträglich (16)**	16			
50	konnte ich nichts mehr tun, und Zuversicht, Fröhlichkeit und Aktivität kippten um in Dunkelheit und Lähmung	2	**Dunkelheit (11) und Lähmung (10)**	11	10		
50	die ich aber auch damals noch voll Grauen auf Distanz halten konnte	2	**Suizidgedanken noch auf Distanz halten (3) können**	3			

50	in den endlosen Nächten tauchten wieder Gedanken an einen Suizid auf	2	**Gedanken an Suizid tauchten auf (6)**	6			
50	ich verkroch mich in mein Bett	2	**sich verkriechen (18)**	18			
63	in zwölf Jahren habe ich erschüttert erfahren, daß eine Depression tödlich sein kann, wenn nicht Hilfe von außen kommt.	2	**erschüttert (5)**	5			
17	meine ängstliche Unrast, eingekerkert in einen fast unbeweglichen Körper, fand damit ein Ende	2,3	**eingekerkert (7)**	7			
50	nach ein oder zwei Monaten wurde die Dunkelheit heller	2,3	**die Dunkelheit (11) wurde heller (1)**	11	11		
63	Eine psychotherapeutische Behandlung hätte mich in der Tiefe der Krankheit nicht mehr erreicht	2,4	**in der Tiefe (8) der Krankheit**	8			
14	so wollte ich schreien, blieb aber eingekerkert und stumm	2,5	**eingekerkert (7)**	7			
14	vom Suizid der Mutter könnte ein Sog ausgehen	2,7	**Sog (8) vom Suizid der Mutter ausgehend**	8			
17	schließlich jedoch konnte ich wieder am Leben teilnehmen, und irgendwann kehrte sogar die Lebensfreude zurück	3	**Lebensfreude kehrte zurück (3)**	3			
17	durch das Medikament löste sich langsam die Starre	3	**Starre (10) löste sich**	10			
47	am nächsten Tag kehrte die Lebensfreude zurück	3	**kehrte die Lebensfreude zurück (3)**	3			
64	meine schwerste und letzte depressive Phase hat mein Lebensgefühl verändert. Ich habe keine Wunde, jedoch eine Narbe zurückbehalten. Aber auch Narben können wieder aufbrechen	3	**keine Wunde (13), jedoch eine Narbe (13) zurückbehalten**	13	13		
63	wenn ich aus einer depressiven Phase auftauchte, sang sie (meine älteste Tochter) mit mir und zeigte mir Bibeltexte von großer Weisheit	3,4	**aus depressiver Phase auftauchen (6)**	6			
11	Weg zur Heilung zeigen, denn die Depression ist ein furchtbares und lebensgefährliches Leiden	4	**Weg (3) zur Heilung**	3			
11	Depression ... zu Beginn dieses Berichtes meine letzte, schwerste Phase	4	**schwerste (16) Phase**	16			
48	ich schleppte mich weiter in die Klinik, ...antriebs- und hoffnungslos. Als ich am Ende aller Kräfte war, ließ ich mich beurlauben ... wußte ich nicht, daß ich nie mehr wieder arbeiten konnte.	4	**sich weiterschleppen (16)**	16			
49	ich schon lange krank war ... mein brüchiges Selbstwertgefühl	4	**mein brüchiges (17) Selbstwertgefühl**	17			
49	wäre dieser Zusammenbruch so plötzlich gewesen wie bei den folgenden Depressio-	4	**Zusammenbruch (19)**	19			

	nen, hätte ich meinen Zustand sicher eher als Krankheit erkannt						
51	es ist, als müßte der Mensch wieder ein fremdes, schreckenerregendes Land betreten	4	**als müßte man ein fremdes (9) Land (3) betreten (0)**	9	3	0	
51	er will nicht glauben, daß er noch einmal im Land des Todes eingekerkert wird.	4	**im Land (3) des Todes eingekerkert (7) sein**	3	7		
51	ich konnte das Leben ertragen, aber die Nebenwirkungen	4	**ertragen (16)**	16			
54	immer wieder versuchen sie (Angehörige), die gläsernen Wände, die einen Depressiven umgeben, zu zerbrechen	4	**gläserne Wände (1) zerbrechen (17)**	1	17		
20	andere Kinder unvergleichlich viel Schlimmeres erlebt ... ich aber tief getroffen, weil ich mich nicht abgrenzen konnte, zu dünnhäutig war	4,7	**sich nicht abgrenzen (3) können**	3			
29	wollte als Nachtigall aus meinem Käfig fliegen	4,7	**als Nachtigall (18a) aus meinem Käfig (7) fliegen (18a) wollen**	18a	7	18a	
30	mein brüchiges Selbstwertgefühl	4,7	**mein brüchiges (17) Selbstwertgefühl**	17			
30	zu noch festerer Anklammerung an meine Mutter ... angepaßt	4,7	**angepaßt (23)**	23			
37	diese ungelebte Aggression wie ein Topf mit kochendem Wasser war und ich meine Kräfte damit verbrauchte, den Deckel auf den Topf zu drücken, damit das Wasser, also meine Wut, nicht überlief	4,7	**Wasser (6) (ungelebte Wut) sollte nicht überlaufen (6)**	6	6		
37	Das waren große seelische Erschütterungen.	4,7	**seelische Erschütterungen (5)**	5			
46	es krank und isoliert war wie ich, gebundene Hände hatte und deshalb nicht handeln konnte wie ich, aber auch meine verdrängten Seiten lebte. Es ..., verletzte andere, statt selbst verletzt zu werden, verursachte Angst und Schrecken - und wurde beachtet	4,7	**krank und isoliert (7)**	7			
47	zehn Jahre vor dem Ausbruch dieser ersten schweren Depression hatte sie sich mit zwei kurzen Vorboten angekündigt	4,7	**Ausbruch (5) der ersten schweren (16) Depression**	5	16		
12	am Ende der Kräfte brach die Depression aus ... *reaktive Depression*	7	**die Depression brach aus (5)**	5			
17	wie es zu dieser schweren, lebensbedrohlichen Krankheit kam	7	**schwere (16) Krankheit**	16			

9.6.1. 9 AUTORINNEN, 2489 METAPHERN, 30 METAPHERNFELDER

(Allgemeine[145]) Legende: Im folgenden gruppiere ich die metaphorischen Wendungen der neun Texte nach Felderzugehörigkeit und AutorIn. Die Angaben in Klammern geben die Seiten in den Werken an und verweisen ggf. darauf, ob eine Wendung identisch mehrfach verwendet wird. (Insgesamt zähle ich 3296 metaphorischen Wendungen.)

(1) **„Gebäude“**: 110 metaphorische Wendungen.

KD: innerlich ausgehöhlt (80)
Panikmauer baut sich vor ihr auf (93)
gelassen wirkende Fassade (96)
aus sich heraustreten (133)
Furcht türmt sich in ihr auf (191)
aus geliehener Energie erbautes Gerüst zusammengestürzt (212)
Fassade bröckelt (212)
aus beklemmendem Gedankengebäude ausbrechen wollen (218)
Eingang in die [von Panik außer Kontrolle geratene] Gefühlswelt (220)
UG: Wand inmitten des Kopfes droht, ihn auseinanderzubrechen (100)
Körper versucht, Eindringling abzuwehren (144)
aus den Trümmern kriechen (148)
Aufbauarbeiten (148)
Ängste bauen sich [wie Kulissen] vor mir auf (152)
eingebautes Frühwarnsystem (153)
Seele Leichenkammer gestorbener Lebensentwürfe (157)
dem Depressiven innewohnende Sprachlosigkeit (160)
IGH: eingemauert sein (27)
alle Empfindungen in mir verschlossen (83)
ich gefestigt für die Front (85)
KJ: heimgesucht von düsteren Stimmungen (47)
heimgesucht von Bildern des Todes (57)
Rastlosigkeit abbauen (57)
Wahnsinn auch im letzten Winkel meiner Existenz (114)
mein Körper unbewohnbar (134)
mein Leben in Trümmern (134)
mein eingemauertes Leben (183)
Ecke in meinem Bewusstsein (242)
Stimmungen fallen zu schwarzen Häufchen zusammen (243)

[145] Auf zwei Besonderheiten – John Bentley Mays´ Metaphorisierung der Depression als „schwarze Hunde“ – weise ich speziell in den Feldern „Dunkelheit“ und „(Raub-) Tier“ hin.

innere Schutzdeiche Stein für Stein aufgebaut (244)
Medikamente integraler Teil der Mauer und des Schutzwalls (244)
die Depression ist hohl (248)
MM: ich gerate aus den Fugen (70,71,219)
grässliche Ecke der Hölle (92)
mein Leben so wackelig, brauche feste Struktur (105)
Aushöhlung von innen (127)
Einzelzimmer in der Hölle (127)
ich hohl (127)
verlorene Seelen, die Hüllen ihres früheren Selbst bewohnen (139)
Tränen in mir verschlossen (142)
mein Leben ein Trümmerhaufen (157)
wieder in mein Leben eintreten (165)
Dunkelheit, in der man viel zu lange gewohnt hatte (182)
finstere Gänge (216)
Depression erreicht jedes Versteck (228)
von mir gebaute Sandburgen zusammengestürzt (228)
Wiederaufbau (229)
JM: ich bin eine Ruine (14)
Harpyien werfen Schatten auf den Schutzwall des Geistes (26)
im Keller meiner selbst (40)
ich eine traurige Konstruktion (45)
meine kunstvoll aufgebaute Gruft (45)
ich mich in ein Gehäuse eingeschlossen (57)
mein Körper sollte verfallen (59)
tragende Balken in meinem Gehirn (63)
zerbröckelnde, konstruierte Persönlichkeit (69)
meine bröckelnde Gesellschaftsfähigkeit (74)
von der Welt der Normalen ausgeschlossen (90)
meine bröckelnde Fassade ausbessern wollen (93)
meine einstürzenden Schutzmauern (93)
meine Schutzmauern wieder aufbauen wollen (93)
immer dickere Mauern zwischen meiner Seele und der Welt (98)
meine Panzerung bröckelte (105)
sich aufbauende Verzweiflung (118)
Brücke zu neuem Leben (124)
Winkel meines Herzens (125)
die Depression war mit mir nach Toronto gekommen – im Schließfach meiner Seele trug ich sie bei mir (126)
Winkel meiner Seele (152)
Wand um mich herum aufgerichtet (154)
emotionale Ausgeschlossenheit (171)
immer wieder von Depressionen heimgesucht (195)
Wall um meine Einsamkeit errichtet (205)

Wall in seinen Grundfesten erschüttert (205)
der Depression wohnt eine verdächtige Magie inne (213)
ich zerfalle in der Folter Gottes (270)
Hirn als Sitz des Geistes ist ein Haus mit vielen offenen Fenstern (277)
ich in stabilem Zustand (277)
WS: meine Gedankengänge (22)
eine Geheimkammer (36)
TT: ruinierte Neuronenabschnitte (9)
Feind hinter der Alltagsfassade [das Wort „Depression“] sichtbar (14)
durch den Spiegel meines Selbst hindurchtreten (15)
Verbannung (21)
psychische Krankheit ist ein weißer, leerer Raum (21)
die meisten betreten, andere verlassen ihn vielleicht niemals (21)
gesichtsloser weißer Raum (22)
dunkle Ecke meiner Seele (41)
mir verschlossene Aktivitäten (52)
fehlerhafte Person, die meinen Körper bewohnte (68)
bröckelige Selbstachtung (74)
Sandburgen bauen, vom wirklichen Leben untergraben (98)
Mauer zwischen mir und den anderen (99)
Therapie abgeschlossen (100)
Depression ist ein dunkler Raum (125)
Mauer von Tränen hinter meinen Augen (128)
alles aus dem Lot (136)
Fassade normalen Lebens wieder errichten (167)
hohe Schutzwälle um mein zerbrechliches Ego errichtet (192)
gute Fassade errichten (192)
andere Türen in meinem Kopf öffnen (206)
aus den Fugen geraten (221)
auf meinem geistigen Dachboden herumtappen (227)
das durch die Mauern des Leugnens entstandene geistige Labyrinth (258)
das soziale, mich aufrechterhaltende Konstrukt implodierte (267)
hohles Gefühl (273)
meinen schalldichten Kasten verlassen (292)
sich öffnen (292)
den kahlen weißen Raum einer psychischen Krankheit von innen sehen (305)
Leben aufgebaut, aber noch wackelig (307)
SW: gläserne Wände umgeben den Depressiven (54)

(2)-(3) „**Welt-Reise**“: 177 metaphorische Wendungen.

KD: am Rande ihrer Nervenkraft (21)
ihre Gefühlswelt (69)
bis an die Grenze der Selbstzerstörung (82)

auf schmalem Grat zwischen tiefen Abgründen (103)
als habe sie einen dunklen, beklemmenden Weg durchschritten (104)
Gefangene einer ihr aufgezwungenen Welt (184)
Grenze zum Zugang des Krankheitsgeschehens für Gesunde versperrt (185)
aufgewühlt zurückbleiben (187)
aus morbider Gedankenwelt herauslösen (194)
Symptome nicht eingrenzen können (199)
der letzte Weg (221)
UG: meine düstere Seelenlandschaft (76)
feindliches Draußen (123)
Grenze zwischen Grübeln und Sehnsucht (150)
langer Weg ans Licht (158)
Schattenwelt der Schwermut (162)
IGH: wie verzagte Wegsucher (16)
in eine Ödnis geraten (55)
wie eine Heimatvertriebene muss ich das Gebiet zurückerobern (68)
sich selbst im Weg stehen (74)
Therapie nur Begleitung auf der Wegstrecke (88)
abirrende Gedanken wollen mich in die Hölle treiben (96)
KJ: auf dem besten Weg, wahnsinnig zu werden (10)
manisch-depressive Krankheit Feindin und Gefährtin für mich (11)
meine Welt begann auseinander zu brechen (41)
unendlich allein (57)
immer wiederkehrende tiefschwarze Depressionen (60)
gefährlichere und psychotischere Regionen (84)
über die Grenze geradewegs in den Wahnsinn treiben (84)
Beginn meiner Reise in den Wahnsinn (87)
geradewegs auf die Geisteskrankheit zugesteuert (98)
Lithium ... hält die Depressionen in Grenzen (105)
Tabletten machen einen in der Realität nicht heimisch (106)
eine Psychose ist eine ausgedehnte Reise von Geist und Seele (107)
Manien sind Sterne zu meinen Füßen, die Ringe der Planeten sind mit der Hand erreichbar (109)
toxische Grenze erreicht (111)
ich musste in der zerstörten Welt leben, die mein kranker Geist mir aufgezwungen hatte (113)
Wahnsinn und Medikamente hatten sich einen Weg in die letzten Winkel meiner Existenz gebahnt (114)
meine Persönlichkeit sei ausgetrocknet (117)
die Störungen kehren immer wieder (120)
der Tod und seine Sippe waren meine ständigen Begleiter (131)
der Weg vom Selbstmord zum Leben ist kalt (139)
ein ständiges Auf und Ab (154)
die Scherben einer auseinandergebrochenen Welt wieder zusammenfügen (161)
Friede schien zurückzukehren (181)
private Insel windgeschützten Lebens (184)
von der Angst distanzieren (191)

Überdosis: Brocken grauer Materie über den Jordan gegangen (223)
Gleitflug durch Sternenfelder und die Ringe des Saturns (240)
Welt ohne dürre Jahreszeiten (245)
die Depression ist flach (248)
JM: die schwarzen, mörderischen Hunde kehren zurück / kommen wieder (S.12 sechsmal,13,125,152, S.196 zweimal,211,228,263)
üppige Felder verwandeln sich in Wüsten (12)
die Rückkehr der Depression (15)
in die Höhle verschleppt (19)
eine Geistesverfassung, die ich damals „der Norden" nannte (39)
Risse in meiner Welt (40)
das unkomplizierte Universum der Depression (57)
die Kluft zwischen mir und der Welt wurde immer größer (81)
stinkende Sümpfe in meinem Innern (82)
auf direktem Weg zum Nervenzusammenbruch (84)
von der Welt der „Normalen" fühlte ich mich ausgeschlossen (90)
ich war auf dem Weg in den Tod (99)
Terrain des Geistes (104)
öde Bewegungen hin zur letzten Selbstbestrafung (107)
schreckliche Reise (119)
Kluft zwischen Realität und Schein (122)
die erstickende Angst kehrte wieder (126)
die Depression war im Schließfach meiner Seele mit mir gekommen (126)
in trübe, schlammige Lustlosigkeit hineingezogen werden (127)
auf manchen Wegstrecken weitergehumpelt (127)
die Welt entglitt meinem Griff (131)
der erste Schritt zur Befreiung von der Depression (151)
abschüssiger Pfad (153)
die Depression hielt mich von vielem fern (160)
trinken, um die Depression auf Distanz zu halten (183)
die mir auflauernde Bedrohung auf Distanz halten (186)
am Rande der Lichtung (191,228)
alle Kontakte zur Außenwelt reduzieren (195)
sie trieben mich an den Rand des Wahnsinns (195)
von dort gibt es kein Zurück (196)
ein immer öderer Bereich der Leidenschaftslosigkeit (198)
ins Alleinsein wandern (200)
endlose Depressionen (220)
Alltagsleben auf dem Planeten der Depression (232)
die Mehrheit der Kranken treten die Rückreise von z.B. Lourdes nur mit neuem Mut an, die Krankheit weiter zu ertragen (248)
der sonnenlose Planet der Depressiven (274)
wiederkehrende Depressionen (279)
dieses Elend begleitet mich (280)

MM: ich muss meine Grenzen überschreiten (17)
Leere begleitet mich (63)
Jammertal (71)
ich lebe in einer anderen Welt und fühle mich in der ihren fremd (79)
an die Grenzen meiner Kraft gestoßen (81)
eine Depression reist inkognito, unangemeldet und ohne Einladung betritt sie dein Haus (85)
ihr Ziel ist jede Sackgasse in dir (85)
unerschöpfliche Reserven (103)
das Territorium als Touristenführer und als Eingeborener kennen (104)
meine Welt ist voller Unterwasser-Stimmen (117)
Tage sind endlos (117)
Unendlichkeit des Vakuums (127)
gegen das Magnetfeld ankämpfen, das mich zum Bett zieht (128)
Entfernung zwischen Gedanken an den Tod und an die Tat? (128)
an der Grenze dessen, was ich ertrage (129)
mit einem Aufenthalt in der Psychiatrie eine Grenze überschritten (135)
der Weg geht auf und ab (173)
Höhen und Tiefen (173)
jemanden zu haben, der mitgeht, macht die Reise mit endlosen Umwegen beinahe erträglich (179)
Distanz gewinnen (187)
Zeitoasen verteidigen (200)
als wäre ich auf einer Ebene entlanggegangen, dann aber eine Steigung (201)
gefürchtetes Terrain (201)
immer steiler (201)
in meiner alten Heimat die Staatsbürgerschaft verloren, in der neuen noch nicht eingelebt (219)
die Macht dieser Lawine ist Neuland für mich (219)
als wäre ich in ein anderes Land gereist (219)
die Grenzen meiner Kraft kennen gelernt (219)
dorthin zurückkehren, wo ich zu dieser Reise aufgebrochen war (220)
ich werde nie auf diese Seite zurückkommen (220)
WS: das Ende meines Weges (12)
bis an die Grenze des Erträglichen, aber zurückgekommen (40)
Alkohol als magischen Weg (42)
in meinem Universum war etwas schiefgelaufen (43)
die rhythmische Erosion meines Gemüts (46)
grenzenlose Einsamkeit (46)
die Depression pflegt wiederzukehren (72)
die Depression am Rande meines Lebens (74)
die Landschaft der Depression (74)
Unterbewusstsein durch Stimmungsstörungen aufgewühlt (75)
im dunklen Wald vom rechten Weg abgekommen (77)
die Rückkehr aus dem Abgrund ist ein Aufstieg (79)
TT: die Bestie ist mein Feind, der verschwindet und zurückkehrt (10)
die Grenzen der natürlichen Existenz durchbrochen (10)

Verbannung in ein fremdes Territorium des Geistes (21)
aus diesem gesichtslosen weißen Raum zurückkehren (22)
Ankunft der Bestie (47)
Tatsachen hatten keine Grenzen mehr (48)
Aussicht auf eine katastrophale Zukunft (48)
ich muss Wege finden, um da durchzukommen (54)
durch die Höhen und Tiefen eines unkartierten Gefühlslebens navigieren (56)
draußen das kalte, luftleere Universum (82)
die Wege der Trauer und der Depression schnitten sich in mein Gehirn ein (83)
sie war über den Rand gerutscht (93)
Veränderungen hinterlassen Spuren (99)
mein alter Begleiter, die Bestie (144)
welcher Weg zu sterben? (158)
erster Schritt, Aufbruch zu einer langen Reise (200)
Rückkehr meines Geschmackssinns (202)
Berg- und Tal-Mädchen (240)
die Depression würde wiederkommen (241)
ich in einem winzigen Floß auf dunkler, unkartierter See (242)
auf dem Weg zum erleuchteten Vergnügungsschiff (242)
auf dem Floß nur ich und mein Gepäck (242)
ich konnte mir kein überflüssiges Gepäck leisten (243)
er löschte alte Pfade aus (256)
alte Pfade sind automatische Gedanken (256)
Fortsetzung der Reise (258)
ich wie ein Wanderer in sturmverwüsteter Landschaft (276)
wiederkehrende depressive Episoden (286)
erste Schritte auf dem Weg zur Gesundung (290)
jeder Schritt aus meinem Bewusstsein heraus (292)
Prozac eine Abkürzung auf jener alten amerikanischen Reise (302)
Schritt in die Schöne Neue Welt der Persönlichkeitsverbesserung (303)
die alte Verzweiflung kehrt manchmal zurück (306)
ich hinterlasse Wegweiser, falls ich mich verirre (308)
ich navigiere vorsichtig und werde stets eine Karte brauchen (308)
SW: die Krankheit war zurückgekehrt (13)
meine Grenzen waren durchlässig geworden (46)
meine Welt war eine Wüste bei Nacht (15)
meine dunkle, schwere, undurchdringlich schwarze Welt (15)
in der Wüste der Depression (16)
Suizidgedanken noch auf Distanz halten können (50)
Lebensfreude kehrte zurück (17,47)
der Weg zur Heilung (11)
als müsste man ein fremdes Land betreten (51)
im Land des Todes eingekerkert sein (51)
sich nicht abgrenzen können (20)

(4) „**Schlechtes Wetter**“: 89 metaphorische Wendungen.

KD: ein infernalischer Denk- und Gefühlswirbel wütet in ihr (82)
auf dünnem, brüchigen Eis im Strom (103)
unheilgeladene Atmosphäre ihrer Niedergeschlagenheit (133)
unerträgliche Gefühlskälte (180)
der Stein macht kalt (181)
eingesogen in die dichte, von Zweifel und Schuld aufgeladene Atmosphäre ihrer Schwermut (187)
hineingestürzt in einen Orkan panischer Zweifelsängste (193)
UG: die Angst wütet (25)
die Angst entlädt sich in vielen kleinen Blitzen (48)
die auf mich einstürmenden Wahrnehmungen nicht mehr bewältigen können (52)
in Panik geraten (89)
einen Schauer im Rücken (89)
ein Gefühlsgewitter braut sich in mir zusammen (101)
die Kälte in mir ist das Gefährliche (109)
Gedankenschlittern (122,135)
ein Streit würde mich wegpusten (125)
Gefühlsschauer (130)
die Angst ist ein blitzschneller Angreifer (145)
IGH: Worte splitterten wie Eisstückchen (11)
Angst vor dem, was in mir wütet (13)
stürmisch klopfendes Herz (41)
es hagelt schwarz (55)
ich kam mir abhanden, wie in Nebelschwaden hob die Gewissheit von mir ab (78)
trägt die Eisschicht, auf der ich mich bewege? (89)
KJ: mit totem Herzen und einem kalten Gehirn (50)
meine Gedanken wirbelten wild durcheinander (96)
meine Depression flaute kurzzeitig ab (132)
mein von Tabletten umnebeltes Gehirn (137)
der Weg vom Selbstmord zum Leben ist kalt, kälter und noch kälter
ein unvermeidlicher Wetterumschlag (139)
ein von Medikamenten umnebelter Zustand (139)
die schrecklichen Stürme, die über mich hinwegbrausten (140)
mein Geist bewegte sich auf dünnem Eis (162)
eine private Insel windgeschützten Lebens (184)
kalter, innerer Tod der Depression (224)
eine Welt ohne dürre Jahreszeiten (245)
ein Leben ohne Stürme (245)
MM: ich spüre das Unwetter, bevor die übrige Welt die Wolken wahrnimmt (38)
mein Kopf ist wie benebelt (45)
der Nebel in meinem Kopf (93)
hinter dieser Wolke verbirgt sich kein Sonnenstrahl (173)

JM: Gedanken wirbeln in meinem Kopf herum (14,123,211)
die Seele ist eine kalte Zyste, erstarrend (16)
von Kummer umwölktes Gesicht (18)
Hass und Schmerz wüteten in mir (92)
lähmende Phantasien, die mich fortwirbeln (104)
pazifisch-kühle Ruhe senkte sich auf mich (105)
stürmisches Leben (125)
Rutschen (127)
Nachtgedanken im Nebel (143)
Wirbeln im Mahlstrom (153)
hereinbrechende Düsternisse (180)
die dunklen Wolken der Angst (216)
aus dem Zentrum der Depression (262)
der sonnenlose Planet der Depressiven (274)
Sturm der Asche, der heiße Wind des Wahns (274)
WS: Aufgang (15)
mich überlief es kalt (21)
das Wetter der Depression bleibt beständig (24)
die Krankheit wütet (40)
brainstorm (40)
Sturm (40)
Depression ein heulender Orkan (40)
die Depression erfasste mich (40)
der Orkan, der mich ins Krankenhaus wehte, begann mit einer Wolke (41)
atmosphärischer Wandel (43)
schwarzer Orkan der Depression (44)
in die Gewalt einer Stimmungsstörung geraten (44,72)
ein Orkan aus Nebelschwaden (48)
der Tod wehte in kalten Böen über mich hinweg (50)
graues Nieseln des Schreckens (50)
die giftige Nebelbank Angst (57)
Torturen eines nebulösen Schreckens (50)
die heraufziehende Katastrophe (62)
der Orkan in meinem Kopf (66)
der Orkan legte sich schließlich (69)
den Orkan überleben (69)
TT: meine Wut verzog sich (41)
das Navigieren durch die tägliche Sturmfront (45)
Gefühlsstürme (45)
diese geistige Wolke (62)
draußen das kalte Universum (82)
drinnen eiskalt, kalt im Herzen, kalt in den Knochen (92)
die eisige Angst (94)
die Angst ein Gast, der ab und zu wütete (227)

die eisige Hand der Notwendigkeit (242)
den Sturm überstehen (243)
ich ein Wanderer in sturmverwüsteter Landschaft (276)
dieser geistige Hurrikan (302)
SW: die dunkle, kalte, menschenfeindliche Nacht (15)

(5) „Naturkatastrophe": 47 metaphorische Wendungen.

KD: Lawine des Zweifels ausgelöst (72)
Tränenausbruch (75)
Desaster (134)
in Panik ausbrechen (177)
Ausbruch (178)
unkontrollierter Gefühlsausbruch (199)
Gefühlsausbrüche (214)
UG: das Beben klingt langsam ab (26)
kleine Nachbeben folgen (26)
heiß und rot steigt es in mir auf (31)
wie nach einem Erdbeben (148)
schöpferische Eruption aus der Erstarrung in der Schwermut (162)
IGH: am ganzen Körper bebend (13)
in Tränen ausbrechen (14)
Lava im Magen (14)
von Angst durchbebt (35)
leicht zu erschüttern (83)
verschüttet unter der Dunkelheit (84)
KJ: im Epizentrum meiner Explosionen (32)
die Krankheit bricht aus (122, 177)
ich war erschüttert (101)
meine innere Verwüstung (134)
meine Gewaltausbrüche (142)
zyklische Ausbrüche (242)
MM: in mir brodelt es (93)
das Abgleiten in die Katastrophe (118)
mein Körper bebt (133)
nichts in meinem Leben blieb von der Naturkatastrophe verschont (184)
ein Erdbeben erlebt haben (217)
die Macht dieser Lawine (219)
der Vulkan [die Depression] bricht aus (36,140)
JM: meine Seele ist verwüstet (34)
ein emotionaler Ausbruch voller Selbstmitleid (103)
Urgewalten, die zu meinem katastrophalen Zusammenbruch geführt hatten (135)
in den Grundfesten erschüttert (205)
WS: die heraufziehende Katastrophe (5)

der fast gewalttätige Ausbruch der Krankheit (15)
die Verwüstungen der Schwermut (78)
TT: die Bestie bricht gelegentlich aus (10)
meine (therapeutisch angeleiteten) Fortschritte durch das wirkliche Leben erschüttert (98)
der Ausbruch einer Depression (269)
Depression entweder lebenslang oder wie eine Katastrophe plötzlich hereinbrechend (218)
SW: Einbrechen der Erde (15)
große seelische Erschütterungen (37)
Ausbruch der ersten schweren Depression durch Vorboten angekündigt (47)
die Krankheit bricht aus (50)
erschüttert von der potentiellen Tödlichkeit einer Depression (63)

(6) „Wasser": 161 metaphorische Wendungen.

KD: beklemmenden Erinnerungen entrinnen (15)
eine Schleuse aufreißen (42)
Ströme von Tränen sind nicht einzudämmen (42)
Druck in sie versenken (42)
Zweifel überfluten sie (68)
Zweifel ertränken sie in Minderwertigkeitsgefühlen (68)
Zweifel schwemmen jede Sicherheit davon (68)
Strudel der Zweifel (69)
Schleusen der Tränenkanäle reißen auf (78)
gewaltsam eintauchen in das schwarze Loch ihres Gedächtnisses (78)
wurde der Stein davongeschwemmt? (85)
ein Strom der Befreiung war in ihr aufgestiegen (99)
Gedanken und Ängste fortgerissen (100)
die Krankheit ist in ihr verankert (102)
auf einer dünnen, brüchigen Eisschicht mitten im Strom sein (103)
wie tief wird sie sinken? (103)
eine stärkere Welle der Depression durchleben (103)
wird sie wieder emportauchen können? (103)
Ruhe in sich einströmen fühlen (131)
Zweifel überfluten sie (132)
Weinkrämpfe überfluten sie (132)
die Angst ebbt ab (176)
die Auswirkungen der Depression in Wellenbewegungen (180)
durchtränkt von Schmach (182)
eine besonders starke Welle der Depression (190)
Selbstwertgefühl auf den niedrigsten Stand abgesunken (191)
seelische Reserven bis zum letzten ausgeschöpft (212)
zähflüssiger Brei der Emotionen (214)
UG: gegen das Zerrinnen in mir ankämpfen (41)
dieser Flut von Gedanken ausgeliefert zu sein (67)
Alkohol könnte die Ängste dahinschmelzen lassen (81)

Hände, Beine und Körper schwimmen davon (96)
wer hält mich über Wasser? (100)
über Wasser halten (112)
Oberwasser bekommen (123)
uferlose Trauer (131)
mit Antidepressiva dem Strudel der Emotionen entkommen (150)
Ängste tauchen manchmal auf (152)
die Seele wird vielleicht auch wieder in das Dunkel tauchen (153)
IGH: ich bestehe nur noch aus Stürzen und Sinken (9)
Tränenmeer (11)
das Ungebärdige in mir dämmen (41)
ich versinke (42)
lass mich nicht untergehen (55)
nicht untergehen wollen (69)
mein Lebensmut sank (73)
alleine untergehen (77)
ich bin dahingetrieben (83)
KJ: Inseln gesunden Urteilsvermögens (10)
mein Leben sank in eine bodenlose Tiefe (49)
Hochgefühle überfluteten mein Gehirn (54)
Ideen tauchen auf (81)
ich hatte Schiffbruch erlitten (118)
kalte Unterströmungen der Gedanken und Gefühle (135)
Temperament in der Nähe des Siedepunktes (176)
neuen Lebensmut schöpfen (181)
meinen Verstand über Wasser halten (194)
mein Leben mit Richard ist ein sicherer Hafen, ein Ankerplatz, der aufs offene Meer hinausweist (198)
durch die Überdosis ein Brocken grauer Materie über den Jordan gegangen (223)
sanft aufschäumende Welle manischer Begeisterung (240)
Energiefluten (243)
Barrieren bauen für einen Hafen (244)
innere Schutzdeiche aufbauen (244)
durchlässig genug, um frisches Meerwasser einzulassen und Brackwasser zu widerstehen (244)
den brechenden Wogen eines inneren Meeres ausgesetzt (244)
MM: der Depression meiner Großmutter entrinnen (36)
ich muss mich zur Oberfläche durchkämpfen (38)
alte Symptome tauchen wieder auf (78)
als säße ich im Ruderboot und kämpfte gegen die Strömung an (79)
ich komme täglich weiter vom Kurs ab (79)
ich ertrinke (97)
freifließende Angst (97)
Angst fließt nicht frei (97)
depressive Menschen haben fast unerschöpfliche Reserven (103)
meine Welt ist voller Unterwasser-Stimmen (117)

die Perlen des Rosenkranzes sind ein Rettungsanker (118)
ich habe mein Herz ausgeschüttet (125)
die Tränenflut eindämmen (135)
ich versinke (161)
ich bin „ein Schwimmer ohne Hoffnung" (161)
aus schwerer Depression auftauchen (182)
Glück durchströmt mich (190)
von mir gebaute Sandburgen sind unter der Wucht der Wogen zusammengestürzt (228)
die Flut bricht über dich herein (229)
neue Burgen wurden von anderen Wellen zerstört (229)
du musst dich gut verankern und der Welle nachgeben (229)
die Flut kommt und geht (229)
JM: sie (Hunde = Depression) tauchen auf (12)
sie kommen unentrinnbar zurück (13)
die unangenehme Trockenheit des Geistes (14)
ich bin überflüssig (14)
meine Seele ist feucht und grau (62)
ich bin physisch durchlässig (62)
mein Gehirn würde zu einer Pfütze verrotten (63)
widerliches Dahintreiben (65)
immer wieder auftauchen wollen (115)
aus der Durchquerung der Unterwelt nie wieder völlig aufgetaucht (119)
ich hatte Ruder zum Beherrschen meines Bootes (125)
dem Untergang nahe kommen (125)
Abdriften in Verzweiflung und Scham (127)
auftauchen aus der kritischen in die Zyklen normaler Depression (127)
ich sinke hinab wie all das Strandgut des Universums (153)
Wirbeln im Mahlstrom (153)
es gibt kein Entrinnen (153)
nicht in einem Meer verheerender Symptome untergehen wollen (164)
ich klammerte mich an Wrackteilen fest (164)
Alkohol als Schmiermittel für mein Eintauchen in die Gesellschaft (183)
die Ängste ertränken (183)
jenes scheußliche Austrocknen (190)
Ressentiments stauten sich in mir an (199)
ich sei aufgetaut (200)
eine mächtige Flut rollte gegen den Wall an, den ich um meine Einsamkeit errichtet hatte (205)
die Flut bricht über dich herein (229)
meine Gedanken versickern (231)
frei flottierende Angst (233)
den Bach runtergehen (238)
dahintreibend (270)
Depression ist etwas Geheimes im Innern, das auftauchen kann (272)
das menschliche Elend wird in die Klinik gespült (274)

in den Gischt und die Brandung waten, um zu verschwinden (275)
in den Wassern verschwinden (276)
das Gehirn schleust schreckliche Botschaften in den Körper ein (277)
WS: das tägliche Auftauchen der Symptome (18)
mich überlief es kalt (21)
meine Gedankengänge wurden von einer giftigen Flut verschlungen (22)
Ertrinken [=Schmerz] (22)
die Angst eindämmen (42)
tägliches Stimmungsbad (42)
das Gefühl zu versinken (42)
ich bin aufgelaufen (43)
persönlicher Untergang (45)
meine Stimmung sank auf den Tiefpunkt (46)
mein Verstand glich einer alten, von einer Flut überschwemmten Telefonanlage (48)
seine Netzwerke gingen nacheinander unter (48)
TT: mein Körper schmerzt in Wellen (9)
das Navigieren durch die tägliche Sturmfront (45)
Navigieren durch die Höhen und Tiefen eines unkartierten Gefühlslebens (56)
ich war ein wütend brodelnder Dampfkessel (64)
aus dem Hafen fortreißen (109)
Wut drohte, aus jeder Pore herauszudampfen (121)
es war alles aus dem Ruder (149)
kämpfen, um nicht zu ertrinken (151)
jämmerliches Treibgut des Lebens (=Klinikpatienten] (165)
steriler Hafen [= KH] (186)
die Unterströmung zog mich nach unten (226)
Depression eine mächtige Unterströmung (226)
sich frei schwimmen (226)
Stimmungen, die mich fortreißen (235)
ich auf winzigem Floß auf unkartierter See (242)
auf dem Weg zum erleuchteten Vergnügungsschiff (242)
ich konnte mir auf dem Floß kein überflüssiges Gepäck leisten (243)
im Selbstmitleid baden (262)
ohne die Arbeit wäre ich untergegangen (262)
vor der emotionalen Woge geflüchtet (269)
ich war ein Körper an der Wasseroberfläche (273)
ich navigiere vorsichtig und werde stets eine Karte brauchen (308)
SW: das Wasser [= Wut] sollte nicht überlaufen (37)
meine Grenzen waren durchlässig geworden (46)
Gedanken an den Tod tauchten auf (47)
Gedanken an einen Suizid tauchten auf (50)
aus einer depressiven Phase auftauchen (63)

(7) „Unfreiheit“: 112 metaphorische Wendungen.

KD: eisernes Band um die Brust (11)

beherrschen (44)

aus ihrer Gewaltherrschaft entlassen (98)

mächtige Zuchtmeisterin (98)

sie schlägt zu (98)

sie verzichtet dann wieder auf ihre Vormundschaft (98)

(wieder) Freiheit einräumen (99)

starrer Ring (99)

sich von der heimtückischen Geißel befreien (103)

entfliehen (103)

aufzwingen (103) Geißel (103)

erzwungen (131)

sich bemächtigen (132)

ausgeliefert (132)

kein Fluchtweg (132)

Fessel (178)

Brustkorb fest, eng umschlossen (179)

Panzer um den Brustkorb (180)

Umklammerung (180)

in den Tod flüchten (198)

wie eine unsichtbare Zwangsjacke (214)

UG: mächtige Unruhe (141)

Macht der Angst (153)

als hätte jemand die Welt unter einen Glassturz gestellt (121)

ein undurchdringliches Netz aus Selbstmitleid spinnen (66)

einer Flut von Gedanken ausgeliefert (67)

IGH: eng eingeschnürt (9)

aufzwingen (10)

Eingesperrtsein (57)

Ohnmacht (84)

KJ: in den dunkelsten Verliesen meiner Seele gefangen (81)

letzter Ausweg (= Suizid) (122)

in Schach halten (244)

MM: umklammern (117)

Strafe (12)

bestrafen (184)

Falle (118)

Angst (91)

nicht mehr herauszufinden (91)

versuchen, der Angst Herr werden (91)

alle Fluchtversuche sind Illusion (117)

in der Falle sitzen (118)

bestraft werden (184)

JM: fortschleppen (12)

sich in die Isolation einschließen (16)

Gehäuse (57)

sich in ein Gehäuse einschließen (57)

Besitz ergreifen (65)

sich befreien (95)

(die Depression, das Leben) beherrschen (125)

indoktrinieren (149)

Gefangensein (150)

Fessel (151)

Befreiung (151)

Isolation der Depression (128)

in Schach halten (187)

Herrschaft (191)

Strafe (13,149,178,229,240)

fesseln (170)

fliehen (190)

selbstgewählte Isolation (205)

ein Netz um sich spinnen (208)

gefesselt (170)

WS: regiert werden (20)

Angst und Grauen in den Verliesen meines Geistes (42)

in Besitz nehmen (48)

erstickendes Gefängnis (50)

eingeschlossen (50)

in überheiztem Zimmer eingeschlossen (50)

gefesselt (53)

mein Gehirn in Gefangenschaft (57)

TT: Macht (10)

die Bestie in die Enge getrieben (10)

Sklave (der AD) (289)

schalldichten Kasten verlassen (292)

psychische Isolation (165)

meinen schalldichten Kasten verlassen (292)

luftdichte Kiste (227)

im Netz (99)

im Nacken sitzen (89)

im Glaskäfig gefangen (220)

im Gefängnis sitzen (66)

Grenzen durchbrechen (10)

flüchten (220,269)

gefesselt (165)

Gefängniszelle (66)

Gefängnis meines Selbst (240,311)
Gefängnis meiner Gedanken (228,240)
gefangen hinter meiner eigenen Glaswand (220)
geführt werden (207)
Falle (220)
entfliehen (292)
Gefängnis des eigenen Ichs (292)
ein Leben hinter Glas (218)
die Depression zum Rückzug zwingen (241)
die befreiende Wirkung von Alkohol (63)
Besitz ergreifen (83)
ausliefern (235)
ausbrechen (241)
aus dem Kopf `raus wollen (292)
als Vogel in einem dunklen Raum gefangen (21)
als säße ich im Gefängnis (66)
Alkohol befreite mich kurzfristig aus dem Gefängnis meines Selbst (240)
unterwerfen (207)
SW: isoliert (12)
abgeschnitten von allem (13)
von eisernen Ringen eingeschlossen (13)
im Käfig meines Elends von allem abgeschnitten (13)
im Land des Todes eingekerkert (14,17)
wegfliegen wollen (29)
isoliert (46)
gebundene Hände haben (46)

(8) „Tiefe“:140 metaphorische Wendungen.

KD: schwerste Tiefs (44)
in eine Hölle stürzen (45)
das Gedächtnis ein schwarzes Loch (78)
Gedächtnis ein abgrundtiefes Loch (83)
auf schmalem Grat zwischen tiefen Abgründen (103)
in welche Nacht, in welche Finsternis des Geistes fallen? (103)
wie tief sinken? (103)
in die Tiefe der Melancholie stürzen (119)
tief in die Depression verstrickt (132)
die Hinfälligkeit überspielen (165)
in die Schwermut hineingezogen werden (186)
eingesogen in die Schwermut (187)
depressives Stimmungstief (188)
in die tiefste depressive Phase hineingefallen (189)
Selbstwertgefühl auf den niedrigsten Stand abgesunken (191)

hineingestürzt in einen Orkan panischer Zweifelsängste (193)
in Abgründe stürzen (193)
in die Verzweiflung der Depression zurücksinken (196)
tiefer in die düstere Gemütsverfassung stürzen (197)
der Brei der Emotionen will sie herunterziehen (214)
UG: in einer Seilgondelbahn in die Tiefe fallen (20)
endloses Fallen über Seilbahnträger (22)
ich brauche tiefe Wurzeln (26)
einfach fallen lassen (31)
das Schwarze an mir ein Bremsklotz gegen dieses unaufhaltsame In - den - Boden - Schrumpfen (51)
am Abgrund der Existenz (58)
ein schwarzes Loch vor mir (60)
bodenlose Traurigkeit (81)
von tiefen Gräben umgeben (97)
das Loch mit Tabletten ausfüllen (121)
ich erahne die Tiefe des Lochs nicht (121)
eine mächtige Unruhe steigt in mir auf (141)
Angst steigt mir den Rücken hinauf (145)
Angst kriecht mir den Rücken hoch (147)
es geht aufwärts (147)
IGH: es ging drohend mit mir abwärts (7)
eine Hand riss mir meinen Magen feuerheiß abwärts (7)
in der Gondel in die Tiefe stürzen, hinab, hinab (8)
ein Sturz in einen bodenlosen Tunnel (9)
Fallen, Stürzen und Sinken (9)
schwarzer Sog in den Abgrund (9)
senkrecht zur Hölle (13)
schwarzer Schacht (14)
Sog in die Tiefe (15,18)
nichts von jenem bösen Tiefensog (21)
in tiefe Depressionen fallen (36)
die bodenlose Tiefe (43)
in ein schwarzes Loch gefallen (45)
in so etwas hineinrutschen (45)
hinab in meine Hölle (55)
dieses ungute Gefühl drückt mich zu Boden (80)
zu allen Seiten Abgrund (83)
Angst, wieder in die Hölle zu stürzen (89)
zurückfallen ins bodenlos Schwarze (90)
KJ: meine Gedanken stürzten in die Tiefe, in die dunklen Abgründe des Lebens (47)
mein Leben sank in eine bodenlose Tiefe (49)
Sturzflug in den Abgrund (82)
Niedergeschlagenheit (90)
die schwarzen Stellen meines seelischen Untergrundes (131)

tiefe, lähmende Depression (164)
Davids Tod stürzte mich nicht in unerträgliche Schwermut (174)
die Manien sind zu Bodensatz geworden (243)
MM: ich befinde mich wieder auf dem Boden (12)
auf der Skala der Gesundheit nach unten rutschen (23)
ich falle, ohne zu wissen, wie ich den Sturz aufhalten kann (74)
ich rutsche dorthin zurück, wo ich war (78)
abrutschen (95)
neuer Tiefpunkt (103)
andere mit hineinziehen (112)
das Abgleiten in die Katastrophe (118)
der Weg geht auf und ab (173)
nicht so, als würde man immer nur bergauf steigen (173)
tiefe Dunkelheit, dort viel zulange gewohnt (182)
sich nach oben bewegen (182)
Angst, wieder diese dunkle Treppe hinuntergezogen zu werden (216)
nach Erdbeben, Schlaglöcher nicht mehr so tief (217)
ich kann fallen (219)
erniedrigende Krankheit (228)
JM: abgrundtiefer Hass (19)
die Maske des Untergangs (51)
mein innerer Niedergang (69)
Abstieg (88)
(Suizidgedanken:) Ruhe senkte sich auf mich (105)
Rückfall in die Depression (115)
Abwärtsbewegung aufgefangen (126)
vor dem Sturz in den Abgrund (126)
in trübe Lustlosigkeit hineingezogen werden (127)
das nächste Stürzen (127)
dunkle Stunden am Boden (127)
Vertiefung meiner Krankheitssymptome (148)
ich sinke hinab (153)
abschüssiger Pfad (153)
neue Abgründe der Depression tun sich vor mir auf (188)
alles zieht mich hinunter (188)
Abstieg in die dunkelste Herrschaft (191)
sie zogen mich in immer größere Tiefe hinab (195)
Prozac gab der bodenlosen Verzweiflung endlich einen Boden (211)
Prozac schien die Gefahr des Abrutschens in die dunklen Tiefen der Depression zu reduzieren (224)
Angst senkte sich auf mich (228)
WS: sich unter Aufruhr krümmen (31)
Schmerz senkte sich auf mich herab (32)
geradewegs nach unten (40)
abwärts drehende Spirale (41)

drohender Niedergang (45)
Stimmung sank auf den Tiefpunkt (46)
das am Boden liegende Opfer (52)
in tiefste Depression verfallenes Gemüt (53)
mein Sturz in die Tiefe (54)
letzte Tiefen der Depression (56)
tiefe Depression (62)
tiefsitzende Angst (65)
so tief gestürzt (68)
geradewegs in den Abgrund (68)
Sturz in die Tiefe (74)
tiefste Tiefen (76)
aus den schwarzen Tiefen der Hölle immer weiter nach oben geklettert (79)
die Rückkehr aus dem Abgrund ist ein Aufstieg (79)
TT: Angst steigt auf (23)
tiefer in den Abgrund hinabgestürzt (51)
Bestürzung senkte sich über mich (51)
in eine Depression hineinrutschen (121)
ich verfiel in emotionale Taubheit (134)
in depressive Phasen gerutscht (139)
je tiefer die Depression, desto verzerrter die Realität (143)
Tiefpunkt (147)
mönchische Selbsterniedrigung (194)
die Unterströmung zog mich nach unten (226)
ein Leben lang durch Falltüren stürzen (241)
in den Abgrund stürzen (253)
ich stürzte wieder in den Abgrund (270)
mein Kummer schien Boden zu haben, kein bodenloser Abgrund (281)
nicht in die Gefühllosigkeit schlittern (282)
der Flaschenzug, der mich herauszog (299)
Strick im Abgrund der Verzweiflung (299)
düsterer Sturz in die Depression (302)
Medikamente sind die Kletterhaken für einen Felsenkletterer (310)
SW: tiefer hineingezogen in die Todessehnsucht (14)
Sog vom Suizid der Mutter ausgehend (14)
ich fiel in tiefste Dunkelheit (47)
in der Tiefe der Krankheit (63)

(9) „**Fremdheit**": 40 metaphorische Wendungen.

KD: eine ganz andere Julia, eine Fremde (11)
Außersichsein (199)
UG: aus dem Spiegel blickt mir eine Fremde entgegen (102)
sich von sich entfernen (142)

ich bin in mir und doch weit weg von mir (142)
IGH: das Fremde, das mich überfallen hatte (7)
fremde, aufgezwungene Gedanken (10)
als käme ich wieder bei mir an (43)
fremde Gedanken (44)
ich will mich wiederfinden (95)
KJ: das Dunkel nistete sich als Fremdkörper bei mir ein (23)
mein eigentliches Ich? das energiegeladene oder das zurückgezogene? (82)
lange Zeit, bis ich meinen Geist wiedererkannte (99)
keine Hoffnung, zum normalen Selbst zurückzukehren (169)
zu meinem Selbst zurückfinden (181)
ich bin eine Fremde in der normalen Welt (193)
JM: die Depression ist ein anderes Leben (18)
jenes andere Leben (57)
die Depression ein anderes Leben (58)
Hauptskript der Normalität (74)
meine Darstellung der Normalität (74)
Skript der Normalität (75)
Normalität spielen (75)
von der Welt der „Normalen" fühlte ich mich ausgeschlossen (90)
lebensfremd (161)
nach jahrelanger Distanzierung von mir selbst (206)
MM: wie eine Fremde durchs Haus wandern (45)
ich lebe in einer anderen Welt und fühle mich in der ihren fremd (79)
als stecke ich in einem fremden Körper (93)
ich bin mir eine Fremde (163)
WS: Qualen jenseits der Alltagserfahrung (22)
sein Gefährte kämpfte (62)
von zweitem Ich begleitet (62)
als die Depression mich einholte, war sie mir nicht fremd (75)
TT: Verbannung in ein fremdes Territorium des Geistes (21)
diese Fremde liegt gleich nebenan (21)
ich ein Produkt einer chemischen Anomalie zwischen meinen Ohren (207)
„du bist jenseits von allem" (245)
SW: ich war mir fremd geworden (13)
als müsste der Mensch ein fremdes Land betreten (51)

(10) **„Starre": 48 metaphorische Wendungen**.

KD: gelähmt (11)
Versteifung (81)
starrer Ring (99)
lähmend (45)
erlahmen (lassen) (98)
lahm legen (197)

gelähmte Beine (179)
versteinern (181)
Sinne erstarren (lassen) (181)
Versteinerung der Seele (181)
lähmen (198)
UG: Erstarrung (57,162)
IGH: erstarrt (7)
innerlich erstarren (41)
KJ: gelähmt (96)
lähmend (164)
erstarrt (130)
mein erstarrtes Herz (183)
MM: steif (50)
ins Stocken geraten (78)
lähmend (91)
versteinert (127)
Stillstand (130)
JM: steinhart geworden (15)
Lähmung (15)
Reglosigkeit (65)
lähmend (126)
erlahmend (60)
lähmender emotionaler Tod durch die Depression (118)
gelähmt (134)
erstarren (57)
geistige, körperliche oder emotionale Starre (163)
lähmen (195)
Trägheit (271)
TT: starr (121)
gelähmt (193)
ins Stocken kommen (206)
lahm legen (291)
WS: in Trance (23)
Stupor (23)
lahm legen (39)
Krämpfe (47)
Lähmung (48)
starr (57)
paralysiert (57)
innerer Krampf (61)
SW: Starre (17)
Lähmung (50)

(11) „Dunkelheit“: 194 metaphorische Wendungen.

Anmerkung zu John Bentley Mays´ Metaphorisierung der Depression als „schwarze Hunde“: Er führt sie 27 mal häufiger an als hier erwähnt. Ich zähle sie jedoch nur in Verbindung mit anderen Dunkelheit-Metaphern in derselben Aussage.

KD: Gedächtnis schwärzeste Finsternis, abgrundtiefes Loch (83)
in welche Nacht, in welche Finsternis des Geistes fallen? (103)
sich auslöschen (103)
als habe sie einen dunklen, beklemmenden Weg durchschritten (104)
Wetter hellt Depression auf, verdüstert sie (104)
Selbstanklagen verdüstern das Gemüt (133)
nicht alle Schatten gebannt (135)
düstere Gemütslage (188)
Gemüt aufhellen (194)
tiefer in düstere Gemütsverfassung stürzen (197)
düstere Gemütsstimmungen aufhellen (217)
UG: Angst löscht alle guten Bilder in mir aus
das Schwarze an mir Bremsklotz gegen dieses unaufhaltsame In-den-Boden-Schrumpfen (51)
ein schwarzes Loch vor mir (60)
meine düstere Seelenlandschaft (76)
Ausmisten schwarzer Gedanken (148)
meine Seele taucht vielleicht wieder in das Dunkel (153)
in der Nacht der Schwermut steht die Seele selbst zum Ausverkauf an (158)
langer Weg ans Licht (158)
Monate der „Seelenfinsternis“ (158)
Initialzündung durch AD wird zum Dauerbrenner im finsteren Gemüt (161)
aufgeplusterte Schattenbilder meiner Niedergeschlagenheit (161)
AD bringt Licht in meine „Seelenfinsternis“ (161)
IGH: schwarzer Sog in den Abgrund (9)
das Ungeheuere, das sich schwarz bei mir eingenistet hatte (11)
es verfinsterte mein Denken (13)
ich blieb im schwarzen Schacht stecken (14)
finstere Gedanken hetzten mich (27)
schwarz zugeschüttet werden (27)
schwarze Drohungen aus Kopf und Seele quälten mich (31)
zusammengepresstes Grabesdunkel (43)
in ein schwarzes Loch gefallen (45)
in eine Ödnis geraten, in der es schwarze Schläge hagelt (55)
schwarzer Höllenschlund (55)
das Finstere, das in mir nistet (55)
das Dunkle erfasst mich (69)
zurückfallen ins bodenlos Schwarze (90)
KJ: das Dunkel nistete sich als Fremdkörper bei mir ein, mit dem ich kämpfte (23)
die dunkle Aura seiner Depression (46)

seine Stimmung verdüsterte sich (46)
von düsteren, verworrenen Stimmungen heimgesucht (47)
meine Gedanken stürzten in die Tiefe, in die dunklen Abgründe des Lebens (47)
unser schwarzes Chaos (48)
erster manischer Schub ein lichter Schatten der Manie (49)
kein glasklares Denken mehr (49)
immer wiederkehrende tiefschwarze Depressionen (60)
in den dunkelsten Verliesen der Seele gefangen (81)
die Manie löscht Erinnerungen aus (82)
mein Geist verdunkelte sich (95)
ein winziger Lichtstrahl drang in meine düstere Seele (102)
Manien sind Sterne zu Füßen, die Ringe der Planeten mit der Hand erreichbar (109)
mein Feuer sei erloschen (117)
weiße Manien überfielen mich (121)
die Schwere seiner Depressionen ein schwarzes Spiegelbild seiner Manien (127)
auf jede manische Psychose folgte eine verletzende, schwarze, selbstmörderische Depression (130)
ich kam mir erstarrt vor, grau wie eine Maus (130)
die schwarzen Stellen meines seelischen Untergrundes (131)
ein wildes, dunkles Pferd, das keine Zügel kannte (mdK) (140)
düstere Stimmungen (140)
meine finsteren, rasenden Manien (141)
Jahre von der Angst überschattet, meine Krankheit könnte entdeckt werden (153)
Dasein zwischen langen inneren Schatten (162)
kaum erträgliche Trübsinnigkeit (165)
weiße Manien, gefolgt von schwarzer Müdigkeit (193)
grausame und wilde schwarze Manien (193)
dunkle Stimmungen nicht durch Liebe aufzuhellen (200)
Monate grausamer Finsternis (239)
Gleitflüge durch Sternenfelder und die Ringe des Saturns (240)
zu schwarzem, trüben Häufchen zusammengefallen (243)
gefährliche und explosive Mischungen aus dunklen Stimmungen und heftigen Leidenschaften (243)
Schwarz- und Grautöne (243)
JM: schwarze Hunde der Depression (12)
ins Helle, auf die Lichtung im dunklen Wald (13)
die Depression wohnt in der Dunkelheit (17)
wie ein Vampir wirft die Depression keinen Schatten (18)
die Depression lässt sich nicht auslöschen (18)
sie ist ohne Schatten (18)
schwarze Hunde im Dämmerlicht des Waldes (19)
Hunde wollen unsichtbar bleiben (19)
Harpyien werfen Furcht und Schatten auf den Schutzwall des Geistes (26)
Schatten, Todesschatten (26)
blutende Dunkelheit in meinem Innern (28)
Taktik unsichtbarer Selbstauslöschung (30)

Auslöschung (des Selbst) (30,31)
Selbstauslöschung (38,90,134,150)
sich verfinstern (38)
innerhalb meiner Dunkelheit (40)
ich bin / wir sind düstere Schauplätze (42)
ich stand in dunklen ausgefransten Kleidern da (47)
ich zelebrierte meine Selbstauslöschung im Geiste (49)
im Schattenland der realen Welt (57)
Kampf gegen die Dunkelheit (82)
meine Seele feucht und grau (62)
Messer sein in der Dunkelheit (82)
meinen Körper vom schwarzen Hass befreien, der ihn niederdrückte (95)
Mitternachtsgedanken (96)
Rückzug in die dunkle Unterwelt des Ich (107)
Ängste auslöschen (125)
in eine trübe, schlammige Lustlosigkeit hineingezogen werden (127)
dunkle Stunden am Boden (127)
unheimliche Dunkelheit (128)
dunkler Wald (128)
Nachtgedanken im Nebel (143)
Opfer der schwarzen Hunde (152)
selbstmörderische Dämmerung von grellem Licht erhellt (177)
hereinbrechende Düsternisse (180)
ein Leben in der Düsternis einer offenen Anstalt (181)
Abstieg in die dunkelste Herrschaft der schwarzen Hunde (191)
ich sterbe ins Dunkle (196)
dunklere Motive des Geistes (199)
mich von meinen düsteren Gedanken befreien (200)
die schwarzen Hunde zogen ihre Kreise anderswo (211)
die dunklen Wolken der Angst (216)
die dunklen Tiefen der Depression (224)
Erinnerungen mit dunklen Schatten (228)
aus dem Dunkel der Nacht errettet (272)
ein Schatten im Keller meiner Seele (275)
ich lebe meist in der Dunkelheit (275)
so dunkel in mir (275)
in die strahlende Dunkelheit (276)
widerwilliges Leben im Schatten des Schmerzes (?)
MM: als würde ich einen Farbfilm in Schwarzweiß übergehen sehen (44)
ich fühle mich grau (45)
ich fühle mich elend in meiner Finsternis (56)
alles wird grau (64)
mit der Dunkelheit kämpfen (85)
kein Tageslicht mehr für mich, sondern ewige Nacht (126)

heraus aus der tiefen Dunkelheit, in der man viel zu lange gewohnt hat (182)
Verdienst der Dunkelheit: sensibler fürs Licht (191)
absolute Finsternis (202)
wenn die Dunkelheit kommt (204)
Angst, wieder diese dunkle Treppe hinuntergezogen zu werden (216)
durch all die finsteren Gänge gezogen werden (216)
alle Farben wurden grau (217)
Dunkelheit unser Erbe (223)
WS: Klarheit entglitt mir (12)
düstere Verwirrung (20)
Verdüsterung (20)
das Licht des Wetters der Depression ein dunkles Braun (24)
bleierne, vergiftete Stimmung in grüngrauer Tönung (29)
eine Ahnung von Klarheit wiedererlangen (31)
Anfälle rabenschwarzer Mutlosigkeit (35)
schwarzer Orkan der Depression (44)
graues Nieseln des Schreckens (50)
Auslöschung des Selbst (62)
Vorbereitung meiner Auslöschung (62)
grabesdunkle Feierlichkeit (63)
trüber Verstand der Depressiven (66)
im dunklen Wald vom rechten Weg abkommen (77)
schwarzer Kampf (78)
düstere Vorahnung (78)
aus den schwarzen Tiefen der Hölle immer weiter nach oben klettern (79)
im dunklen Wald der Depression (79)
Depression bedeutet nicht zwangsläufig Auslöschung der Seele (79)
TT: ich lebe in einer flachen und farblosen Welt (11)
das Wort „Depression“ hinter der Alltagsfassade sichtbar geworden (14)
jahrtausendealter Schatten auf dem Gehirn (16)
ein Raum, weiß und leer (21)
aus diesem gesichtslosen weißen Raum zurückkehren (22)
meine Wut verzog sich in eine dunkle Ecke meiner Seele (41)
düstere Gedanken (45)
dunkle Momente (46)
düstere Zeit (62)
ich mit finsterer Miene (70)
das Innere meines Kopfes grau (82)
kein Sonnenlicht (82)
ich lebte unter einem Schatten (90)
Düsterkeit im Innern (93)
ein Vogel gefangen in einem dunklen Raum (125)
mein Leben von der Bestie überschattet (133)
ich bewegte mich in einer Dämmerzone (160)

geistige Auslöschung (180)
als ob die Farben in ein altes Sepiaporträt zurücksickern (202)
der heimliche Schatten der Bestie (233)
meine schwarzen Phasen (239)
Erkenntnis dämmerte mir: Depression konnte mich umbringen (240)
mit neuer Klarheit denken (240)
ich in winzigem Floß auf dunkler, unkartierter See (242)
auf dem Weg zum erleuchteten Vergnügungsschiff (242)
Düsterkeit in meinem Kopf (248)
alte Pfade auslöschen (256)
dunkle Momente (281)
fähig, meine schwarzen Stimmungen zu überwinden (289)
düsterer Sturz in eine Depression (302)
SW: als würden die Farben verblassen (12)
ich fiel in tiefste Dunkelheit (47)
dunkle Zeiten (14)
die dunkle, kalte, menschenfeindliche Nacht (15)
meine Welt wie eine Wüste bei Nacht (15)
meine dunkle, schwere Welt, undurchdringlich schwarz (15)
die Nacht würde ein Ende haben (15)
ein Leben in vollständiger Finsternis (15)
Dunkelheit und Lähmung (50)
die Dunkelheit wurde heller (50)

(12) „Physische Krankheit / Alter": 54 metaphorische Wendungen.

KD: ihr Herz stolperte (11)
aus morbider Gedankenwelt herauslösen (194)
UG: Tabletten eine Krücke (36)
ich bin hundert Jahre alt (54)
(Medikamentenreduktion =) ohne Krücken (97)
dieser Infarkt der Seele (157)
IGH: mein Herzschlag stolpert (6)
wie betäubt wanke ich (14)
ich wie ein greiser, stummer Vogel (65)
dahingetrieben, ohne Panikanfälle (83)
KJ: nach meinem ersten (manischen) Anfall (93)
manischer Anfall und dann schwere Depressionen (118)
Selbstmordversuch: Anfall von Raserei (137)
schwerer manischer Anfall (164)
als hätte ich nach Jahren teilweiser Blindheit (Lithiumeinnahme) die Augenbinde abgenommen (185)
als hätte ich die Pest (229)
Depressionen sind ein elendes Dahinvegetieren (?)
JM: die Seele ist eine kalte Zyste (16)

mein Tun beschleunigte den Kollaps (72)
Erblinden und Taubwerden (80)
Kollabieren der Sinne (80)
Taubheit (2x81)
weniger Zusammenbruch als psychischer Durchfall (116)
das nächste Stolpern (127)
in einen Zustand der Auflösung gestolpert (132)
der Ort war Balsam für meine Seele (135)
Isolation als Gegenmittel gegen Wirren der Welt (150)
die Hunde saugen das Gift aus dem Tumor in meiner Seele (196)
blutende, wundgescheuerte Stelle zwischen Sehnsucht, frei von Depressionen zu sein, und dem Wissen, es niemals zu sein (261)
das Leiden impft der Seele Trägheit ein (271)
ich als Karzinom mit mechanischen Verhaltensweisen (271)
etwas Geheimes im Innern wie ein inoperabler Tumor (272)
wir in der Depression als Tumore unter dünner Fleischschicht (272)
weiterhumpeln (279)
WS: Anfälle rabenschwarzer Mutlosigkeit , waren Alarmzeichen (35,43)
Angstanfälle (46)
bösartiger Verlauf meiner Krankheit (54)
ein schwer gezeichneter Halbinvalide, ein Schlurfer mit Greisenstimme (59)
betäubter Zustand (77)
TT: bewaffnet mit blinder Feindseligkeit (52)
als würde ein Deformation des Rückgrats mich humpeln lassen (66)
diese schleichende emotionale Taubheit (134)
wie ein Tauber auf der Tanzfläche: kopieren, was ich sah (138)
wie eine Krebskranke im letzten Stadium (160)
irgendwie durchkommen (165)
wie jemand, der nach einer Darmgrippe feste Nahrung sieht (186)
ich arbeitete mit einem Handicap (226)
die Kinder wie Medizin für mich, eine Flucht aus dem Gefängnis meiner Gedanken (228)
den Sturm überstehen (243)
Logik nur ein schwächlicher Verbündeter (247)
die emotionale Taubheit einer Depression (257)
Ehrlichkeit ein Gegenmittel, um das Labyrinth des Leugnens zu durchdringen (258)
ich hatte Krücken (Medikamente) gefunden (289)
Handicap einer chronischen Depression
SW und MM: kA

(13) „Krieg": 302 metaphorische Wendungen.

KD: Psychiatrie hat Narben hinterlassen (12)
Keim der Selbstzerstörung in sich (27)
Kampf gegen die Depression längst aufgenommen (43)

völlig zerschlagen (70)
bis an die Grenze der Selbstzerstörung (82)
niedergeschlagene Stimmung (83)
den Magen sprengen (85)
der Krankheit zum Opfer fallen (93)
sich der Depression unterwerfen (93)
Kampf des Sich-entschließen-Müssens (95)
der Gemütsfrieden (95)
die Depression schlägt zu (98)
den starren Ring ihrer Beklemmungen gesprengt (99)
die Narben kaum vom letzten Sieg verheilt (103)
tödlicher Kampf? (103)
gegen die Krankheit ankämpfen (103)
Gefecht (103)
Trieb zur Selbstzerstörung (104)
Spannung lud sich in ihr auf und kam nicht zur Explosion (132)
Niedergeschlagenheit (133)
Elend der Schwermut (133)
Wunsch nach Selbstmord bekam herrschende Gewalt (133)
Selbstanklagen töten Lebensfreude (133)
Klaustrophobie zerstört Freude (177)
einkehrender Seelenfriede wieder zerstört (193)
die verheerenden Symptome belasten (198)
Vorboten dieser gespenstischen Krankheit (215)
Gewissen von Schuldgefühlen fast gesprengt (215)
Kampf gegen den Drang, sterben zu wollen (220)
UG: ich ein Pulverfass auf zwei Beinen (37)
Zeitbomben-Stimmung (37)
gegen das Zerrinnen in mir ankämpfen (41)
diese Angst terrorisiert mich (60)
als würde ich skalpiert (69)
mich nicht wehren können (73)
wie ausgebombt komme ich mir vor (76)
geballte Faust im Hinterkopf (84,96,147)
hilflos der Angst ergeben (90)
dieses Weinen explodierte mit Wucht (105)
diese Kälte in mir ist das Gefährliche (109)
alles in mir ist in Aufruhr (122)
dieses Draußen entpuppt sich als feindlich (123)
der Einkaufswagen ist wie ein Schild (140)
der Seele eine Atempause gönnen, mit dem Holzhammer auf sie einschlagen (141)
als versuchte der Körper, einen Eindringling (Medis) abzuwehren (144)
diese Angst ein blitzschneller Angreifer (145)
die nicht genutzte Heiterkeit aus Krankheitstagen könnte mich überrennen (150)

aufgehört, Opfer zu sein (152)
Zeit im Gleichschritt mit meiner müden Seele (153)
ungepanzerte Herzen (157)
Niedergeschlagenheit (161)
IGH: mit dem Rücken zur Wand dem Angreifer die Stirn bieten (6)
ich werde mich nicht wehren können (6)
keine Vorstellung von dem Feind (6)
es ging drohend mit mir abwärts (7)
ich versuchte meinen Widersacher fortzupressen (8)
kämpfte um meine Fassung, die mich zu verlassen drohte (30)
das Schreckliche könnte mich wieder anfallen (30)
ich muss mich dem Feind entreißen (68)
wie eine Heimatvertriebene muss ich das Gebiet zurückerobern (68)
friedlos bleiben (68)
ich fühle mich gefestigt für die Front (85)
mein Körper und meine Seele haben rebelliert (85)
KJ: Inseln gesunden Urteilsvermögens formierten sich (10)
mdK lebensbedrohliche Feindin und Gefährtin (11)
Kampf mit dem wilden Tier mdK (11)
mdk unterhöhlt Lebensfreude, zerstört rationales Denken (13)
wir kämpften mit unseren Dämonen (23)
das Dunkel nistete sich als Fremdkörper bei mir ein, mit dem ich kämpfte (23)
ich explodierte (32)
emotionaler Rückzug (46)
schwarzes Chaos (48)
mdK-Attacke: ich verlor den Verstand (48)
mein Verstand hatte sich gegen mich gerichtet (50)
Wunden blieben meinem Geist und Herzen nicht erspart (52)
niedergeschlagen (52,142)
der Kampf war ein Albtraum (54)
die Depression verschwand, um die nächste Attacke vorzubereiten (58)
zurückgezogenes Ich (82)
vom Denken zum Chaos (83)
gefährlichere und psychotischere Regionen (84)
Niedergeschlagenheit (90)
Chaos im Kopf (95)
friedvolles Leben? (101)
Lithium unterbindet meine verheerenden Höhenflüge, hält Depressionen in Grenzen (105)
zerstörerische Krankheit (105)
Psychotherapie ist ein Schlachtfeld (106)
Kampf mit Lithium (109)
eine Armee von Gründen, gegen die Medikamentenbehandlung Front machend (110)
ich musste in der zerstörten Welt leben, die mir mein Geist aufgezwungen hatte (113)
weiße Manien überfielen mich (121)

verletzende, schwarze, selbstmörderische Depression (130)
ich fühlte mich unerträglich elend (130)
mein Körper ist voller wilder Energie, die Amok läuft (134)
meine psychotischen Attacken (141)
die Manie ist eine Zerstörerin und ein Feuer im Blut (145)
ein Kampf, nicht wahnsinnig zu werden (146)
verwundete Seele (163)
innerlich verwundet (176)
Friede schien zurückzukehren (181)
emotionaler Aufruhr (191)
zerstörerische Gefühlsaufruhr (200)
mit Depressionen kämpfen (219)
Zerstörungsmacht der neu entfachten Krankheit (241)
gefährliche und explosive Mischungen aus dunklen Stimmungen und heftigen Leidenschaften (243)
die überwältigenden Mächte in der Psyche in Schach halten (244)
JM: mörderische Hunde (12)
mein Feind schleicht sich an (14)
Frieden (16)
schwarze Hunde ziehen sich nicht zurück (17)
schwarze Hunde töten (17)
friedliches Nichts (=Tod) (17)
abgrundtiefer Hass (19)
die Hunde wollen unsere Zerstörung (19)
blutende Dunkelheit in meinem Innern (28)
Taktik unsichtbarer Selbstauslöschung (30)
ich lebendes Opfer (49)
Kampf gegen die Dunkelheit (59)
schaler Friede (65)
Hass diktierte das Werk des Webstuhls (68)
Nacktheit und Chaos (69)
Messer sein in der Dunkelheit (82)
verfolgt und umzingelt werden (82)
mein Gegner (82)
der eine Feind, der mich nie verließ (82)
mich selbst abschlachten (82)
Hunde Angreifer (86)
bereit zu zerstören (86)
die einstürzenden Schutzmauern gegen meine Feinde (93)
das Gefühl, ins Nichts zu marschieren (95)
Schutzpanzer aufgebrochen (103)
schwarze Hunde warteten, mich anzugreifen (105)
die Panzerung bröckelte ab (105)
die Hunde stürzen sich auf ihr Opfer (105)
meine Zerstörung des Nichts, zu dem ich geworden war (106)

Rückzug in die dunkle Unterwelt des Ich (107)
letzte Selbstbestrafung (107)
sich im Nervenzusammenbruch wappnen (117)
Glauben zerstören, sich aus dem Skript der Depression hinausschreiben zu können (122)
das Herannahen der schwarzen Hunde (126)
ich nährte die Verletzungen (128)
Depression verwehrte mir Kaltschnäuzigkeit (141)
im psychischen Chaos stecken (145)
Symptome durch Isolation bekämpfen (149)
Liebe stärkster Feind der Depression (149)
Opfer der schwarzen Hunde (152)
der Kampf um das Ich im Gestrüpp der Niedergeschlagenheit (160)
nicht im Meer verheerender Symptome untergehen wollen (164)
selbstmörderische Dämmerung von grellem Licht erhellt (177)
Kampf zwischen den Hunderudeln (177)
Werkzeuge der Selbstvernichtung (177)
Hunde des Himmels gewannen (177)
Selbstvernichtung (177)
Strategie der Selbstzerstörung kaschieren (183)
die mir auflauernde Bedrohung auf Distanz halten (186)
die Gefahr der Selbstzerstörung war nicht gebannt (188)
Niederlage gegen diese virulentere Form der Depression (189)
schutzlos gegen die schwarzen Hunde (189)
das zurückgezogene Leben (198)
innerer Aufruhr (199)
gegen die schwarzen Hunde kämpfen (208)
gegen die Depression ankämpfen (208)
Rückzug der schwarzen Hunde sofort nach Schlucken von Prozac (213)
Prozac entschärft den Selbsthass (264)
Prozac im Kampf gegen die Depression (264)
Auflösung meines Selbsthasses (265)
Elend der Verlierer in diesem Kampf (267)
wir degradieren uns selbst (269)
zurückgezogen von der Welt (271)
das menschliche Elend in die Klinik gespült (274)
Niedergeschlagenheit (276)
elender Rückzug ins selbstkasteiende Nichts (277)
Strategie des verletzten Ich (278)
dieses Elend begleitet mich (280)
MM: ich muss mich zur Oberfläche durchkämpfen (38)
ich muss die Nähe bekämpfen (38)
ich fühle mich elend in meiner Finsternis (56)
als säße ich im Ruderboot und müsste gegen die Strömung ankämpfen (79)
Kampf gegen eine undefinierbare Gefahr (79)

im Kampf allein (83)

mit der Dunkelheit kämpfen (85)

Depression ist Abwehr gegen Traurigkeit (85)

in mein Schneckenhaus zurückziehen (104)

mein inneres Chaos (110)

weiter zurückziehen (111)

in Momenten der Leere überfallen mich bedrohliche Phantasien (113)

ein Grauen, ... nichts, was ich bekämpfe kann (117)

Kampf zwischen Leben und Tod (118)

gegen das Magnetfeld ankämpfen, das mich zum Bett zieht (128)

mein Leben ist ein Minenfeld (129)

Panik überfällt mich (132)

kämpfen, so lange ich kann (154)

mit einer Depression kämpfen (179)

die Depression zieht sich zurück (186)

Zeitoasen der Entspannung verteidigen (200)

realer Showdown, Auflösung meines Selbst (219)

ich lebe das Leben, für das ich gekämpft habe (219)

mit meiner Tochter um eine Landmine (KH-Aufenthalt) herumschleichen (222)

Traurigkeit überfällt mich (228)

neue Burgen von anderen Wellen zerstört (229)

die Hölle bekämpfen (231)

Frieden schließen (231)

dieser Drachen ist mein Erzfeind (231)

WS: tödlicher Kampf (11)

Niedergeschlagenheit (14)

gewalttätiger Ausbruch (15)

Opfer (16,2x38,50,54,56)

Verstand regiert von anarchischen Fehlschaltungen (20)

sie schlug in den Stunden heftigsten Elends zu (23)

mit Schlaflosigkeit geschlagen (23)

Affront nachmittäglicher Schlaflosigkeit (23)

im Kampf mit der klinischen Depression (28)

mein Organismus krümmte sich unter dem Aufruhr (31)

verheerende Depression (35)

Selbstvernichtung (36)

Selbstzerstörung (36,52,75)

die Krankheit schlug zu (40)

der große Verbündete (Alkohol) hatte meine Dämonen in Schach gehalten (44)

in die Gewalt einer Stimmungsstörung geraten (44)

drohender Niedergang (45)

in den Kampf mit einer durchdringenden Hypochondrie verstrickt (45)

psychisches Abwehrsystem (45)

der Verstand fühlt sich verwundet (47)

Körper im Belagerungszustand (48)
verheerendste Instinktstörung (48)
Verheerungen in meinem Kopf (49)
mein Elend (51)
das am Boden liegende Opfer (52)
gehfähiger Verwundeter (60)
verheerender Zustand (60)
sein Gefährte kämpft gegen die heraufziehende Katastrophe an (62)
Melodrama, in dem ich das baldige Opfer einer Selbsttötung würde (62)
die schließliche Kapitulation der Depression (69)
Opfer im Kampf mit dem Monstrum (72)
in die Gewalt einer Depression geraten (72)
wenig bleibende Wunden, nur schreckliche Erinnerungen (72)
schwarzer Kampf (78)
die Depression kann besiegt werden (79)
TT: die Bestie ist mein Feind (10)
die momentane Attacke (10)
heute Respekt vor meinem Gegner (10)
die Bestie in ihren harmlosesten Tarnungen (11)
Depression ein persönlicher Kampf (12)
der wahre Feind hinter der Alltagsfassade des Wortes „Depression" sichtbar geworden (14)
verheerend (19)
die Vernichtung drohte (28)
mein Elend (46)
Einsamkeit so fassbar wie eine Rüstung (52)
bewaffnet mit einer blinden Feindseligkeit (52)
ständig ist Krieg, ständig kämpfe ich gegen ein Gefühl nach dem anderen an (53)
im Innern bin ich ein Schlachtfeld (53)
die Depression hatte mein Gehirn erobert (64)
der Schlaf fiel ihr zum Opfer (64)
meine Angst kämpfte (64)
sie hatte gegen die Depression angekämpft, war zeitweise vor ihr geflohen (93)
mich geschlagen geben (96)
Wochenendarbeit die perfekte Tarnung persönlichen Elends (122)
der Killer Einsamkeit (125)
gegen ein Panikgefühl ankämpfen (131)
meinem Elend entkommen (150)
ich kämpfte, um nicht zu ertrinken (151)
die Krankheit würde mich eliminieren (180)
überwältigt von Scham (193)
Selbstzerfleischung (193)
selbstzerstörerisches Verhalten (193,195)
Opfer sein eine praktische, da verdeckte Waffe (197)
Schmerz als Waffe und als Falle eingesetzt (208)

defensives Nachhutgefecht (220)
ich war den Schlichen meines Gegners nicht gewachsen (227)
keine isolierte Schlacht, die ich kämpfte, es war ein Guerillakrieg (240)
die Depression konnte mich umbringen (240)
sie zum Rückzug zwingen wollen (241)
brauchte bessere Waffen zu ihrer Bekämpfung (242)
mit den eigenen Dämonen kämpfen (243)
wie Veteranen in derselben Kampfeinheit (im KH), die dieses Heer verlassen (243)
jenseits von allem, vom Radarschirm verschwunden (245)
mich von meinem Elend überwältigen lassen (245)
Logik nur ein schwächlicher Verbündeter (247)
mit Depressionen kämpfen (249)
kleiner Sieg über die Bestie (253)
Angstattacke (253,288)
Attacken (255)
ich dachte, die Depression habe sich zurückgezogen (268)
sie griff mit überwältigender Wucht an (268)
ein Schlag, nicht der Ausbruch einer ausgewachsenen Depression (269)
ich wollte keine aussichtslosen Schlachten mehr schlagen, ich hatte verloren (271)
der geplante Gegenangriff der Bestie (271)
um die totale Kapitulation verhandeln (271)
Milliarden von Neuronen feuern los (272)
mein Leben zurückerobern (283)
ich konnte den Feind verstehen (283)
vom Depressionsopfer zur Überlebenden geworden (290)
Kampf mit der Depression (295)
Verheerungen der Depression (295)
eine Art emotionaler Panzer (295)
vernichtende depressive Phase (299)
Triumph über die Bestie (306)
kein Triumph, nur weisere Arten zu kämpfen (306)
SW: im Käfig meines Elends von allem abgeschnitten (13)
zurückgezogen (47)
die dunkle, kalte, menschenfeindliche Nacht (15)
keine Wunde, jedoch eine Narbe zurückbehalten (64)

(14) „Sterben“: 48 metaphorische Wendungen.

KD: Panik erstickt Willenskraft und Vernunft (45)
nicht innerlich an Problemen ersticken (69)
tödlicher Kampf? (103)
Tod der Gefühle bedeutet ungeheuere Armut (180)
Selbstmordwunsch vergiftet ihr Dasein (180)

sie fürchtet, vor Verzweiflung zu ersticken (199)
UG: die Ängste auf der Schreibmaschine tot gehämmert (37)
ich wie ein Stück Vieh auf dem Weg zum Schlachthof (121)
meine Seele als Leichenkammer gestorbener Lebensentwürfe (157)
meine Seele ein offenes Grab, worin der Kinderwunsch begraben lag (157)
gestorbene Hoffnungen (158)
ich war leblos und musste doch am Leben bleiben (158)
innere Tode (158)
die Seele selbst wird zur Leiche (158)
IGH: sie schaut sich nach dem Schierlingsbecher um (55)
KJ: reglos, mit totem Herzen und kaltem Gehirn, todmüde (50)
der Tod und seine Sippe waren meine ständigen Begleiter (131)
Depressionen sind wie eine Tag und Nacht dauernde Agonie (135)
kalter, innerer Tod der Depression (224)
JM: wir sind Sarg und Leichen (42)
wir sind Totengräber und Trauernde (42)
wir sterben wieder und wieder (42)
der lebende Tod unserer Krankheit (42)
meine kunstvoll aufgebaute Gruft (45)
das Gefühl zu ersticken (80)
Leblosigkeit (90)
ich war auf dem Weg in den Tod (99)
mein Geist wurde erstickt und abgetötet (103)
lähmender emotionaler Tod durch die Depression (118)
die erstickende Angst kehrte wieder (126)
Gefahr, von der Depression vergiftet zu werden (149)
meine Verwesung (153)
sein Begräbnisschrein, mein verwesender Körper (166)
die Hunde saugen das Gift aus dem Tumor meiner Seele (196)
ich sterbe ins Dunkel (196)
MM: das tote, leere Gefühl (103)
das Gefühl, Stück für Stück sterben (112)
Selbstmord beendet den Todeskampf (118)
WS: tödlicher Kampf mit psychischer Störung (11)
erstickende Angst (18)
der Schmerz ist für mich verbunden mit Ertrinken oder Ersticken (22)
bleierne, vergiftete Stimmung (29)
erstickendes Gefängnis (50)
absterbende Energien (52)
schweigend aus der Welt gehen (63)
die unerklärbare Agonie der Depression (79)
TT: Gefühle ersticken (191)
als steckte man in einer luftdichten Kiste, kurz vor dem Ersticken (227)
SW: kA

(15) „Folter": 24 metaphorische Wendungen.

KD: sie quälender Druck (43)
Angst ist Folter (133)
die Tortur ertragen (179)
UG: gerädert aufgewacht (21)
Ängste plagen mich (77)
IGH: schwarze Drohungen aus Kopf und Seele quälten mich (31)
gerädert aufgewacht (79)
KJ: der Kampf war ein Albtraum (54)
grausame Finsternis (239) [grausame Manien (200)]
JM: ich zerfalle in der Folter Gottes (270)
elender Rückzug ins selbstkasteiende Nichts (277)
MM: in einem Albtraum leben (90)
eine Depression ist eine entsetzliche Qual (127)
[Folter, alles hinter mir zu lassen ... und mich in die Psychiatrie zu begeben (135)]
WS: unter der vertrauten Folter leiden (22)
auf eine Folterbank gefesselt sein (53)
meine Folterqualen (57)
an ein Nagelbett gefesselt sein (60)
Torturen eines nebulösen Schreckens (61)
Folterqualen (61)
Qualen der Schwermut (69)
Sisyphusqualen (72)
TT: bereit, durch die Folter zu gehen, um aus diesem Irrgarten herauszufinden (190)
mich nicht zu bewegen, war eine geistige Folter (263)
SW: kA

(16) „Last": 134 metaphorische Wendungen.

KD: war sie eine Last für die anderen? (11)
belastende Gedanken (12)
Druck versenkt sich in sie wie einen schweren, unabwälzbaren Stein (42)
zusätzliche Belastungen macht die seelische Spannung zu groß (42)
Schuldkomplex mit sich herumschleppen (42)
diese sie so häufig quälende Druck (43)
Angst überschreitet die Schwelle des Ertragbaren (44)
schwerste Tiefs (44)
entlasten und entspannen (46)
die Angst wurde unerträglich (48)
nervliche Belastung (49)
unerträglicher Druck (64)
Reizschwelle des Ertragbaren niedrig (68)

seelische Belastung (75)
wie ich euch belaste (77)
die Last nicht mehr tragen können (78)
fortstoßen, abwälzen, wegstemmen (85)
der Stein hatte wie ein Zentnergewicht auf ihr gelastet (85)
magischer Stein (85)
steingewordener Druck (85)
Taumel der Erleichterung (100)
Druck [der Depression], allem zu entfliehen (103)
schwer drückender Stein (104)
niederdrückend (120)
unerträgliche Spannung lud sich in ihr auf, aber keine Explosion (132)
Elend der Schwermut (133)
Tortur ertragen (179)
unerträgliche Gefühlskälte (180)
nicht länger ertragen (180)
der Stein macht kalt (181)
Schwere der Depression (185)
in die Schwermut hineingezogen werden, statt sich herauszuwinden (186)
eingesogen werden in die aufgeladene Atmosphäre der Schwermut (187)
leiden unter (188)
verheerende Symptome belasten (198)
Zentnerlast auf der Brust (204)
krankes Gehirn ... treibt sie in unerträgliche Enge (214)
UG: ein Stein fällt mir vom Herzen (48)
jeder Tag eine Last (65)
als wollte ich das Seilbahngefühl erdrücken (74)
meine bleischwere Müdigkeit (96)
Angst ertragen (99)
Ängste schwer zu ertragen (111)
ich kann mich nicht mehr lange ertragen (118)
schwerfällige Gedanken (121)
Schuld lastet auf mir (125)
Angst rast nicht und schleppt sich nicht dahin (153)
Schwermut (157)
in der Nacht der Schwermut steht die Seele selbst zum Ausverkauf an (158)
Schattenwelt der Schwermut (162)
IGH: ich versuchte meinen Widersacher fortzupressen (8)
mein Körper zusammengepresst (9)
Beine schwer wie Blei (21)
der Tropf schlug schwer in mich ein (33)
zusammengepresstes Grabesdunkel (43)
dieses ungute Gefühl macht mich bleiern und drückt mich zu Boden (80)
KJ: schwer depressiv (11)

fast unerträgliches Leid (13)
leiden unter (68,103,154,156)
enorm erleichtert (104)
durch meine Familie stark vorbelastet (110)
manischer Anfall und dann schwere Depressionen (118)
die Schwere seiner Depressionen (127)
ich fühlte mich unerträglich elend (130)
schwer depressiv (133)
kaum erträgliche Tage (140)
ein großer Druck lastete auf mir (154)
schwerer manischer Anfall (164)
kaum erträgliche Trübsinnigkeit (165)
Trauer stürzte mich nicht in unerträgliche Schwermut (174)
schwere Depressionen (219)
das Phantom der Schwere (241)
JM: leiden unter (12,19,158,165,242)
meine niedergedrückte Seele (13)
unerträgliche Situation (80)
meinen Körper vom schwarzen Hass befreien, der ihn niederdrückte (95)
Selbstvorwürfe belasten mich (190)
die Depression wurde leichter (243)
vom schier unerträglichen Gewicht der Depression befreien (248)
den Mut haben, die Krankheit weiter ertragen (248)
MM: „schwer depressiv“ genannt zu werden macht ein schwer erträgliches Gefühl (85)
Gedanke an Tod erleichtert das Gefühl, zu ewiger Höllenqual verdammt zu sein (113)
ihr Gewicht lastet gnadenlos auf mir (117)
ich ertrage diese Depression nicht länger (117)
an der Grenze dessen, was ich ertrage (129)
mein Körper bebt unter zu lange unterdrücktem Schluchzen (133)
einer, der mitgeht, macht die Reise mit endlosen Umwegen beinahe erträglich (179)
die Depression drückt zu Boden, macht das Leben schwer (179)
WS: Schwermut (14)
schwere Depression (17)
Schwermut umgab mich (18)
unter der Folter leiden (22)
unerträglich (23)
bleierne Stimmung (29)
Schmerzen nicht mehr ertragen (35)
schwere Depression (35)
unerträgliche Angst (36)
bis an die Grenze des Erträglichen (40)
schwere Krankheit (47)
schwere Depression (54)
Hoffnungslosigkeit drückt auf die Seele (60)

psychotische Belastung (63)
Qualen der Schwermut (69)
unerträgliche Last (75)
Verwüstungen der Schwermut (78)
TT: deprimierende Ladung Einsamkeit (48)
Bleigewicht im Bauch (65)
Erleichterung, als jemand aufmerksam wurde (72)
„bleierne Stunde“ (Dickinson) (82)
Qualen erträglich (90)
eiserne Entschlossenheit, normal zu erscheinen (93)
eisige Angst abschütteln wollen (94)
unter Druck (137)
eingesperrt mit Verrückten nicht zu ertragen (167)
schwere Depression (173)
als wäre ich mit Bleigewichten herumgelaufen (174)
Gefühle unterdrücken (191)
schwere Depression (201)
leiden unter (202)
wie ein Gewicht auf meinen Schultern Hand der Notwendigkeit (242)
alles abwerfen (242)
Schmerz zermalmt mein Knochenmark zu Staub (270)
das Leben wurde nicht leichter, aber es wurde leichter zu leben (275)
die Schwere meiner Depression (283)
das unsichtbare Gewicht, das ich herumgeschleppt hatte (290)
das untragbare Gewicht hob sich (291)
schweres Bleigewicht mit sich herumschleppen (305)
SW: sehr schwer zumute (12)
meine dunkle, schwere Welt (15)
Leben nicht mehr erträglich (47)
schwerste Phase (11)
sich weiterschleppen (48)
das Leben ertragen, aber nicht die Nebenwirkungen (51)
Ausbruch der ersten schweren Depression (47)

(17+17a) „Verlust und Diebin“: 129 metaphorische Wendungen.

KD: den Verstand verlieren (11)
kraftlos, ausgelaugt (49)
Arme und Beine wie taub (132)
Angst, den Verstand zu verlieren (178)
unter Kontrolle bekommen (193)
unkontrollierter Gefühlsausbruch (199)
seelisches Gleichgewicht verlieren (214)
außer Kontrolle geratene Gefühlswelt (220)

UG: die Angst hat mich auf ein Nichts zurechtgestutzt (52)
Angst, mich im Wahn zu verlieren (60)
Leere (72)
der Kopf möchte zerspringen (102)
als sei ich ein zerbrechliches Gefäß (123)
nicht mehr Schritt halten können (129)
ich ein Stück mangelhafter Ware für den Umtausch (131)
Leere, Vakuum der Hilflosigkeit (139)
ich aus Porzellan (144)
leere Tage hinter mir (148)
die Angst hat ihre Macht über mich verloren (153)
die dem Depressiven innewohnende Sprachlosigkeit (160)
IGH: Worte bruchstückhaft (8)
Make-up splittrig wie rissiger Emaillebelag (9)
Worte splitterten wie Eisstückchen (11)
ich kämpfte um meine Fassung, die mich zu verlassen drohte (30)
ich kam mir abhanden (43,78,85)
Selbstverlust (44,45)
ich verlor meine Stimme (79)
sich verloren vorkommen (92)
KJ: Riss in meinem vakuumverpackten Verhalten (32)
meine Welt begann auseinanderzubrechen (41)
die Kontrolle über meine Gedanken völlig verloren (52)
mein Selbst verloren (52)
die Depression verschwand (58)
vollkommen außer Kontrolle geraten (83)
mein Geist hatte Mühe, mit sich selbst Schritt zu halten (86)
ich geriet außer Kontrolle (95)
ein ganz und gar aus der Kontrolle geratenes Leben und Gehirn (96)
Bruchstücke rasten wie Tiger in meinem Kopf umher (99)
ich bekam meine Gedanken wieder unter Kontrolle (99)
mein Selbstvertrauen war mir abhanden gekommen (101)
mein leeres, ausgepumptes Inneres (140)
die Kontrolle verlieren (141)
ich konnte nicht Schritt halten (156)
Scherben einer auseinandergebrochenen Welt wieder zusammenfügen (161)
in mir Zerbrochenes wieder zusammenfügen (177)
sich meiner Kontrolle entziehen (199)
den Verstand verlieren (226)
Herz und Geist zerbrechlich (248)
JM: Gedanken verschwinden (12)
das Nichts im Innern (16)
friedliches Nichts (=Tod) (17)
Selbstauflösung (18)

Risse in meiner Welt (40)
mein Verschwinden (60)
Auflösung im Nichtsein (60)
Auflösung (65,80)
letztmals Kontrolle ausüben (69)
den inneren Zusammenhalt verlieren (71)
sich auflösen (89)
das Gefühl, ins Nichts zu marschieren (95)
überall Risse (105)
meine Zerstörung des Nichts, zu dem ich geworden war (106)
die Welt entglitt meinem Griff (131)
in einen Zustand der Auflösung gestolpert (132)
zersetzende Entscheidungsunfähigkeit (152)
dem Alkohol die Kontrolle über mein Leben entzogen (187)
alles zerbricht (188)
Leere (190)
ich verliere mich selbst (200)
Unterwanderung des Lebenswillens (213)
Freuden an die Depression verloren (253)
Auflösung meines Selbsthasses (265)
ganz verschwinden wollen (275)
elender Rückzug ins selbstkasteiende Nichts (277)
MM: mein Leben entgleitet mir (57)
alles unter Kontrolle haben wollen (60)
Leere begleitet mich (63)
das Gefühl (dass es mir gut gehe) könnte sich verflüchtigen (71)
totes, leeres Gefühl (103)
ich mit einem Warnschild: „Achtung, zerbrechlich!" (104)
Momente der Leere (113)
ich bin wie ein Kartenhaus (115)
Vakuum der Depression (117)
Unendlichkeit des Vakuums (127)
Angst, mein Gedächtnis zu verlieren (129)
verlorene Seelen (139)
Gedächtnis und Leben verlieren (140)
mein Leben ist mir aus den Händen geglitten (144)
so viel von mir verloren (147)
ich fühle mich leer (152)
die Scherben meines Lebens auflesen (184)
in meiner alten Heimat die Staatsbürgerschaft verloren (219)
Auflösung meines Selbst (219)
ich zerbrechlich (219)
das Leben kann außer Kontrolle geraten (219)
WS: die Klarheit entglitt mir (12)

Auflösung meines Verstandes (19)
Zerbrechlichkeit der Psyche (38)
die Krankheit wütet, wenn sie einmal außer Kontrolle geraten ist (40)
Körper zerbrechlich (44)
Leid außer Kontrolle (54)
das Leben entgleitet einem (mit erhöhter Geschwindigkeit) (56)
TT: ich habe eine gewisse Kontrolle über die Bestie (10)
ein Raum leer und weiß (21)
den Verstand verlieren (52,67,223,304)
ich bin leer in mir drin (54)
ich würde den Verstand verlieren (64)
noch ein Fünkchen Kontrolle (64)
ich geriet außer Kontrolle (64)
meine Gefühle, mein Leben schienen sich meiner Kontrolle zu entziehen (66)
draußen das kalte, luftleere Universum (82)
die Bestie war hirnlos (118)
das Bibbern unter Kontrolle halten (121)
mein leerer Blick (134)
leere Zeit (158)
den Verstand verloren (179)
mein einziges Kapital (=mein Gehirn) verloren (180)
mein zerbrechliches Ego (192)
keine Kontrolle über den angeborenen Defekt? (195)
immer kopfloser (195)
Kontrolle über mein Leben ausüben (198)
Leere zwischen uns und dem Rest der Welt (218)
Beherrschung und Kontrolle hatte die Bestie mir geraubt (239)
vom Radarschirm verschwunden (245)
ich wollte keine aussichtslosen Schlachten mehr schlagen, ich hatte verloren (271)
jeder Schritt aus meinem Bewusstsein heraus begleitet vom klirrenden Geräusch zerbrechenden Glases (292)
SW: im Käfig meines Elends von allem abgeschnitten (13)
mein brüchiges Selbstwertgefühl (30,49)
die gläsernen Wände um die Depressiven zerbrechen (54)

(18) „(Raub-) Tier“: 127 metaphorische Wendungen.

Anmerkung zu John Bentley Mays´ „schwarzen Hunden“: Entgegen der Handhabung in (11), wo „schwarz“ als Farbe der Hunde eine untergeordnete Rolle spielt, führe ich hier alle „Hunde“-Instanzen an, um das Ausmaß seines (mit ihnen verknüpften) Depressionserlebens zu erfassen.
KD: Ängste hielten sie gepackt (11)
die Panik war nicht auszurotten (48)
die Krankheit hält sie in ihren Fängen fest (102)
die Krankheit schleicht sich in ihre Gedanken ein (102)

eine nicht zu bändigende Unruhe bemächtigte sich ihrer (132)
die bösen Geister waren nicht verscheucht (135)
UG: die Angst stürzt sich auf mich (39)
[ein großes Maul droht mich zu verschlingen (60) – Halluzination?]
ins Bett verkriechen (63)
der Schwindel packt mich (69)
mich an die Kandare nehmen (88)
die Wohnung fällt mich an (103)
ich bin so leicht zu verschlingen (104)
ich komme mir vor wie ein Stück Vieh auf dem Weg zum Schlachthof (121)
in meinem Kopf rasen aufgeschreckte Ameisen hin und her (141)
die Angst war mir im Schneckentempo den Rücken hochgekrochen (147)
wie nach einem Erdbeben kriechen wir aus den Trümmern (148)
das Ausmisten schwarzer Gedanken (148)
dieser Totstellreflex der Seele (162)
IGH: finstere Gedanken hetzten mich (27)
das Ungebärdige in mir dämmen wollen (41)
die Raben fressen an meinem Herzen (54)
das Dunkle erfasst mich (69)
gehetzte Worte (81)
der Angst, die mir auflauert, entfliehen wollen (83)
ich versuche meine Gedanken zu zügeln (92)
abirrende Gedanken wollen mich in die Hölle treiben (96)
KJ: der Kampf mit diesem wilden Tier (=manisch-depressive Krankheit, mdK) (11)
ein Gedanke jagte den anderen (57)
im Zimmer hin- und hergehen wie ein Tiger
mich über die Grenze in den Wahnsinn hinein getrieben haben (84)
meine Gedanken wirbelten wild durcheinander (96)
Bruchstücke von ... rasten wie Tiger in meinem Kopf umher (99)
mdK und Lithiumeinnahme jagten mir Angst ein (104)
Lithium zügelt mein Tempo (106)
mein Körper ist voller wilder Energie (134)
wie ein Hai durch das Becken treiben, medikamentenumnebelten Zustand zu beenden (139)
mdK ein wildes, dunkles Pferd, das keine Zügel kannte (140)
dieses wilde Tier in Richtung Sonne lenken (141)
meine Mutter lehrte mich, es zu zähmen, zu bezwingen (141)
grausame und wilde, schwarze Manien (200)
mdK würde meine Leben in Stücke reißen (241)
JM: mörderische Hunde kommen auf leisen Sohlen wieder (12)
schwarze Hunde der Depression kommen, kehren wieder (5x 12,13,152,2x196,228,263)
die Hunde ziehen ihre Kreise um die Lichtung (13)
die schwarzen Hunde erlegen Strafe auf (13)
nahende Hunde (14,15)
die schwarzen Hunde verabschieden sich nicht immer (17)

die schwarzen Hunde ziehen sich nicht zurück (17)
die schwarzen Hunde töten uns mit unseren eigenen Hände (17)
die schwarzen Hunde im Dämmerlicht des Waldes (19)
die Hunde wollen unsichtbar bleiben (19)
die Hunde wollen unsere Zerstörung (19)
sie verschleppen uns in ihre Höhle (19)
die schwarzen Hunde vorführen (19)
Herannahen der schwarzen Hunde (31)
Kreise der schwarzen Hunde immer enger (41)
die Depression lauerte immer irgendwo in der Nähe (69)
Hunde – Zerreißer – Angreifer – Schakale (86)
die Hunde sind bereit, in Freundschaft zu töten, in Liebe zu morden (86)
die Hunde streifen in meinem Geist umher (86)
mein Körper zog die sabbernden Hunde an (89)
die schwarzen Hunde warteten, mich anzugreifen und zu zerreißen (105)
sie stürzen sich auf ihr Opfer (105)
die schwarzen Hunde brachten Ruhe (106)
die Wut nagt und zerrt (107)
die schwarzen Hunde spüren uns auf (122)
die Gedanken wirbelten wild in meinem Kopf durcheinander (123)
Umzug sollte die lauernden Hunde der Depression vertreiben (125)
die Hunde kehren wieder (125)
die schwarzen Hunde rotteten sich zusammen (125)
das Herannahen und Zurückweichen der schwarzen Hunde (126)
die schwarzen Hunde holen mich ein (126)
die schwarzen Hunde bei ihrer Jagd (127)
die Depression verwehrte mir Kaltschnäuzigkeit (141)
Mitleid spornt den Dämon der Depression an (149)
die schwarzen Hunde halten das Ende für uns bereit (150)
die Himmelhunde packten mich in ihren grausigen Fängen (177)
Kampf zwischen den Hunderudeln (177)
sie zerrten mich weg von den Werkzeugen der Selbstvernichtung (177)
die Hunde verrichteten ihr Werk (177)
gejagt von hungrigen Hunden (185)
[täglicher Kater (185)]
die mir auflauernde Bedrohung (186)
schutzlos gegen die schwarzen Hunde (189)
die dunkelste Herrschaft der schwarzen Hunde (191)
dicke Haut, die ich mir zugelegt hatte, wurde ziemlich strapaziert (193)
die Hunde saugen das Gift aus dem Tumor in meiner Seele (196)
die Hunde haben sich letzte Nacht auf mich gestürzt (196)
sie schleichen herum (196)
sie lassen sich nicht vertreiben (196)
die Depression schlich sich an (199)

gegen die schwarzen Hunde kämpfen (208)
meine Verzweiflung besser im Zaum halten (209)
die schwarzen Hunde zogen ihre Kreise anderswo (211)
Rückzug der schwarzen Hunde nach Prozac-Einnahme (213)
Idealismus dessen, was ich sein sollte, wendet sich mit entblößten Fängen gegen mich (228)
MM: schleichende Depression (71)
die Angst verfolgt dich, springt dich an (97)
sie stürzt sich auf dich (97)
ich ziehe mich in mein Schneckenhaus zurück (104)
nagende Angst umklammert mich (117)
die Angst vor einer neuerlichen Depression verfolgt mich (231)
WS: die Depression befällt Menschen (41)
die Depression hatte mich umkreist und gelauert, um zuzustoßen (44)
mein Gehirn in die Gefangenschaft seiner wildgewordenen Hormone geraten (57)
die Angst droht, den Verstand aufzufressen (61)
TT: nagende Angst (24)
die Gefühle im Zaum halten (56)
Verzweiflung hatte mich beschlichen (62)
mein Ego musste ständig gestreichelt werden (74)
die Traurigkeit kroch in mir hoch (90)
die Bestie hatte sich an sie herangepirscht (92)
ich fühlte mich wie ein Tier im Netz (99)
die Bestie begann sich heranzuschleichen (118)
die Bestie hatte keine Methode, Jagd auf mich zu machen (118)
diese schleichende Taubheit, in die ich verfiel (134)
Summen im Kopf (181)
von der Stimme des Hirns durchs Leben geführt, ihr unterworfen, wie ein Hund, der Autos nachjagt (207)
Schmerz als Waffe und als Falle eingesetzt (208)
zusammengepfercht in einer Station für defekte Menschen (218)
die Unterströmung packte mich (226)
die Depression schleicht sich heimlich an das Gehirn heran (258)
keine ausgewachsene Depression (269)
das Summen war wieder da, dann wurde es wieder leiser (273,274)
SW: ins Bett verkriechen (12)
sich verkriechen (50)

(18a) „Vogel": 27 metaphorische Wendungen.

KD: davongeflogen (85)
die Depression hatte sich in ihrem Haus eingenistet (133)
Angst lähmt statt zu beflügeln (198)
UG: `ne kleine Meise haben (63)
aufgeplusterte Schattenbilder meiner Niedergeschlagenheit (161)
IGH: flatternde Angst in mir (9)

das Ungeheuere, das sich schwarz bei mir eingenistet hatte (11)
flatternde Angst im Kopf (15)
keine flatternde Unruhe (21)
das Finstere, das in mir nistet (55)
ich wie ein greiser Vogel, dem wie den anderen der Abflug nicht gelang (65)
KJ: das Dunkel nistete sich als Fremdkörper bei mir ein ... (23)
Ideen flogen mir zu (154)
JM: Schlagen von Flügeln unheilbringender Engel (26)
Harpyien lauern (26)
ich komischer Kauz (68)
(Prozac-Einnahme:) ich begann zu jubilieren (210)
jubilieren (211)
Brutstätte von Alibis amerikanischen Fehlverhaltens (237)
ein giftiger Vogel nistet sich im Herzen ein
MM: vertrautes Gefühl brütender Hoffnungslosigkeit (239)
WS: ich ein seltsamer Vogel (21)
diese Dämonen schwärmten jetzt durch mein Unterbewusstsein (44)
die Flügel des Wahnsinns (47)
TT: ein Vogel gefangen in einem dunklen Raum (125)
mein Herz war dieser Vogel (125)
SW: als Nachtigall aus meinem Käfig fliegen wollen (29)

(19) „(Technischer) Defekt": 118 metaphorische Wendungen.

KD: seelische Spannung zu groß (42)
entspannen (46)
verspannt (64)
fehlgeleitete Gedanken- und Gefühlszwänge (68)
Spannungen (70)
Ausfall der Gedächtniszellen, Schaltfehler, Sperrmechanismus (70)
Zusammenbruch (80)
höchster Alarmzustand (93)
die Zuchtmeisterin drosselt ihre Energie (98)
unerträgliche Spannung lud sich in ihr auf (132)
die unheilgeladene Atmosphäre ihrer Niedergeschlagenheit (133)
wieder hergestellt (135)
Warnzeichen ihres Körpers (165)
automatisches Überspielen ihres Befindens (183)
Misserfolg durch die Depression vorprogrammiert (186)
aufgeladene Atmosphäre der Schwermut (187)
Zusammenbruch (189,199)
seelischer Zusammenbruch vorprogrammiert (194)
sie kann die Symptome nicht abschalten (199)
seelische Reserven ausgeschöpft (212)

der Mechanismus in ihrem Gehirn (214)
UG: elektrisierende Entschlossenheit (37)
vor Anspannung zittern (43)
den Dampfkessel öffnen (51)
Ohren, Augen, Nase haben ihre Antennen bis aufs Äußerste ausgefahren (52)
mit dem Pflichtbewusstsein eines Roboters (69)
bin ich ein Sicherheitsrisiko? (109)
Nervenzusammenbruch (117)
meine Scheinsicherheit bricht zusammen (123)
Gefühlsschauer wie eine Quecksilbersäule den Rücken hinauf und hinunter laufend (130)
Seele eine Atempause gönnen, mit dem Holzhammer auf sie einschlagen (141)
Hämmern im Hirn (141)
angespannte Entschlossenheit (142)
Reparaturbetrieb Seele (151)
Angst ist mein eingebautes Frühwarnsystem (153)
chemischer Countdown (153)
Signale meiner kranken Seele (159)
Initialzündung durch AD zum Dauerbrenner im finsteren Gemüt (161)
IGH: der Kopf in einen Schraubstock gespannt (13)
der Schraubstock presste mit eisernen Zwingen mein Denkvermögen zusammen (13)
KJ: Quecksilberkrankheit (13)
Hexengebräu aus Neurotransmittern, von Gott in meine Gene einprogrammiert (58)
energiegeladenes Ich (82)
die Störungen kehren immer wieder (120)
er ist voller wilder Energie (134)
mein leeres, ausgepumptes Inneres (140)
seelisches, labiles Gleichgewicht (153,186)
Verschleißerscheinungen (des Alters vor der Zeit) (155)
Stimmungen im Gleichgewicht (187)
kalter, innerer Tod der Depression – vibrierende Stimmung der Manie (224)
JM: der Energie beraubt (17)
(Er-) Leben ist nur Simulation (18)
das Ticken der Uhr in meiner Seele (41)
Reparaturen der Seele (47)
Zusammenbruch (69,72,80,116,130,132,135,244,263,279)
Nervenzusammenbruch (84,116,3x117,118,191,278)
Fehlzündung der Nerven (117)
Störungen in den Nervenschaltungen (118)
Simulationen von Realitäten (122)
aus dem Gleichgewicht bringen (128)
[seelenvernichtende Technologien] (135)
der geheime Defekt eines jeden Depressiven
Alkohol als Schmiermittel für mein Eintauchen in die Gesellschaft (183)
Störung in Schach halten (187)

Gehirn mit Prozac reparieren (248)
Depressionspatienten sind funktionsgestörte Dinge (268)
meine Depression ist eine Fehlfunktion des Gehirns (276)
das Gehirn schleust mit seinem Werkzeug schreckliche Botschaften in den Körper ein (277)
geschädigte Zellen und Schaltkreise (277)
MM: auf der Skala geistiger Gesundheit nach unten rutschen (23)
bei jedem Schalten, jedem Tempowechsel droht der totale Zusammenbruch (69)
ich wieder funktionstüchtig (69)
als wäre ein Schalter angeknipst worden (71)
Medikamente schenken mir ein inneres Gleichgewicht (71)
Seelenklempner (91)
Energie sparen und einteilen (103)
Kurzschluss in der Leitung (107)
ECT: die Uhr neu einstellen (121)
Gruppe mit schwankendem Energieniveau (150)
ich leer und angespannt (152)
die Sicherung brennt durch (227)
der Computer stürzt ab (227)
WS: Verstand regiert von anarchischen Fehlschaltungen (20)
Kernschmelze im Kopf (2x30)
Gefahrensignale einer Depression (35)
Nervenzusammenbruch (2x40)
in meinem Universum war etwas schiefgelaufen (43)
die Anfälle waren Alarmzeichen (43)
der Körper mit seinen reparablen Defekten und nicht der kostbare Verstand (45)
verwirrte Gedanken registrieren das Leiden eines sich windenden Organs (47)
Verstand: von einer Flut überschwemmte veraltete Telefonanlage (48)
die Netzwerke gingen unter (48)
die Störung nahm meinen Organismus in Besitz (48)
die Funktionen schalteten sich ab (48)
die psychische Energie fast vollständig gedrosselt (48)
absterbende Energien (52)
vom Denkorgan zum Messinstrument geworden, das die sich ständig verändernden Grade seines eigenen Leides registrierte (57)
wiederhergestellt sein (60)
Unterbewusstsein durch Stimmungsstörungen aufgewühlt (75)
TT: elektrische Brände knistern da oben (9)
Gehirn mit winzigen Stromkreisen und Leitungen mit Kurzschlüssen (9)
mechanische Bestie ich war ein wütend brodelnder Dampfkessel (64)
diese fehlerhafte Person, die meinen Körper bewohnte (68)
ich irgendwie defekt – Defekt (100,128,168,2x179,193,195,234)
ängstliche Anspannung (120)
starr vor Anspannung (121)
die Depression hatte mir die Energie geraubt (174)

Reparaturanleitungen für die Psyche (203)
unterbrochene Verbindung (218)
zusammengepfercht in einer Station für defekte Menschen (218)
diese Maschine ist defekt (235)
Menschen mit affektiven Störungen (237)
das soziale, mich aufrechterhaltende Konstrukt implodierte (267)
wachsendes Gefühl der Anspannung (268)
Prozac reparierte die Funktionsweise meines Gehirns (273)
Schaltungen im Gehirn (309)
SW: Zusammenbruch (39,49)
kein Auslöser für die erneute Erkrankung (50)

(20) „Transport (-Mittel)": 73 metaphorische Wendungen.

KD: eine neue Belastung schafft sich Bahn (42)
Schwelle des Schweigens, Sprachbarriere (82)
ihre Freude gedrosselt, beinahe abgewürgt (94)
eine innere Bremsvorrichtung (101)
die depressive Phase bremst ihren Antrieb (131)
die Depression würgt Initiativen ab (131)
die Entgleisung ihrer Gefühle (199)
UG: in einer Seilgondelbahn in die Tiefe fallen (20)
endloses Fallen über Seilbahnträger (22)
das Herz, die Angst, der Puls rast (nicht) (23,25,124,153)
die Angst rast (25)
das Seilbahngefühl (33)
das Schwarze an mir ist wie ein Bremsklotz gegen dieses unaufhaltsame In-den-Boden-Schrumpfen (51)
als wollte ich das Seilbahngefühl erdrücken (74)
unsichtbare Gedankenschranke (122)
ich fürchte, die nicht genutzte Heiterkeit könnte mich einholen (150)
biologische Entgleisung (157)
in der Sackgasse der Melancholie (158)
IGH: in der Gondel in die Tiefe stürzen (8)
KJ: erster manischer Schub (49)
eine Vollbremsung (49)
mein Geist vollzog eine Vollbremsung (56)
in immer größerem Tempo sich bewegen (83)
neuronaler Stau auf den Verkehrsstraßen meines Gehirns (86)
meine Gedanken bremsen wollen (86)
geradewegs auf die Geisteskrankheit zugesteuert (98)
Wendepunkt, als ich erkannte, dass ich geisteskrank war (98)
meine Gedanken überschlugen sich (98)
Bruchstücke rasten wie Tiger in meinem Kopf umher (99)
die Notbremse ziehen wollen (99)

Lithium zügelt mein Tempo (106)
Wahnsinn und Medikamente hatten sich einen Weg in die letzten Winkel meiner Existenz gebahnt (114)
rasende Manie (126,141)
als wäre mein Gehirn zum Stillstand gekommen (130)
mörderische Raserei (134,241)
mein Körper rast (134)
SMV: Anfall von Raserei (137)
dieses wilde Tier in Richtung Sonne lenken (141)
eine rasende Frau ohne Beherrschung (142)
wenn manisch, schien die Geschwindigkeit zu langsam, depressiv konnte ich nicht Schritt halten (156)
das Leben auf der Überholspur ging in atemberaubenden Tempo weiter (156)
meine eigenen Gedanken einholen (156)
Stimmungen in der höchsten Gondel des Riesenrads (243)
JM: nicht ausweichen können (17)
mein Tun beschleunigte meinen Kollaps (72)
Motor des Selbsthasses (107)
die schwarzen Hunde holen mich ein (126)
meine wirren Gedanken mobilisieren (184)
Depressionsschub (195,213)
Prozac reduziert das Karussell der Ressentiments auf halbe Geschwindigkeit (264)
Prozac verkürzt die Depressionsschübe (264)
MM: den Fuß auf dem Gaspedal bis zum Anschlag durchdrücken (11)
die Kurve nicht kriegen (45)
ich fühle mich wie mein alter Ford, als sein Getriebe schlappmachte (69)
bei jedem Schalten, bei jedem Tempowechsel droht der totale Zusammenbruch (69)
mein Getriebe macht schlapp (69)
mit angezogener Handbremse fahren (69)
mein Gehirn kommt täglich mühsamer in Gang (75)
ihr Ziel ist jede Sackgasse in dir (85)
ich bin ein Wrack (85)
sie stürzt sich auf dich mit dumpfem Aufprall (97)
nicht in Gang kommen (128)
trotz aller Sackgassen ist es eine Hilfe, wenn auf der langen Reise ein/e Begleiter/in dabei ist (179)
wer ein Erdbeben erlebt hat, findet die Schlaglöcher auf der Straße nicht mehr so tief (217)
du kannst nicht ausweichen oder bremsen, die Depression ist nicht umzuleiten (229)
WS: Haltepunkt zwischen Aufflackern und Ausbruch (15)
das Leben entgleitet mit erhöhter Geschwindigkeit (56)
als die Depression mich einholte, war sie mir nicht fremd (75)
TT: die Bestie ist ein psychischer Güterzug namenloser Verzweiflung (10)
die Tunnelsicht des Selbstmörders (15)
als würde ein Bulldozer durch das Unterholz von Neuronen in meinem Gehirn brechen und eine neue Straße schaffen (256)
Prozac ist eine Abkürzung auf jener alten amerikanischen Reise, der Suche nach dem Glück (302)
unsere Hochgeschwindigkeitskultur (304)

SW: kA

(20a) „Fliegen“: 25 metaphorische Wendungen.

KD: Panik steigt auf (45)

IGH: fliegendes Entsetzen (44)

ich kam mir vor wie ein greiser Vogel, dem der Abflug nicht gelang (65)

ich kam mir abhanden, wie Nebelschwaden hob die Gewissheit ab (78)

abheben – um desto härter wieder aufzuschlagen (87)

KJ: Wochen voller Höhenflüge (47)

Sturzflug in den Abgrund (lt. V. Woolf) (82)

Lithium unterbindet meine verheerenden Höhenflüge (105)

meine geistigen Flüge (107)

Manien sind die Höhenflüge der Seele (108)

Gleitflug durch Sternenfelder und die Ringe des Saturns (240)

so schnell aufgestiegen (243)

JM: Absturz in den Fast-Wahn (lt. Roethke) (85)

ich stürzte ab

MM: die Strafe dafür, zu nah an die Sonne gekommen zu sein (12)

durch die Zeit fliegen (12)

`mal wieder eine Bruchlandung gemacht (12)

Höhenflüge (71)

kein Höhenflug (nach AD-Einnahme) (71)

WS: Depression und ihr späteres Hinübergleiten in den Wahnsinn (74)

TT: als hätte jemand die Ausstiegsluke in meinem Raumschiff geöffnet (82)

als würde ich in einem abstürzenden Flugzeug den Fallschirm anlegen (159)

hinausspringen (159)

wie eine Krebskranke im letzten Stadium – die Möglichkeit abzuspringen (160)

Absturz und Aufstieg (241)

UG und **SW**: kA

(21) „Metaphysisches“: 71 metaphorische Wendungen.

KD: Schlaflosigkeit machte die Nächte zur Hölle (11)

infernalischer Denk- und Gefühlswirbel (82)

magischer Stein, Druck (85)

Teufelskreis trotz des Alibis ihrer Depression (97)

teuflische, rotierende Gedanken (100)

alleine in ihrer selbst geschaffenen Hölle (134)

die bösen Geister nicht verscheucht (135)

eine Hölle der Hoffnungslosigkeit (193)

Vorboten der gespenstischen Krankheit (215)

UG: der nächtliche Spuk (25)

IGH: der Teufel hatte mich mit höllischem Schlamm vollgestopft (9)

der Teufel ritt mich (11)

mich aus der Hölle holen (12)
der Teufel griff nach mir (12)
senkrecht zur Hölle (13)
die Hölle tobte in mir (15)
ich bin entgeistert (26)
abermalige Höllenfahrt (31)
meine Hölle (43)
schwarzer Höllenschlund (55)
das Dunkle will mich in die Hölle stoßen (70)
Angst, wieder in die Hölle zu stürzen (89)
auf der Hut vor dem Ungeheuren (90)
ich war in der Hölle (90)
abirrende Gedanken wollen mich in die Hölle treiben (96)
KJ: wir kämpften mit unseren Dämonen (23)
Hexengebräu aus Neurotransmittern, von Gott in meine Gene einprogrammiert (58)
mein gespenstisches, phantastisches Leben, ein Alptraum (155)
JM: wie ein Vampir wirft die Depression keinen Schatten (18)
schwarze Harpyien lauern (26)
Schlagen von Flügeln unheilbringender Engel (26)
quälendes Drängen der Unterwelt (41)
Reich der Toten (58)
Rückzug in die dunkle Unterwelt des Ich (107)
aus ritueller Durchquerung der Unterwelt nie wieder völlig aufgetaucht (119)
unheimliche Dunkelheit (128)
Mitleid spornt den Dämon der Depression an (149)
Teufelskreis aus Ressentiments (211)
die Depression ist ein von einer bösen Hexe verzaubertes Wäldchen (278)
geheilt zu sein, hieße, ein Leben als Zombie zu fristen (279)
MM: in dieser grässlichen Ecke der Hölle stecken (92)
ich sei ein Gespenst (111)
der Gedanke an den Tod erleichtert das Gefühl, zu ewiger Höllenqual verdammt zu sein (113)
Depression – ein Zimmer in der Hölle, auf dem nur dein Name steht [Einzelzimmer] (127)
wir sehen aus wie Gespenster (138)
ECT-Behandlungen sind die Hölle (154)
wir sitzen da wie Zombies (160)
möglich, aus der Hölle auszubrechen (179)
das Wesen der Hölle besteht in ihrer Endgültigkeit, ihrer Unausweichlichkeit (179)
stehe ich auf Gottes schwarzer Liste? (184)
das Weinen kommt von der Stelle, wo sich die Hölle befindet, die wir alle in uns tragen (202)
mein Bruder und ich haben den Fluch geerbt (211)
die Hölle bekämpfen (231)
ich hasse diesen Drachen, meinen Erzfeind (231)
WS: die Krankheit Depression bleibt ein großes Mysterium (17)
ich bin ein Zombie geworden (2x24)

der große Verbündete [Alkohol] hatte meine Dämonen lange in Schach gehalten (44)
diese Dämonen schwärmten jetzt durch mein Unterbewusstsein (44)
Verzweiflung = diabolisches Unbehagen, wie in einem überheizten Zimmer eingeschlossen (50)
eben ein Hexenkessel (s.o.) (50)
ein gespenstischer Beobachter und sein Double (62)
Klinik – ein Fegefeuer (67)
Kampf mit dem Monstrum (72)
der Drachen Depression (75) (79)
aus den schwarzen Tiefen der Hölle nach oben klettern (79)
TT: die Heirat der gläserne Schuh, der Talisman, der diesen bösen Zauber lösen würde (52)
Fluch meines Zustands (179)
auf unserer Seite der unterbrochenen Verbindung war sie die Hölle (218)
von Dingen besessen sein oder sie vergessen (239)
mit den Dämonen kämpfen (243)
SW: ein Leben in der Unterwelt, gottverlassen (15)

(22) „Pflanzliches": 41 metaphorische Wendungen.

KD: den Keim der Selbstzerstörung in sich tragen (27)
die Krankheit legt sie brach (98)
Herbst der fruchtbarste Nährboden für Depressionen (103)
er fördert ihr verzweigtes Wuchern (103)
er unterstützt ihr Wachstum (103)
er treibt neue Triebe hervor (103)
zaghaft blühender Ansatz innerer Ruhe (193)
UG: ich brauche tiefe Wurzeln in der Erde (26)
das Stachelige an mir (56)
sich entwurzelt fühlen (88)
wachsende Gesundheit (150)
KJ: mein Gehirn und mein Körper verrotteten langsam (51)
meine Seele würde ausdörren (117)
ich stelle nur noch eine Hülse meines früheren Selbst dar (117)
JM: üppige Felder verwandeln sich in Wüsten (12)
dickichtbegrenzte Lichtung, am Rande der Lichtung (12,191,228)
Kreise um die Lichtung ziehen (12,13)
auf die Lichtung im dunklen Wald (13)
seelischer Boden bereitet – dunkle Seligkeit kann aufkeimen (17)
schwarze Hunde im Dämmerlicht des Waldes (19)
ein Gefühl begann in mir aufzukeimen (79)
im dunklen Wald (128)
Abneigung gegen Wurzeln (150)
der Kampf um das Ich im Gestrüpp der Niedergeschlagenheit (160)
Verwurzelung der Depression im Ich (216)
die Wurzellosigkeit, die ich kenne (223)

meine Nervenenden bezogen ihre Nahrung aus anderem Boden (252)
ich bin Unkraut (253)
Festtreten von Gedanken zu Kompost (263)
die Depression ist ein von einer bösen Hexe verzaubertes Wäldchen (276)
MM: langsames Wachstum (= Genesung) (182)
WS: Same der Krankheit in der Kindheit verwurzelt (36)
im dunklen Wald vom rechten Weg abgekommen (77)
im dunklen Wald der Depression (79)
TT: die Angst war wie ein Giftsumach (43)
ich war eine Klette (125)
wachsende Angst (129,140)
bereit, durch die Folter zugehen, um aus diesem Irrgarten herauszufinden (190)
ich war den Schlichen meines Gegners nicht gewachsen (227)
als würde ein Bulldozer (= Medikament) durch das Unterholz in meinem Gehirn brechen und eine neue Straße schaffen (256)
wachsendes Gefühl der Anspannung (268)
SW, IGH: kA

(23) „Gewebe": 49 metaphorische Wendungen.

KD: tief in ihre Depression verstrickt (132)
UG: als ginge ich in Watte gebettet (36)
ich spinne mir ein Netz aus Vorwürfen (66)
selbstgesponnenes Gewirk aus Seidenfäden entwirren (85)
wenn alle Stricke reißen (95)
in Zweifel verstrickte Gedanken (128)
IGH: Augen nackt vor Angst (9)
ich wurde innerlich zerrissen (16)
die Depression zerreißt (27)
Tagesplan als Stützkorsett (88)
KJ: von düsteren, verworrenen Stimmungen heimgesucht (47)
dicke Watteschichten um mich (185)
JM: ich stand in dunklen ausgefransten Kleidern da (47)
Hass diktierte das Werk des Webstuhls (68)
Posen meines zerrissenen Ich (69)
Nacktheit und Chaos (69)
mein feingewebtes Lügengespinst (69)
überall Risse und ausgefranste Löcher (105)
psychische Nacktheit (105)
die Depression ist gegen ihre eigene Enthüllung (149)
soziales Netz (173)
Alkohol kaschiert die Strategien der Selbstzerstörung, die Symptome der Depression (2x183)
wirre Gedanken mobilisieren (184)
ich hatte ein Netz der Böswilligkeit und Verschwörung um mich gesponnen (208)

mich psychisch zu entblößen (229)
am komplexen Geflecht der Depression zerren (230)
das Nesselhemd des immerwährenden Schmerzes (237)
eine Zeit zum Zusammenfalten (270)
der Webstuhl der Macht (284)
das Leichentuch der Depression (284)
MM: verlorene Seelen, die nur noch die Hülle ihres früheren Selbst bewohnen (139)
den Faden dort aufnehmen, wo ich ihn verloren hatte (220)
Ruf zur Freiheit in Verkleidung einer erniedrigenden Krankheit (228)
WS: düstere Verwirrung (20)
Leidensmuster (30)
emotional nackt (44)
verwirrte Gedanken (47)
TT: Angst zu enthüllen, dass ich psychisch krank war (13)
spinnen (65)
ein Schleier von Traurigkeit (89)
Auffangnetz (112)
ich war ein Jammerlappen (125)
den letzten dünnen Faden im Kopf zum Reißen bringen (158)
ein Sicherheitsnetz von Freunden aufbauen (236)
Auf-und-ab-Muster (241)
dem Nacktsein näher sein (251)
Muster wiederkehrender depressiver Episoden (286)
harte Selbstliebe der Strick am Abgrund der Verzweiflung (299)
SW: angepasst (30)

(24) „Theater“: 46 metaphorische Wendungen.

KD: wie eine große Gliederpuppe (80)
ein Narrenspiel der Natur (85)
[„Spiegelgesicht“] ihre Maske (91)
keine Larve (ein Antlitz, das im äußersten Notfall die Seelenqual offenbart, sich danach aber wieder verschließt) (96)
ihre Hinfälligkeit überspielen (165)
automatisches Überspielen ihres Befindens (183)
ihre unabsichtlich vorgegaukelte Vitalität (183)
in dramatisch zugespitzten Phasen (193)
die Dramatik in ihrem Innern (199)
sie überspielt ihre Ängste, ihre Gebrechen, wenn ihr Einsatz beginnt (203) (wie ein Schauspieler sein Lampenfieber .. .)
Ängste, Spannungen fallen nach dem letzten Akt auf sie nieder (203)
UG: ich wahre den Schein (36)
Vexierspiel der Seele (138)
KJ: diese Spielart des Wahnsinns (81)

mein Leben stand auf dem Spiel (118)
den letzten Ausweg aufs Spiel setzen (122)
Karnevalstreiben im Geist (243)
elektrisierender Karneval in meinem Geist (243)
JM: wir sind düstere Schauplätze (42)
meine Inszenierung (46)
ich zelebrierte meine Selbstauslöschung im Geiste (49)
nicht mehr fähig, die Maske des Untergangs abzulegen (51)
eine Rolle, die ich noch spielen konnte (51)
ich wurde zu einem Szenario der Hoffnungslosigkeit (51)
das Publikum meiner Inszenierungen wandte sich von mir ab (53)
meine Seele erstarrte in absurden Posen (57)
Posen meines zerrissenen Ich (69)
Hauptskript der „Normalität", um Bestrafung und Ausschluss zu entgehen (74)
meine schäbige Darstellung der bürgerlichen „Normalität" (74)
hinter den Kulissen (74)
das mir verhasste Skript der „Normalität" (75)
„Normalität" spielen müssen (75)
absurdes Finale (Selbstmord) (108)
die Kluft zwischen Realität und Schein (122)
die schwarzen Hunde hatten leichtes Spiel mit mir (177)
inneres Foul (269)
MM: den Schein aufrechterhalten müssen (105)
den Schein nicht mehr wahren können (126)
ein gleichgültiger Gott spielt mit Menschenleben Roulette (184)
WS: die Symptome treten nachmittags oder gegen Abend auf (18)
die Gesichter der Depression (43)
ein gespenstischer Beobachter und sein Double (62)
Melodrama, in dem ich Opfer einer Selbsttötung würde (62)
ich gleichzeitig einziger Darsteller wie Zuschauer im Parkett (62)
TT: die Maske der Depression (der apathische Gesichtsausdruck) (134)
meine Masken rutschten (192)
IGH und SW: kA

(25) „**Essen**": 10 metaphorische Wendungen.

KD: aus der Versteifung herausschälen (81)
UG: die Angst lauert mir gierig auf (32)
KJ: Riss in meinem vakuumverpackten Verhalten (32)
JM: schaler Friede (65)
die Depression hatte mir jede Freude verdorben (208)
ich habe es satt, depressiv zu sein (249)
meine Nervenenden bezogen ihre Nahrung aus anderem Boden (252)
MM: Kloß im Hals (81)

ich bin nicht zum Verkehr geeignet (104)
WS: meine Gedankengänge wurden von einer giftigen Flut verschlungen (22)
IGH,TT,SW: kA

(27) „**Kreis**": 22 metaphorische Wendungen.

KD: ihre Zähne mahlten aufeinander (11)
die Gedanken kreisen in ihrem Kopf, um das Seil (= Suizid) (12,74)
Karussell ihrer Gedanken (78)
Taumel der Erleichterung (100)
in die Schwermut hineingezogen werden, statt sich herauszuwinden (186)
UG: meine Gedanken kreisen (21)
mahlende Gedanken drehen sich im Kreis (62)
IGH: leise Schritte kreisen mich ein (6)
KJ: zyklische Ausbrüche meiner manisch-depressiven Krankheit (242)
JM: die Hunde ziehen Kreise um die Lichtung (12,13,41,211)
Prozac reduziert das Karussell der Ressentiments auf halbe Geschwindigkeit (264)
WS: abwärts drehende Spirale (41)
möge der Körper und nicht der kostbare Verstand durchdrehen (45)
die Leiden eines sich in Krämpfen windenden Organs (47)
TT: meine Gedanken drehten sich (43)
als durchgedreht abgestempelt zu werden (56)
Runden sinnloser Verzweiflung (90)
ich drehte irgendwie durch (90)
Jahre des Hinein- und Hinauspurzelns aus depressiven Episoden (193)
in meinem Kopf dreht sich alles im Kreis (239)
meine Gedanken bewegten sich in Kreisen (282)
SW: meine Gedanken kreisten (14)

(28) „**Musik**": 10 metaphorische Wendungen.

KD: durch Aussprache wieder in Einklang mit ihrer Gefühlswelt kommen (69)
Melancholie: die Lebensrhythmus bestimmende Fessel (178)
die Ängste klingen ab (188)
UG: das Beben klingt ab (26)
dirigiert werden, mich nicht wehren können (73)
KJ: Abklingen der Symptome (70)
WS: das tägliche Trommeln der Verzweiflung (51)
TT: mit mir stimmt etwas nicht (11,206,233,236)
Menschen mit affektiven Störungen spielen auf einem verstimmten Klavier (237)
sie haben keine Ahnung, wie sie das Klavier stimmen sollen (237)
IGH, JM, MM und SW: kA

(29) „Feuer“: 26 metaphorische Wendungen.

KD: wie leergebrannt (80)

aus der selbst entfachten Hölle befreien (82)

(die Klaustrophobie im Rahmen ihrer Depression) schürt die Angst (vor dem Eingeschlossensein (177)

UG: die hässlichen Gedanken aus meinem Gehirn herausbrennen (77)

IGH: der Brandherd in der Brust begann zu glühen (7)

ein brennender Fleck in der Brust (7)

die glühende Hand griff nach meinem Magen (30)

jenes Brennen in der Brust (40)

der Brandfleck breitete sich in mir aus (69)

ich brenne vor Zukunftsangst (83)

die Feuerstelle in der Brust begann zu schwelen (92)

der Brandherd in der Brust flammt mitunter auf (96)

KJ: wieder aufflammende Krankheit (70)

als sei mein Gehirn ausgebrannt (130)

die Manie ist ... ein Feuer im Blut (145)

die manisch-depressive Krankheit ist Feuer (145)

Zerstörungsmacht der neu entfachten Krankheit (241)

JM: die Flamme des Hasses züngelte (13)

Funken in meinem Schädel (236)

Sturm der Asche (274)

WS: zielloses Aufflackern (vor eigentlichem Ausbruch) (15)

letzter Funken Gesundheit (64)

TT: elektrische Brände knistern da oben (9)

rauchende Neuronenabschnitte (9)

ein Fünkchen Kontrolle (64)

uns zu öffnen war, als erduldeten wir eine Liebkosung auf verbranntem Fleisch (292)

MM, SW: **kA**

(30) **„Geld“**: 35 metaphorische Wendungen.

KD: die nervliche Belastung kostete sie mehr und mehr Kraft (49)

mit ihren Kräften haushalten aufgrund des stark reduzierten Kräftehaushalts (97)

zuviel getan und dafür bezahlen müssen (178)

Tod der Gefühle bedeutet eine ungeheuere Armut (181)

UG: Schlaf in Raten (47)

es kostet so viel Kraft, teilnehmen zu müssen (131)

ich wie ein Stück mangelhafte Ware, die zum Umtausch gebracht wird (auf dem Weg zum Arzt) (131)

in der Nacht der Schwermut steht die Seele selbst zum Ausverkauf an (158)

IGH: ein Schraubstock presst mein Denkvermögen zusammen (13)

KJ: die wenig verbliebenen Inseln gesunden Urteilsvermögens (10)

Wunden blieben meinem Geist und Herzen nicht erspart (52)

Manie ist kein Luxus, den man sich so einfach leisten kann (90)

Charakter auf Kosten eines friedvollen Lebens bilden (101)

meine kostspielige, zerstörerische Krankheit (105)
Depressionen kosten fast das Leben (108)
JM: Transaktion nach innen (277)
MM: der Preis für den Rausch (des Gutgehens) (12)
im Sprechzimmer bin ich mittlerweile zahlendes Mitglied des Clubs (89)
die Übelkeit in Kauf in nehmen (Medikamente), wenn ich das tote Gefühl loswerde (103)
Energie sparen und einteilen (103)
reden kostet Mühe (112)
ihm meine Hysterie ersparen (144)
Depressionen gehen vorbei, aber ich zahle noch immer den Preis dafür (183)
sich den Luxus von Tränen gönnen (207)
WS: Luxus der Konzentration (16)
es möge nicht der kostbare Verstand durchdrehen (45)
das Leben kosten (49)
TT: die Depression raubt dem Geist sein Konzentrations- und Analysevermögen (18)
mein einziges Kapital (= Gehirn) verloren (180)
die Kosten sind immens: Jahre des Hinein- und Hinauspurzelns aus depressiven Episoden (193)
mir kein überflüssiges Gepäck leisten können (243)
mir ihre Gesellschaft nicht leisten können (243)
Selbstmitleid ein Luxus, den ich mir nicht leisten konnte (246)
Leute einladen kam mir vor wie eine Art emotionalen Schnorrens (252)
SW: nichts wert sein (14)

– insgesamt 2489 metaphorische Instanzen.

9.6.2. Auszählung der phasenbezogenen Metaphernverwendungen, mit und ohne Mehrfachnennungen

MIT MFN	KD			UG			IGH			KJ			MM			JM			WS			TT			SW		
Phasen	I	II	III	I	II	III	I	II	III	I	II	III	I	II	III	I	II	III	I	II	III	I	II	III	I	II	III
Gebäude	1	0	1	2	1	3	1	1	1	0	3	0	7	6	2	10	3	0	1	1	0	7	0	1	0	0	0
Welt-Reise	0	2	0	3	0	0	0	3	1	6	2	2	6	7	2	23	5	4	3	1	0	7	2	6	2	4	2
Wetter	0	5	0	12	2	0	1	5	1	2	1	5	2	0	0	3	3	1	10	6	3	2	0	1	0	1	0
Naturka-tastroph	0	3	0	3	0	1	2	3	0	2	1	0	1	3	0	1	1	0	1	0	0	4	0	0	1	2	0
Wasser	2	4	2	7	0	2	1	6	0	0	0	1	7	6	3	13	7	2	12	1	0	4	2	1	1	2	1
Unfrei-heit	2	10	6	7	0	1	1	5	4	0	1	0	4	6	1	12	4	2	3	4	0	11	5	0	4	3	0
Tiefe	2	5	0	12	1	2	14	13	3	0	3	0	7	3	3	9	7	2	5	9	0	10	1	2	2	4	0
Fremd-heit	1	0	0	1	2	0	2	2	0	0	0	1	3	0	0	0	1	0	0	0	0	0	0	0	1	0	0
Starre	2	3	2	1	0	0	1	1	0	1	2	0	5	2	0	5	3	0	6	3	0	1	0	0	0	1	1
Dunkel-heit	2	4	1	4	0	1	2	11	2	1	1	2	10	2	1	22	35	3	6	3	0	3	4	2	2	11	0
Krank-heit	1	0	0	2	0	0	1	2	0	1	1	0	0	0	0	5	1	1	2	2	0	5	1	0	0	0	0
Krieg	3	6	1	17	2	1	8	6	1	3	5	1	7	7	0	13	23	2	17	12	1	17	11	0	3	1	2
Sterben	0	2	1	2	0	0	1	3	0	2	1	0	1	2	0	2	13	0	3	4	1	0	1	0	0	0	0
Folter	1	0	0	2	0	0	0	2	0	0	0	0	1	2	0	0	1	0	1	5	0	0	0	0	0	0	0
Last	6	8	1	8	1	0	2	4	0	2	1	1	2	5	0	2	0	3	3	5	0	6	1	2	1	2	0
Verlust	2	0	0	9	1	1	1	7	1	3	4	3	4	9	0	8	12	0	5	2	0	13	3	1	1	0	0
Raubtier	4	0	1	12	1	3	1	3	1	2	2	0	1	1	0	29	23	2	2	2	0	7	0	3	1	1	0
Vogel	0	1	0	1	0	0	2	6	0	0	0	0	0	0	0	1	1	2	2	0	0	0	0	0	0	0	0
Defekt	2	3	1	10	1	1	4	0	0	0	1	0	9	2	0	8	1	0	12	7	0	5	1	1	2	0	0
Trans-portm.	0	2	0	9	0	0	1	0	0	4	6	0	9	1	0	2	0	0	2	1	0	8	2	0	0	0	0
Fliegen	0	0	0	0	0	0	0	5	0	0	0	0	0	0	0	1	0	0	0	0	0	3	5	0	0	0	0
Meta-physi-sches	1	2	3	0	0	0	4	6	5	0	1	0	2	4	0	0	4	0	4	1	0	3	0	0	0	1	0
Flora	0	0	0	2	0	1	0	0	0	1	0	0	0	0	1	7	0	1	0	0	0	4	0	0	0	0	0
Gewebe	0	0	0	4	0	0	0	1	1	0	0	0	0	1	0	2	5	0	4	0	0	2	2	0	0	0	0
Theater	0	0	0	2	1	0	0	0	0	0	1	0	1	1	0	5	4	0	2	4	0	0	0	0	0	0	0
Essen	0	1	1	1	0	0	0	0	0	0	0	0	0	0	0	0	0	0	1	0	0	0	0	0	0	0	0
Kreis	1	3	2	3	0	0	1	0	0	0	1	0	0	0	0	1	0	2	3	0	0	0	0	0	1	0	0
Musik	0	1	0	2	0	0	0	0	0	0	0	0	1	0	0	0	0	0	1	1	0	1	0	0	0	0	0
Feuer	0	0	1	0	0	0	4	3	4	0	0	0	0	0	0	0	0	0	1	1	0	1	0	0	0	0	0
Geld	1	1	0	4	0	0	1	0	0	0	0	0	5	1	1	0	0	0	2	1	0	0	0	0	1	0	0
Σ Phase	34	66	24	142	13	17	56	98	25	30	38	16	95	71	14	184	157	27	114	76	5	124	41	20	23	33	6
Σ Autor.	**124**			**172**			**179**			**84**			**180**			**368**			**195**			**185**			**62**		

OHNE MFN	KD			UG			IGH			KJ			MM			JM			WS			TT			SW		
Phasen	I	II	III	I	II	III	I	II	III	I	II	III	I	II	III	I	II	III	I	II	III	I	II	III	I	II	III
Gebäude	1	0	1	1	1	3	1	1	1	0	3	0	7	4	2	8	3	0	1	1	0	7	0	1	0	0	0
Welt-Reise	0	5	0	2	0	0	0	3	1	6	2	1	1	7	2	10	3	2	3	1	2	6	2	5	2	3	1
Wetter	0	2	0	10	2	0	1	2	1	2	1	3	2	0	0	2	3	1	6	6	0	2	0	1	0	1	0
Naturkata.	0	2	0	2	0	1	3	1	0	1	1	0	1	3	0	1	1	0	1	0	0	3	0	0	1	2	0
Wasser	2	4	2	7	0	2	1	4	0	0	0	1	7	5	3	12	4	1	11	1	0	4	2	1	1	1	1
Unfreiheit	2	11	5	7	1	1	2	5	3	0	1	0	4	6	1	5	3	1	3	5	0	8	5	0	4	2	0
Tiefe	2	3	0	8	1	1	5	4	2	0	1	0	5	2	3	6	4	2	5	6	0	6	1	2	2	4	0
Fremdheit	1	0	0	1	2	0	2	2	0	0	0	1	3	0	0	0	0	0	0	0	0	0	0	0	1	0	0
Starre	2	2	2	1	0	0	0	1	0	1	1	0	4	2	0	4	2	0	4	3	0	1	0	0	0	1	1
Dunkelheit	2	4	1	3	0	1	2	3	1	1	1	2	5	2	1	7	11	1	4	2	0	3	5	2	2	5	1
Krankheit	1	0	0	2	0	0	1	2	0	1	0	0	0	0	0	4	1	1	1	2	0	5	1	0	0	0	0
Krieg	3	6	1	13	2	1	7	4	1	3	6	1	5	5	0	10	15	1	13	9	1	13	8	0	3	1	2
Sterben	0	2	1	2	0	0	1	2	0	2	1	0	1	2	0	2	13	0	2	5	1	0	1	0	0	0	0
Folter	1	0	0	2	0	0	0	2	0	0	0	0	1	2	0	0	1	0	1	4	0	0	0	0	0	0	0
Last	4	5	1	6	1	0	2	2	0	1	1	1	1	4	0	2	0	3	3	4	0	6	1	2	1	2	0
Verlust	2	0	0	8	1	1	2	4	1	2	3	3	3	7	0	8	5	0	5	1	0	9	3	1	1	0	0
Raubtier	3	0	1	8	1	3	1	3	1	2	3	0	1	1	0	6	3	0	2	2	0	4	0	1	1	1	0
Vogel	0	1	0	1	0	0	2	2	0	0	1	0	0	0	0	1	1	1	2	0	0	0	0	0	0	0	0
Defekt	2	3	1	8	1	1	2	0	0	0	0	0	8	1	0	3	2	0	10	6	0	4	1	1	2	0	0
Transportm	0	2	0	4	0	0	1	0	0	4	4	0	7	1	0	2	0	0	2	1	0	1	1	0	0	0	0
Fliegen	0	0	0	0	0	0	0	4	0	0	0	0	0	0	0	1	0	0	0	0	0	2	4	0	0	0	0
Metaphys.	1	2	3	0	0	0	3	2	4	0	1	0	2	3	0	0	4	0	2	1	0	3	0	0	0	1	0
Flora	0	0	0	2	0	1	0	0	0	1	0	0	0	0	1	5	0	1	0	0	0	4	0	0	0	0	0
Gewebe	0	0	0	3	0	0	1	1	1	0	0	0	0	1	0	1	5	0	3	0	0	2	2	0	0	0	0
Theater	0	0	0	2	1	1	0	0	0	0	1	0	1	1	0	5	4	0	2	4	0	0	0	0	0	0	0
Essen	0	0	1	1	0	0	0	0	0	0	0	0	0	0	0	0	0	0	1	0	0	0	0	0	0	0	0
Kreis	1	3	2	2	0	0	1	0	0	0	1	0	0	0	0	1	0	0	2	0	0	0	0	0	1	0	0
Musik	0	1	1	2	0	0	0	0	0	0	0	0	1	0	0	0	0	0	1	1	0	1	0	0	0	0	0
Feuer	0	0	1	9	0	0	2	2	1	0	0	0	0	0	0	0	0	0	1	1	0	1	0	0	0	0	0
Geld	1	1	0	4	0	0	1	0	0	0	0	0	4	1	1	0	0	0	2	1	0	0	0	0	1	0	0
Σ Phase	31	59	24	121	14	17	44	56	18	27	33	13	74	60	14	106	88	15	93	67	4	95	37	17	23	24	6
Σ Autor.	**114**			**152**			**118**			**73**			**148**			**209**			**164**			**149**			**53**		

9.6.3. Metaphorische Depressionssynonyme

Stehen mehrere Synonyme in einer Zeile, so gehören sie alle einem Feld an.

Karin Dexels „Depression ist

ein dunkler, beklemmender Weg

Gefühlskälte

eine Welle

ein Gefängnis

ein Panzer

eine Fessel

eine mächtige Zuchtmeisterin

eine Umklammerung

Abgründe

ein Stimmungstief, ein dunkles Tief, eine Tiefe, schwerste Tiefs, tief

Außersichsein

die Versteinerung der Seele

lähmende Erschöpfung

eine düstere Gemütslage, eine düstere Gemütsverfassung, Finsternis, Nacht, Schatten

Selbstzerstörung

lähmender Tod der Gefühle

eine heimtückische Geißel, Folter, eine Tortur

ein magischer Stein, ein Stein, eine Zentnerlast, steingewordener Druck

ein Zusammenbruch

eine Entgleisung der Gefühle, eine innere Bremsvorrichtung

böse Geister, die Hölle, gespenstisch, ein zähflüssiger Brei der Emotionen."

Ursula Goldmann-Poschs „Depression ist

ein Beben, Nachbeben

ein schwarzes Loch, ein tiefes Loch, tiefe Gräben

Erstarrung

das Dunkel, eine düstere Seelenlandschaft, eine Schattenwelt, Finsternis, Nacht, Seelenfinsternis

ein Infarkt der Seele

Leere, Vakuum

ein blitzschneller Angreifer

ein Totstellreflex der Seele, etwas Stacheliges
eine Sackgasse
ein nächtlicher Spuk
ein Vexierspiel der Seele."

Ingrid Hahnfelds „Depression ist
eine Ödnis
ein bodenloser Tunnel, ein schwarzer Sog in den Abgrund, ein Abgrund, ein schwarzer Schacht, ein Sog in die Tiefe, ein schwarzes Loch
das Fremde
das bodenlos Schwarze, das Finstere, eine düstere Lockung, das Dunkle, die Dunkelheit
ein Anfall
der Angreifer, mein Widersacher, der Feind
das Lautlose, das Ungebärdige
das schwarze Ungeheuere, das Ungeheuere, die Hölle, meine Hölle, eine Höllenfahrt, ein schwarzer Höllenschlund
ein brennender Fleck in der Brust, eine Feuerstelle in der Brust, ein Brandherd in der Brust, der Brandfleck."

Kay Redfield Jamisons „Depression ist
hohl
flach, eine zerstörte Welt
meine Gefährtin
dürre Jahreszeiten, schreckliche Stürme
Verwüstung
kalte Unterströmungen
ein Verlies, Verliese
eine bodenlose Tiefe
lähmend
das Dunkel, ein Schatten, eine grausame Finsternis, Schwarz- und Grautöne, tiefschwarz, schwarz, eine düstere Stimmung, eine dunkle Stimmung
meine Feindin, zerstörerisch, verletzend, selbstmörderisch
ein kalter, innerer Tod
schwer
eine Quecksilberkrankheit

ein neuronaler Stau auf den Verkehrsstraßen meines Gehirns, eine Vollbremsung
der Dämon, ein Hexengebräu
elendes Dahinvegetieren
aufflammend.“ –

„Ihre“ **Manie** hingegen ist
„kostspielig, ein wildes, dunkles Pferd, Feuer, Höhenflüge, Zerstörerin, grausam, wild, Raserei, ein Leben auf der Überholspur, vibrierend, ein elektrischer Karneval, ein Gleitflug durch Sternenfelder und die Ringe des Saturn.“

John Bentley Mays´ „Depression ist
der Norden, ein sonnenloser Planet
dunkle Wolken der Angst
Trockenheit des Geistes
Untergang, Wirbeln im Mahlstrom, ein Meer verheerender Symptome
eine Fessel, Abstieg in die dunkelste Herrschaft der schwarzen Hunde
mein innerer Niedergang, Abgrund, Abgründe
Tiefe, scheinbar bodenlose Verzweiflung, dunkle Tiefen, dunkle Stunden am Boden
ein anderes Leben
ein Schatten, ein Todesschatten, blutende Dunkelheit in meinem Innern, Dunkelheit, Selbstauslöschung ein Schattenland dunkle Schatten unheimliche Dunkelheit mörderische Nachtgedanken hereinbrechende Düsternisse das Dunkel der Nacht Schatten im Keller meiner Seele
mein Feind, mein Gegner
lähmender emotionaler Tod, ein Würgegriff
die Folter Gottes
ein schier unerträgliches Gewicht
die Unterwanderung des Lebenswillens
schwarze Hunde, mörderische Hunde, Mist bauen innerhalb der Körpergrenzen
Nervenzusammenbruch, Zusammenbruch, Fehlzündung, Störungen in den Nervenschaltungen
Harpyien, quälendes Drängen der Unterwelt, rituelle Durchquerung der Unterwelt, ein Dämon, etwas Geheimes im Innern
ein von einer bösen Hexe verzaubertes Wäldchen
inneres Foul
ein giftiger Vogel.“

Martha Mannings „Depression ist
eine Aushöhlung von innen
ein Jammertal, ein Territorium, gefürchtetes Terrain,
eine Reise
ein Unwetter
eine Naturkatastrophe, ein Erdbeben, eine Lawine
eine Flut
meine Finsternis, grau, ewige Nacht, tiefe Dunkelheit, die absolute Finsternis
mein inneres Chaos, mein Erzfeind
ein Grauen
ein Vakuum, ein unendliches Vakuum
ein Kurzschluss in der Leitung, eine durchbrennende Sicherung, ein abstürzender Computer
diese grässliche Ecke der Hölle, ein Zimmer in der Hölle, ein Fluch, ein Drachen."

Sigrid Wilms´ „Depression ist
gläserne Wände
meine dunkle, schwarze, schwere Welt, eine Wüste, das Land des Todes
ein Einbrechen der Erde, seelische Erschütterungen
ein Käfig
ein fremdes Land
Lähmung
Nacht, die dunkle, kalte, menschenfeindliche Nacht, ein Leben in vollständiger Finsternis, tiefste Dunkelheit."

Tracy Thompsons „Depression ist
ein weißer, leerer, gesichtsloser, dunkler, kahler Raum
eine sturmverwüstete Landschaft, ein unkartiertes Gefühlsleben
mein alter Begleiter
eine tägliche Sturmfront, ein Sturm, ein geistiger Hurrikan, Gefühlsstürme, eine geistige Wolke
eine mächtige Unterströmung, ein dunkler, unkartierter See, eine emotionale Woge
Verbannung in ein fremdes Territorium des Geistes, ein Gefängnis, das Gefängnis meines Selbst, Isolation, ein Leben hinter Glas, eine Falle, ein Glaskäfig, ein Glaskasten, eine luftdichte Kiste, ein schalldichter Kasten
ein Tiefpunkt, mönchische Selbsterniedrigung, ein Abgrund, ein bodenloser Abgrund

der heimliche Schatten der Bestie, ein jahrtausendealter Schatten auf dem Gehirn, kein Sonnenlicht, ein Schatten, Düsterkeit im Kopf, Düsterkeit im Innern, eine Dämmerzone, schwarze Stimmungen
schleichende, emotionale Taubheit, ein Handicap
eine Attacke, Attacken, mein Gegner, mein Feind, verheerend, die Vernichtung, Krieg, ein Guerillakrieg, Selbstzerfleischung, Verheerungen
ein unsichtbares Gewicht, ein untragbares Gewicht
mein Lebenspartner
ein Kurzschluss in den Leitungen, unterbrochene Verbindung
die Bestie, eine mechanische Bestie, ein psychischer Güterzug namenloser Verzweiflung
ein böser Zauber, die Hölle, Dämonen
ein Irrgarten
elektrische Brände da oben."

William Styrons „Depression ist

eine Geheimkammer, kein überraschender Besuch
rhythmische Erosionen
brainstorm, ein Sturm, ein heulender Orkan, ein schwarzer Orkan, ein Orkan aus Nebelschwaden, eine Wolke, ein graues Nieseln des Schreckens, eine giftige Nebelbank
eine (heraufziehende) Katastrophe, eine Verwüstung
ein tägliches Stimmungsbad
eine abwärts drehende Spirale, Niedergang, eine Tiefe, ein Abgrund, tief
eine Lähmung, ein innerer Krampf
eine Verdüsterung, eine bleierne, vergiftete Stimmung in graugrüner Tönung, Anfälle rabenschwarzer Mutlosigkeit
verheerend, Verheerungen
eine Folter, Folterqualen, Sisyphusqualen, Torturen eines nebulösen Schreckens
eine Kernschmelze im Kopf, eine Gefühlsstörung
ein großes Mysterium, meine Dämonen, ein Hexenkessel, ein Monstrum, ein Drachen, die schwarze Tiefe der Hölle
verwurzelt, ein dunkler Wald
ein tägliches Trommeln der Verzweiflung."

9.6.4. Die rekonstruierten Szenarien und ihr *„happy end"*

Unter Einbeziehung der Episodenenden lauteten die Rekonstruktionen so:

DAS DURCHLEBEN EINER DEPRESSIVEN EPISODE BEDEUTET,
DER EINDRINGLING DEPRESSION BRINGT MICH ZUM EINSTURZ, ZUM ZERFALL. DANACH FOLGT DER WIEDERAUFBAU. und: DIE DEPRESSION MAUERT MICH EIN. DANACH FOLGT DER ABBAU.
IN EINE UNWIRTLICHE WELT VERBANNT ZU SEIN UND WIEDER HEIMZUKOMMEN.
IN SEHR SCHLECHTES WETTER ZU GERATEN, BIS DIE SONNE WIEDER SCHEINT.
SICH INMITTEN EINER NATURKATASTROPHE WIEDERZUFINDEN. DANACH FOLGEN DIE AUFRÄUMUNGS- UND WIEDERAUFBAUARBEITEN.
ÜBERSCHWEMMT ZU WERDEN UND WIEDER AUFZUTAUCHEN.
EINE DEPRESSIVE EPISODE ZU ERLEBEN, GLEICHT EINEM GEFÄNGNISAUFENTHALT. DANACH KOMMT MAN WIEDER FREI.
TIEF ZU STÜRZEN, AM BODEN ZU SEIN, DANN WIEDER AUFZUSTEHEN, HINAUSZUKLETTERN.
(SICH SELBST) FREMD ZU SEIN UND SICH DANN WIEDERZUERKENNEN.
ICH ERLAHME, BIN STARR UND WERDE WIEDER BEWEGLICH.
VON FINSTERNIS UMGEBEN ZU SEIN UND WIEDER INS HELLE ZU GELANGEN.
ERNSTHAFT KÖRPERLICH KRANK UND / ODER (PLÖTZLICH) URALT ZU SEIN; DANACH FOLGT DIE GESUNDUNG BZW. DAS SICH-WIEDER-ALTERSGEMÄẞ-FÜHLEN.
IM KRIEG MIT DER DEPRESSION ERLEBE ICH MICH IN DER SCHWÄCHEREN POSITION, BIS ICH DIE OBERHAND WIEDERGEWINNE.
STÜCK FÜR STÜCK ZU STERBEN UND DANN DOCH WIEDER INS LEBEN ZURÜCKZUFINDEN.
GRAUSAM GEFOLTERT ZU WERDEN. ES FINDET JEDOCH EIN ENDE, UND ICH ÜBERLEBE.
UNTER EINER SCHIER UNERTRÄGLICHEN LAST ZU LEIDEN, DIE JEDOCH IRGENDWANN ABFÄLLT.
VIELES, v.a. DIE KONTROLLE (UND GGF. SICH SELBST), ZU VERLIEREN. ICH ERHALTE / HOLE DAS VERLORENE ZURÜCK. oder:
BESTOHLEN ZU WERDEN, DAS VERLORENE JEDOCH ZURÜCKZUBEKOMMEN.

VON EINEM GEFÄHRLICHEN TIER ANGEFALLEN ZU WERDEN, BEUTE ZU SEIN. ES LÄSST MICH JEDOCH WIEDER LOS.

DASS SICH DIE DEPRESSION BEI MIR EINNISTET, ABER WIEDER WEGFLIEGT.

IN DER HÖLLE ZU SEIN, IHR JEDOCH ZU ENTKOMMEN.

VERSTRICKT BZW. ZERRISSEN ODER NACKT, DANN WIEDER ENTWIRRT ODER BEKLEIDET ZU SEIN.

DEPRESSIVSEIN BEDEUTET, MASKENTRAGENDE/R STATIST/IN UND DANN WIEDER SELBSTBESTIMMT ZU SEIN.

ICH DROHE ZU VERBRENNEN; DAS FEUER VERGLÜHT JEDOCH VORHER.

DEPRESSIVSEIN KANN DAS LEBEN KOSTEN, ABER ES KOMMT NICHT IMMER SO.

9.6.5. Angst-, Hilf- und Hoffnungslosigkeitsmetaphern

Karin Dexels

ANGST und PANIK: Ängste hielten sie gepackt (11), Angst überschreitet Schwelle des Ertragbaren (44), Angst unerträglich (45), Angst nicht auszurotten (48), Panik aufgewirbelt (78), panische Furcht = höchster Alarmzustand (93), Ängste fortgerissen (100), Angst ist Folter (133), Angst ebbt ab (176), Panik bricht aus (177), Angst, den Verstand zu verlieren (178), unerträgliche Panik (183), Ängste klingen ab (188), Orkan panischer Zweifelsängste (193), die Angst lähmt statt zu beflügeln (198), fürchtet zu ersticken (199), Ängste überspielen (203), Ängste fallen auf sie nieder (203)

HILFLOSIGKEIT: jeder Glaube an sich selbst fortgeschwemmt (68)

HOFFNUNGSLOSIGKEIT: Hölle der Hoffnungslosigkeit (193) [aber bzgl. Ärzte und Medikamente]

Ursula Goldmann-Poschs

ANGST und PANIK: Angst wütet und rast und packt alles mit 100 Armen (25), Angst lauert gierig auf (32), Ängste auf Schreibmaschine totgehämmert (37), eigene Aggressionen jagen ihr Angst ein (39), Angst stürzt sich auf sie (45), Angst in Bauch entlädt sich in Blitzen (48), Angst löscht alle guten Bilder aus (48), Angst mich auf ein Nichts zurechtgestutzt (52), Angst terrorisiert mich (60), Angst, mich im Wahn zu verlieren (60), Ängste plagen mich (77), Alkohol ließ Ängste dahinschmelzen (81), in Panik geraten (89,141), wenn Angst kommen will, werde ich sie ertragen (99), Ängste nur schwer zu ertragen (111), Angst blitzschneller Angreifer (145), Angst steigt Rücken hinauf (145), Angst im Schneckentempo (147), Ängste wie Kulissen vor mir aufgebaut (152), Ängste tauchen manchmal auf (152), Angst rast nicht, hat Macht über mich verloren (153), Angst eingebautes Frühwarnsystem (153), Angst schlummert evtl. unter Medikamentenschwelle (153)

HILFLOSIGKEIT: hilflos der Angst ergeben (90)

Vakuum der Hilflosigkeit (129)

HOFFNUNGSLOSIGKEIT: kA

Ingrid Hahnfeld

ANGST und PANIK: Augen nackt vor Angst (9), flatternde Angst (9,15), Angst vor dem, was in mir wütet (13), von Angst durchbebt (35), fliegendes Entsetzen (44), der Angst entfliehen (83), keine Panikanfälle (83), vor Zukunftsangst brennen (83), Angst, wieder in Hölle zu stürzen (89),

HILFLOSIGKEIT: hilflos und erstarrt angesichts abwärts (7), hilflos vor Tiefensog (18), kein Schutzengel, einen erfinden (69), Ohnmacht (84)
HOFFNUNGSLOSIGKEIT: kA

Kay Redfield Jamisons
ANGST und PANIK: Ängste schlichen sich ein (32), gelähmt vor Angst und Scham (57), gelähmt vor Entsetzen (96), meine düstere, verängstigte Seele (102), mdK und Lithium jagten mir Angst ein (104), Fragen stellen, um mich von Angst zu distanzieren (191)
HILFLOSIGKEIT: kA
HOFFNUNGSLOSIGKEIT: ich hoffnungslos außer Kontrolle (Manie) (95), keinerlei Hoffnung, je zu normalem Selbst zurückzukehren (169)

Martha Mannings
ANGST und PANIK: Angst aus dem Bedürfnis, alles unter Kontrolle haben zu wollen (60), lähmende Angst (91), versuche, der Angst Herr zu werden (93), Angst verfolgt dich und springt dich an und stürzt sich auf dich (97), freifließende Angst Widerspruch (97), nagende Angst, die umklammert (117), Angst, kein Tageslicht mehr für mich (126), Panik überfällt mich (132), Angst, wieder dunkle Treppe hinuntergezogen zu werden (216)
HILFLOSIGKEIT: kA
HOFFNUNGSLOSIGKEIT: Kampf zwischen Verzweiflung und Hoffnung (118)
John Bentley Mays´
ANGST und PANIK: quälende Angst (38), erstickende Angst (126), dunkle Wolken der Angst (216), Angst senkte sich auf mich (228), frei flottierende, im Selbst zentrierte Angst (233), Kummer und Ängste mir vieles geraubt (253)
HILFLOSIGKEIT: ohne Alkohol ganz und gar schutzlos (189)
HOFFNUNGSLOSIGKEIT: ich bin zu einem Szenario der Hoffnungslosigkeit geworden (51)

William Styrons
ANGST und PANIK: erstickende Angst (18), aktive Angst (nicht met.) (23), unerträgliche Angst (36), in den Verliesen meines Geistes versteckte Angst (42), grundlose Furcht (46), Angst einer giftigen Nebelbank gleich (57), Angst droht, Verstand aufzufressen (61), tiefsitzende Angst (65)
HILFLOSIGKEIT: kA

HOFFNUNGSLOSIGKEIT: mehr als Schmerz drückte Hoffnungslosigkeit auf die Seele (60)

Tracy Thompsons

ANGST und PANIK: Angst, zu enthüllen, psychisch krank zu sein (13), Angst steigt auf (23), nagende Angst (24), Angst wie Giftsumach (43), Angst, es wird mein Innerstes aussaugen (54), meine Angst kämpfte (64), eisige Angst (94), ängstliche Anspannung (120), wachsende Angst (129,140), Ängste kehren zurück (181), Angst permanenter Gast (227), Angst vor Abgrund (253), Angstattacke (255,288), Angst unerträglich (265), Angst griff an (268), angsterfüllte Zeiten (282)

HILFLOSIGKEIT: kA

HOFFNUNGSLOSIGKEIT: vertrautes Gefühl brütender Hoffnungslosigkeit (239)

Sigrid Wilms´

ANGST und PANIK: kA

HILFLOSIGKEIT: kA

HOFFNUNGSLOSIGKEIT: antriebs- und hoffnungslos (48)

„kA“ heißt in diesem Falle, keine metaphorischen Angaben. Es gibt sehr viele Textpassagen zu diesen drei Erlebnispunkten, aber sie enthalten keine Metaphern.

9.6.9. „ Experiment Schema-Kreationen“

Ein kleiner „Feld“-Versuch: Aus Forschungsinteresse, in diesem Falle ein Euphemismus für „schiere Neugierde“, führe ich einen kurzen empirisch-explorativen Exkurs an. Ich legte meine Metaphernfelder fünf uneingeweihten KollegInnen (drei Frauen und zwei Männern, alle Anfang bis Mitte 40) vor und bat sie um eine spontane, gefühlsmäßige Sortierung. Sie wussten nur, dass es sich um „Überschriften“ zu Metaphern der Depression handelt. Sie kannten die Originaltexte nicht und erhielten auch keinerlei spezifische Instruktion bezüglich meiner Intention. Ich bat sie lediglich, die auf 31 Kärtchen notierten Konzeptvorstufen einander zuzuordnen, wie es ihnen aufgrund eigener Erfahrungen sinnvoll erschien und die Zuordnungen mit je einer gruppierenden Überschrift zu versehen.

Die folgenden „Sinngruppierungen“ belegen die von Johnson thematisierte Relativität der Anzahl von Schemata:

→ „Ordnungsidee“ und Schemavorstellungen (♂):
LEBEWESEN / LEBEN / UMWELT: Vogel, (Raub-) Tier, Pflanze, Nahrungsbezogenes?
NATUR: Wasser, Naturkatastrophe, Schlechtes Wetter, Feuer, Dunkelheit, Tiefe?, Nahrungsbezogenes?
WEG / BEWEGUNG: Reise, Transport (-Mittel), Fliegen
ERKRANKUNG: Physische Erkrankung / Alter, Sterben, (Technischer) Defekt, Starre, Metaphysisches?, Fremdheit?
BESITZ: Verlust, Diebin, Geld
UNFREIWILLIGE UNFREIHEIT: Unfreiheit, Last, Folter
GRENZEN: Transport (-Mittel), Fliegen, Reise, Welt, Fremdheit, Unfreiheit, Folter, Sterben, Diebin?
nicht klassifizierbar: Gebäude.

→ „Ordnungsidee“ und Schemavorstellungen (♂):
REISEERLEBNISSE, FREMDES: Welt, Reise, Transport (-Mittel), Fliegen, Fremdheit, (Raub-) Tier, Vogel, Geld, Pflanze, Nahrungsbezogenes
UNKONTROLLIERBARES: Naturkatastrophe, (Technischer) Defekt, Schlechtes Wetter, Krieg, Sterben, Folter, Verlust

ANGENEHMES, EXPERIMENTELLES UND MUSISCHES: Musik, Metaphysisches, Theater
KRANKHEIT UND UNFREIHEIT: Starre, Unfreiheit, Physische Krankheit / Alter, Last, (Gewebe)
BEÄNGSTIGENDES DUNKLES, TIEFES WASSER: Wasser, Tiefe, Dunkelheit
weniger klassifizierbar: Feuer und Wasser sowohl negativ als auch positiv besetzt, je nach Dosierung
nicht klassifizierbar: Gebäude, Kreis, Diebin, Gewebe.

→ „Ordnungsidee" und Schemavorstellungen (♀):
HAPPINESS: Welt, Reise, Wasser, Vogel, Transport (-Mittel), Fliegen
FREMDES (keine Gefühle): Tiefe, Fremdheit, Sterben, Metaphysisches, Kreis
KÄLTE (negativ emotional, Angst): Unfreiheit, Starre, Dunkelheit, Krieg, Folter, Last, Verlust
NEGATIVES DIESER WELT (nicht aus dem Jenseits): Schlechtes Wetter, Naturkatastrophe, (Technischer) Defekt, Feuer
PHYSISCHE ERKRANKUNG (BE)TRIFFT GEWEBE: Physische Krankheit / Alter, Gewebe
ESSEN, ÜBERLEBEN (ganz basal): (Raub-) Tier, Pflanze, Nahrungsbezogenes
LUXUS, ABER LEBENSWERTES: Theater, Musik
GANZ PRAGMATISCH: Diebin, Geld
nicht klassifizierbar: Gebäude.

→ „Ordnungsidee" und Schemavorstellungen (♀):
WELT: Gebäude, Welt, Reise, Schlechtes Wetter, Naturkatastrophe, Pflanze, Feuer
FUNKTIONALES: (Technischer) Defekt, Transport (-Mittel)
LEBENSNOTWENDIGES: Wasser, Nahrungsbezogenes, Geld
TIERWELT: (Raub-) Tier, Vogel, Fliegen
KRIEG: Unfreiheit, Starre, Physische Krankheit / Alter, Krieg, Sterben, Folter, Last, Verlust
DIEB: Diebin
METAPHYSISCHES: Fremdheit, Dunkelheit, Metaphysisches
KULTUR: Theater, Musik
nicht klassifizierbar: Tiefe, Gewebe, Kreis.

→ „Ordnungsidee“ und Schemavorstellungen (♀):

DEPRESSION: Schlechtes Wetter, Starre, Dunkelheit, Last

LUST AUF NEUES, NEUGIERDE: Welt, Reise, Fremdheit, Transport (-Mittel), Fliegen

UNRECHT: Diebein, Geld

BEDROHUNG: Naturkatastrophe, Wasser, Feuer

NATUR / LEBEN: (Raub-) Tier, Vogel, Pflanze, Nahrungsbezogenes

MUSEN: Theater, Musik

MENSCHENUNWÜRDIGES: Unfreiheit, Krieg, Folter

FUNDAMENTALES, keinen Boden unter den Füßen haben: Tiefe, Sterben, Verlust

nicht klassifizierbar: Gebäude, Physische Krankheit / Alter, (Technischer) Defekt, Metaphysisches, Gewebe, Kreis.